Die Praxis der Chirurgie

Herausgegeben von Richard H. Egdahl

B.J. Harlan A. Starr F.M. Harwin

Manual der Herzchirurgie

Aus dem Amerikanischen übersetzt von
Walter Seybold-Epting

Mit 312 zum größten Teil farbigen Abbildungen

Springer-Verlag
Berlin Heidelberg New York 1983

Titel der englischen Originalausgabe: Comprehensive Manuals of Surgical Specialities. Manual of Cardiac Surgery. Vol. I © 1980, Vol. II © 1981 by Springer-Verlag New York Inc.

ISBN-13:978-3-642-68729-7 e-ISBN-13:978-3-642-68728-0
DOI: 10.1007/978-3-642-68728-0

CIP-Kurztitelaufnahme der Deutschen Bibliothek
Harlan, Bradley J.:
Manual der Herzchirurgie / Bradley J. Harlan; Albert Starr; Fredric M. Harwin. [Übers. Walter Seybold-Epting. Photogr. Paul Ramsey]. – Berlin; Heidelberg; New York: Springer 1983.
(Die Praxis der Chirurgie)
Engl. Ausg. u.d.T.: Harlan, Bradley J.: Manual of cardiac surgery
ISBN-13:978-3-642-68729-7

NE: Starr, Albert; Harwin, Fredric M.

2124/3130-543210

Vorwort

Im *Manual der Herzchirurgie* haben wir versucht, den Ablauf von Herzoperationen so detailliert wie möglich darzustellen, angefangen bei den grundlegenden chirurgischen Techniken – einem wichtigen, jedoch oft vernachlässigten Thema – bis zur sorgfältigen Beschreibung aller wesentlichen Schritte einer Operation. Das wichtigste Medium zur Vermittlung dieser Informationen sind farbige Illustrationen.

Diese Illustrationen sind mit Hilfe von Farb-, Graphit- und Kohlestiften sowie Pastell-, Lasur- und Deckfarben hergestellt worden, wodurch das Operationsfeld mit der größtmöglichen Wirklichkeits- und Dimensionstreue dargestellt und die Aufmerksamkeit auf das Wesentliche und weg vom Unwesentlichen gelenkt wird. Grundlage dieser Illustrationen waren Beobachtungen während der Operation, unterstützt von Photos und frisch entnommenen Gewebeproben. Ziel war es, nicht nur die Hauptelemente der Operationen aufzuzeigen, sondern auch ihre subtilsten Einzelheiten.

Wir haben nicht alle möglichen Operationsmethoden gezeigt. Die Auswahl der Techniken ist in gewissem Sinne willkürlich; es sind jedoch diejenigen, die während einer 20jährigen klinischen Praxis an der Oregon Health Sciences University entwickelt wurden. Diese Techniken haben sich bei uns uns gut bewährt.

Wir hoffen, daß dieses Buch bei allen, die mit der chirurgischen Behandlung von Herzpatienten betraut sind, regen Anklang finden wird. Wenn es zu einer Erweiterung des Wissens und einer Vertiefung des Verständnisses für die Herzchirurgie führt und damit zu einer verbesserten Betreuung der Patienten beiträgt, hat es seinen Hauptzweck erfüllt.

Bradley J. Harlan, M.D.
Albert Starr, M.D.
Fredric M. Harwin

Inhaltsverzeichnis

Kapitel 1

Vorbereitung zur Operation 1

Routinevorbereitung 1
Anordnungen bei der stationären Aufnahme 1
Infektprophylaxe 1
Respirationstrakt 3
Präoperative Medikation 3
Digitalis 3
Propranolol 4
Antikoagulanzien 5
Aspirin 5
Vorbereitung des Patienten und seiner Angehörigen 5
Literatur 6

Kapitel 2

Anästhesie bei Eingriffen am offenen Herzen
Unter Mitarbeit von Henry Casson 7

Überwachung 7
Elektrokardiogramm 7
Blutdruck 8
Venendruck 8
Temperatur 9
Prämedikation 9
Myokardschutz: Die Rolle des Anästhesisten 9
Determinanten des myokardialen Sauerstoffangebotes und -bedarfs 9
Phase vor Einleitung der Narkose 10
Narkoseeinleitung 10
Phase vor extrakorporaler Zirkulation 11
Anästhetika 11
Morphin 11
Halothan 11
Ketamin 11

Relaxanzien 12
Pancuroniumbromid 12
Vasodilatatoren 12
Nitroprussidnatrium 12
Chlorpromazin 12
Narkosetechniken 12
Nichtzyanotische Neugeborene und Säuglinge 12
Zyanotische Neugeborene und Kleinkinder 13
Kreislaufstillstand in tiefer Hypothermie 13
Elektive Herzoperationen bei Kindern 13
Erwachsene mit Klappenvitien oder eingeschränkter Ventrikelfunktion 13
Erwachsene mit koronarer Herzerkrankung und normaler Ventrikelfunktion 14
Literatur 14

Kapitel 3

Prinzipien der chirurgischen Technik 15

Präparation 15
Präparation mit der Schere 15
Präparation mit dem Skalpell 16
Nahttechnik 17
Vorhandnaht 17
Rückhandstich 23
Faktoren, die den Operationsablauf bestimmen 25
Innere Einstellung 25
Linkshändigkeit 26
Beleuchtung 26
Vergrößerung 26

Kapitel 4

Vorbereitung zur extrakorporalen Zirkulation 27

Desinfektion der Haut und Abdecken 27
Mediane Sternotomie 28
Hautinzision 28
Spaltung des Sternums 28
Exposition des Herzens 29
Resternotomie 29
Kanülierung 32
Venöse Kanülierung 32
Arterielle Kanülierung 35
Literatur 37

Kapitel 5

Extrakorporale Zirkulation 38
Unter Mitarbeit von JERI DOBBS und INGRID HANSEN

Standard-Bypass 38
Oxygenatorfüllung und Bestückung der Herz-Lungen-Maschine 38
Heparin und Protamin 39
Parameter einer ausreichenden Perfusion 40
Beendigung der extrakorporalen Zirkulation 43
Einsparung von Blutkonserven 44
Tiefe Hypothermie und Kreislaufstillstand 45
Perfusionstechnik 45
Komplikationen 47
Literatur 47

Kapitel 6

Myokardprotektion 49

Intraoperative mechanische Koronarperfusion 50
Geschichte 50
Normale Koronardurchblutung 51
Grenzen der Koronarperfusion 51
Klinische Ergebnisse 53
Kritik der Koronarperfusion 54
Normothermer ischämischer Herzstillstand 54
Geschichte 55
Experimentelle Grundlagen 55
Ischämie kombiniert mit lokaler Hypothermie 59
Geschichte 59
Physiologie und experimentelle Grundlagen 60
Technik der tiefen lokalen Hypothermie 60
Klinische Ergebnisse 61
Kritik der lokalen Hypothermie 61
Hypotherme Infusionskardioplegie 62
Geschichte 62
Zusammensetzung der kardioplegischen Lösung 63
Technik der Infusionskardioplegie 66
Klinische Ergebnisse 71
Kritik der hypothermen Infusionskardioplegie 73
Literatur 73

Kapitel 7
Postoperative Behandlung 79

Routinemäßige Überwachung 79
Routinetherapie 85
Blutersatz 85
Flüssigkeitsersatz 85
Elektrolyte 85
Medikation 85
Respiratorische Nachbehandlung 86
Komplikationen 88
Fieber 88
Supraventrikuläre Arrhythmien 88
Kammerarrhythmien 89
Nachblutung 90
Herztamponade 91
Hypertonie 91
Respiratorische Insuffizienz 91
Mediastinitis und Sternuminfektion 92
Postkardiotomiesyndrom 93
Prothetische Klappenendokarditis 93
Neurologische Komplikationen 94
Nierenversagen 94
Literatur 95

Kapitel 8
Low-cardiac-output-Syndrom: Pathophysiologie und Behandlung . 97

Die Determinanten des Herzzeitvolumens 97
Steuerung der Vorlast 98
Steuerung der Nachlast 99
Steuerung der myokardialen Kontraktilität 99
Auswahl inotroper Substanzen 99
Metabolische Auswirkungen inotroper Substanzen 100
Indikationen zur intraaortalen Ballongegenpulsation 101
Technik der intraaortalen Ballongegenpulsation 102
Literatur 103

Kapitel 9
Koronarchirurgie 105

Anatomie der Koronararterien 106
Rechte Kranzarterie 106

Hauptstamm der linken Kranzarterie 107
Ramus interventricularis anterior (RIVA) 107
Ramus circumflexus 108
Ramus intermedius 109
Koronarangiographie 109
Indikationen zur Koronarangiographie 110
Ventrikulographie 111
Angiographie der rechten Kranzarterie 111
Angiographie der linken Kranzarterie 112
Nichtinvasive Methoden zur Diagnose der koronaren Herzerkrankung 115
Belastungstest 115
Nuklearkardiologie 115
Indikationen zur Operation 115
Chronische stabile Angina pectoris 116
Instabile Angina pectoris 116
Akuter Herzinfarkt 119
Hochgradige Koronarsklerose 120
Klappenersatz und Koronarrevaskularisation 121
Erneute Angina pectoris nach Revaskularisation 121
Chirurgische Taktik 122
Wahl des Implantates: V. saphena magna oder A. mammaria interna 122
Alternative Implantate 122
Entnahme und Vorbereitung der Vene 123
Myokardschutz 123
Dekompression des linken Ventrikels 124
Reihenfolge der distalen Anastomose 124
Distale Anastomose: Fortlaufende oder Einzelknopfnaht 124
Distale Anastomose: Singulärer oder sequentieller Bypass . . . 125
Länge und Lage des Venentransplantates 125
Multiple Bypasses 126
Endarteriektomie 126
Vorgehen bei Infarktnarben 126
Vorgehen bei Dysfunktion des Papillarmuskels 127
Vorgehen bei gleichzeitiger Karotisstenose 127
Chirurgische Technik 128
Entnahme und Vorbereitung der V. saphena magna 128
Distale Anastomose zum RIVA 130
Proximale Anastomose der linksseitigen Bypasses 135
Distale Anastomose zur rechten Kranzarterie 138
Proximale Anastomose der rechtsseitigen Bypasses 141
Distale Anastomose zum Ramus marginalis 142
Seit-zu-Seit-Anastomose zum Ramus diagonalis 147
Ergebnisse 149

Verschlußrate 149
Beseitigung der Angina pectoris und die Lebensqualität 149
Funktion des linken Ventrikels 150
Überlebensrate 150
Literatur 152

Kapitel 10
Linksventrikuläres Aneurysma 158

Resektion 158
Indikationen 159
Chirurgische Taktik 161
Chirurgische Anatomie 161
Operationstechnik 162
Ergebnisse 165
Literatur 167

Kapitel 11
Ventrikelseptumdefekt nach Herzinfarkt 169

Indikationen 169
Chirurgische Taktik 170
Indikationen zur intraaortalen Ballonpumpe 170
Myokardschutz 170
Vorgehen bei gleichzeitig bestehender koronarer Herzerkrankung oder Mitralinsuffizienz 170
Chirurgische Anatomie 170
Operationstechnik 171
Verschluß des anteroapikalen Defektes 171
Alternative Methoden zum Defektverschluß 172
Ergebnisse 172
Operationsletalität 172
Prognose 173
Literatur 173

Kapitel 12
Chirurgie der Mitralklappe 175

Kommissurotomie 175
Indikationen 175
Chirurgische Anatomie 176
Operationstechnik 178
Ergebnisse 182

Valvuloplastik – Anuloplastik . . . 182
Indikationen . . . 182
Chirurgische Anatomie . . . 182
Operationstechnik . . . 182
Ergebnisse . . . 185
Klappenersatz . . . 186
Indikationen . . . 186
Wahl der Prothese . . . 187
Chirurgische Taktik . . . 189
Chirurgische Anatomie . . . 189
Operationstechnik . . . 190
Ergebnisse . . . 197
Literatur . . . 199

Kapitel 13
Chirurgie der Aortenklappe . . . 202

Valvotomie . . . 202
Indikationen . . . 202
Chirurgische Anatomie . . . 202
Operationstechnik . . . 203
Ergebnisse . . . 203
Aortenklappenersatz . . . 204
Indikationen . . . 204
Wahl der Prothese . . . 209
Chirurgische Taktik . . . 210
Chirurgische Anatomie . . . 213
Operationstechnik . . . 214
Ergebnisse . . . 223
Chirurgische Behandlung anderer Formen von Obstruktionen der linksventrikulären Ausflußbahn . . . 226
Supravalvuläre Stenose . . . 226
Membranöse subvalvuläre Aortenstenose . . . 226
Idiopathische hypertrophe Subaortenstenose . . . 226
Literatur . . . 227

Kapitel 14
Chirurgie der Trikuspidalklappe . . . 232

Anuloplastik . . . 232
Indikationen . . . 232
Chirurgische Taktik . . . 233
Chirurgische Anatomie . . . 234

Operationstechnik . . . 234
Ergebnisse . . . 238
Kommissurotomie . . . 238
Indikationen . . . 238
Operationstechnik . . . 239
Trikuspidalklappenersatz . . . 239
Indikationen . . . 239
Chirurgische Taktik . . . 239
Operationstechnik . . . 240
Ergebnisse . . . 240
Literatur . . . 240

Kapitel 15

Persistierender Ductus arteriosus . . . 242

Indikationen zur Operation . . . 242
Indikationen im Säuglingsalter . . . 242
Indikationen im Kindesalter . . . 243
Indikationen im Erwachsenenalter . . . 243
Chirurgische Taktik . . . 243
Unterbindung oder Durchtrennung . . . 243
Der schwierige Ductus . . . 244
Intraperikardiale Unterbindung . . . 244
Chirurgische Anatomie . . . 245
Operationstechnik . . . 246
Thorakotomie . . . 246
Präparation des Ductus . . . 247
Unterbindung . . . 249
Durchtrennung . . . 250
Intraperikardiale Unterbindung . . . 250
Literatur . . . 251

Kapitel 16

Aortenisthmusstenose . . . 252

Indikationen zur Operation . . . 252
Indikationen im Säuglingsalter . . . 252
Indikationen im Kindes- und Erwachsenenalter . . . 253
Chirurgische Taktik . . . 253
Wahl des Operationsverfahrens . . . 253
Abschätzung des Kollateralkreislaufs . . . 254
Chirurgische Anatomie . . . 255
Normale Anatomie . . . 255

Anatomische Varianten 256
Operationstechnik 258
Subklaviagefäßplastik 258
Resektion und End-zu-End-Anastomose 262
Weitere Operationstechniken 265
Postoperative paradoxe Hypertonie 267
Häufigkeit 267
Physiologie 267
Behandlung 267
Ergebnisse 268
Ergebnisse im Neugeborenen- und Säuglingsalter 268
Ergebnisse im Kindes- und Erwachsenenalter 268
Literatur 269

Kapitel 17

Aortopulmonale Anastomosen 271

Geschichte 271
Blalock-Taussig-Anastomose 272
Indikationen 272
Operationstechnik 273
Ergebnisse 277
Waterston-Anastomose 277
Indikationen 277
Operationstechnik 278
Ergebnisse 279
Alternative Shunts 279
Literatur 280

Kapitel 18

Pulmonalstenose 282

Valvotomie der Pulmonalklappe 282
Indikationen zur Operation und Wahl des Operationsverfahrens . 282
Chirurgische Taktik 283
Operationstechnik 285
Ergebnisse 286
Literatur 287

Kapitel 19

Vorhofseptumdefekt 282

Indikationen zur Operation 289
Sinus-venosus-Defekt 290

Chirurgische Anatomie 290
Operationstechnik 290
Ergebnisse 292
Ostium-secundum-Defekt 292
Chirurgische Anatomie 292
Operationstechnik 292
Ergebnisse 294
Ostium-primum-Defekt 294
Chirurgische Anatomie 294
Operationstechnik 294
Ergebnisse 296
Literatur 297

Kapitel 20

Kompletter atrioventrikulärer Kanal 298

Indikationen zur Operation 298
Chirurgische Taktik 299
Chirurgische Anatomie 299
Atrioventrikulärer Defekt 299
Atrioventrikuläre Klappen 299
Reizleitungssystem 299
Ventrikelgröße und Dominanz der Ventrikel 300
Operationstechnik 300
Ergebnisse 304
Literatur 304

Kapitel 21

Ventrikelseptumdefekt 306

Indikationen zur Operation 306
Wahl des Operationsverfahrens 307
Chirurgische Taktik 308
Myokardschutz 308
Vorgehen bei Aorteninsuffizienz 308
Chirurgische Anatomie 309
Lage der Defekte 309
Reizleitungssystem 310
Operationstechnik 311
Supprakristaler Typ 312
Membranöser Typ 314
Posteriore Defekte 315
Muskuläre Defekte 316

Bandage der Pulmonalarterie 317
Ergebnisse 317
Literatur 317

Kapitel 22

Totale Lungenvenenfehlmündung 320

Indikationen zur Operation 320
Chirurgische Taktik 320
Suprakardialer Typ 320
Chirurgische Antomie 321
Operationstechnik 321
Intrakardialer Typ 325
Chirurgische Anatomie 325
Operationstechnik 326
Infrakardialer Typ 327
Chirurgische Anatomie 327
Operationstechnik 328
Ergebnisse 328
Literatur 328

Kapitel 23

Fallot-Tetralogie 330

Indikationen 330
Palliativoperation oder Frühkorrektur 330
Reoperation 332
Chirurgische Taktik 332
Wahl der Palliativoperation 332
Verschluß des systemisch-pulmonalen Shunts 333
Myokardschutz 333
Entschluß zum transanulären Patch 333
Zusätzliche Anomalien 334
Chirurgische Anatomie 335
Ventrikelseptumdefekt 335
Reizleitungssystem 336
Obstruktion des rechtsventrikulären Ausflußtraktes 337
Operationstechnik 337
Spätergebnisse 342
Klinischer Status 342
Hämodynamischer Status 343
Elektrophysiologische Veränderungen 343
Literatur 344

Kapitel 24

Transposition der großen Gefäße

Unter Mitarbeit von Lucio Parenzan und Magdi Yacoub 347

Indikationen zur Operation 348
Wahl des Operationsverfahrens 349
Chirurgische Taktik 351
Extrakorporale Zirkulation 351
Vorgehen bei zusätzlichen Defekten 351
Reoperation 352
Operation nach Mustard 353
Operationstechnik 353
Ergebnisse 359
Operation nach Senning 363
Operationstechnik 363
Ergebnisse 367
Anatomische Korrektur 367
Vorbereitung des linken Ventrikels 368
Chirurgische Anatomie 370
Operationstechnik 372
Ergebnisse 374
Literatur 375

Sachverzeichnis 379

Adressenverzeichnis

Reihenherausgeber

RICHARD H. EGDAHL, M.D., Ph.D., Professor of Surgery, Boston University Medical Center, Boston, Massachusetts 02118/USA

Autoren

BRADLEY J. HARLAN, M.D., Associate Professor of Surgery, Division of Cardiopulmonary Surgery, University of Oregon Health Sciences Center, Portland, Oregon 97201/USA

ALBERT STARR, M.D., Professor of Surgery and Chief of Division of Cardiopulmonary Surgery, University of Oregon Health Sciences Center, Portland, Oregon 97201/USA

FREDRIC M., HARWIN, B.F.A., M.S., Medical Illustrator, 9101 S.W. 15th Avenue, Portland, Oregon 97219/USA

Mitarbeiter

ALAIN CARPENTIER, Professor Dr. med., Hôpital Broussais, Universität Paris, Paris/Frankreich

HENRY CASSON, M.D., Associate Professor of Anesthesiology, Chief of Cardiac Anesthesiology, University of Oregon Health Sciences Center, Portland, Oregon 97201/USA

JERI DOBBS, B.S., C.C.P., Assistant Professor of Cardiopulmonary Surgery, Division of Cardiopulmonary Surgery, University of Oregon Health Sciences Center, Portland, Oregon 97201/USA

INGRID HANSEN, C.C.P., Division of Cardiopulmonary Surgery, University of Oregon Health Sciences Center, Portland, Oregon 97201/USA

LUCIO PARENZAN, Professor Dr. med., Ospedali Riuniti, Bergamo/Italien

MAGDI H. YACOUB, F.R.S.C., Consultant Cardiac Surgeon, Harefield Hospital and National Heart Hospital, London/England

Photograph

PAUL RAMSEY, Portland, Oregon 97212/USA

Übersetzer

WALTER SEYBOLD-EPTING, Privatdozent Dr. med., Städtisches Krankenhaus, Fachabteilungsleiter der Herz- u. Gefäßchirurgischen Klinik, Friedrich-Engels-Str. 25, D-6750 Kaiserslautern

Kapitel 1

Vorbereitung zur Operation

Die meisten Schritte zur Vorbereitung eines Patienten auf eine Herzoperation sind selbstverständlich und standardisiert, gleich, welche Operation geplant ist oder in welchem Krankheitsstadium sich der Patient befindet. Die präoperative Medikation weist allerdings einige Besonderheiten auf, die sorgfältiger Beachtung bedürfen und daher in diesem Kapitel neben der routinemäßigen Operationsvorbereitung behandelt werden.

Routinevorbereitung

Anordnungen bei der stationären Aufnahme

Die üblichen Anordnungen bei stationärer Aufnahme betreffen präoperative diagnostische Untersuchungen, Bereitstellung von Blut und Blutprodukten und die Medikation (Abb. 1.1). Der Salzgehalt der Kost richtet sich nach dem kardialen Befinden des Patienten. In den meisten Fällen kann dem Patienten am Abend vor der Operation eine normale Mahlzeit verabreicht werden. Wenn es der kardiale Status zuläßt, darf sich der Patient uneingeschränkt bewegen. Neben den üblichen Blutuntersuchungen werden eine Röntgenaufnahme des Thorax in zwei Ebenen sowie ein EKG angefertigt. Für Erwachsene lassen wir je 6 Konserven Vollblut und Erythrozytenkonzentrat kreuzen. Falls Gerinnungsstörungen bestehen oder besonders lange Perfusionszeiten zu erwarten sind, werden Thrombozytenkonzentrate und gefrorenes Frischplasma bereitgestellt. Bei Kindern und Kleinkindern werden 6 Konserven Vollblut angeordnet.

Infektprophylaxe

Die Möglichkeit einer Infektion muß in der Herzchirurgie sowohl in der prä- als auch der intra- und postoperativen Phase energisch ausgeschlossen werden. Dazu sollte präoperativ jeglicher pathologische Erreger beim Patienten diagnostiziert und prophylaktisch antibiotisch angegangen werden. Die sorgfältige körperliche Untersuchung kann Hautinfektionen aufdecken.

University of Oregon Health Sciences Center Hospital and Clinics ÄRZTLICHE ANORDNUNGEN	Datum Station Zi Nr.
Allergien:	Name: Geburtsdatum:

Datum			KARDIOPULMONALE ABTEILUNG
Tag	Mon	Jahr	
			Anordnungen bei stationärer Aufnahme:
			1. Aufnahme zur Herzop: Diagnose:
			2. Diät
			Flüssigkeitsbeschränkungen:
			3. Aktivität:
			4. Kompletter Urinstatus
			2 x täglich Spectrocin in die Nasenlöcher nach Kultur
			2 x täglich Phisohex–Bad und Haarwäsche
			5. Rö.–Thorax in 2 Ebenen
			6. EKG
			7. Hkt, weißes Blutbild, Differentialblutbild, Thrombozyten, PT, PTT
			Nüchtern BZ, BUN, Kreatinin, Bilirubin
			Elektrolyte, BGA
			SGOT, LDH, CPK, HBD
			Cholesterin, Triglyzeride (nur bei aortokoronarem Bypass)
			. . . Konserven Blut kreuzen
			Stuhl auf okkultes Blut
			8. Antibiotika:
			am Abend vor OP:
			bei Abruf zur OP:
			9. Digoxin:
			Letzte Gabe:
			10. Sedierung
			11. Rasieren
			12. Bei Frauen: am OP–Morgen Foley–Katheter Nr. 16 einlegen
			13. Atemgymnastik
			14. Einlauf am Abend vor OP

Abb. 1.1

Kariöse Zähne sollten besonders vor einem geplanten Klappenersatz präoperativ behandelt werden. Wenn Zähne offensichtlich der Herd einer subakuten bakteriellen Endokarditis sind, lassen wir diese vor dem Klappenersatz ziehen. Bei chronischer Sinusitis sollten Abstriche aus dem Nasen-Rachen-Raum gewonnen und ebenso wie das Sputum auf Erreger untersucht werden. Pathogene Keime sollten dann präoperativ ausgerottet werden. In gleicher Weise ist mit einer Bakteriurie zu verfahren.
Da eine Infektion nach intrakardialen Eingriffen, insbesondere nach einem Klappenersatz, katastrophale Folgen haben kann, müssen alle Maßnahmen getroffen werden, um ihr Auftreten zu vermeiden. Ohne Zweifel sind die wichtigsten Voraussetzungen dazu peinliche Sterilität, schonender Umgang mit dem Gewebe und zügiger Operationsablauf. Die prophylaktische Gabe von Antibiotika ist ebenfalls von Nutzen und wird bei allen Herzpatienten angeordnet.
Erwachsenen geben wir 1–2 g eines Cephalosporins parenteral am Abend vor der Operation und bei Abruf in den Operationssaal. Postoperativ wird 1 g dieses Antibiotikums alle 6 h intravenös verabreicht, bis die orale Nahrungsaufnahme einsetzt. Ebenso wird bei Kleinkindern und Kindern verfahren, wobei die Dosis entsprechend angepaßt wird.

Respirationstrakt

Der Respirationstrakt des Patienten sollte anamnestisch und bei der körperlichen Untersuchung besonders sorgfältig geprüft werden. Besteht eine Raucheranamnese oder ein chronischer produktiver Husten, ist mit einem erhöhten Risiko respiratorischer Komplikationen in der postoperativen Phase zu rechnen. Durch einen Lungenfunktionstest und Blutgasanalysen bei Raumluft lassen sich Lungenerkrankungen nachweisen und in ihrem Schweregrad festlegen. Anhand einer präoperativ vorgenommenen Blutgasanalyse kann man sich in etwa ein Bild von der postoperativ zu erwartenden Atemfunktion machen.
Zur Operationsvorbereitung gehört es auch, den Patienten von seinen Rauchgewohnheiten abzubringen. Ein chronischer produktiver Husten kann präoperativ durch eine im Krankenhaus durchgeführte entsprechende Inhalationsbehandlung gebessert werden.

Präoperative Medikation

Digitalis

Digitalis führt zu einer direkten Verbesserung der myokardialen Kontraktilität. Dieser positiv-inotrope Effekt scheint auf einer Zellmembranwirkung

zu beruhen, die eine Zunahme des intrazellulären Kalziums zur Folge hat [9, 12].
Digitalispräparate werden in der Regel bei jenen Patienten abgesetzt, die über Jahre unter Digitalis standen. Bei schwerkranken Patienten mit kaum kontrollierbaren supraventrikulären Tachykardien und hochgradig herzinsuffizienten Patienten wird dagegen Digitalis weitergegeben. Digoxin wird 48 h vor dem geplanten Eingriff abgesetzt, um dessen Serumspiegel zu senken und die Möglichkeit einer Überdigitalisierung in der postoperativen Phase zu vermeiden. Digitoxin hat eine Serumhalbwertszeit, die etwa das 3fache des Digoxin beträgt, und wird daher entsprechend früher abgesetzt [6].
Die meisten nichtdigitalisierten Patienten erhalten Digoxin in niedriger Dosierung. Wir haben den Eindruck, daß diese unterschwellige Dosierung die Häufigkeit von supraventrikulären Rhythmusstörungen vermindert und die Aufsättigung, wenn notwendig, schneller ermöglicht. Bei idiopathischer hypertropher Subaortenstenose sollte kein Digitalis verabreicht werden, da die Obstruktion zunehmen kann [3].

Propranolol

Propranolol vermindert den myokardialen Sauerstoffbedarf durch Senkung der Pulsfrequenz, des Blutdruckes und der myokardialen Kontraktilität. Der myokardiale O_2-Bedarf kann damit auf einen Wert reduziert werden, den die eingeschränkte Koronardurchblutung abdecken kann, so daß die pektanginösen Anfälle abnehmen oder ganz ausbleiben.
Im allgemeinen setzen wir bei den meisten Patienten die Medikation von Propranolol bis zum Abend vor der Operation oder sogar bis zur Operation selbst fort. Die Dosierung wird manchmal reduziert, aber nur, wenn sich das Beschwerdebild der Angina pectoris nicht ändert. Patienten mit bestehender oder anamnestisch nachgewiesener instabiler Angina, die hoher Dosen von Propranolol zur Stabilisierung bedurften, sollten bis zur Operation ohne Dosisänderung weiterbehandelt werden.
In der präoperativen Phase wurden Reduktion oder völliges Absetzen von Propranolol empfohlen [14]. Die plötzliche Beendigung dieser Medikation kann jedoch zu akutem Herzinfarkt, instabiler Angina oder plötzlichem Herztod führen [1]. Das Absetzen von Propranolol vermag das Gleichgewicht zwischen myokardialem Sauerstoffbedarf und Angebot zu stören; der Sauerstoffbedarf nimmt zu, ohne daß er von dem eingeschränkten Koronarfluß abgedeckt werden kann. Aus diesem Grunde setzen wir die Propranololbehandlung fort, um die Möglichkeit unerwünschter kardialer Ereignisse zu verringern. Untersuchungen haben gezeigt, daß die Fortsetzung der Propranololmedikation bis zur Operation die präoperative Phase sowie die Narkoseeinleitung problemloser gestaltet und zu keiner postoperativen Verschlechterung der Myokardfunktion führt [2, 7, 11, 13].

Antikoagulanzien

Wenn Patienten vor einer geplanten Herzoperation unter Antikoagulanzien stehen, sind die Folgen der Beendigung dieser Medikation, d.h. die Gefahr einer Thromboembolie, gegen das intraoperative Blutungsrisiko bei Fortsetzung abzuwägen. Der gebräuchlichste Gerinnungshemmer, Warfarin, hemmt die Prothrombinsynthese in der Leber. Diese Wirkung kann durch eine Reihe von Medikamenten, insbesondere Barbiturate [8], potenziert werden. Das Antidot des Warfarin ist Vitamin K.
Wir setzen die Antikoagulanzien eine Woche vor dem geplanten Eingriff ab, so daß sich die Prothrombinzeit normalisieren kann. Die Gabe von Vitamin K vermeiden wir. Ist eine schnelle Aufhebung der Antikoagulation erforderlich, substituieren wir Gerinnungsfaktoren in Form von gefrorenem Frischplasma.

Aspirin

Aspirin blockt die Biosynthese des Enzyms Prostaglandinsynthetase [5]. Dadurch wird offenbar die Freisetzung von endogenem Adenosindiphosphat aus den Thrombozyten unterdrückt, so daß die normale Thrombozytenaggregation ausbleibt [4]. Diese Aspirinwirkung hält während der gesamten Thrombozytenüberlebenszeit an. Da die Halbwertszeit der Blutplättchen 5–10 Tage beträgt, sollte Aspirin mindestens eine Woche vor der Operation abgesetzt werden.
Wurde Aspirin innerhalb der letzten 7 Tage vor der Operation gegeben, ist postoperativ mit einer erhöhten Blutungsneigung zu rechnen [10]. Die Gabe von Thrombozytenkonzentraten kann bei derartigen aspirinbedingten Nachblutungen trotz normaler Thrombozytenwerte notwendig werden.

Vorbereitung des Patienten und seiner Angehörigen

Die präoperative Kommunikation zwischen dem Chirurgen, dem Patienten und dessen Angehörigen spielt eine wesentliche Rolle in der Operationsvorbereitung, da sie dem Patienten Aufschluß über die Operationsrisiken und den zu erwartenden Operationserfolg geben und dem Chirurgen Einblick in die Motivation, Ängste und Erwartungen des Patienten gewähren kann. Patienten und Angehörige sollten über den operativen und postoperativen Ablauf informiert werden. Es empfiehlt sich, den Patienten vorher auf die herzchirurgische Überwachungsstation zu führen und ihn mit dieser fremden Umgebung vertraut zu machen. Dadurch kann dem Patienten etwas von der Beklemmung genommen werden. Außerdem sollte der Patient über die postoperativen Beatmungsmaßnahmen unterrichtet und auf die Bedeu-

tung der Atemübungen hingewiesen werden, um postoperative respiratorische Komplikationen zu vermeiden.
Die hinreichende Aufklärung von Patient und Angehörigen über das, was nach der Operation auf sie zukommt, ermöglicht ein einsichtiges Mitarbeiten, so daß sich der postoperative Verlauf glatter gestalten kann.

Literatur

1. Alderman EL, Coltart J, Wettach GE, Harrison DC (1974) Coronary artery syndromes after sudden propranolol withdrawal. Ann Int Med 81:625
2. Boudoulas J, Snyder GL, Lewis RP, Kates RD, Karayanacos PE, Vasko JS (1978) Safety and rational for continuation of propranolol therapy during coronary bypass operation. Ann Thorac Surg 26:222
3. Braunwald E, Brockenbrough EC, Frye RL (1962) Studies on digitalis. V. Comparison of the effects of ouabain on left ventricular dynamics in valvular aortic stenosis and hypertrophic subaortic stenosis. Circulation 26:166
4. Champion LAA, Schwartz AD, Luddy RE, Schindler S (1976) The effects of four commonly used drugs on platelet function. J Pediat 89:653
5. Crook D, Collins AJ (1977) Comparison of effects of aspirin and indomethacin on human platelet prostaglandin synthetase. Ann Rheumatic Dis 36:459
6. Doherty JE, Hall WH, Murphy ML (1971) New information regarding digitalis metabolism. Chest 59:433
7. Jones EL, Kaplan JA, Dorney ER, King SBIII, Douglas JS Jr, Hatcher CR Jr (1976) Propranolol therapy in patients undergoing myocardial revascularization. Am J Cardiol 38:696
8. Koch-Weser J, Sellers EM (1971) Medical progress: drug interactions with coumarin anticoagulants. N Engl J Med 285:487, 547
9. Langer GA (1971) The intrinsic control of myocardial contraction – ionic factors. N Engl J Med 285:1065
10. Michelson EL, Morganroth J, Torosian M, MacVaugh HIII (1978) Relation of preoperative use of aspirin to increased mediastinal blood loss after coronary artery bypass graft surgery. J Thorac Cardiovasc Surg 76:694
11. Olinger GN, Bonchek LI, Keelan MH, Tresch DD, Siegel R, Bamarah V, Tristani FE (1978) Unstable angina: the case for operation. Am J Cardiol 42:634
12. Schwartz A, Allen JC, Harigaya S (1969) Possible involvement of cardiac Na^+, K^+-adenosine triphosphatase in the mechanism of action of cardiac glycosides. J Pharmacol Exp Ther 168:31
13. Slogoff S, Keats AS, Ott E (1978) Preoperative propranolol therapy and aortocoronary bypass operation. JAMA 240:1487
14. Viljoen JF, Estafanous FG, Kellner GA (1972) Propranolol and cardiac surgery. J Thorac Cardiovasc Surg 64:826

Kapitel 2

Anästhesie bei Eingriffen am offenen Herzen

Unter Mitarbeit von HENRY CASSON

Beinahe alle herzchirurgischen Patienten weisen Störungen ihrer Kreislaufphysiologie auf. Sie bedürfen einer besonders sorgfältigen Narkoseeinleitung und Führung, um eine Schädigung des Myokards oder anderer Organe zu vermeiden. Narkosen bei derartigen Operationen stellen daher an den Anästhesisten besonders hohe Anforderungen.

Die Narkosetechniken sind in der Herzchirurgie differenzierter als in anderen Bereichen der Chirurgie. Zur kontinuierlichen intraoperativen Kreislaufüberwachung ist die Bedienung einer Reihe von hochentwickelten Geräten notwendig. Mögliche Kreislaufkomplikationen während der Narkose müssen bekannt sein und frühzeitig erkannt werden. Die extrakorporale Zirkulation stellt einen einschneidenden Eingriff in die Kreislaufphysiologie des Patienten dar und verlangt eine enge Kooperation und Kommunikation zwischen dem Anästhesisten, dem Kardiotechniker an der Herz-Lungen-Maschine und dem Chirurgen.

Dieses Kapitel behandelt unsere Methoden der intraoperativen Überwachung und deren physiologische Grundlagen. Außerdem werden die Medikamente, die wir vor und während der Narkose einsetzen, und deren jeweilige Vorzüge besprochen. Schließlich gehen wir auf unsere Techniken der Narkoseeinleitung und Narkoseführung bei verschiedenen Krankheits- und Patientengruppen ein.

Überwachung

Elektrokardiogramm

Das EKG ist das wichtigste Hilfsmittel zur Kreislaufüberwachung. Damit lassen sich nicht nur die Herzfrequenz und der Herzrhythmus beurteilen, sondern es läßt auch eine Aussage über den myokardialen Sauerstoffverbrauch und eine mögliche myokardiale Ischämie zu. Nach Eintreffen im Operationssaal werden bei allen Patienten die Standardableitungen angelegt. Zur Überwachung bedienen wir uns der Extremitätenableitung II, da diese der elektrischen Achse des Herzens parallel liegt und die P-Welle am deutlichsten darstellt. Die Brustwandableitung V_5 wird bei Patienten mit koronarer Herzerkrankung oder schweren Klappenfehlern abgenommen, da sie zum Nachweis einer Ischämie der Vorderwand des linken Ventrikels empfindlicher ist als die Extremitätenableitungen.

Blutdruck

Von Anfang an wird der Blutdruck mit einer Druckmanschette und Stethoskop oder Dopplersonde überwacht. Vor Narkoseeinleitung legen wir eine arterielle Drucklinie. Dazu wird meist ein Verweilkatheter in die A. radialis eingeführt. Der Druck wird digital und in Kurvenform auf einem großen Monitor dargestellt. Nach Möglichkeit wird der Radialiskatheter transkutan gelegt. Ist dies nicht möglich, wird die Haut inzidiert und der Katheter unter Sicht eingeführt. Bei Kleinkindern ist dieses Vorgehen die Regel. Bei Neugeborenen wird nach Möglichkeit ein Katheter in die A. umbilicalis eingeführt.

Venendruck

Der Venendruck wird über einen Venenkatheter in der V. subclavia oder V. jugularis interna gemessen. Bei Erwachsenen wird dazu die Vene nach Narkoseeinleitung punktiert und der Katheter in die obere Hohlvene oder den rechten Vorhof vorgeschoben. Das Legen dieser Drucklinie muß besonders sorgfältig erfolgen, da schwere Komplikationen wie Pneumothorax, arterielle Gefäßverletzung oder Luftembolie auftreten können. Bei Kleinkindern legen wir die V. jugularis interna meist frei. Um getrennt voneinander über eine Infusions- und Druckmeßlinie verfügen zu können, werden 2 Venenkatheter eingeführt. Oberhalb ihrer Eintrittsstellen wird die V. jugularis interna ligiert.
Bei Patienten mit schlechter Ventrikelfunktion oder hochgradiger koronarer Herzerkrankung können der Pulmonalis- und Kapillardruck (wedge pressure) mit einem Swan-Ganz-Katheter gemessen werden. Der Swan-Ganz-Katheter kann entweder über die freigelegte V. basilica oder transkutan in die V. subclavia oder V. jugularis interna eingelegt werden [3]. Der Pulmonalkapillardruck gibt hinreichend genau den Mitteldruck des linken Vorhofes wider. Der linke Vorhofmitteldruck entspricht wiederum, außer bei der Mitralstenose, dem enddiastolischen Ventrikeldruck. Damit kann bei den meisten Patienten über einen Swan-Ganz-Katheter der linksventrikuläre Füllungsdruck während der Narkoseeinleitung und den Phasen vor und nach der extrakorporalen Zirkulation überwacht werden. Mit Hilfe der Thermodilution kann außerdem das Herzzeitvolumen gemessen werden.

Temperatur

Bei allen Patienten werden ösophageale Temperatursonden benützt. Ebenso werden die Rektal- und Nasopharyngealtemperatur bei Kleinkindern überwacht.

Prämedikation

Scopolamin ist unser Mittel der Wahl zur Verminderung des Speichel- und Sekretflusses. Die Normaldosis für Erwachsene liegt bei 5 μg/kg KG. Kleinkinder und Kinder bis zu 20 kg erhalten 10 μg/kg KG.
Als Tranquilizer verwenden wir gelegentlich Diazepam. Seine Anwendung ist besonders bei ängstlichen Patienten zu empfehlen. Morphin setzen wir zur Prämedikation bei den meisten unserer Patienten ein. Die Dosis beträgt 5–15 mg i.m.

Myokardschutz: Die Rolle des Anästhesisten

Determinanten des myokardialen Sauerstoffangebotes und -bedarfs

Bereits vor Beginn der extrakorporalen Zirkulation können ventrikuläre Arrhythmien und myokardiale Nekrosen auftreten. Isom et al. konnten nachweisen, daß bei 92% der Patienten mit koronarer Herzerkrankung bereits vor Beginn der extrakorporalen Zirkulation enzymatische Veränderungen im Sinne einer Myokardnekrose auftraten [2]. Moore et al. wiesen nach, daß sich die Überlebenschancen der Patienten mit linker Hauptstammstenose progredient verbesserten, nachdem Narkosetechniken eingeführt worden waren, mit deren Hilfe sich eine Myokardischämie und verminderte Myokardfunktion während der Narkoseeinleitung und vor der extrakorporalen Zirkulation verhindern ließen [7].
Eine Störung des Gleichgewichts von myokardialem Sauerstoffangebot und -bedarf kann zu Myokardnekrose oder ventrikulären Arrhythmien führen. Ursache eines verminderten Sauerstoffangebotes können Blutdruckabfall oder Hypoxie sein. Umgekehrt vermag eine Zunahme der Herzfrequenz und des Blutdruckes eine nicht kompensierbare Steigerung des myokardialen Sauerstoffbedarfs zu induzieren.
Bei der Bestimmung des myokardialen Sauerstoffbedarfs sind eine Reihe von Faktoren zu berücksichtigen [9]. Die entwickelte Wandspannung und der kontraktile Zustand des Myokards stellen die primären Determinanten des O_2-Verbrauchs dar. Der basale myokardiale Sauerstoffverbrauch und

die Aktivierungsenergie tragen ebenfalls, allerdings in kleinerem Umfang, zum myokardialen Sauerstoffverbrauch bei. Die Spannungsentwicklung im Myokard spiegelt sich in den hämodynamischen Korrelaten Herzfrequenz und aortaler Blutdruck wider, so daß mit Hilfe dieser hämodynamischen Parameter der Grad des myokardialen Sauerstoffbedarfs bestimmt werden kann [5, 8].
Das Produkt aus Herzfrequenz und systolischem Blutdruck (das sog. Druck-Frequenz-Produkt) stellt bei Patienten ohne wesentliche Einschränkung der Ventrikelfunktion ein empfindliches Maß für den myokardialen Sauerstoffbedarf dar. Ein Druck-Frequenz-Produkt unter 12000 entspricht im wesentlichen einem Sauerstoffbedarf, der auch trotz schwerer koronarer Herzerkrankung abgedeckt werden kann [3]. Das bedeutet, daß bei einer Herzfrequenz unter 90/min und einem systolischen Druck unter 130 mm Hg der Sauerstoffbedarf im sicheren Bereich liegt. Zwischen Hypertonie (die den Sauerstoffbedarf erhöht) und Hypotonie (die das Sauerstoffangebot vermindert) muß mit Fingerspitzengefühl der richtige Wert gefunden werden. In drei Phasen kann infolge einer Störung der myokardialen Oxygenation eine Ischämie oder Nekrose auftreten: vor Einleitung der Narkose, während Einleitung der Narkose und vor Beginn der extrakorporalen Zirkulation.

Phase vor Einleitung der Narkose

Das Lagern im Operationssaal und Legen der venösen und arteriellen Drucklinien kann für den Patienten belastend sein. Mit Blutdruck- und EKG-Überwachung sollte daher sofort begonnen werden. Eine Tachykardie sollte mit einem Tranquilizer oder kleinen, zunehmenden Dosen eines Betablockers behandelt werden. Ein erhöhter Blutdruck kann mit einem Tranquilizer, sublingual oder intravenös appliziertem Nitroglyzerin oder Nitroprussidnatrium gesenkt werden.

Narkoseeinleitung

Besonders in der Herzchirurgie müssen die anästhesiologischen Prinzipien zur Vermeidung einer Hypotension oder Hypoxie sorgfältig beachtet werden, da sie von besonderer Bedeutung für die myokardiale Oxygenation sind. Der myokardiale Sauerstoffbedarf kann während der Induktion zunehmen, insbesondere während der Intubation [1]. Patienten mit koronarer Herzerkrankung scheinen besonders leicht zu Hypertonie und Tachykardie zu neigen [1]. Die Narkoseeinleitung muß besonders darauf abgestimmt sein. Mit Vasodilatatoren, Betablockern oder zusätzlichen Anästhetika wie Halothan kann ein gesteigerter myokardialer Sauerstoffbedarf in dieser wichtigen Narkosephase gesenkt werden.

Phase vor extrakorporaler Zirkulation

Die Hautinzision und mediane Sternotomie können zum Anstieg der Herzfrequenz und des Blutdruckes führen, so daß die Narkose vertieft oder andere Maßnahmen ergriffen werden müssen. Auch hier sollte der Anästhesist wissen, wie myokardialer Sauerstoffbedarf und Angebot durch Narkosetechnik, Medikamente und andere Faktoren beeinflußt werden können. Bei genauer Beachtung dieser Variablen kann das Auftreten einer Myokardischämie oder Nekrose in dieser Phase wesentlich vermindert werden.

Anästhetika

Morphin

Das am häufigsten bei Herzoperationen benützte Medikament ist Morphin. Seine Einwirkungen auf das Herz-Kreislauf-System in hohen Dosierungen wurde von LOWENSTEIN et al. beschrieben [6]. Im strengsten Sinne führt Morphin nicht zur Anästhesie, sondern zur Analgesie, da es keinen Tiefschlaf oder Amnesie herbeiführt. Um eine vollständige Anästhesie zu erzielen, kann es daher mit kleinen Dosen anderer Medikamente wie Diazepam, Lachgas oder Halothan kombiniert werden.
Morphin weist eine Reihe von Vorzügen auf. Es beeinträchtigt nicht die Myokardfunktion. Die Irritabilität des Ventrikels wird nicht erhöht. Wenn notwendig, kann mit hohen Sauerstoffkonzentrationen beatmet werden. Da die Wirkung des Morphins lange anhält und nur allmählich aufgehoben wird, besteht keine Gefahr des plötzlichen Erwachens. Der Transport vom Operationssaal zur Intensivstation erfolgt glatt; postoperativ kann mit einer anhaltenden Analgesie gerechnet werden.

Halothan

Unser Inhalationsnarkotikum der Wahl ist Halothan. Halothan senkt die myokardiale Kontraktilität. Diese Eigenschaft kann bei der Narkotisierung gewisser Koronarpatienten von Nutzen sein. Außerdem führt Halothan zur Erweiterung der Hautgefäße, so daß die Einleitung der Hypothermie durch äußere Kühlung erleichtert wird.

Ketamin

Die Wirkung des Ketamin, i.v. oder i.m. gegeben, setzt rasch ein und führt zu einem kataleptischen Zustand mit tiefer Analgesie. Unter den Anästhetika hat Ketamin eine einzigartige Wirkung, die in der Stimulation des

Herz-Kreislauf-Systems mit Ansteigen des Blutdruckes, der Herzfrequenz und des Herzzeitvolumens besteht [10]. Diese Eigenschaften sind bei Patienten mit schwerer Zyanose und Azidose oder akut herabgesetztem Herzzeitvolumen, wie bei der Herztamponade, von besonderem Wert.

Relaxanzien

Pancuroniumbromid

Pancuroniumbromid ist ein nicht depolarisierender neuromuskulärer Blokker. Es hat nur eine geringe Wirkung auf das Herz-Kreislauf-System und führt nicht zur Hypotonie, wie sie nach Curare beobachtet wird. Gelegentlich kann Pancuronium zur Zunahme der Herzfrequenz führen.

Vasodilatatoren

Nitroprussidnatrium

Der Vasodilatator Nitroprussidnatrium wirkt direkt auf die glatte Muskulatur der Arteriolen und Venen. Zur Behandlung hypertoner Zustände vor, während oder nach der Narkose ist es das Medikament der Wahl. Es kann auch zur Verbesserung der postoperativen Myokardfunktion eingesetzt werden.

Chlorpromazin

Ist Nitroprussidnatrium in einer Dosierung von 8 µg/kg/min zur Blutdrucksenkung während der extrakorporalen Zirkulation ineffektiv, setzen wir Chlorpromazin ein. Chlorpromazin wird vorsichtig in 1-mg-Dosen gegeben, da seine Wirkung länger anhält und schwieriger zu beheben ist als die des Nitroprussidnatrium.

Narkosetechniken

Nichtzyanotische Neugeborene und Säuglinge

Zu diesen Patienten gehören größtenteils Säuglinge mit einem offenen Ductus arteriosus oder einer Aortenisthmusstenose. Wir geben keine Prämedikation. Die Narkose wird mit Halothan und Sauerstoff eingeleitet und mit 0,5–0,7% Halothan fortgesetzt. Nach Relaxation mit 0,12 mg Pancuronium/

kg KG wird intubiert. Beim Neugeborenen wird zum Sauerstoff Lachgas beigegeben, um eine Sauerstoffintoxikation zu vermeiden. Dabei wird der PO_2 unter 100 mm Hg gehalten.

Zyanotische Neugeborene und Kleinkinder

In dieser Gruppe finden sich die kränksten Patienten. Neugeborene mit unzureichender Lungendurchblutung können den Operationssaal in schwerer Hypoxämie, Azidose und mit reduziertem Herzzeitvolumen erreichen. Alle diese Faktoren können sich während der Operation zusätzlich verschlechtern, da während der meisten Shuntoperationen eine der Pulmonalarterien abgeklemmt wird. Aus diesem Grunde sollte die Narkose so leicht wie möglich sein. Die zur Reanimation notwendigen Medikamente sollten bereitliegen.
Wir leiten bei derartigen Patienten die Narkose mit 1–2 mg Ketamin/kg KG ein und führen sie mit Ketamin in einer Dosierung von 1 mg/kg KG alle 40–60 min fort. Mit Pancuronium wird der Patient vollständig relaxiert. Eine intraoperativ auftretende Bradykardie kann mit Atropin oder, falls ineffektiv, mit Isoprenalin behoben werden. Mit Natriumbikarbonat wird die Azidose kompensiert. Zur Verbesserung der Myokardfunktion kann Kalzium gegeben werden.

Kreislaufstillstand in tiefer Hypothermie

Bei den meisten Säuglingen unter 8 kg werden Operationen am offenen Herzen im Kreislaufstillstand bei tiefer Körperhypothermie vorgenommen. Die Narkoseeinleitung erfolgt mit Halothan. Der Patient wird mit Pancuronium relaxiert und die Narkose mit 0,25% Halothan während der Oberflächenkühlung fortgesetzt. Mit fallender Körpertemperatur wird die Ventilation verringert, um einen temperaturkorrigierten PCO_2 von 30–40 mm Hg aufrechtzuerhalten.

Elektive Herzoperationen bei Kindern

Zyanotische oder azyanotische Kinder, die einer elektiven Herzoperation unterzogen werden, werden mit Halothan-Lachgas-Sauerstoff narkotisiert.

Erwachsene mit Klappenvitien oder eingeschränkter Ventrikelfunktion

Die Morphinnarkose wird bei den meisten Patienten mit Klappenvitien oder eingeschränkter Ventrikelfunktion eingesetzt. Die Narkoseeinleitung erfolgt mit Morphin in Einzelgaben von 7,5–10 mg, bis eine Gesamtdosis von 0,5–1 mg/kg KG erreicht ist. Die Induktion verläuft meist über 10 min. Vor Intubation wird Diazepam in 5-mg-Dosen bis zu 25 mg gegeben. Ist der Patient noch immer wach, werden 50 mg Thiopentalnatrium i.v. gegeben. Nach Relaxation mit 0,12 mg Pancuronium/kg KG erfolgt die Intubation.

Erwachsene mit koronarer Herzerkrankung und normaler Ventrikelfunktion

Nach Narkoseeinleitung mit Morphin und Diazepam wird die Narkose mit 0,5–2% Halothan fortgeführt. Vor Intubation wird die Trachea mit 4%igem Lidocain besprüht. Eine zusätzliche Dosis von 2 mg Pancuronium wird unmittelbar vor Beginn der extrakorporalen Zirkulation gegeben. Während der extrakorporalen Zirkulation wird die Narkose mit Diazepam in einer Dosierung von stündlich 10 mg i.v. forgesetzt. Halothan kann im Oxygenator während der extrakorporalen Zirkulation zugegeben werden. Diese Methode wird jedoch von uns selten geübt.

Literatur

1. Bassel GM, Lin YT, Oka Y, Becker RM, Frater RWM (1978) Circulatory response to tracheal intubation in patients with coronary artery disease and valvular disease. Bull NY Acad Med 54:842
2. Isom OW, Spencer FC, Feigenbaum H, Cunningham J, Roe C (1975) Prebypass myocardial damage in patients undergoing coronary revascularization: an unrecognized vulnerable period (abstr). Circulation 51 (Suppl II):II-119
3. Kaplan JA (ed) (1979) Cardiac Anesthesia. Grune & Stratton, New York San Francisco London
4. Kaplan JA, King SB (1976) The precordial electrocardiographic lead (V5) in patients who have coronary-artery disease. Anesthesiology 45:570
5. Kitamura K, Jorgensen CR, Gobel F, Taylor HL, Wang Y (1972) Hemodynamic correlates of myocardial oxygen consumption during upright exercise. J Appl Physiol 32:516
6. Lowenstein E, Hallowel P, Levine FH, Daggett WM, Austen WG, Laver MB (1969) Cardiovascular response to large doses of intravenous morphine in man. N Engl J Med 281:1389
7. Moore CH, Lombardo TR, Allums JA, Gordon FT (1978) Left main coronary artery stenosis: hemodynamic monitoring to reduce mortality. Ann Thorac Surg 26:445
8. Nelson RR, Gobel FL, Jorgennsen CR, Wang K, Wang Y, Taylor HL (1974) Hemodynamic predictors of myocardial oxygen consumption during static and dynamic exercise. Circulation 50:1179
9. Sonnenblick EK, Ross Jr, Braunwald E (1968) Oxygen consumption of the heart; newer concepts of its multifactoral determination. Am J Cardiol 22:328
10. Tweed WA, Minuck M, Mymin D (1972) Circulatory responses to ketamine anesthesia. Anesthesiology 37:613
11. Wilkinson PL, Moyers JR, Ports T, Chatterjee K, Ullyot DJ, Hamilton WK (1978) Rate pressure product and myocardial oxygen consumption during surgery for coronary artery bypass. Circulation 58 (Suppl II):II–84

Kapitel 3

Prinzipien der chirurgischen Technik

Der physische Aspekt der Chirurgie ist zumindest ebenso wichtig wie ihr intellektueller Aspekt. Ein Chirurg, der zwar weiß, was in gewissen Situationen zu tun ist, kann dennoch sehr hilflos sein, wenn er physisch dazu nicht in der Lage ist. Leider werden in den wenigsten chirurgischen Standardwerken die Prinzipien der operativen Technik besprochen, obgleich diese die wichtigste Voraussetzung für chirurgisches Können und Perfektion darstellt.

Für die vielfachen koordinierten und präzisen Bewegungen bedarf es nicht nur einer ruhigen Hand; ebenso wichtig ist es zu wissen, wie ein gewisser Handgriff atraumatisch und wirkungsvoll durchzuführen ist.

Um in abgerundeten und glatten Bewegungsabläufen operieren zu können, müssen grundlegende Kenntnisse in der Handhabung chirurgischer Instrumente bekannt sein. Denn auch die Chirurgie ist eine Kunst, die dauernde Anpassung an operative Situationen und Kreativität verlangt. Kunst ist aber erst möglich, wenn die Voraussetzungen dafür geschaffen sind.

In diesem Kapitel werden einige technische Prinzipien der Präparation und Nahttechnik beschrieben. Mit diesen Betrachtungen sollen vor allem junge Assistenzärzte angesprochen werden, die am Anfang ihrer kardiovaskulären Ausbildung stehen.

Präparation

Bei den meisten offenen Herzoperationen ist nur wenig Gewebspräparation notwendig. Einige Operationen, wie die Korrektur eines persistierenden Ductus arteriosus, bestehen wiederum vornehmlich in der Präparation. Vor allem bei Reoperationen stellt die Gewebspräparation den wichtigsten und gefährlichsten Teil der gesamten Operation dar. Die Grundsätze der Gewebepräparation sollten daher dem Herzchirurgen bekannt sein.

Präparation mit der Schere

Die scharfe Präparation mit der Schere ist zur Freilegung großer Gefäße am besten geeignet. Dabei wird das Bindegewebe, das der Adventitia des

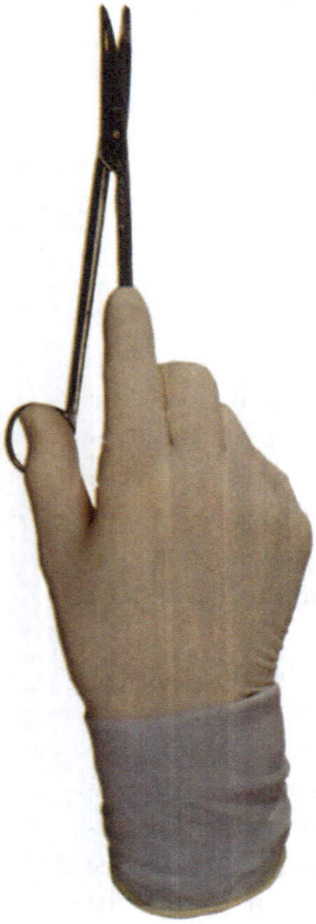

Abb. 3.1a

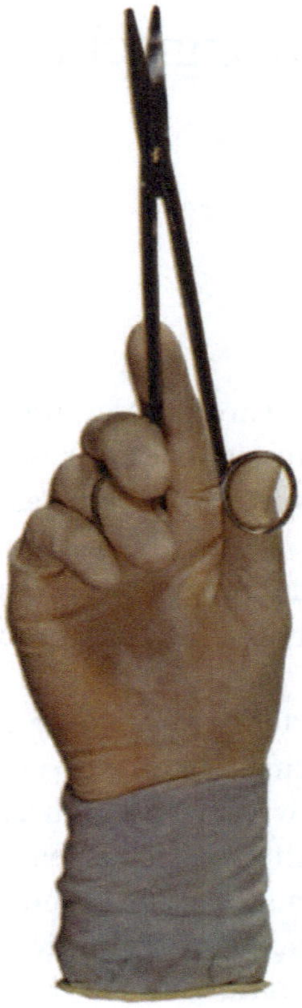

Abb. 3.1b

Gefäßes anhaftet, durchtrennt. Der Assistent sollte die Gewebsschicht über dem Gefäß gegenfassen und anspannen, um die Bindegewebsfasern darzustellen. Diese Gewebsfasern werden rechtwinklig zum Faserverlauf mit der Scherenspitze durchschnitten. Die Scherengriffe sollten dabei mit Daumen und Ringfinger gehalten werden. Der Zeigefinger liegt den Scherengriffen an und dient zur Stabilisierung und Balance (Abb. 3.1).

Präparation mit dem Skalpell

Bei der Präparation verbackener oder verwachsener Gewebe kann das Skalpell der Schere überlegen sein.
Die Eröffnung des Epikards und die Darstellung der Koronararterien erfolgt ebenfalls mit dem Skalpell. Mit kurzen schneidenden Bewegungen kann das über den Koronararterien liegende Epikard inzidiert werden. An-

schließend wird das Fett- und Bindegewebe von der Oberfläche der Koronararterie „abgeschabt“, so daß das Gefäß selbst zur Darstellung kommt und die Gefäßanastomose ohne Einbeziehung des subepikardialen Fettes angelegt werden kann.

Nahttechnik

Die meisten Herzoperationen bestehen vornehmlich im Nähen, um Gewebe oder Prothesenmaterial mit Gewebe zu vereinigen. So können bei Koronareingriffen über 200 Stiche notwendig sein. Präzision und Zuverlässigkeit dieser Nähte entscheiden bei den meisten Operationen über Erfolg oder Mißerfolg. Es ist daher besonders wichtig zu wissen, wie die Nadel im Nadelhalter liegen, die Hand den Nadelhalter führen und wie sich die Hand, das Handgelenk und der Arm selbst bewegen sollten.
Ebenso sollte der Chirurg wissen, welche Nahttechnik in bestimmten intraoperativen Situationen am geeignetsten ist. Die Fähigkeit, die effektivste Bewegung auswählen und diese sauber und geradlinig durchführen zu können, ist bei weitem wichtiger als Schnelligkeit. Tatsächlich operieren die besten Chirurgen nicht schnell, sondern effektiv.
In diesem Abschnitt wollen wir die Nahttechniken darstellen, wie wir sie wahrnehmen, und ihre wichtigsten Anwendungen in der offenen Herzchirurgie beschreiben. Die Darlegungen sollen nicht nur informativ sein, sondern den Chirurgen auch anregen, seine eigenen Bewegungen zu analysieren und kritisch zu überdenken.

Vorhandnaht

Die Vorhandnaht ist die in der Chirurgie am häufigsten angewandte Naht. Die Nadel geht nach unten in das Gewebe und tritt nach oben aus dem Gewebe aus, wobei die Nadelspitze auf Höhe oder oberhalb der Ebene steht, in der sie in das Gewebe eindrang. Diese Nadelführung wird durch vollständige Supination des Handgelenkes erzielt.
In Abb. 3.2 ist die Handhabung des Nadelhalters dargestellt. Die distale Phalanx des Daumens liegt im oberen Griff, so daß der Daumen eine nach außen und innen gerichtete Kraft auf den Griff und die Sperrklinke ausüben kann. Die distale Phalanx des Ringfingers liegt leicht gebeugt im unteren Ring. Zusammen mit dem Mittelfinger weist seine Kraftrichtung nach innen auf die Handfläche. Die Stabilität des Nadelhalters wird durch den Zeigefinger und den kleinen Finger erzielt. Die Fingerspitze des kleinen Fingers drückt gegen den hinteren Anteil des unteren Griffes. Der gestreckte Zeigefinger drückt gegen den unteren Haltergriff. Damit wird der untere Haltergriff durch die nach außen gerichteten Kräfte des Zeigefingers und

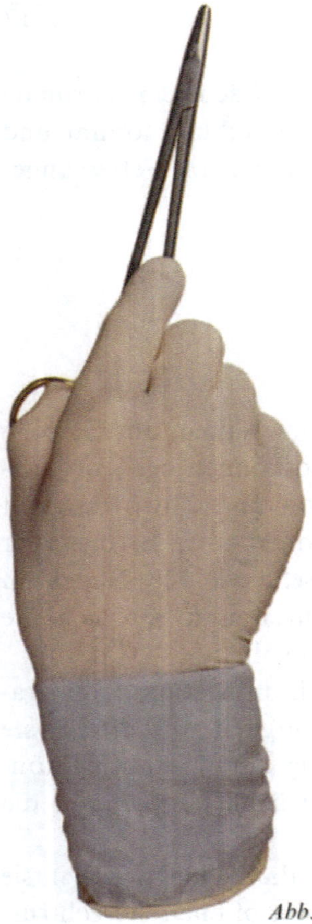

Abb. 3.2a

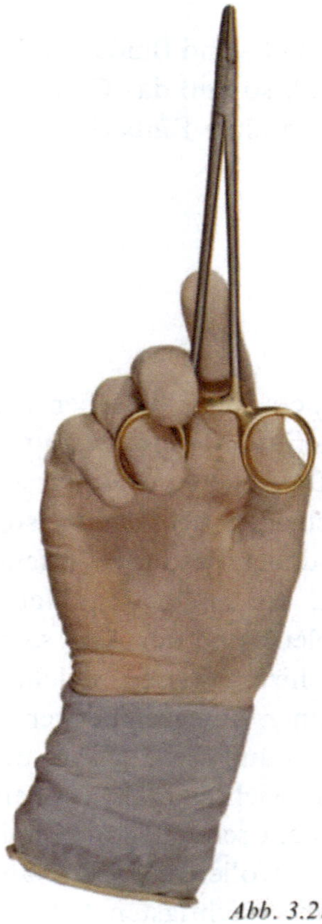

Abb. 3.2b

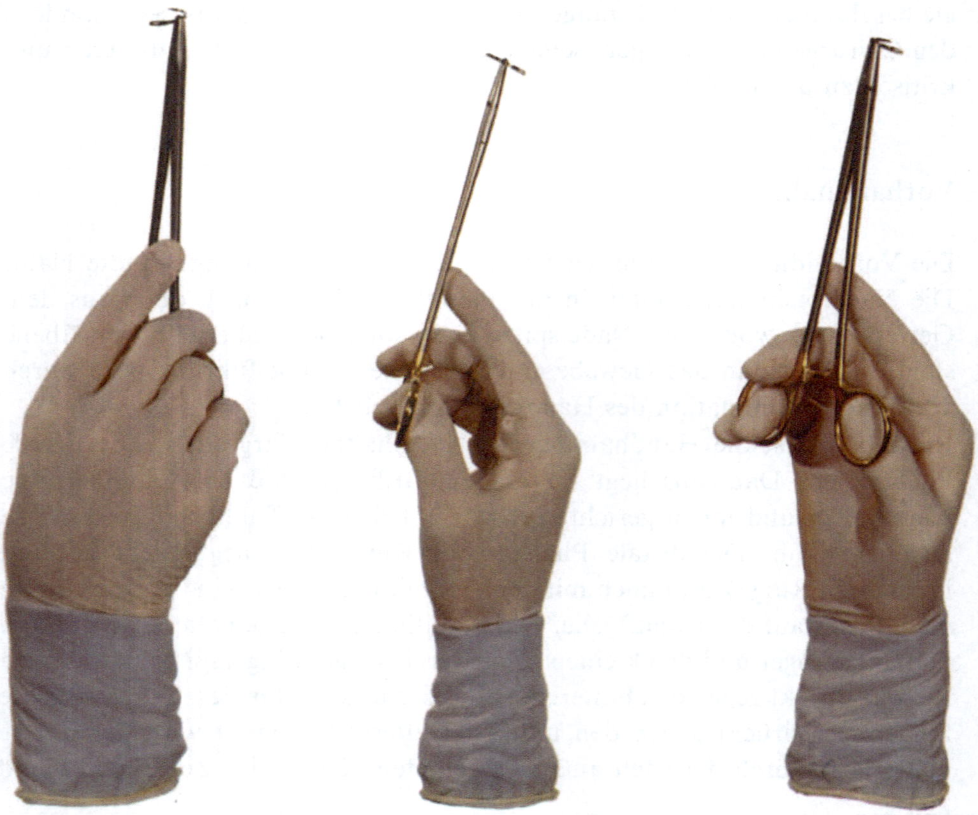

Abb. 3.3

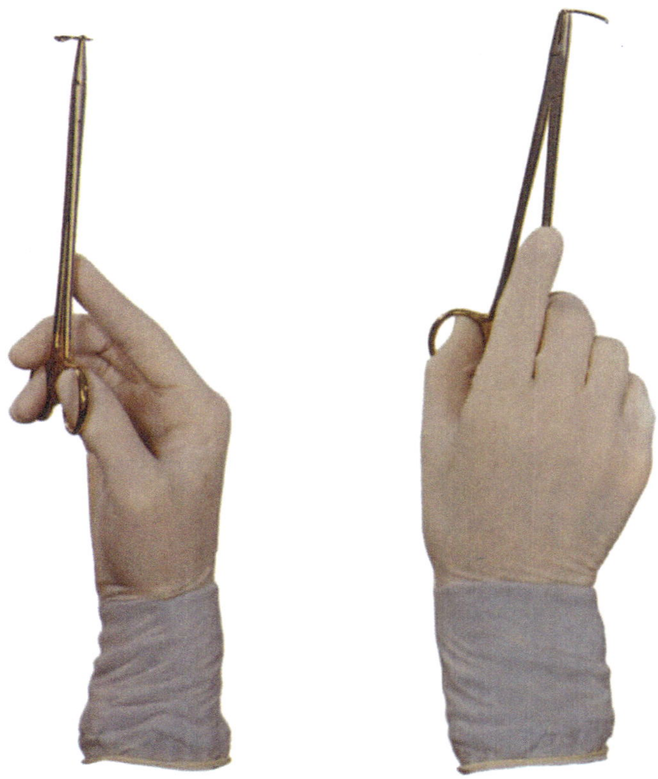

Abb. 3.4

kleinen Fingers und die nach innen gerichteten Kräfte des Ring- und Mittelfingers fixiert und stabilisiert.
Das Zusammenwirken der Kräfte an beiden Griffen führt dazu, daß sich der obere gegen den stabilen unteren Griff bewegen kann. Das Öffnen und Schließen der Klemme wird dabei durch die alleinige Auf- und Abwärtsbewegung des Daumens erzielt.

Waagrechter Vorhandstich

Der Vorhandstich verläuft beim Rechtshänder von rechts nach links. Die Nadelebene liegt meist parallel zur Körperebene. Die Vorhandnaht wird meist dann verwendet, wenn zwei in gleicher Ebene liegende Gewebe wie beim aortokoronaren Bypass vereinigt werden sollen (Abb. 3.3). Die Nadelspitze endet meist in der Ebene, in der der Stich begann, und wird zügig mit dem Nadelhalter aus dem Gewebe gezogen (Abb. 3.4).

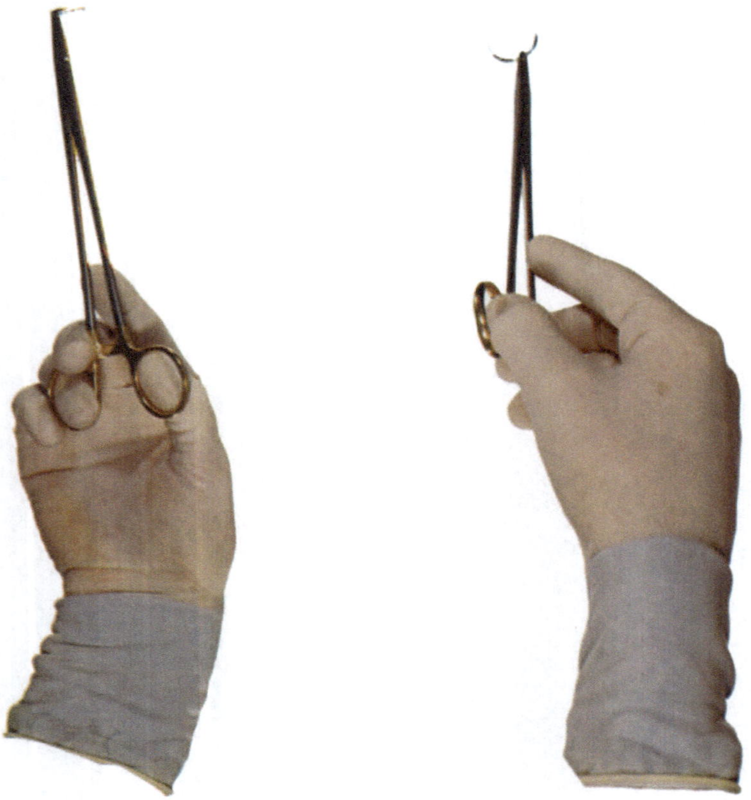

Abb. 3.5

Nach oben gerichteter Vorhandstich

Beim nach oben gerichteten Vorhandstich endet die Nadelspitze oberhalb des Punktes, wo der Stich begann. Dieser Nahtstich kann sehr einfach durchgeführt werden und setzt keine vollständige Pronation voraus. Vor allem beim Aortenklappenersatz kann diese Stichrichtung im Bereich der linkskoronaren Tasche nahe der nichtkoronaren Kommissur sowie im Bereich der nichtkoronaren Tasche nahe der rechtskoronaren Kommissur sehr nützlich sein (Abb. 3.5). Ebenso kann diese Stichtechnik beim Mitralklappenersatz im posteromedialen Quadranten angewandt werden, wobei die Nadel vom Ventrikel zum Vorhof gerichtet ist.

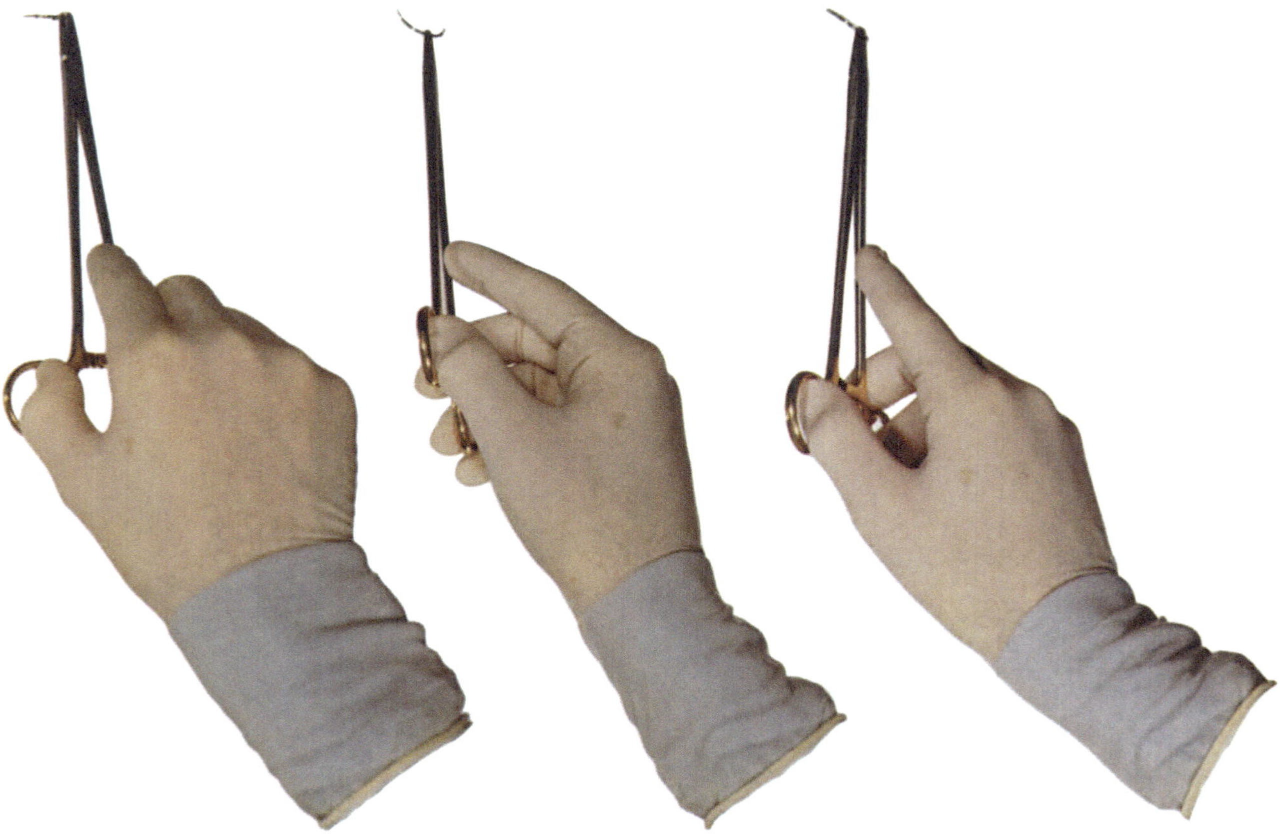

Abb. 3.6

Nach unten gerichteter Vorhandstich

Beim nach unten gerichteten Vorhandstich endet die Nadelspitze unterhalb der Ebene, in der der Stich begann. Wird der Ellenbogen körperwärts gehalten und das Handgelenk gestreckt, ist die Stichrichtung vom Chirurgen weg gerichtet (Abb. 3.6). Diese Naht kann beim Aortenklappenersatz im Bereich der nichtkoronaren Tasche nahe der linkskoronaren Kommisur und der linkskoronaren Tasche nahe der rechtskoronaren Kommissur eingesetzt werden. Beim Mitralklappenersatz kann sie im posterolateralen Quadranten des Klappenringes angewandt werden, wobei die Stichrichtung vom Vorhof zum Ventrikel gerichtet ist.

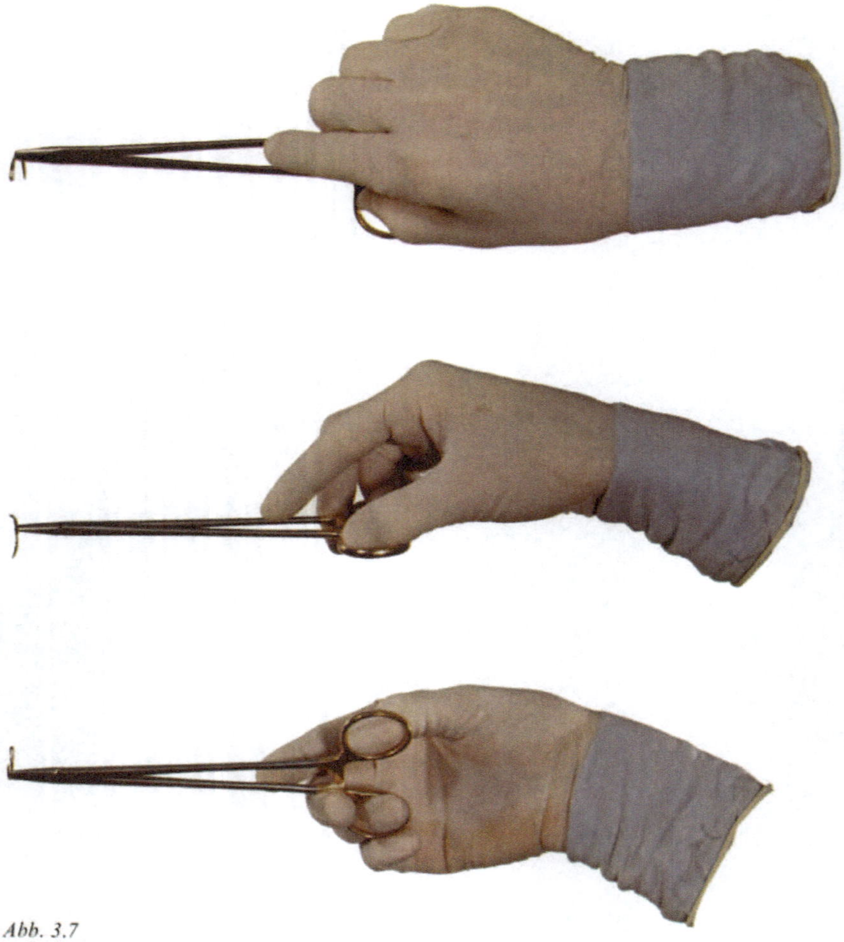

Abb. 3.7

Bei abduziertem Ellenbogen und in Pronationsstellung ist die Nadelspitze nach einem nach unten gerichteten Vorhandstich auf den Chirurgen gerichtet (Abb. 3.7). Diese Stichrichtung kann beim Aortenklappenersatz an der rechtskoronaren Tasche nahe der nichtkoronaren Kommissur, beim Mitralklappenersatz im anterolateralen Quadranten und gelegentlich auch im anteromedialen Quadranten angewandt werden.

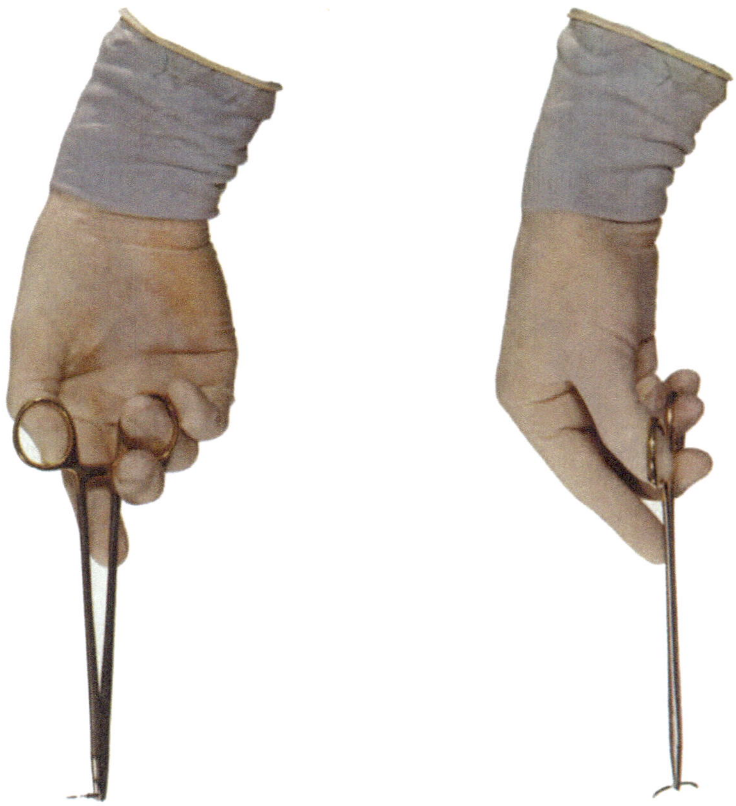

Abb. 3.8

Rückhandstich

Der Vorhandstich wird um so schwieriger, je stärker das Handgelenk extendiert und der Ellenbogen abduziert oder adduziert ist. Der Rückhandstich, erzielt durch Pronation, bietet sich vor allem für jene Situationen an, in denen ein Vorhandstich schwierig oder nicht durchführbar ist.
Der Nadelhalter wird wie beim Vorhandstich gehalten. Die Nadelbewegung während eines Rückhandstiches wird von der Nadellage im Halter, dem Grad der Flexion und Abduktion im Handgelenk und dem Ausmaß der Rotation und Abduktion im Arm bestimmt.

Waagrechter Rückhandstich

Die Nadelspitze bleibt in der gleichen Stichebene (Abb. 3.8). Der waagrechte Rückhandstich kann an der Seitenwand des rechten Vorhofs und beim Verschluß einer Aortotomie an der rechten Seite der Aorta angewandt werden.

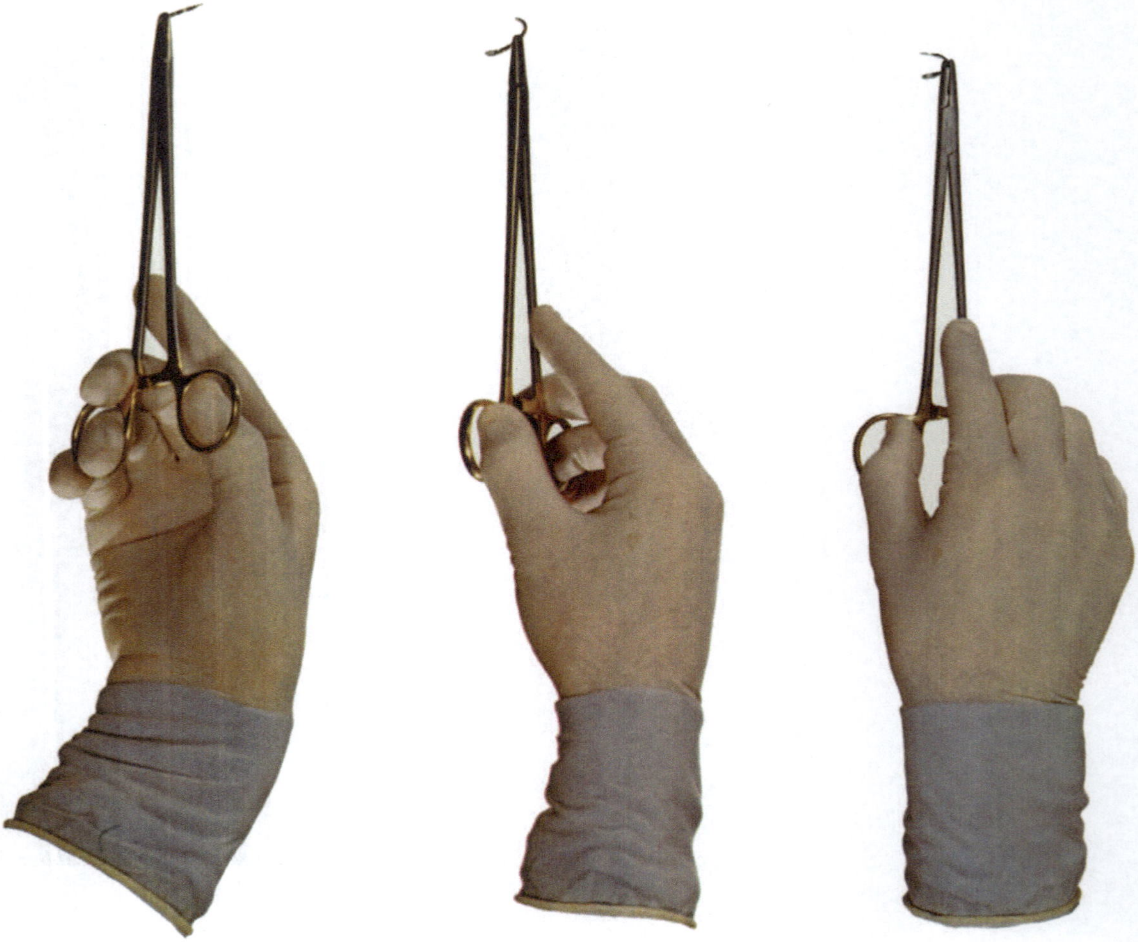

Abb. 3.9

Nach oben gerichteter Rückhandstich

Die Nadelspitze bewegt sich während des Rückhandstiches auf eine höhere Ebene zu (Abb. 3.9). Diese Stichrichtung ist beim Mitralklappenersatz im posteromedialen Quadranten bei Nadelführung vom Vorhof zum Ventrikel, und im anterolateralen Quadranten bei Nadelführung vom Ventrikel zum Vorhof von besonderem Nutzen. Dieser Stich kann auch beim Aortenklappenersatz im Bereich der linkskoronaren Tasche nahe der rechten Kommissur eingesetzt werden.

Nach unten gerichteter Rückhandstich

Beim nach unten gerichteten Rückhandstich endet die Nadelspitze in einer tieferen Stichebene. Die Bewegung kann in einer einfachen halben Pronation bestehen, so daß die Nadelspitze nach unten und vom Chirurgen weg gerich-

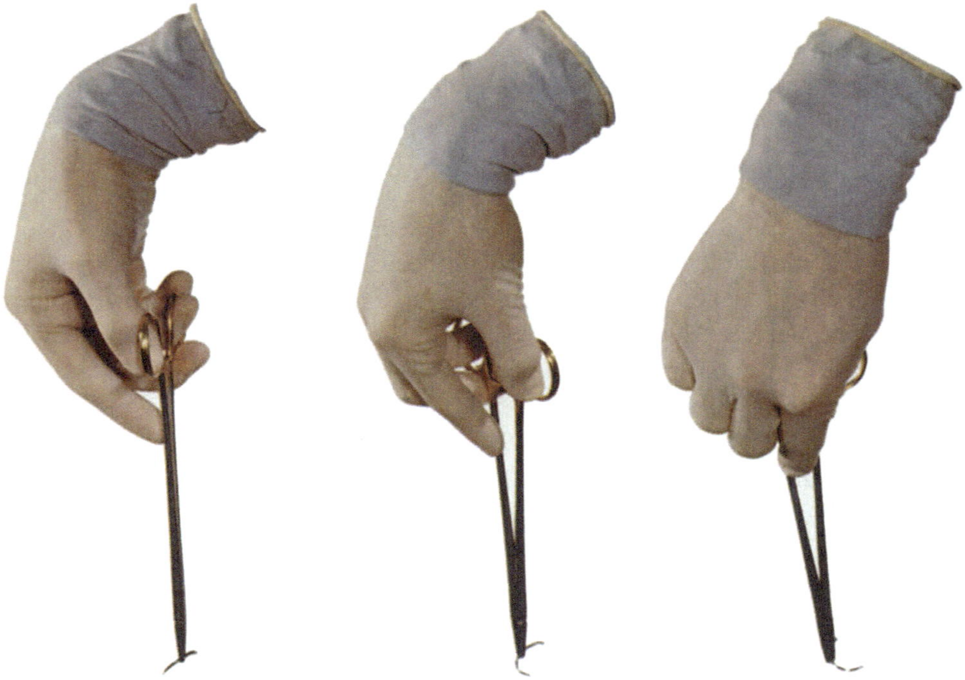

Abb. 3.10

tet ist. Beim Aortenklappenersatz ist diese Stichrichtung im Bereich der nichtkoronaren Tasche nahe der rechten Kommissur zu empfehlen. Wird der nach unten gerichtete Rückstich bei Abduktion des Armes und Flexion des Handgelenkes mit vollständiger Pronation durchgeführt, kann die Nadelspitze auf den Chirurgen gerichtet werden (Abb. 3.10). Diese Stichtechnik ist für die Nähte im anteromedialen Anteil des Mitralringes und im Bereich der rechtskoronaren Tasche der Aortenklappe nahe der linkskoronaren Kommissur besonders gut geeignet.

Faktoren, die den Operationsablauf bestimmen

Neben dem technischen Können bestimmen eine Reihe weiterer Faktoren den Verlauf einer Operation, die hier kurz angedeutet werden sollen.

Innere Einstellung

Wie in allen Gebieten der Medizin ist auch in der Chirurgie ein gewisses Maß an Gleichmut anzustreben. Gerade in der Herzchirurgie können Situationen auftreten, die selbst den beherrschtesten Operateur überbeanspruchen. In solchen Situationen kann nur mit einem hohen Maß an Selbstdisziplin Ruhe in den Operationssaal gebracht und dadurch vom gesamten Operationsteam die bestmögliche Leistung erwartet werden.

Linkshändigkeit

Oft scheint die Welt nur von Rechtshändern regiert zu sein. Solange die Werkzeuge, mit denen wir arbeiten müssen, symmetrisch entworfen und gebaut sind, erwachsen dem Linkshänder keine Probleme; Rechts- wie Linkshänder können mit einem Tennisschläger in gleicher Weise ohne Schwierigkeiten spielen.

Die Schwierigkeiten, die ein linkshändiger Chirurg mit rechtshändigen Instrumenten hat, ähneln jenen eines linkshändigen Golfspielers, der mit einem rechtshändigen Golfschläger spielen soll. Dazu kommt, daß linkshändige Chirurgen Operationstechniken erlernen müssen, die von Rechtshändern für Rechtshänder erarbeitet wurden und nur unter Schwierigkeiten in linkshändige Bewegungsabläufe zu übertragen sind.

Ein Teil der Schwierigkeiten kann durch linkshändige Instrumente beseitigt werden. Manche Operationen können auch spiegelbildlich linkshändig durchgeführt werden, wobei dann der Operateur auf der linken Seite des Patienten steht.

Die sinnvollste Lösung dieser Situation ist es, in gleicher Weise rechts- wie linkshändig zu werden. Ein Linkshänder, der die Geschicklichkeit beider Hände fördert, hat den Vorzug größerer Gewandtheit und Vielseitigkeit; zudem vermag er einen tieferen Einblick in die chirurgische Technik zu gewinnen als ein Rechtshänder.

Beleuchtung

Mit den gängigen Operationslampen läßt sich häufig der Operationssitus nur unvollständig ausleuchten. Dieses Problem wird nach unserer Erfahrung mit dem fiberoptischen Kopflicht ideal gelöst.

Vergrößerung

Die immer zahlreicher werdenden Eingriffe an zarten Strukturen wie Kranzgefäßen oder Säuglingsherzen verlangen ein hohes Maß an Sehschärfe. Die Lupenvergrößerung ist dazu unerläßlich. Für diesen Zweck stehen heute maßgefertigte Lupenbrillen zur Verfügung, deren Vergrößerungsgrad, Fokus und Gesichtsfeldgröße nach den jeweiligen Wünschen ausgerichtet werden können. Die gebräuchlichsten Vergrößerungen liegen in der Herzchirurgie beim $2^1/_2$–$3^1/_2$fachen.

Kapitel 4

Vorbereitung zur extrakorporalen Zirkulation

Normalerweise stellen die Sternotomie, Exposition des Herzens und Kanülierung einfache und routinemäßige Schritte einer offenen Herzoperation dar. Bei Zweiteingriffen können jedoch erhebliche Schwierigkeiten auftreten. In diesem Kapitel wird unsere Technik der Thorakotomie und Kanülierung bei Erst- und Zweiteingriffen beschrieben.

Desinfektion der Haut und Abdecken

Die Haut wird mit Povidon-Jod desinfiziert. Entsprechend der Abb. 4.1 wird der Patient mit Tüchern abgedeckt. Der „Käfig" über dem Kopf des Patienten erlaubt dem Anästhesisten Zugang zum endotrachealen Tubus und dient gleichzeitig dem Chirurgen als sterile Plattform im oberen Operationsbereich.

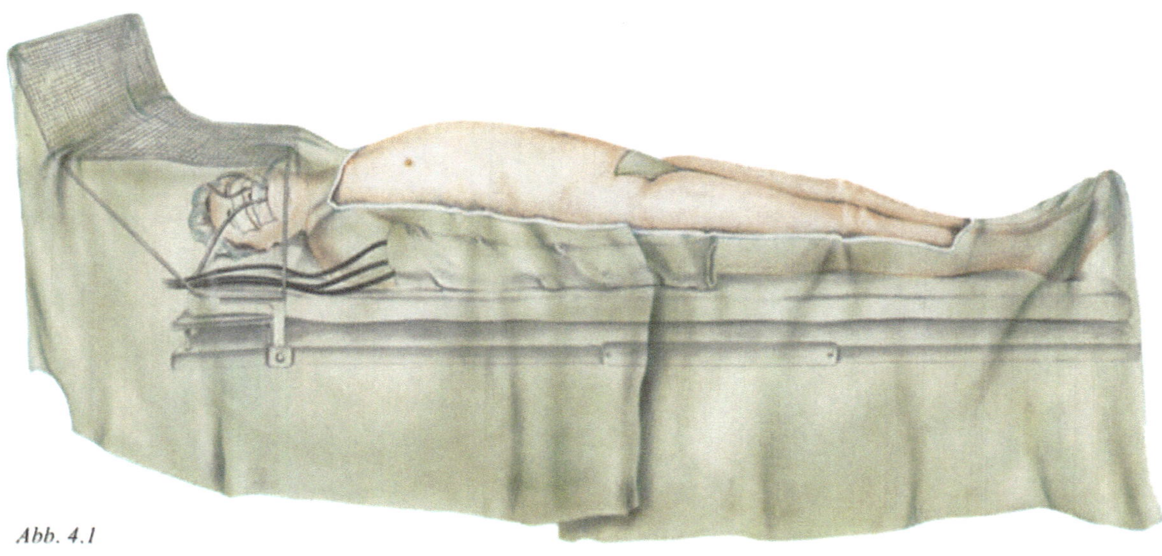

Abb. 4.1

Mediane Sternotomie

Beinahe alle Erst- und Zweiteingriffe werden von einer medianen Sternotomie aus vorgenommen. Damit hat man den besten Zugang zu allen Herzkammern, und die respiratorische Beeinträchtigung ist am geringsten.

Hautinzision

Die Hautinzision beginnt unterhalb der Incisura jugularis und verläuft in der Mittellinie bis zur Linea alba knapp unterhalb des Processus xiphoideus (Abb. 4.2).

Spaltung des Sternums

Die Mittellinie des Manubriums und Corpus sterni wird mit dem Elektrokauter markiert. Das Xiphoid wird durchtrennt und der retrosternale Raum stumpf mit dem Zeigefinger präpariert. Während ein Haken die Fossa jugularis offen hält, wird das Sternum vom Xiphoid zum Manubrium mit einer Sarns-Säge längs gespalten (Abb. 4.3).

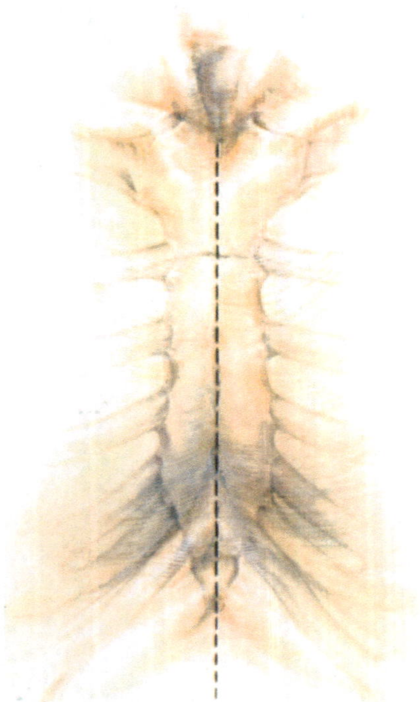

Abb. 4.2

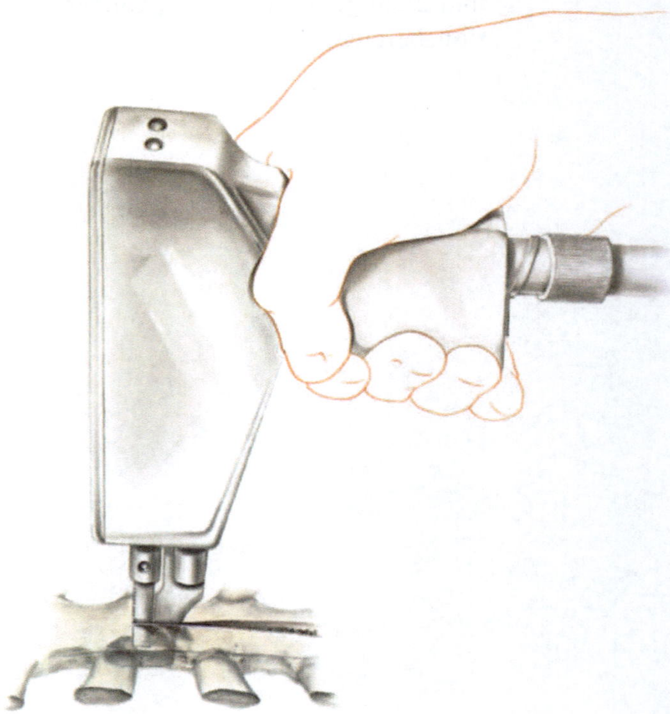

Abb. 4.3

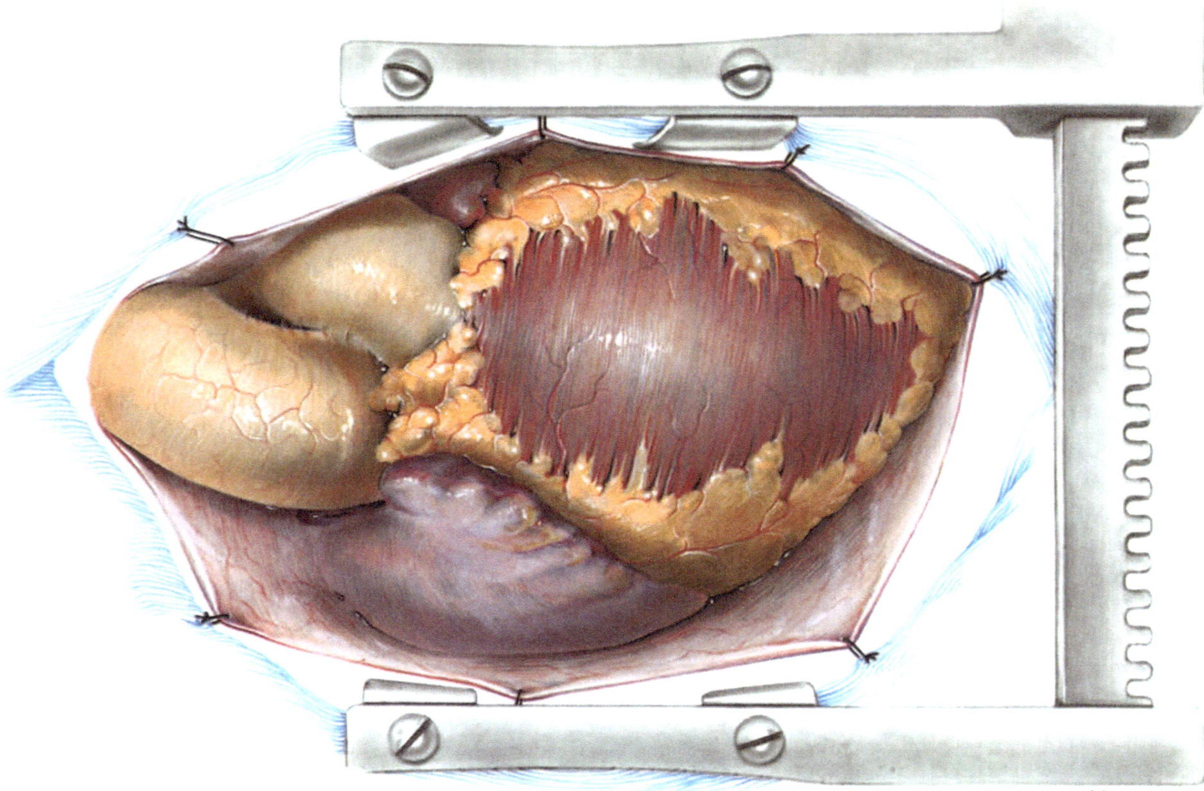

Abb. 4.4

Zur Blutstillung wird das Periost elektrokoaguliert und das Knochenmark mit Knochenwachs abgedichtet. Die Inzision wird mit Tüchern umlegt und ein Sternumretraktor eingesetzt und geöffnet.

Exposition des Herzens

Das Perikard wird in Form eines umgekehrten T eröffnet. Die Längsinzision wird bis an die Basis des Truncus brachiocephalicus fortgesetzt. Thymus und mediastinales Fett werden durchtrennt, ohne die V. brachiocephalica zu verletzen. Die Perikardränder werden mit Haltenähten am Wundrand fixiert, so daß das Herz nach vorne gehoben wird. (Abb. 4.4).

Resternotomie

Nach einer früheren medianen Sternotomie kann die Resternotomie infolge ausgedehnter Verwachsungen sehr gefährlich sein. Vorsichtiges und schritt-

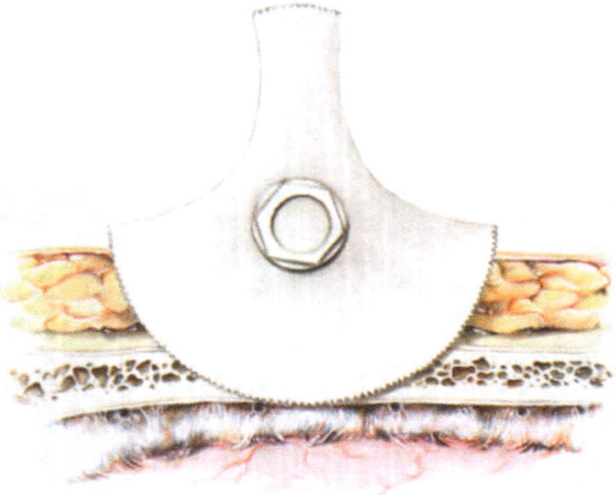

Abb. 4.5

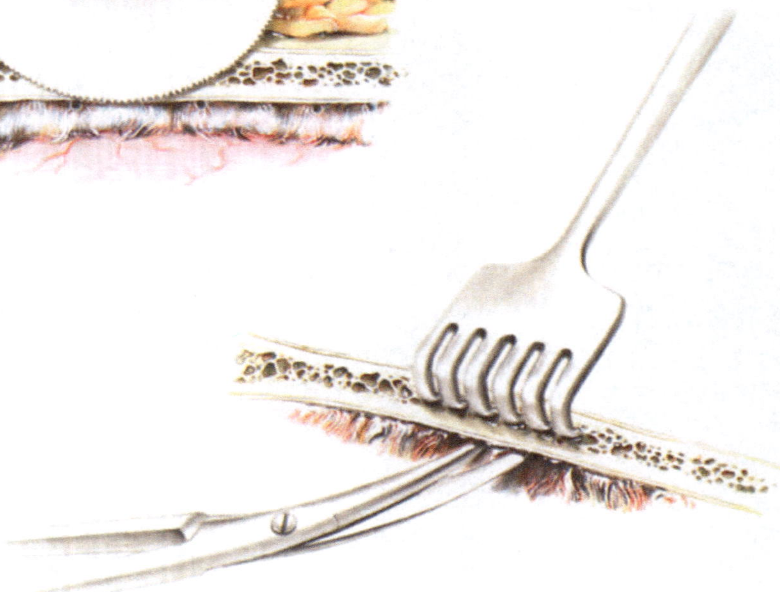

Abb. 4.6

weises Vorgehen können das Auftreten schwerer Komplikationen verhindern. In jedem dieser Fälle sollten Vorbereitungen zum femoro-femoralen Bypass getroffen werden. Damit kann, wann immer sich die Notwendigkeit im Verlauf der Operation ergeben sollte, von hier kanüliert und eine tödliche Blutung vermieden werden.

Die Sternumdrähte oder Dacronnähte werden durchtrennt und belassen, so daß die Säge nach Durchdringen der Tabula interna an diese anstoßen kann. Die Fasziennaht kaudal vom Sternum wird gespalten und der retrosternale Raum digital ausgetastet. Läßt sich diese Gewebsschicht nicht eröffnen, muß der Chirurg an retrosternale Verwachsungen mit dem Herzen oder der Aorta ascendens denken. Kanülierung der Femoralgefäße mit Einleitung eines partiellen Bypass kann dann indiziert sein.

Corpus und Manubrium sterni werden mit einer Vibrationssäge (Stryker) durchsägt (Abb. 4.5). Die Säge soll dabei die Tabula interna des Sternums eben durchdringen, ohne in tieferes Gewebe vorzustoßen. Dann werden die Sternumränder mit scharfen Haken angehoben und das retrosternale Gewebe scharf durchtrennt (Abb. 4.6). Das Herz muß vom Sternum kom-

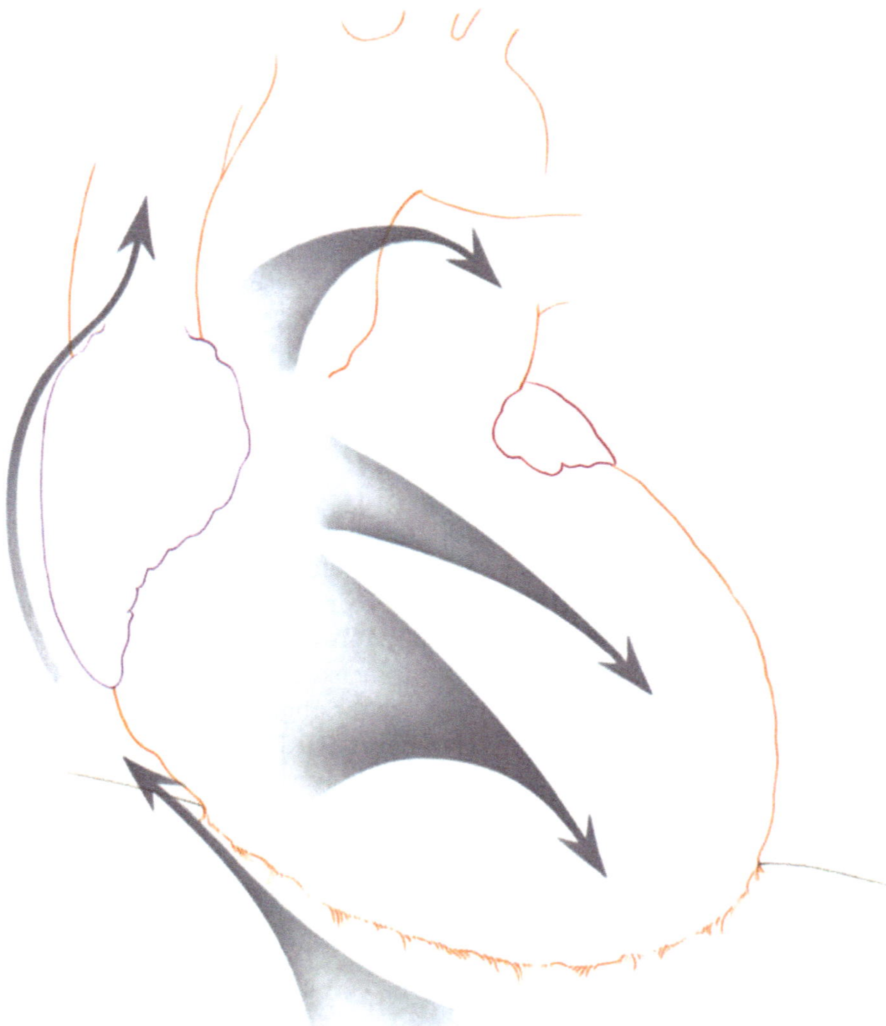

Abb. 4.7

plett befreit sein, bevor der Retraktor eingesetzt wird. Wird das Sternum gespreizt, bevor das Herz vom Retrosternalraum mobilisiert wurde, können rechter Ventrikel oder rechter Vorhof einreißen.

Auf der diaphragmalen Seite kann das Herz meist am leichtesten von Verwachsungen gelöst werden. Von hier aus können dann die Gewebsschichten zwischen Perikard und rechtem Vorhof ausgemacht werden. Die Freilegung erfolgt über den rechten Vorhof und den rechten Ventrikel zur Aorta und A. pulmonalis (Abb. 4.7).

Bei Einhalten dieser Technik kann das Auftreten von Blutungen wesentlich reduziert werden. Kommt es während der Sternotomie oder der Präparation des Herzens zu schweren Blutungen, sollte der kardiopulmonale Bypass auf möglichst einfache Weise eingeleitet werden. Mit den Koronarsaugern kann dabei das Blut zum Oxygenator zurückgeführt werden. Ist eine Blutung

mit regulärer extrakorporaler Zirkulation nicht zu beherrschen, kann der Einsatz einer tiefen Körperhypothermie mit intermittierend niedrigem Perfusionsvolumen oder sogar Kreislaufstillstand notwendig sein.
Bei Beachtung dieser Vorsichtsmaßnahmen kann eine Resternotomie sicher durchgeführt werden. MACMANUS et al. berichteten über 100 konsekutive Fälle mit medianer Resternotomie. Eine intraoperative Blutung trat bei 8 Patienten auf und war bei 7 zu kontrollieren. Unkontrollierbare Blutung war die Todesursache bei dem einen Patienten dieser Gruppe [1].

Kanülierung

Venöse Kanülierung

Die Kanülierung des rechten Vorhofs mit einer einzigen Kanüle wird bei Kleinkindern, die einer Herzoperation in tiefer Hypothermie und Kreislaufstillstand unterzogen werden, und bei Koronarpatienten bevorzugt. Bei allen anderen Operationen werden beide Hohlvenen kanüliert.
Die Kanüle zur V. cava inferior wird meist durch das rechte Herzohr nach unten eingeführt. Dazu wird das Herzohr abgeklemmt und eine Tabakbeutelnaht gelegt. Die Spitze des Herzohres wird reseziert (Abb. 4.8) und die Trabekel durchtrennt. Die Vorhofwände werden mit Pinzetten gefaßt. Während der Assistent die Klemme öffnet, führt der Operateur die Kanüle ein (Abb. 4.9). Die Kanüle wird in die untere Hohlvene vorgeschoben und am zugezogenen Tourniquet mit einer Ligatur fixiert.

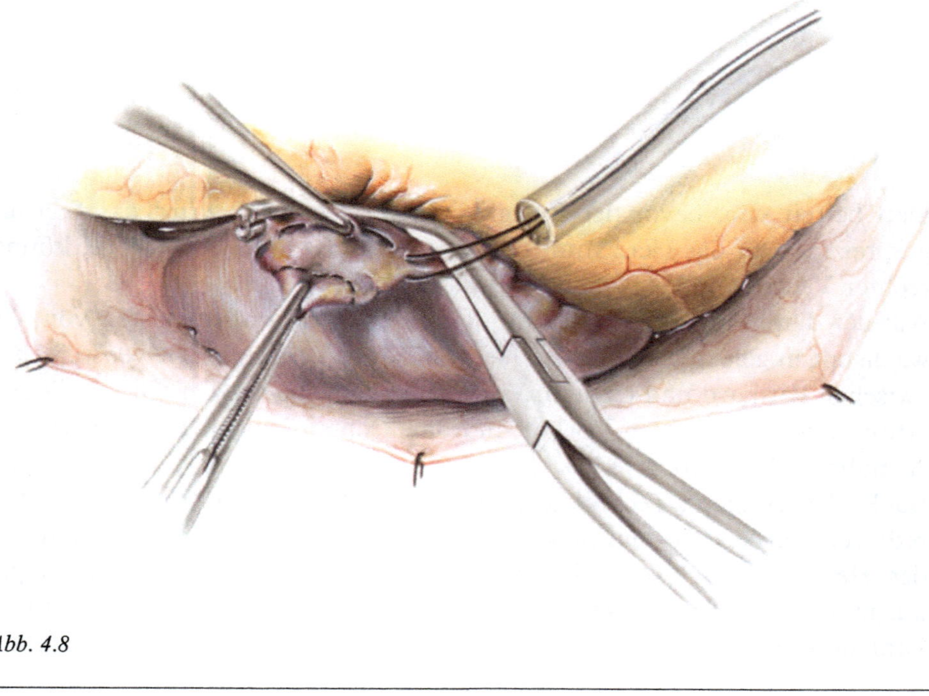

Abb. 4.8

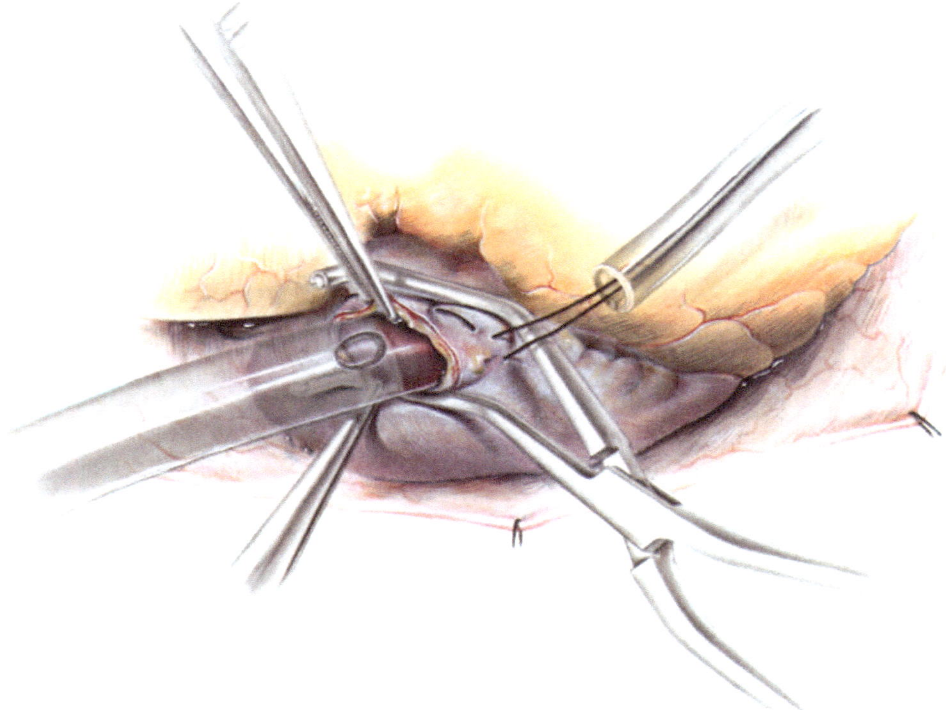

Abb. 4.9

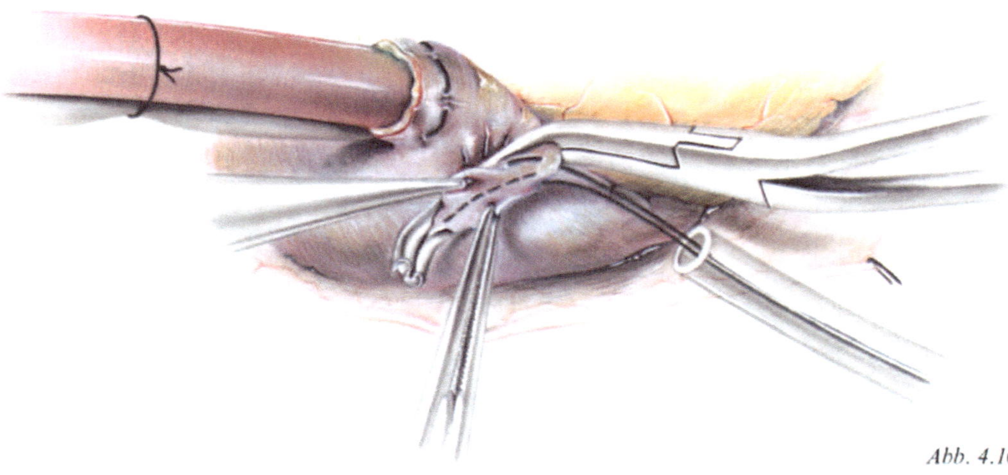

Abb. 4.10

Die obere Hohlvene wird durch eine zweite Vorhofinzision kanüliert. Dazu wird die rechte Vorhofwand mit einer Satinsky-Klemme angeklemmt und längs eröffnet (Abb. 4.10). Nach Legen der Tabakbeutelnaht wird die Kanüle, wie beschrieben, eingeführt und in die obere Hohlvene vorgeschoben.

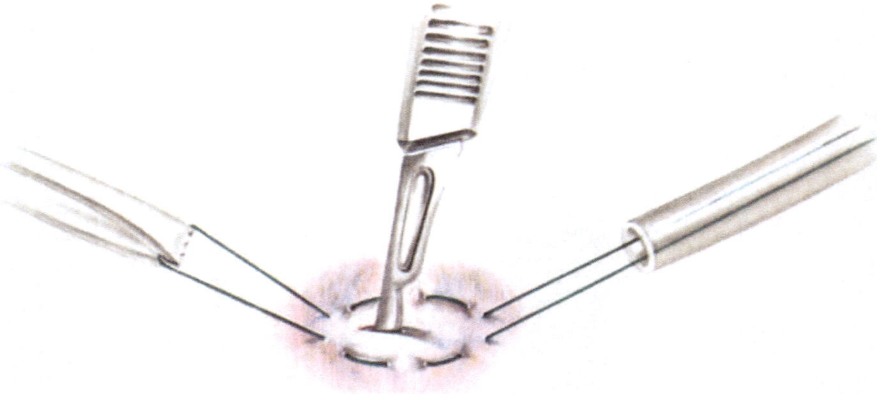

Abb. 4.11

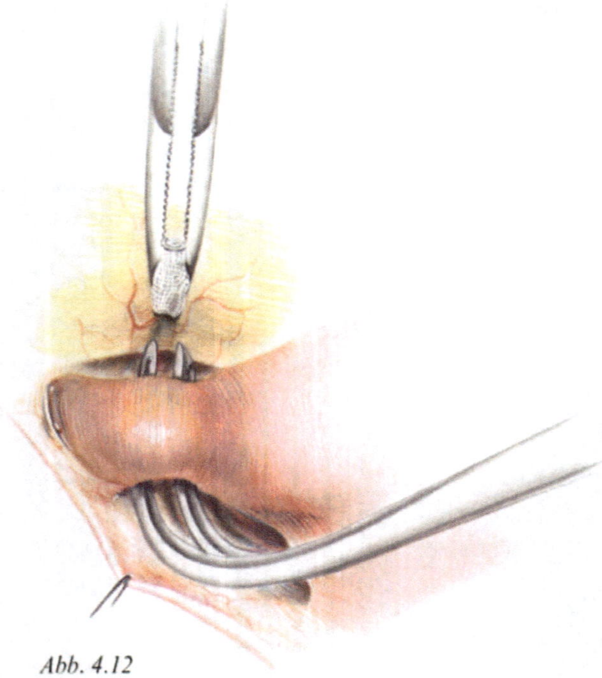

Abb. 4.12

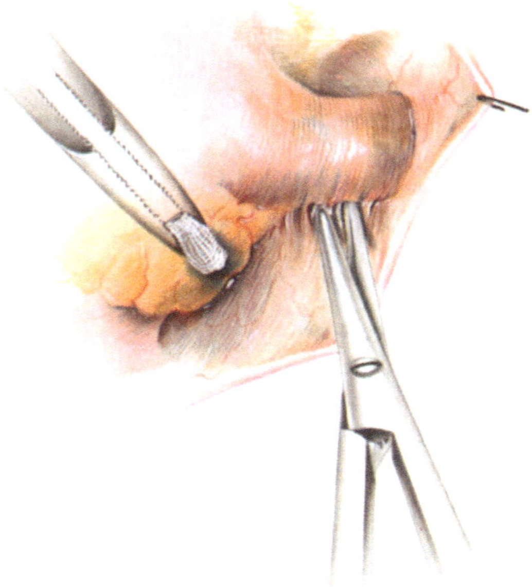

Abb. 4.13

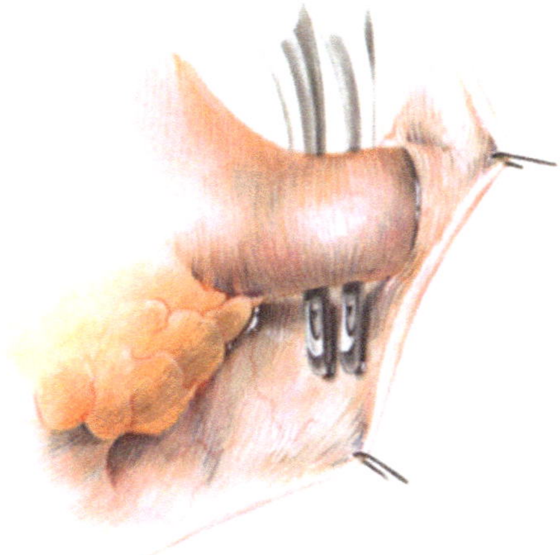

Abb. 4.14

Bei Zweiteingriffen ist das rechte Herzohr meist obliteriert und die Vorhofwand verdickt und glatt, so daß die Kanülierung ohne Klemme erfolgen muß. Dazu wird die zuvor gelegte Tabaksbeutelnaht mit einer Allis-Klemme gefaßt. Die Allis-Klemme und die Klemme am Tourniquet werden angespannt, so daß die Blutung nach der Vorhofinzision unter Kontrolle ist. Mit einem Messer wird der rechte Vorhof eröffnet und die Kanüle eingeführt, ohne eine Satinsky-Klemme anzulegen (Abb. 4.11).

Die Kavabänder können vor oder nach der Kanülierung angelegt werden. Medial der oberen Hohlvene wird das vor der rechten Pulmonalarterie gelegene Perikardgewebe eingeschnitten und die hinter der Hohlvene gelegene Gewebsschicht eröffnet. Eine Rechtwinkelklemme wird dann um die Hinterwand der Hohlvene herumgeführt und das Band durchgezogen (Abb. 4.12).

Dann wird das Perikardgewebe lateral der unteren Hohlvene und unterhalb der Einmündung der rechten unteren Lungenvene inzidiert (Abb. 4.13). Die Klemme kann dann hinter der unteren Hohlvene herumgeführt und das Band durchgezogen werden (Abb. 4.14).

Arterielle Kanülierung

Kanülierung der Aorta ascendens

In den meisten Fällen wird die Aorta ascendens kanüliert. Die Kanülierung der Femoralarterie ist bei Zweiteingriffen oder geplanter Resektion der Aorta ascendens vorzuziehen.

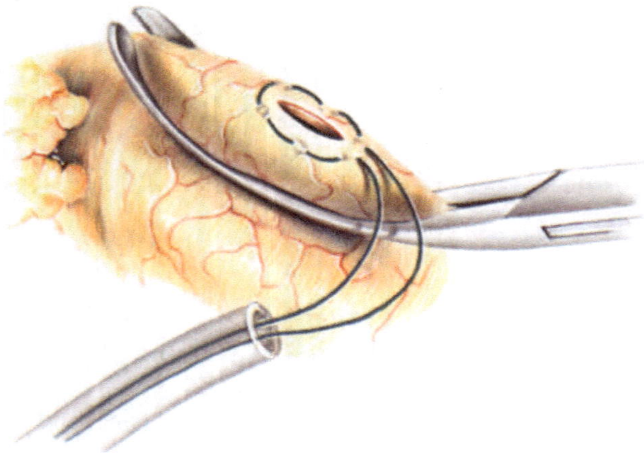

Abb. 4.15

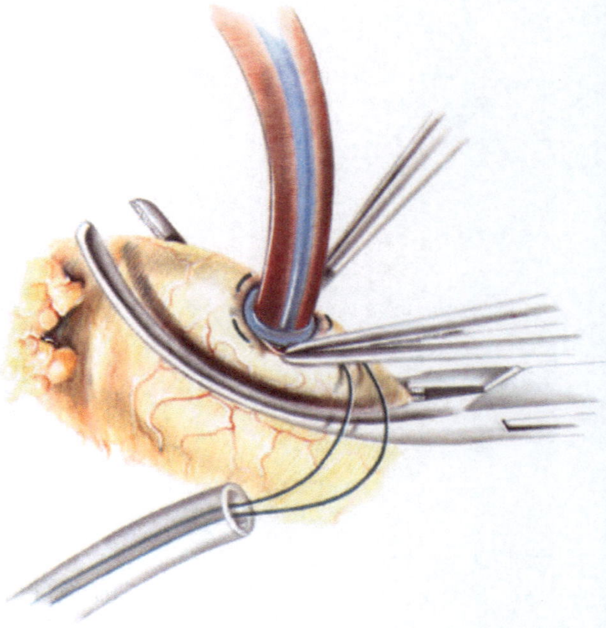

Abb. 4.16

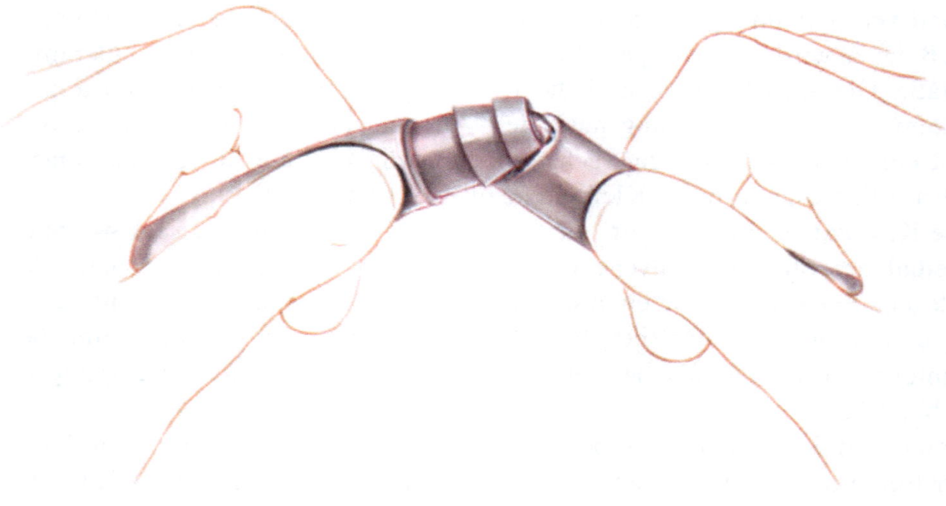

Abb. 4.17

Die Aorta ascendens wird mit einer Satinsky-Klemme tangential angeklemmt. Dabei ist zu beachten, daß der systolische Druck nicht über 120 mm Hg liegen sollte. Eine durch Anlegen einer Klemme induzierte Dissektion ist unter dieser Vorsichtsmaßnahme sehr selten.
In die Aortenwand wird eine Tabakbeutelnaht gelegt (Abb. 4.15). Mit Freigabe der Klemme wird die Aortenkanüle eingeführt (Abb. 4.16). Die Aortenkanüle wird mit Blut gefüllt und die Luftblasen an der Innenwand abge-

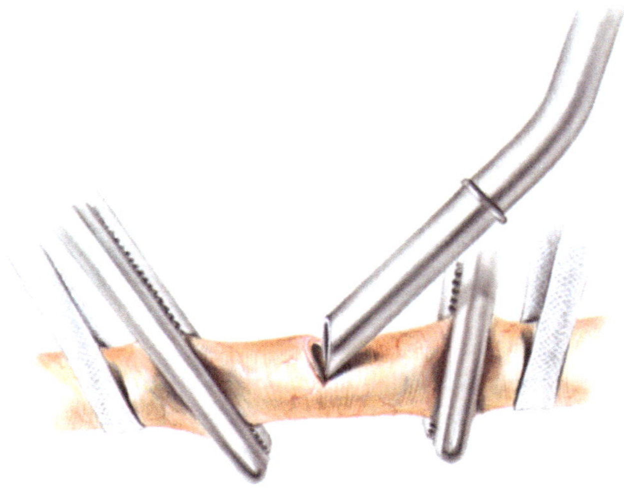

Abb. 4.18

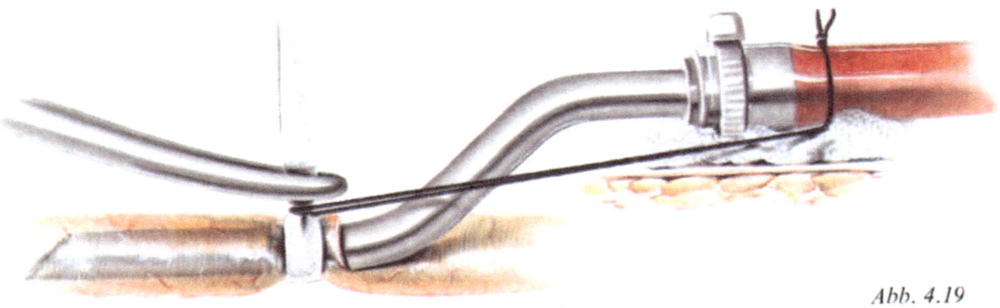

Abb. 4.19

klopft. Unter langsamem Pumpen des Perfusates und Freigabe der Klemme werden Perfusionsschlauch und arterielle Kanüle miteinander vereinigt, so daß die Luft austreten kann (Abb. 4.17).

Kanülierung der A. femoralis

Die A. femoralis communis wird freigelegt und mit Bändern angeschlungen. Nach Abklemmen wird das Gefäß quer eröffnet (Abb. 4.18) und die Femoralkanüle eingeführt und gesichert (Abb. 4.19).

Literatur

1. Macmanus Q, Okies JE, Phillips SJ, Starr A (1975) Surgical considerations in patients undergoing repeat median sternotomy. J Thorac Cardiovasc Surg 69:138

Kapitel 5

Extrakorporale Zirkulation

Unter Mitarbeit von JERI DOBBS und INGRID HANSEN

GIBBON setzte 1953 erstmals erfolgreich eine Maschine zum temporären Ersatz der Herz-Kreislauf- und Lungenfunktion ein [12]. Mit dieser Pioniertat wurde die rasante Entwicklung der offenen Herzchirurgie ermöglicht. Heute ist die technische Ausrüstung der Herz-Lungen-Maschine so ausgereift und sicher, daß die exakt durchgeführte Perfusion praktisch kein Risiko mehr birgt.

In diesem Kapitel wird unsere Technik der extrakorporalen Zirkulation (EKZ) beschrieben. Zum detaillierten Studium über Physiologie, Steuerung und Ausrüstung einer Herz-Lungen-Maschine verweisen wir auf die Literaturangaben [10, 11, 17, 27].

Standard-Bypass

Die routinemäßige Perfusion erfolgt mit einem Perfusionsvolumen von 1,8–2,4 l/min/m^2 Oberfläche in mäßiger Hypothermie von 26–30 °C und mäßiger Hämodilution mit einem Hämatokrit zwischen 25 und 30%. Erwachsene, Kinder und Kleinkinder mit einem Körpergewicht von über 10 kg werden nach diesem standardisierten Schema perfundiert.

Oxygenatorfüllung und Bestückung der Herz-Lungen-Maschine

In den meisten Fällen bevorzugen wir einen Bubble-Oxygenator. Volumen und Zusammensetzung der Oxygenatorfüllung für Erwachsene zeigt Tabelle 5.1. Bei Anämie, Niereninsuffizienz oder schwerer Herzinsuffizienz wird die Zusammensetzung entsprechend geändert. Bei Kindern verwenden wir die in Tabelle 5.2 angegebene Oxygenatorfüllung.

Bei Erwachsenen wird die Herz-Lungen-Maschine mit einem $^3/_8$ Zoll starken Polyvinylchloridschlauch (PVC-Schlauch) für die arterielle, und einem $^1/_2$ Zoll starken PVC-Schlauch für die venöse sowie mit $^1/_4$ Zoll starken PVC-Schläuchen für die Koronarsauger ausgerüstet. Bei Kindern verwenden wir jeweils $^3/_8$ Zoll starke Schläuche für die arterielle und venöse Linie, bei Kleinkindern $^1/_4$ Zoll starke Schläuche.

Tabelle 5.1. Oxygenatorfüllung bei Erwachsenen

Ringer-Laktat mit Glukose 5%	500 ml
Mannit 10%	500 ml
Ringer-Laktat	1000 ml
	2000 ml

1. Bei einem Hämatokrit <35% ist Ringer-Laktat-Glukose 5% durch Blut zu ersetzen, für 1 Konserve CPD-Blut sind 25 mg Heparin, 800 mg $CaCl_2$ und 300 mg $MgSO_4$ der Oxygenatorfüllung beizugeben
2. Bei Niereninsuffizienz ist Ringer-Laktat-Glukose 5% mit 10%igem Mannit zu ersetzen
3. Bei schwerer Herzinsuffizienz mit Hypervolämie ist Ringer-Laktat-Glukose 5% wegzulassen

Tabelle 5.2. Oxygenatorfüllung bei Kindern

Vollblut[a]	500 ml
Ringer-Laktat	500 ml
Mannit 10%	7,5 ml/kg KG

[a] Zusätze wie in Tabelle 5.1 plus 10 mval Natriumbikarbonat

Die Pumpenkonsole enthält 5 Rollerpumpen. Der Oxygenator wird aus seiner sterilen Verpackung entnommen und an der dafür vorgesehenen Halterung der Herz-Lungen-Maschine befestigt, so daß der venöse Einfluß etwa 45 cm unterhalb der Herzebene liegt. Die Schläuche werden mit dem Oxygenator verbunden und in die Rollerpumpen eingelegt. Die arterielle Rollerpumpe wird so eingestellt, daß die Erythrozyten möglichst wenig traumatisiert werden. Um die exakte Okklusion der Rollerpumpe zu finden, wird die arterielle Linie mit dem Perfusat auf 30 cm Höhe aufgefüllt. Die Okklusion der Rollerpumpe wird dann so justiert, daß die Flüssigkeitssäule etwa 1 cm/min fallen kann.

Die Oxygenatorfüllung soll etwa 3–4 min im Kreis zirkulieren. Dabei wird die Lösung auf 30–40 °C aufgewärmt, da die Perfusion mit einer zu kalten Lösung bei Beginn der extrakorporalen Zirkulation zu Kammerflimmern und Dilatation des linken Ventrikels führen kann.

Das aus dem Perikard abgesaugte Blut wird durch einen Filter von 12 µm Porengröße filtriert und in einem Kardiotomiereservoir aufgefangen. Die Filtration des Koronarsaugerblutes halten wir zur Entfernung von Partikeln für besonders wichtig [14, 23, 24].

Heparin und Protamin

Die Initialdosis von Heparin beträgt 3 mg/kg KG. Der Operateur injiziert das Heparin unmittelbar vor der Kanülierung in den rechten Vorhof. 5 min

nach Beginn der extrakorporalen Zirkulation wird der Heparinspiegel bestimmt und davon die weitere Heparingabe abhängig gemacht [16].
Das Protamin wird entsprechend dem Heparinspiegel vom Anästhesisten gegeben. Es wird meist in 150 ml 5%iger Glukose verdünnt und über einen Zeitraum von 5–15 min infundiert. Protamin kann eine Vasodilatation und Hypotension hervorrufen, die sich durch Volumensubstitution korrigieren läßt [13].

Parameter einer ausreichenden Perfusion

Perfusionsvolumen

Die Körperoberfläche wird aus Größe und Gewicht des Patienten errechnet. Das Perfusionsvolumen bewegt sich gewöhnlich zwischen 1,8 (low flow) und 2,4 (high flow) $l/min/m^2$ [29]. Ein hohes Perfusionsvolumen wird in Normothermie oder während der Abkühl- und Aufwärmphase gefahren. Während der Hypothermie reicht ein niedriges Perfusionsvolumen aus, da der Sauerstoffverbrauch bei 30 °C auf etwa 50% abfällt [25]. Zudem nimmt der bronchiale und nichtkoronare Kollateralfluß bei niedrigem Perfusionsvolumen ab, so daß der Operationsablauf erleichtert wird.
Aufgrund des arteriellen Blutdruckes, der arteriellen Blutgasanalyse, des Säure-Basen-Status und der Urinproduktion kann auf die Qualität einer Perfusion geschlossen werden.
Mit pulsatiler Perfusion während der extrakorporalen Zirkulation sollen eine Verbesserung der Nierenfunktion, eine Verminderung des peripheren Gefäßwiderstandes und eine wirkungsvollere Myokardprotektion zu erzielen sein [5, 20]. Weitere Untersuchungen müssen jedoch erst zeigen, ob der zusätzliche technische Aufwand und die Kosten den pulsatilen Fluß tatsächlich rechtfertigen. Bislang setzen wir bei den meisten unserer Patienten weiterhin die nichtpulsatile extrakorporale Zirkulation ein.
Der mittlere arterielle Blutdruck sollte zwischen 60 und 90 mm Hg gehalten werden. Unter diesen Drücken kann eine ausreichende Perfusion erzielt werden. Ein normaler oder hoher Mitteldruck sollte bei Patienten mit bekannter zerebrovaskulärer oder renaler Insuffizienz aufrechterhalten werden.

Arterielle Blutgasanalyse und Säure-Basen-Status

Die arterielle Blutgasanalyse wird 10 min nach Beginn der extrakorporalen Zirkulation oder nach Erreichen der erwünschten Hypothermie vorgenommen. Danach erfolgen die Messungen alle 30 min und werden im Perfusionsprotokoll festgehalten (Abb. 5.1a, b). Bei Ventilation des Oxygenators mit einem Gasgemisch von 97,5% O_2 und 2,5% CO_2 und einem Gas/Blutflußverhältnis von 3:1 bis 1:1 sind in den meisten Fällen ein normaler Blutgasstatus und ein ausgeglichenes Säure-Basen-Gleichgewicht zu erzielen. Bei

University of Oregon Health Sciences Center Hospitals and Clinics PERFUSIONSPROTOKOLL	Datum: Name: Geburtsdatum:	Station: Zimmer:

OPERATION: ____________________

OP–GRUPPE: ____________________

AUSGANGSWERTE:

Gewicht: ______ kg Oxygenator: ______________ Gas: ________ % CO_2 in O_2

K.–Oberfläche: ______ m^2 Seriennr. ______________

ANGABEN zur OP/PERFUSION. PROTHESE M ______________

A ______________

Anästhesie: ____________ Thorakotomie: ____________ T ______________

Maschine an: ____________ ab: ____________ Totale Bypass–Zeit: ________ min

Aorta zu: ____________ auf: ____________ Totale Abklemmzeit: ________ min

____________ ____________ ________

____________ ____________ ________

Intermittierende ____________ Ende: ____________ Totale Abklemmzeit: ________ min

Koronarperfusion: ____________ Ende: ____________ Totale Perfusionszeit: ________ min

DRUCKMESSUNGEN

Meßpunkt	vor	nach	sonstige
________	____ / ____	____ / ____	____ / ____
________	____ / ____	____ / ____	____ / ____
________	____ / ____	____ / ____	____ / ____

BLUTBILANZ während EKZ

Verluste		Zugaben	
vor EKZ ____________	ml	Anästhesie ____________	ml
Entnahmen ____________	ml	Nachgabe in Pumpe ____________	ml
Tücher ____________	ml	aus der Pumpe ____________	ml
Sauger ____________	ml		
in die Pumpe ____________	ml		
gesamt ____________	ml	gesamt ____________	ml
		Bilanz während EKZ ____________	ml

BLUTBILANZ nach EKZ

Verluste		Zugaben	
Entnahmen ____________	ml	Retransf. aus Pumpe ____________	ml
Sauger ____________	ml	Transf. d. Anästh. ____________	ml
gesamt ____________	ml	gesamt ____________	ml
		Bilanz nach EKZ ____________	ml
		Abschlußbilanz ____________	

Abb. 5.1a

Zeit	Errech. Perf. Vol.	Pat. Temp.	Art. O_2 Sätt.	A/V PO_2	TEMP.–KORRIGIERT pH	PCO_2	Hkt.	mäq/l Puffer Base	CO_2 Vol. %	Perf. Vol.	K^+
					7.						
					7.						
					7.						
					7.						
					7.						
					7.						
					7.						
					7.						
					7.						
					7.						
					7.						
					7.						
					7.						
					7.						
					7.						
					7.						
					7.						
					7.						

FLOW–DATEN:

Meßpunkt	fibrilliert	entlastet	vor Ende der EKZ
	ml/min	ml/min	ml/min
	ml/min	ml/min	ml/min
	ml/min	ml/min	ml/min

OXYGENATORFÜLLUNG:

Blut ________ ml ________
Mannit ________ ml ________ %
Ring.–Laktat ________ ml ________
Glukose 5% ________ ml ________
Gesamt ________ ml ________

Blut zugesetzt ________ ml ________
Mannit zugesetzt ________ ml ________ %
Sonstiges ________ ml ________

PERFUSIONSVOLUMEN:

Low flow ________ ml/min
High flow ________ ml/min ________ l/min/m^2

MEDIKAMENTE:

Heparin ________ mg $MgSO_4$ ________ mg/l
$CaCl_2$ ________ mg KCl ________ mval/l
Sonstige ________

____
Kardiotechniker

____
Perfusionist

Abb. 5.1b

Hypoxie oder Hyperkarbie ist der Gasfluß im Oxygenator entsprechend zu erhöhen. Eine metabolische Azidose ist Ausdruck einer inadäquaten Perfusion und sollte durch Steuerung des Perfusionsvolumens oder -druckes korrigiert werden.

Hämatokrit

Der Hämatokrit wird zusammen mit den Blutgasanalysen bestimmt. Fällt der Hämatokrit unter 25%, wird Blut dem Perfusat zugegeben. Bei abruptem Abfall des Hämatokrits sollte an die Möglichkeit eines Blutverlustes, etwa in die Inzisionen der Beine oder die Pleurahöhlen, gedacht werden.

Kalium

Das Serumkalium wird gleichzeitig mit den Blutgasanalysen und dem Hämatokrit bestimmt. Häufig muß Kalium während der Perfusion substituiert werden. Zu Beginn der Perfusion setzen wir dem Perfusat 20 mval K^+ zu; während der extrakorporalen Zirkulation werden meist weitere 40 mval K^+ nachgegeben.

Urinproduktion

Anhand der Urinproduktion läßt sich die Qualität der Perfusion am besten beurteilen. Normalerweise werden während der extrakorporalen Zirkulation mehr als 3 ml/kg/h ausgeschieden. Fällt die Urinausscheidung unter 1 ml/kg/h, sollten Perfusionsvolumen oder Blutdruck angehoben werden. Bleiben diese Maßnahmen erfolglos, empfiehlt sich die Gabe von Mannit oder Furosemid.

Beendigung der extrakorporalen Zirkulation

Nach Beendigung des intrakardialen Eingriffes werden die Aorta ascendens und die Herzkammern entlüftet. Die Entlüftung der Aorta kann mit einer an eine Saugung angeschlossenen Nadel erfolgen [6]. Der linke Ventrikel kann durch Punktion der Ventrikelspitze oder durch partielles Herausziehen der apikalen Saugdrainage entlüftet werden.

Falls notwendig wird das Herz defibrilliert. Meist sind dazu 10 Joule ausreichend. Hohe Stromstöße sollten nach Möglichkeit vermieden werden, da sie das Myokard schädigen können [32].

Mit Öffnen der Kavabänder wird auf partiellen Bypass übergegangen. Die Lungen werden wieder ventiliert. Temporäre Schrittmacherdrähte werden am Vorhof fixiert. Bei Vorhofflattern oder -flimmern wird die Kardioversion versucht. Die vollständige Wiedererwärmung wird anhand der Körpertemperatur überprüft.

Unter zunehmender Sperrung des venösen Rückflusses wird die extrakorporale Zirkulation allmählich beendet. Große Kavakanülen werden vor dem Abklemmen in den Vorhof zurückgezogen, um eine Obstruktion der Hohl-

venen zu vermeiden. Bei 2 Kanülen wird der Katheter in der oberen Hohlvene abgeklemmt und entfernt. Der Rückfluß in die untere Hohlvenenkanüle wird allmählich unterbrochen.
Mit zunehmender Herzfüllung und Ansteigen des arteriellen Blutdruckes wird das Perfusionsvolumen reduziert. Bei Patienten mit eingeschränkter Ventrikelfunktion sollte unmittelbar nach Beendigung der extrakorporalen Zirkulation der linksventrikuläre Füllungsdruck überwacht werden.
Mit Kalzium oder Digoxin kann die Kontraktilität verbessert werden [4]. Bei schwerer myokardialer Insuffizienz sollten Behandlungsmaßnahmen eingeleitet werden, wie sie in Kap. 8 beschrieben werden.
Nach Beendigung der extrakorporalen Zirkulation werden die venösen Kanülen entfernt und Protamin gegeben. Blut wird vom Oxygenator über die arterielle Linie retransfundiert. Gegen Ende der Protamingabe wird die arterielle Linie entfernt.

Einsparung von Blutkonserven

Die rapide Zunahme an Herzoperationen, insbesondere koronarchirurgischen Eingriffen, stellt in der ganzen Welt hohe Anforderungen an die Blutbanken, so daß die Einsparung von Blut erheblich an Bedeutung gewonnen hat.
Seit Jahren ist es möglich, Operationen am offenen Herzen ohne Fremdblut durchzuführen [9]. Angehörige bestimmter Sekten unterliegen strengen Vorschriften, die die Transfusion von Fremdblut verbieten, so daß in diesen Fällen offene Herzoperationen immer in Eigenblutverdünnung vorgenommen werden müssen. Dank moderner Methoden der Blutkonservierung kann heute bei einem großen Teil der Herzpatienten auf Fremdblut weitgehend oder völlig verzichtet werden.
Mit folgenden Methoden kann Blut eingespart werden:
1. Entnahme von autologem Blut vor extrakorporaler Zirkulation und Retransfusion nach extrakorporaler Zirkulation.
2. Retransfusion des gesamten Oxygenatorblutes nach Beendigung der extrakorporalen Zirkulation.
3. Autotransfusion des mediastinalen Blutverlustes im Operationssaal und auf der Intensivstation.

Die Blutentnahme vor extrakorporaler Zirkulation und die Retransfusion nach Beendigung des Bypass wurde als eine Möglichkeit zur Verminderung des Bedarfes an Konservenblut vorgeschlagen. Allerdings konnte mit dieser Technik keine eindeutige Verminderung des postoperativen Blutbedarfes nachgewiesen werden. Eine Reihe von Methoden zur Entnahme und Lagerung des Blutes wurden beschrieben [8, 26]. Die einfachste und effektivste Technik scheint jedoch die präoperative Entnahme von heparinisiertem Blut aus den Hohlvenen und Aufbewahrung bei Raumtemperatur zu sein [19].
Die Retransfusion der Oxygenatorfüllung nach Beendigung der extrakorpo-

ralen Zirkulation vermag den Bedarf an Blutkonserven wirkungsvoll zu senken [22]. Durch Zentrifugieren und alleinige Gabe des Erythrozytenkonzentrates kann das Transfusionsvolumen vermindert werden.
Mit entsprechenden Filter- und Infusionssystemen kann der mediastinale Blutverlust im Operationssaal und auf der Intensivstation autotransfundiert werden [28]. Diesem Blut fehlt zwar Fibrinogen, es enthält jedoch wesentlich mehr Plättchen und Gerinnungsfaktoren als Konservenblut.

Tiefe Hypothermie und Kreislaufstillstand

Bis 1977 wurden an der Universität von Oregon intrakardiale Eingriffe bei Säuglingen und Kleinkindern mit der üblichen extrakorporalen Zirkulation in mäßiger Hypothermie vorgenommen [3, 31]. Seit 1977 führen wir die meisten intrakardialen Eingriffe bei Kleinkindern mit einem Körpergewicht von weniger als 10 kg in tiefer Hypothermie, Kreislaufstillstand und in hypothermer Kardioplegie durch. Diese Technik hat den Vorteil eines blutleeren und von Kanülen unbehinderten Operationsfeldes. Die kardioplegiebedingte Erschlaffung des Herzens erleichtert die Einstellung des Defektes, so daß die Eingriffe im kleinen Vorhof oder Ventrikel einfacher und mit größerer Präzision vorgenommen werden können.

Perfusionstechnik

Unsere Technik des Kreislaufstillstandes in tiefer Hypothermie entspricht im wesentlichen der Methode, die 1967 von der Arbeitsgruppe der Universität von Kyoto publiziert und später von Barratt-Boyes und anderen propagiert wurde [2, 7, 15, 33]. Dabei wird nach der Oberflächenkühlung die Kerntemperatur durch extrakorporale Zirkulation gesenkt. Die Wiedererwärmung erfolgt durch extrakorporale Zirkulation und Oberflächenwärmung. Zum Einsatz kommt diese Technik vor allem bei Kleinkindern unter 10 kg.
Ein auf Säuglingsperfusionen ausgerichteter Bubble-Oxygenator wird mit der in Tabelle 5.3 angegebenen Perfusionslösung gefüllt. Das Füllungsvolu-

Tabelle 5.3. Oxygenatorfüllung bei Säuglingen

Vollblut[a]	350 ml
Ringer-Laktat	150 ml
Mannit 10%	7,5 ml/kg KG

[a] Zusätze wie in Tabelle 5.1 plus 5 mval Natriumbikarbonat; Blut und Ringer-Laktat werden so bemessen, daß der Hämatokrit während EKZ 28–30% beträgt

men wird so zusammengesetzt, daß während der extrakorporalen Zirkulation der Hämatokrit etwa 28–30% beträgt. Während der Spülung des Perfusionskreises wird die Perfusionslösung oxygeniert und auf 10 °C abgekühlt. Um sich eines ausgeglichenen Säure-Basen-Status zu versichern, wird eine Blutgasanalyse des Perfusates vorgenommen.

Nach Narkoseeinleitung und Intubation beginnt die Oberflächenkühlung. Dazu wird der Säugling auf eine Kühlmatte gelegt, die mit 5 °C kaltem Wasser durchspült wird. Eisbeutel werden um Kopf, Brustkorb, Abdomen und Extremitäten gelagert. Dabei ist zu beachten, daß die Eisbeutel nicht in direkten Kontakt mit den Ohren, Händen und Füßen kommen. Nasopharyngeale, ösophageale und rektale Temperatur werden kontinuierlich überwacht. Nach 30minütiger Oberflächenkühlung fällt die Ösophagustemperatur in der Regel auf 27–29 °C ab.

Bei einer Ösophagustemperatur von etwa 29 °C werden die Eisbeutel entfernt und der Säugling unter den üblichen sterilen Kautelen abgedeckt. Die mediane Sternotomie wird bei einer Temperatur von etwa 27 °C vorgenommen. Der Anschluß an die Herz-Lungen-Maschine erfolgt über eine venöse Kanüle im rechten Vorhof und die arterielle Kanüle in der Aorta ascendens.

Während der Kanülierung besteht meist eine Bradykardie, ventrikuläre Arrhythmien sind selten. Kammerflimmern kann meist durch Defibrillation beseitigt werden. Falls die Defibrillation erfolglos bleibt, sollte die Kanülierung ordnungsgemäß und ohne Hast durchgeführt werden, da bei 27 °C ein Kreislaufstillstand von etwa 10 min keinen Schaden nach sich zieht.

Die weitere Kühlung erfolgt mit extrakorporaler Zirkulation bei einem Perfusionsvolumen von etwa 2,4 l/min/m^2. Der Patient wird auf eine Ösophagustemperatur von etwa 12 °C und eine nasopharyngeale Temperatur von 18 °C abgekühlt. Diese Abkühlzeit beträgt etwa 8–12 min.

Nach Erreichen der erwünschten Temperatur wird das venöse Blut in den Oxygenator drainiert. Die Hohlvenen werden mit Tourniquets geschlossen, die Vorhofkanüle wird entfernt. Aorta und arterielle Linie werden abgeklemmt. Kalte kardioplegische Lösung wird in die Aorta ascendens infundiert und aus dem rechten Vorhof abgesaugt. Dann wird der intrakardiale Eingriff vorgenommen.

Die meisten intrakardialen Eingriffe können innerhalb 60 min vorgenommen werden. Wird diese Zeit überschritten, kann kurzfristig eine hypotherme Perfusion erfolgen. Dazu werden die Hohlvenen geöffnet und das venöse Blut mit Koronarsaugern zum Oxygenator befördert.

Nach Beendigung des intrakardialen Eingriffes wird der venöse Katheter erneut in den rechten Vorhof eingesetzt und die Reperfusion begonnen. Die Wiedererwärmung erfolgt mit extrakorporaler Zirkulation und der Wärmematte. Wenn der Patient eine Ösophagustemperatur von 34 °C erreicht hat, wird von der Herz-Lungen-Maschine abgegangen. Die Aufwärmphase auf 34 °C dauert etwa 20 min. Die weitere Aufwärmung wird durch Oberflächenwärmung fortgesetzt.

Komplikationen

Komplikationen, die unmittelbar auf die Technik des Kreislaufstillstandes in tiefer Hypothermie zurückzuführen wären, sind selten. Postoperativ können metabolische Störungen auftreten. Dazu gehören die Hypokalzämie und Hyperkaliämie, die jedoch in den meisten Fällen einfach zu behandeln sind [18]. Krampfanfälle können in der postoperativen Phase auftreten, sprechen jedoch prompt auf gezielte Behandlung an. Die geistige Entwicklung scheint durch diese Technik nicht beeinträchtigt zu werden [1, 21, 30].

Literatur

1. Barratt-Boyes BG, Neutze JM, Clarkson PM, Shardey GC, Brandt PWT (1976) Repair of ventricular septal defect in the first two years of life using profound hypothermia-circulatory arrest techniques. Ann Surg 184:376
2. Barratt-Boyes BG, Simpson M, Neutze JM (1971) Intracardiac surgery in neonates and infants using deep hypothermia with surface cooling and limited cardiopulmonary bypass. Circulation 43 (Suppl I): I–25
3. Bonchek LI, Anderson RP, Wood JA, Chapman RD, Starr A (1974) Intracardiac surgery with extracorporeal circulation in infants. Ann Thorac Surg 17:280
4. Bixler TJ, Flaherty JT, Gardner TJ, Bulkley BH, Schaff HV, Gott VL (1978) Effects of calcium administration during post-ischemic reperfusion on myocardial contractility, stiffness, edema, and ultrastructure. Circulation 58 (Suppl I): I-184
5. Bregman D, Bowman FO Jr, Parodi EN, Haubert SM, Edie RN, Spotnitz HN, Reemtsma K, Malm JR (1977) An improved method of myocardial protection with pulsation during cardiopulmonary bypass. Circulation 56 (Suppl II): II-157
6. Brenner WI, Wallsh E, Spencer FC (1970) Efficiency of aortic vents in the prevention of air embolism. Surg Forum 21:139
7. Castaneda AR, Lamberti J, Sade RM, Williams RG, Nadas AS (1974) Open-heart surgery during the first three months of life. J Thorac Cardiovasc Surg 68:719
8. Cohn LH, Fosberg AM, Anderson WP, Collins JJ (1975) The effects of phlebotomy, hemodilution, and autologous transfusion on systemic oxygenation and whole blood utilization in open-heart surgery. Chest 68:283
9. Cooley DA, Crawford ES, Howell JF, Beall AC (1964) Open heart surgery in Jehovah's Witnesses. Am J Cardiol 13:779
10. Finlayson DC, Kaplan JA (1979) Cardiopulmonary bypass. In Kaplan JA: Cardiac Anesthesia. Grune & Stratton, New York, pp 393–440
11. Galletti PM, Brecher GA (1962) Heart-Lung Bypass. Grune & Stratton, New York
12. Gibbon JH Jr (1954) Application of a mechanical heart and lung apparatus to cardiac surgery. Minn Med 37:171
13. Gourin A, Streisand RL, Greineder JK, Stuckey JH (1971) Protamine sulfate administration and the cardiovascular system. J Thorac Cardiovasc Surg 62:193
14. Heimbecker R, Robert A, McKenzie FN (1976) The extracorporeal pump filter – saint or sinner? Ann Thorac Surg 21:55
15. Hikasa Y, Shirotani H, Satomura K, Muraoka R, Abe K, Tsushimi K, Yokota Y, Miki S, Kawai J, Mori A, Okamoto Y, Koie H, Ban T, Kanzaki Y, Yokoto M, Mori C, Kamiya T, Tamura T, Mishii A, Asawa Y (1967) Open heart surgery in infants with an aid of hypothermic anesthesia. Arch Jap Chir 36:495
16. Hill AG, Lefrak EA (1978) Monitoring heparin and protamine therapy during cardiopulmonary bypass procedures. AMSECT Proceedings 6:8

17. Ionescu MI, Woller GH (1976) Current Techniques in Extracorporeal Circulation. Butterworth & Co, London
18. Johnston AE, Raddle IC, Steward DJ, Taylor J (1974) Acid-base and electrolyte changes in infants undergoing profound hypothermia for surgical correction of congenital heart defects. Canad Anaesth Soc J 21:23
19. Kaplan JA, Cannarella C, Jones EL, Kutner MH, Hatcher CR, Dunbar RW (1977) Autologous blood transfusion during cardiac surgery: a re-evaluation of three methods. J Thorac Cardiovasc Surg 74:4
20. Mavroudis C (1978) To pulse or not to pulse. Ann Thorac Surg 25:259
21. Messmer BJ, Schallberger U, Gattiker R, Senning A (1976) Psychomotor and intellectual development after deep hypothermia and circulatory arrest in early infancy. J Thorac Cardiovasc Surg 72:495
22. Moran JM, Babka R, Silberman S, Rice PL, Pifarre R, Sullivan HJ, Montoya A (1978) Immediate centrifugation of oxygenator contents after cardiopulmonary bypass: role in maximum blood conservation. J Thorac Cardiovasc Surg 76:510
23. Okies JE, Goodnight SH, Litchford B, Connell RS, Starr A (1977) Effects of infusion of cardiotomy suction blood during extracorporeal circulation for coronary artery bypass surgery. J Thorac Cardiovasc Surg 74:440
24. Page US, Bigelow JC, Carter CR, Swank RL (1974) Emboli (debris) produced by bubble oxygenators: removal by filtration. Ann Thorac Surg 18:164
25. Pierce EC (1969) Extracorporeal Circulation for Open Heart Surgery. Charles C Thomas, Springfield Ill
26. Pliam MB, McGoon DC, Tarhan S (1975) Failure of transfusion of autologous whole blood to reduce banked blood requirements in open-heart surgical patients. J Thorac Cardiovasc Surg 70:338
27. Reed CC, Clark DK (1975) Cardiopulmonary Perfusion. Texas Medical Press, Houston
28. Schaff HV, Hauer JM, Bell WR, Gardner TJ, Donahoo JS, Gott VL, Brawley RK (1978) Autotransfusion of shed mediastinal blood after cardiac surgery. J Thorac Cardiovasc Surg 75:632
29. Starr A (1959) Oxygen consumption during cardiopulmonary bypass. J Thorac Cardiovasc Surg 38:46
30. Stevenson JG, Stone EF, Dillard DH, Morgan BC (1973) Intellectual development of children subjected to prolonged circulatory arrest during hypothermic open-heart surgery. Circulation 48 (Suppl IV):IV-35
31. Sugimura S, Starr A (1977) Cardiopulmonary bypass in infants under four months of age. J Thorac Cardiovasc Surg 73:894
32. Tacker WA Jr, Guinn GA, Geddes LA, Bourland JD, Korompai FL, Rubio PA (1978) The electrical dose for direct ventricular defibrillation in man. J Thorac Cardiovasc Surg 75:224
33. Venugopal P, Olszowka J, Wagner H, Vlad P, Lambert E, Subramanian S (1973) Early correction of congenital disease with surface-induced deep hypothermia and circulatory arrest. J Thorac Cardiovasc Surg 66:375

Kapitel 6

Myokardprotektion

In den ersten Jahren der offenen Herzchirurgie hatten Operationsletalität und -morbidität ihre Ursachen vor allem in operationstechnischen Fehlern, unzulänglicher postoperativer Behandlung und eingeschränkter postoperativer Myokardfunktion. Mit zunehmender Erfahrung sind operationstechnische Fehler weit in den Hintergrund getreten. Die physiologischen Vorgänge nach Eingriffen am offenen Herzen werden heute besser verstanden, so daß in der postoperativen Überwachung und Behandlung entscheidende Fortschritte gemacht werden konnten. Durch Verbesserung der Oxygenatoren und Verfeinerung der Perfusionstechniken konnten die früher häufigen pulmonalen, renalen, gastrointestinalen und neurologischen Komplikationen wesentlich reduziert werden. Allein die postoperative myokardiale Insuffizienz blieb über Jahre hinweg die häufigste Todesursache nach offenen Herzoperationen. In einer Publikation über Mitralklappenchirurgie war sie sogar die einzige Todesursache [6].

Präoperativer Funktionsgrad des Myokards, Narkoseleitung und postoperative Behandlung nehmen zwar Einfluß auf die postoperative Myokardfunktion, den weitaus wichtigsten Faktor stellt jedoch die intraoperativ angewandte Methode des Myokardschutzes dar. In den letzten Jahren konnten wesentliche Erkenntnisse über die funktionellen Vorgänge während verschiedener Kardioplegieformen gewonnen werden, so daß die kritische Analyse dieser protektiven Verfahren heute eine wissenschaftliche Grundlage erhalten hat. Verschiedene Methoden des Myokardschutzes können heute je nach den Bedürfnissen bestimmter Operationen ausgewählt werden.

In diesem Kapitel werden die heute gebräuchlichsten 3 Methoden des Myokardschutzes diskutiert:

1. Koronarperfusion
2. Ischämischer Herzstillstand kombiniert mit Oberflächenkühlung
3. Ischämischer Herzstillstand kombiniert mit kalter kardioplegischer Infusion.

Wir werden auf die geschichtliche Entwicklung, die experimentellen Grundlagen, Physiologie, Operationstechniken und die klinischen Ergebnisse dieser Methoden eingehen und darlegen, für welche Myokardschutzmethode wir uns bei bestimmten Operationen entscheiden.

Intraoperative mechanische Koronarperfusion

Geschichte

Von den ersten Anfängen der offenen Herzchirurgie an stellte die intraoperative mechanische Koronarperfusion mit oxygeniertem Blut eine etablierte Methode des intraoperativen Myokardschutzes dar [72]. Der erste Mitralklappenersatz an der Universität von Oregon im Jahre 1960 wurde am fibrillierenden Herzen unter Koronarperfusion vorgenommen [112]. Auch der erste Aortenklappenersatz erfolgte hier am schlagenden Herzen unter kontinuierlicher Koronarperfusion in mäßiger Hypothermie [113].
1965 berichteten McGoon et al. [84] über 100 Patienten, bei denen ein Aortenklappenersatz mit kontinuierlicher Koronarperfusion in mäßiger Hypothermie von 30 °C ohne Letalität vorgenommen worden war. Schon damals waren die wichtigsten Grundsätze einer verläßlichen und ausreichenden Koronarperfusion bekannt:

1. Bei 6 Patienten dieser Serie fand sich ein kurzer linker Hauptstamm mit frühzeitiger Aufteilung in den Ramus circumflexus und Ramus interventricularis anterior. In diesen Fällen wurden beide Äste getrennt perfundiert.
2. Um einen exzessiven oder unzureichenden Koronarfluß zu vermeiden, wurde der Flow zur linken Kranzarterie auf 190 ml und zur rechten auf 120 ml/min eingestellt.
3. Überhöhte Perfusionsdrucke wurden durch Druckmessung in der Koronarlinie vermieden.
4. Bei 85% der Patienten dieser Serie konnte das Herz im schlagenden Zustand gehalten werden.

McGoons hervorragende Ergebnisse und die theoretischen Vorzüge der Koranarperfusion führten zur breiten Anwendung dieser Myokardschutzmethode. Allerdings mußte man bald erkennen, daß die bloße Infusion von oxygeniertem Blut in die geschlossene Aortenwurzel oder direkt in die Koranarostien nicht immer das Auftreten einer operativen myokardialen Insuffizienz oder eines tödlichen „Low cardiac output“-Syndroms verhindern konnte [6, 19, 103].
Aufgrund zahlreicher Experimente kennen wir heute die Faktoren, die die Voraussetzung für eine ausreichende Koronarperfusion darstellen. Dazu gehören Perfusionsvolumen und Perfusionsdruck ebenso wie der elektromechanische Status des Myokards. Beim Vergleich der normalen Funktion der Koronarzirkulation mit den verschiedenen unphysiologischen Bedingungen, unter denen intraoperativ eine artefizielle Koronarperfusion durchgeführt wird, ist zu verstehen, welche Ursachen trotz mechanischer Koronarperfusion zur Myokardnekrose führen können.

Normale Koronardurchblutung

Unter normalen Bedingungen besteht im Myokard ein aerober Stoffwechsel. Sauerstoff und energiereiche Substanzen werden dem Myokard durch einen Kornarfluß bereitgestellt, der beim Erwachsenen etwa 250 ml/min beträgt. Das Blut wird dabei in einem unübertroffenen Membranoxygenator – den Lungen – oxygeniert und weist einen normalen Hämatokrit auf. Der Koronarfluß paßt sich Veränderungen des Kornarwiderstandes an und erfolgt beinahe vollständig während der Diastole. Der maximale Koronardruck entspricht dem systolischen Blutdruck und überschreitet gewöhnlich 150 mm Hg nicht. Der normale Koronarfluß erreicht alle Anteile des Myokards, schädigt weder die Koronararterien noch das Myokard, reagiert prompt auf Änderungen des Blutdruckes und des myokardialen Widerstandes und enthält keine Partikel, die die Mikrozirkulation oder das Myokard beeinträchtigen könnten.

Grenzen der Koronarperfusion

Das Ziel einer intraoperativen mechanischen Koronarperfusion besteht in der Aufrechterhaltung eines aeroben Stoffwechsels im gesamten Myokard, ohne die Koronararterien oder das Myokard zu schädigen. Vier Faktoren bestimmen, inwieweit dieses Ziel zu erreichen ist:

1. Das Perfusionssystem,
2. die Koronaranatomie,
3. das Myokard,
4. die Operation.

Das Perfusionssystem

Zur mechanischen Koronarperfusion wird meist ein System, bestehend aus einem Bubble-Oxygenator, einer Rollerpumpe, Plastikschläuchen und Koronarkanülen, eingesetzt. Der Bubble-Oxygenator kann das Blut erheblich traumatisieren. Dabei können denaturiertes Eiweiß [77], Thrombozyten- und Fibrin-Mikroaggregate [8] und Luftmikroembolien auftreten, die wiederum die koronare Mikrozirkulation stören. Der Koronarfluß wird durch Rollerpumpen gesteuert; er reagiert nicht auf Änderungen im koronaren Widerstand und ist während Systole und Diastole konstant.

Ein exzessiver konstanter Koronarfluß führt zur mechanischen Schädigung [30], ein unzureichender Koronarfluß zur Beeinträchtigung des Myokardstoffwechsels. Da der Perfusionsfluß auf eine Zunahme des koronaren Gefäßwiderstandes nicht reagiert, können im Perfusionssystem unphysiologisch hohe Drücke auftreten und mechanische Schäden am Koronargefäßsystem und dem Myokard hervorrufen. Auch die Koronarkanülen können die Koronararterien verletzen. Akute Dissektionen der Koronarostien wurden beschrieben [37]. Als Spätfolgen der Koronarkanülierung können Stenosen der Koronarostien mit einer Häufigkeit bis zu 3,5% der Fälle auftreten [87].

Die Koronaranatomie

Anatomische Varianten der Koronararterien und koronare Herzerkrankung können eine regelrechte Koronarperfusion unmöglich machen. Die Kanülierung der Koronarostien sollte okklusiv erfolgen und trotzdem nicht die Äste der Kranzarterien abdrücken. Eine kurze linke Kranzarterie kann bei 25% der Patienten mit isolierter Aortenstenose vorhanden sein [90] und zur überwiegenden Perfusion des Ramus circumflexus führen, so daß die Vorderwand des linken Ventrikels ischämisch bleibt. Nach MURPHY tritt ein perioperativer Herzinfarkt bei 27% der Patienten mit einem kurzen linken Hauptstamm auf [90]. Im Vergleich dazu wurde nur bei 7% der Patienten mit normaler linker Kranzarterie ein perioperativer Herzinfarkt beobachtet.
Auch die rechte Kranzarterie kann Schwierigkeiten bei der Kanülierung bereiten. Lage und Größe des rechtskoronaren Ostiums können eine kontinuierliche Kanülierung erheblich erschweren. Kann die rechte Kranzarterie nicht kontinuierlich perfundiert werden, sind rechter Ventrikel und hinterer Anteil des Ventrikelseptums gefährdet. Koronarstenosen erhöhen zusätzlich das Risiko einer ischämischen Schädigung, es sei denn, spezielle Techniken zur peripheren Koronarperfusion werden eingesetzt. So konnten MACMANUS et al. bei Patienten, die einem Aortenklappenersatz und koronarem Bypass unterzogen wurden, die Infarktrate deutlich senken, indem sie sowohl die Koronararterien als auch die Venenbypasses perfundierten [81].

Das Myokard

Myokardiale Hypertrophie und Kammerflimmern beeinträchtigen den Koronarfluß. Eine Hypertrophie des linken Ventrikels verursacht eine Zunahme des Koronarwiderstandes, so daß die subendokardialen Muskelschichten unterperfundiert werden [4, 22, 57]. Über die Auswirkungen des gesteigerten Koronargefäßwiderstandes bei Ventrikelhypertrophie haben SAPSFORD et al. und ISOM et al. klinische Untersuchungen angestellt [62, 103]. Kammerflimmern übt Kompressionskräfte auf die subendokardialen Muskelschichten aus, so daß insbesondere bei Ventrikelhypertrophie eine Umverteilung des Koronarflusses mit Unterperfusion der subendokardialen Muskelschichten auftreten kann [60]. Zudem ist der myokardiale Sauerstoffbedarf während Kammerflimmern höher als im schlagenden druckentlasteten Herzen.

Die Operation

Die kontinuierliche Koronarperfusion ist der intermittierenden Perfusion eindeutig überlegen [62, 79]. Aus operationstechnischen Gründen kann je-

doch die kontinuierliche Koronarperfusion unerwünscht oder sogar unmöglich sein. ISOM zeigte, daß bei der Hälfte seiner Patienten während eines Aortenklappenersatzes die Koronarperfusion aus verschiedenen Gründen intermittierend unterbrochen werden mußte und im Durchschnitt nur während 50% der gesamten Aortenabklemmzeit eingesetzt werden konnte.
Häufig muß aus technischen Gründen die Koronarperfusion abgebrochen werden. Exzision und Débridement einer hochgradig verkalkten Aortenklappe sind am schlagenden Herzen häufig unexakt und sogar gefährlich, da Kalkfragmente im linken Ventrikel verloren gehen und zu einer systemischen Embolie führen können. Am schlagenden Herzen wird das präzise und atraumatische Legen der Klappennähte im Aortenring wesentlich erschwert. Die Koronarkanülen und der erhöhte Tonus im Aortenring erschweren zudem das Einsetzen der Klappenprothese.
Auch der Mitralklappensatz wird am schlagenden Herzen in mehreren kritischen Phasen behindert. Die saubere Exzision der Klappe wird ebenso wie das sorgfältige und atraumatische Legen der Klappennähte erschwert. Das Einsetzen der Klappe und das Knüpfen der Nähte ist am schlagenden Herzen wesentlich schwieriger.
Die meisten intraventrikulären Eingriffe zur Korrektur angeborener Herzfehler können nur unter Schwierigkeit oder überhaupt nicht am schlagenden Herzen vorgenommen werden. Die Einstellung des Defektes wird erheblich erschwert. Das Legen der Nähte am schlagenden Herzen kann gefährlich werden, wenn diese durch das sich kontrahierende Myo- und Endokard schneiden.
Die Operationsbedingungen bei Herzoperationen am Menschen unterscheiden sich häufig beträchtlich von den idealen Bedingungen, wie sie in Tierexperimenten vorliegen. In derartigen Tierversuchen konnte zwar nach bis zu 4stündiger Koronarperfusion eine normale Ventrikelfunktion nachgewiesen werden [40]. Diese Ergebnisse wurden jedoch an normalen Hundeherzen bei geschlossener Aortenwurzel unter kontinuierlicher Koronarperfusion und am schlagenden intakten Herzen gewonnen. Dieser wesentlichen Unterschiede sollte man sich bewußt sein, wenn man die klinischen Ergebnisse der mechanischen Koronarperfusion überprüft.

Klinische Ergebnisse

SAPSFORD et al. untersuchten 31 Patienten, bei denen während eines isolierten Aortenklappenersatzes eine kontinuierliche Koronarperfusion in milder Hypothermie angewandt worden war. Diese Patienten gehörten zu einer randomisierten Gruppe, um die Wirksamkeit der mechanischen Koronarperfusion mit dem ischämischen Herzstillstand kombiniert mit lokaler Hypothermie zu vergleichen. In dieser Gruppe verstarb 1 Patient. Bei 16% der Patienten kam es zu einem perioperativen Herzinfarkt; bei 69% dieser Patienten wiesen die Enzyme auf eine Nekrotisierung von Myokardgewebe hin [103]. KARP u. LELL verzeichneten bei 22 Patienten, die mit Koronarperfusion operiert worden waren, eine perioperative Infarkthäufigkeit von 9%, und 18% aller Patienten bedurften postoperativ inotroper Kreislaufunterstützung [70]. MULDER et al. berichteten über 40 Patienten, die mit Koronarperfusion bei einer Temperatur von 32 °C operiert worden waren. Die Operationsletalität betrug 5%, keiner der Todesfälle war jedoch kardial bedingt. 3% dieser Patienten bedurften inotroper Kreislaufunterstützung. Eine Aussage über die Häufigkeit des perioperativen Herzinfarktes machten MULDER et al. nicht [89].

APPELBAUM et al. [6] berichteten über 35 Patienten, die einem Mitralklappenersatz unter intermittierender Koronarperfusion unterzogen wurden. Die Aortenabklemmung wurde dabei alle 15 min unterbrochen, und das schlagende Herz jeweils für 3 min reperfundiert. Die Operationsletalität betrug 6%. Alle Todesfälle waren auf ein postoperatives Myokardversagen zurückzuführen. 50% aller Patienten benötigten postoperativ inotrope Kreislaufunterstützung.

Kritik der Koronarperfusion

Die mechanische Koronarperfusion verlangt eine sorgfältige Überwachung, um einen ausreichenden Koronarfluß und Druck sicherzustellen; sie sollte kontinuierlich und am schlagenden Herzen erfolgen. Trotz strikter Befolgung dieser Prinzipien kann eine Myokardnekrose auftreten. Wir setzen daher die Koronarperfusion während Klappenoperationen nur selten ein und ziehen den hypothermen kardioplegischen Herzstillstand vor. Nur der einfache Vorhofseptumdefekt wird unter Koronarperfusion am fibrillierenden Herzen verschlossen. Die meisten anderen angeborenen Herzfehler werden im kardioplegischen Herzstillstand vorgenommen. Die distalen koronaren Bypassanastomosen werden im hypothermen kardioplegischen Herzstillstand oder bei intermittierender Ischämie in mäßiger Hypothermie angelegt. Die proximalen Anastomosen werden bei partiell abgeklemmter Aorta ascendens am schlagenden Herzen eingenäht.

Normothermer ischämischer Herzstillstand

Wegen der intraoperativen Schwierigkeiten und technischen Grenzen der Koronarperfusion bevorzugen zahlreiche Chirurgen den ischämischen Herzstillstand. Der ischämische Herzstillstand wurde zur Grundlage einer Reihe von kardioprotektiven Methoden. Mit den meisten heutigen Verfahren des Myokardschutzes wird im Grunde der ischämische Herzstillstand modifiziert.

Geschichte

In den 60er Jahren traten vor allem COOLEY und seine Mitarbeiter für den normothermen und unmodifizierten ischämischen Herzstillstand ein. Bei kritischer Betrachtung ihrer Operationsergebnisse werden jedoch die Grenzen dieses Verfahrens offensichtlich.

1969 berichteten BLOODWELL et al. [16] über eine große Patientengruppe, die von COOLEY in normothermer Ischämie operiert worden war. 636 Patienten, die 1966 und 1967 in reiner Ischämie einem Klappenersatz unterzogen worden waren, wurden mit 353 Patienten, die 1965 mit Koronarperfusion operiert worden waren, verglichen. Die Operationsletalität betrug nach ischämischem Herzstillstand 7,6% beim Aorten- und 11,4% beim Mitralklappenersatz. Diese Ergebnisse waren denjenigen nach Koronarperfusion ähnlich oder sogar günstiger. Die durchschnittliche Aortenabklemmzeit betrug 38 min. Die Grenzen der normothermen Ischämie werden jedoch aus COOLEY's Ergebnissen beim Doppelklappenersatz ersichtlich. In dieser Gruppe betrug die Operationsletalität bei bedeutend längeren Ischämiezeiten 43%. Offensichtlich führten die längeren Aortenabklemmzeiten bei einem beträchtlichen Anteil der Patienten zum irreversiblen Myokardschaden.

1972 beschrieben COOLEY et al. die ischämische Kontraktur des Herzens unter dem Terminus „stone heart" und zeigten damit eine weitere Grenze des normothermen ischämischen Herzstillstandes auf [29]. Diese Kontraktur des Myokards trat bei Patienten mit fortgeschrittener Hypertrophie des linken Ventrikels auf und verlief durchwegs letal. Postmortale histologische Untersuchungen zeigten eine Myokardnekrose mit hyperkontrahierten Myofibrillen [10]. In den meisten Fällen war als Zeichen einer bereits präoperativ bestandenen chronischen Myokardischämie eine ausgedehnte interstitielle Myokardfibrose nachzuweisen. Bei ausgeprägter Hypertrophie des linken Ventrikels erwies sich somit der normotherme ischämische Herzstillstand als besonders schlechtes Verfahren.

Experimentelle Grundlagen

Unsere Kenntnisse über die Vorgänge während normothermer Ischämie basieren auf einem breiten Spektrum experimenteller Untersuchungen, die aus verschiedenen Fachrichtungen stammen. Der Chirurg war vor allem an den Auswirkungen der Ischämie auf die Myokardfunktion und den Operationserfolg interessiert. Kardiologen unternahmen Experimente, um die Pathogenese des akuten Herzinfarktes zu untersuchen. Pathologen versuchten Einblick in die subzellulare Pathophysiologie der Ischämie und die Vorgänge des Zelltodes zu gewinnen. All diese Experimente haben dazu beigetragen, die metabolischen und strukturellen Veränderungen während der Ischämie zu verstehen und den Zusammenhang derartiger Veränderungen mit dem Auftreten des irreversiblen Zellschadens zu erkennen.

Myokardstoffwechsel während Ischämie

Mit dem Sistieren der Koronardurchblutung treten in der Zelle eine Reihe von Stoffwechselveränderungen auf. Innerhalb weniger Sekunden fällt der intrazelluläre Sauerstoffpartialdruck unter 5 mm Hg. In den Mitochondrien kommt die oxydative Phosphorylierung zum Stehen [75]. Die anaerobe Glykolyse wird durch Aktivierung des Enzyms Phosphorylase eingeleitet. Dieses Enzym katalysiert die Phosphorylierung der Glukosyleinheiten des Glykogens zu Glukose-6-phosphat. Glukose-6-phosphat wird über mehrere Zwischenstufen unter Bildung von Adenosintriphosphat (ATP) zu Laktat metabolisiert.

Die anaerobe Produktion reicht zur Deckung des zellulären Energiebedarfes nicht aus. Während der ersten Minuten nach Ischämiebeginn kann aus Kreatinphosphat ADP zu ATP resynthetisiert werden; sobald jedoch dieses Energiereservoir erschöpft ist, nimmt auch der ATP-Gehalt kontinuierlich ab.

Das Ansteigen des intrazellulären Laktatgehaltes führt zur Azidose, die die Enzyme der Glykolyse hemmt. Ebenso limitiert die Abnahme der energiereichen Phosphate die Glykolyse, da zur Phosphorylierung der Glukose ATP notwendig ist. Mit zunehmender Azidose und Erschöpfung der energiereichen Phosphatreserven wird der ischämische Schaden irreversibel, so daß der Zelltod eintritt.

Der Übergang vom reversiblen zum irreversiblen Zellschaden ist fließend und läßt sich nicht durch metabolische Parameter objektivieren. Dagegen sind die metabolischen Korrelate des eindeutig reversiblen und eindeutig irreversiblen Zellschadens bekannt. Zu diesen Parametern gehören der intrazelluläre pH-Wert und der Gehalt an energiereichen Phosphaten. SCHAFF et al. konnten anhand von PCO_2-Messungen im Myokard nachweisen, daß bei hohen CO_2-Partialdrücken keine funktionelle Erholung des Myokards mehr eintritt [106].

APSTEIN et al. untersuchten die Auswirkungen einer globalen Ischämie verschiedener Schweregrade auf das isolierte arbeitende Rattenherz [7]. Der Grad der Ischämie wurde dabei durch Drosselung der Koronardurchblutung variiert. Die Ergebnisse zeigten eine direkte Korrelation zwischen dem irreversiblen ischämischen Zellschaden und der Höhe des Laktatgehaltes im Myokard; bei hochgradiger Ischämie und irreversibler Myokardschädigung wurde 3–5mal soviel Laktat angehäuft wie bei mäßiger Ischämie, die eine vollständige funktionelle Erholung des Myokards erlaubte. Die progrediente intrazelluläre Azidose, bedingt durch das Ansteigen des CO_2- und Laktatspiegels, ist somit ein Faktor, der zum irreversiblen Zellschaden führt.

Die Abnahme der energiereichen Phophatreserven korreliert ebenfalls eng mit dem Auftreten eines irreversiblen ischämischen Zellschadens. KÜBLER

u. SPIECKERMANN wiesen nach, daß ein Abfallen des ATP-Gehaltes unter 50% des Ausgangswertes einer irreversiblen Zellschädigung entspricht [75]. HEARSE et al. konnten zeigen, daß die ischämische Kontraktur bei ATP-Gehalten von 55–60% der Ausgangswerte einsetzte und bei Erreichen eines ATP-Gehaltes von 20% vollständig und irreversibel war [53]. Gleichzeitig fiel das Glykogen auf 25% des Ausgangswertes ab. Das Auftreten der ischämischen Kontraktur ließ sich beschleunigen, wenn der Glykogengehalt bereits vor der Ischämie reduziert oder die anaerobe ATP-Produktion gehemmt wurde [53]. Ein irreversibler Zellschaden kann somit bei Abnahme des ATP-Gehaltes unter 50% seines Ausgangswertes angenommen werden.

Die progrediente Zellazidose beeinträchtigt jedoch nicht nur die Glykolyse, sondern führt auch zur Denaturierung von Proteinen, so daß Struktur-, Enzym- und Kernveränderungen auftreten. Die Membranpermeabilität nimmt zu und führt zu Ionenverschiebungen mit Erhöhung des intrazellulären Wassergehaltes. Die Mitochondrien verlieren ihre Fähigkeit, ATP zu synthetisieren. Auch dieses Phänomen entspricht dem Einsetzen des Zelltodes [116].

Subzelluläre morphologische Veränderungen während der Ischämie

Vor allem JENNINGS et al. verdanken wir sorgfältige Untersuchungen über die subzellulären morphologischen Veränderungen während der myokardialen Ischämie. Ihre Ergebnisse stützen sich vor allem auf Untersuchungen am hinteren Papillarmuskel des Hundes, wobei der Ramus circumflexus während verschieden langer Zeitabschnitte abgeklemmt war. Dabei setzten sie ultrastrukturelle Veränderungen während der akuten Ischämie in Korrelation zu dem späteren Auftreten einer Nekrose bei überlebenden Hunden, die ähnlichen Ischämiezeiten ausgesetzt worden waren [64, 65]. Leichte Schwellung der Mitochondrien, Dilatation des sarkoplasmatischen Retikulums und Verklumpung des Kernchromatins stellen reversible Strukturveränderungen dar (Abb. 6.1 u. 6.2). Bei Ischämiezeiten bis zu 18 min waren keine irreversiblen Veränderungen nachzuweisen. Nach 60minütiger Ischämie kam es zur deutlichen Mitochondrienschwellung, Zerreißung der Cristae, Aufhellung der Mitochondrienmatrix, Auftreten amorpher Verdichtungen in der Mitochondrienmatrix, Margination des Kernchromatins und Verschwinden des Glykogens (Abb. 6.3). All diese Befunde waren Zeichen einer irreversiblen Zellstrukturschädigung. Diese ultrastrukturellen Befunde wurden von anderen Autoren bestätigt [24, 114, 116].

Zeitliche Grenzen des normothermen ischämischen Herzstillstandes

Die Ischämietoleranz des Myokards entspricht der Zeitspanne, während der die ischämiebedingten metabolischen und strukturellen Veränderungen reversibel bleiben. Diese Zeitspanne variiert von Zelle zu Zelle und ist in den subendokardialen Muskelzellen kürzer als im subepikardialen Myo-

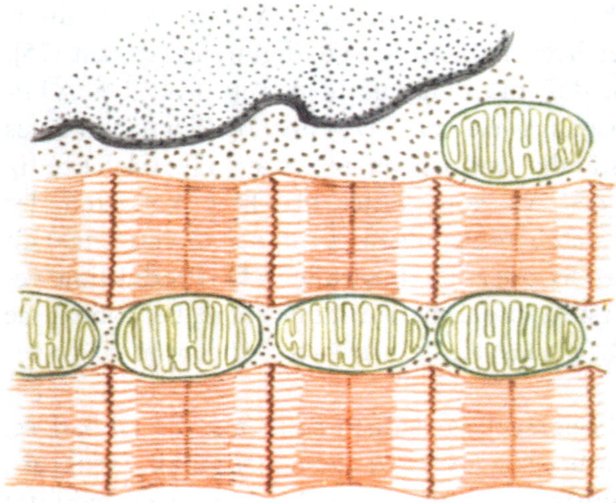

Abb. 6.1. Normale subzelluläre Morphologie. Dicht gelagerte Cristae in den Mitochondrien; homogene Verteilung des Kernchromatins; reichlich Glykogengranula

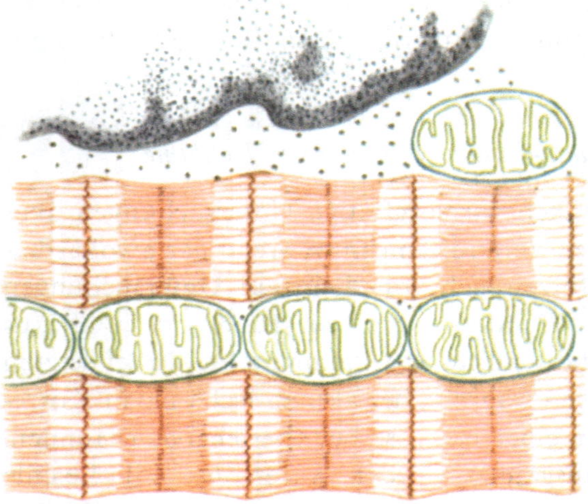

Abb. 6.2. Reversibles Stadium der Ischämie. Leichte Schwellung der Mitochondrien; Verklumpung des Kernchromatins; Entspeicherung der Glykogengranula

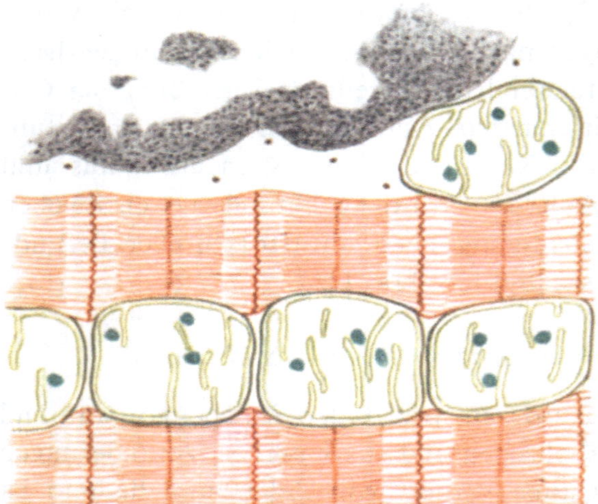

Abb. 6.3. Irreversibles Stadium der Ischämie. Deutliche Mitochondrienschwellung; Zerreißung der Cristae und Auftreten amorpher Verdichtungen in den Mitochondrien; Margination des Kernchromatins; Verschwinden der Glykogengranula

kard [23, 64]; ebenso hat hypertrophiertes Myokard eine kürzere Ischämietoleranz als normale Herzmuskelzellen [63, 78]. Während Eingriffen am offenen Herzen sind die Ischämiezeiten so zu begrenzen, daß möglichst überhaupt keine Zelle einen irreversiblen Schaden erleiden kann.
Die myokardiale Ischämietoleranz scheint von Spezies zu Spezies zu variieren. Im Rattenherzen beginnt die ischämische Kontraktur nach 10 min und ist nach 20 min vollständig. Nach 30minütiger Ischämie ist keine Erholung mehr möglich [53]. Bereits 1962 beschrieben GOTT et al. an Hundeherzen den myokardialen Rigor mortis oder das „stone heart" nach 50minütigem normothermem ischämischem Herzstillstand [47]. Die meisten Untersuchungen am Hundeherzen haben gezeigt, daß nach 30minütiger Ischämie eine vollständige Wiederherstellung der Funktion möglich ist [23, 122]; nach 45 min kommt es zur erheblichen Einschränkung der Ventrikelfunktion, nach 60 min ist sie schwerst geschädigt oder erholt sich überhaupt nicht mehr [82, 86].
Möglicherweise besitzt das menschliche Herz eine längere Ischämietoleranz als das Hundeherz. Nach über 60minütiger normothermer Ischämie kann das menschliche Herz bekanntlich seine Funktion wieder aufnehmen [16]. Allerdings sollte man mit der Behauptung, das menschliche Myokard reagiere weniger empfindlich auf eine Ischämie, sehr vorsichtig sein. Immerhin lag bei 5 von 10 Patienten, die ein „stone heart" entwickelten, die Ischämiezeit unter 40 min, bei einem Patienten betrug sie sogar nur 22 min [124].
Die absolut sichere Zeitspanne des normothermen ischämischen Herzstillstandes beträgt wahrscheinlich weniger als 20 min. Wir wenden daher den normothermen ischämischen Herzstillstand bei keinerlei Eingriffen am offenen Herzen an.

Ischämie kombiniert mit lokaler Hypothermie

Geschichte

1959 beschrieben SHUMWAY u. LOWER ihre experimentellen Ergebnisse über die Anwendung der lokalen Hypothermie [110]. Wenngleich keine spezifischen Messungen der linksventrikulären Funktion durchgeführt wurden, überlebten doch 4 von 5 Hunden nach 60minütiger, einige Hunde sogar nach 90minütiger hypothermer Ischämie. Aufgrund dieser Ergebnisse setzte SHUMWAYS Arbeitsgruppe die tiefe lokale Hypothermie in breitem Umfange ein [49, 61]. Inzwischen wurde in zahlreichen weiteren Publikationen die klinische Wirksamkeit dieses Myokardschutzes bestätigt [26, 96, 100]. Eine prospektive randomisierte Studie über den Aortenklappenersatz [103] und eine retrospektive Studie über den Mitralklappenersatz [6] zeigte hinsichtlich der postoperativen myokardialen Funktion keine eindeutigen Unterschiede zwischen der Koronarperfusion und der lokalen Hypothermie.

Physiologie und experimentelle Grundlagen

Die Hypothermie führt zur Verlangsamung der Stoffwechselprozesse und senkt damit den myokardialen Sauerstoffbedarf. Dadurch wird die Zeitspanne bis zum Auftreten irreversibler metabolischer und struktureller Zellveränderungen verlängert. FUHRMANN et al. untersuchten den Stoffwechsel im Rattenherzen während verschiedener Grade der Hypothermie [43]. Sie konnten eine lineare Beziehung zwischen dem Logarithmus des myokardialen Sauerstoffverbrauches und der Temperatur nachweisen; anders ausgedrückt bedeutet diese Gesetzmäßigkeit, daß bei Abnahme der Temperatur um 10 °C der Sauerstoffbedarf um 50% sinkt. BUCKBERG et al. konnte eine ähnliche Gesetzmäßigkeit zwischen Sauerstoffverbrauch und Temperatur nachweisen [22].
Beinahe alle experimentellen Untersuchungen über die lokale Hypothermie haben eine gewisse Einschränkung der myokardialen Kontraktilität nach 60minütiger Ischämie nachgewiesen [9, 27, 94]. Über die Spätfolgen dieses Verfahrens auf die myokardiale Morphologie und die Ventrikelfunktion existieren widersprüchliche Befunde. SCHRAUT et al. konnten nach 60minütiger Ischämie in lokaler Hypothermie keine morphologischen und funktionellen Spätschäden nachweisen [107]. Dagegen fanden BRODY et al. nach ähnlichen Ischämiezeiten in lokaler Hypothermie eine gewisse Beeinträchtigung der Ventrikelfunktion und eine subendokardiale Myokardfibrose [20].

Technik der tiefen lokalen Hypothermie

Meist wird die systemische Hypothermie mit epikardialer lokaler Hypothermie kombiniert; dazu wird die Perikardhöhle entweder kontinuierlich mit Eiswasser gespült oder mit zerkleinertem Eis gefüllt [9, 49]. Mitunter wird auch das Endokard durch Eisspülung des Ventrikelkavums gekühlt [34].
Die Effektivität der myokardialen Kühlung ist von der angewandten Technik abhängig. Da die Kühlung durch reine Konvektion erfolgt, hängt ihre Wirksamkeit vor allem von der Temperatur der Kühllösung, der Kontaktfläche des Herzens zur Kühllösung, der Wanddicke des Myokards und dem nichtkoronaren Kollateralfluß von den Bronchialgefäßen und dem Mediastinum ab. STILES et al. wiesen einen nur geringen Effekt der topischen Hypothermie auf die Temperatur des Ventrikelseptums nach [115]. Andererseits können nach 5–15minütiger ausgiebiger epikardialer und endokardialer Spülung Myokardtemperaturen von 10–15 °C erzielt werden [34, 123]. Ungeachtet der angewandten Technik ist daher anzunehmen, daß die lokale Hypothermie meist nur zur inhomogenen Kühlung des Myokards führt.

Klinische Ergebnisse

Mit tiefer Oberflächenkühlung sind Eingriffe an der Aortenklappe ohne Letalität möglich [70, 103]. Allerdings stellt die Operationsletalität einen zu ungenauen Parameter dar, um verschiedene Techniken des Myokardschutzes miteinander zu vergleichen. EKG-Veränderungen, Enzymveränderungen und hämodynamisches Verhalten unmittelbar oder spät postoperativ stellen wesentlich empfindlichere Indikatoren zum Nachweis eines Myokardschadens dar. SAPSFORD et al. verglichen in einer sorgfältig angelegten Studie anhand von zwei randomisierten Patientengruppen, die einem isolierten Aortenklappenersatz unterzogen wurden, die kontinuierliche Koronarperfusion mit der topischen Hypothermie. Im Hinblick auf postoperatives hämodynamisches Verhalten, Myokardstoffwechsel, Häufigkeit eines im EKG nachgewiesenen Herzinfarktes (13%) oder enzymatisch nachgewiesener Myokardnekrosen (69%) ergaben sich zwischen beiden Gruppen keine statistisch zu sichernden Unterschiede. Die Aortenabklemmzeit reichte in der Gruppe des hypothermen ischämischen Herzstillstandes bis zu 74 min. Die Perfusionszeiten waren in dieser Gruppe signifikant kürzer. SAPSFORD et al. folgerten, daß für den isolierten Aortenklappenersatz der hypotherme ischämische Herzstillstand vorzuziehen ist, solange die Aortenabklemmzeit auf 68 min beschränkt und die Myokardtemperatur zwischen 22 und 24 °C gehalten werden kann [103].
Über die Dauer der Aortenabklemmzeit, die bei Anwendung der lokalen Kühlung bedenkenlos verstreichen darf, gibt es keine gesicherten Angaben. Ischämiezeiten von bis zu 2 h wurden toleriert, ohne daß es zu einer Beeinträchtigung der postoperativen Myokardfunktion gekommen war [26, 49, 96]. GRIEPP et al. stellten fest, daß seine Arbeitsgruppe bei Anwendung dieser Myokardschutzmethode keine Beziehung zwischen längerer Aortenabklemmzeit und Operationsletalität fand [49]. Dagegen wiesen ROSSITER et al. nach, daß ein perioperativer Herzinfarkt oder ein intraoperatives Myokardversagen nach kombiniertem Aortenklappenersatz und koronarem Bypass bei all den Patienten auftrat, deren Aortenabklemmzeit 70 min überschritt [102].

Kritik der lokalen Hypothermie

Wird der ischämische Herzstillstand in tiefer lokaler Hypothermie auf 70 min begrenzt, ist er wahrscheinlich ebenso wirksam wie die Koronarperfusion. Ist ein Myokardschaden nach Koronarperfusion meist auf eine unzureichende Perfusion zurückzuführen, so hat ein Myokardschaden nach lokaler Hypothermie seine Ursache meist in einer unzulänglichen Unterkühlung. Mit der topischen Hypothermie ist nur eine inhomogene Kühlung des Myokards zu erzielen, so daß Anteile des Myokards dem Zelltod anheimfallen können. Aus diesen Gründen setzen wir die lokale Hypothermie als alleinige

Methode des Myokardschutzes nur bei kurzen Ischämiezeiten wie bei den distalen Koronaranastomosen oder der Kommissurotomie der Aortenklappe ein. Ansonsten wird die lokale Hypothermie zusätzlich zur hypothermen Infusionskardioplegie angewandt.

Hypotherme Infusionskardioplegie

Geschichte

Bereits 1883 stellte RINGER Untersuchungen über die Wirkung verschiedener Elektrolyte auf die elektromechanische Aktivität des Herzens an [98]. 1929 beschrieb HOOKER den hyperkaliämischen Herzstillstand [59]. MELROSE et al. veröffentlichten 1955 ihre experimentellen Untersuchungen über den kardioplegischen Herzstillstand mit Kaliumzitrat [85]. Die von ihnen angewandten Kaliumkonzentrationen schwankten zwischen 9 und 245 mval/l. Ihre Untersuchungen hatten sie sowohl am intakten Hundeherzen als auch am isolierten Herzen von Kaninchen, Meerschweinchen, jungen Katzen und Hunden vorgenommen. Allerdings gaben sie wichtige Parameter wie die Temperatur des Injektates oder die Myokardtemperatur während der Ischämie nicht an. Außerdem wurden keine Messungen zur Objektivierung der Ventrikelfunktion durchgeführt. Ebenso unterblieben Untersuchungen über die Wirkung verschiedener Kaliumkonzentrationen. Trotzdem konnten MELROSE et al. nachweisen, daß sich das Herz mit hyperkaliämischen Lösungen stillegen läßt und sich nach Ischämiezeiten von 15–55 min bis zu einem gewissen Grade erholen kann.

Aufgrund dieser experimentellen Untersuchungen von MELROSE et al. gelangte die Kaliumkardioplegie schnell zur klinischen Anwendung. 1957 berichteten EFFLER et al. über den klinischen Einsatz des kaliumzitratinduzierten Herzstillstandes. Das Kalium wurde dabei in einer Konzentration von 245 mval/l in heparinisiertem Blut gelöst und nach Aortenabklemmung in die Aortenwurzel injiziert. Die Temperatur des Injektates wurde nicht näher definiert. Die Operationsletalität dieser Patientengruppe betrug damals 41% [32]. SEALY et al. propagierten 1959 eine kardioplegische Lösung, die Kalium, Magnesium und Neostigmin enthielt. Die Operationsletalität bei 31 mit dieser Methode operierten Patienten betrug 20%.

1960 konnten MCFARLAND et al. nachweisen, daß eine Kaliumzitratkonzentration von 245 ml/l in heparinisiertem Blut zu Myokardnekrosen führen kann [83]. Diese Nekrosen wurden vor allem in den zentralen Abschnitten des Myokards beobachtet und traten ohne Anzeichen eines Ödems oder Einblutung auf. Diese Befunde führten dazu, daß seither die Kaliumkardioplegie in den Vereinigten Staaten weitgehend verlassen wurde.

BRETSCHNEIDER entwickelte 1964 eine Kalzium-freie, Procain-haltige kardioplegische Lösung, die sich vor allem durch ihren niedrigen Natriumgehalt und ihre milde Hyperkaliämie von 7 mval/l auszeichnete [5]. Das von Kirsch et al. angegebene Kardioplegikum enthält neben Procain und Mannit Magnesium in einer hohen Konzentration von 159 mval/l und ist frei von Natrium, Kalium und Kalzium [74]. Beide Lösungen fanden in Europa breite klinische Anwendung.

Die von Gay u. Ebert publizierten Untersuchungen über die Kaliumkardioplegie an isolierten Hundeherzen haben in den USA das Interesse an der Kardioplegie wiederbelebt [44]. Es konnte gezeigt werden, daß Kalium in einer Konzentration von 24 mval/l die Wiederbelebbarkeit des Herzens nach 60minütiger Ischämie verbessert. Tyers et al. [119] bestätigten die Wirksamkeit einer mäßig hyperkaliämischen Kardioplegie und wiesen den deletären Effekt einer hochgradig hyperkaliämischen und hyperosmolaren Lösung auf das Myokard nach. Weitere experimentelle Untersuchungen haben inzwischen bewiesen, daß mit der hypothermen Kaliumkardioplegie Ischämiezeiten von 2 h und länger möglich sind, ohne daß es zu einer Beeinträchtigung von Zellstoffwechsel, Struktur und Funktion kommt [35, 40, 76]. Auch über die klinische Anwendung liegen hervorragende Ergebnisse vor [2, 28, 97]. Die hypotherme Kardioplegie ist daher wahrscheinlich zur am häufigsten angewandten Methode des Myokardschutzes geworden.

Zusammensetzung der kardioplegischen Lösung

Hinsichtlich Temperatur, pH, Zusammensetzung und Osmolalität bestehen zwischen den einzelnen kardioplegischen Lösungen beträchtliche Unterschiede. In Tabelle 6.1 ist die Zusammensetzung einiger heute gebräuchlicher

Tabelle 6.1. Gebräuchliche kardioplegische Lösungen

	Bretschneider (Nr. 3) [19]	Kirsch [74]	Roe [101]	St. Thomas' Hospital (Nr. 1) [17]	Univ. von Oregon [50]
Basislösung	–	–	Glukose 5%	Ringer-Lösung (Injektion)	Ringer-Lösung (Injektion)
K^+ (mval/l)	7,0	–	20	20	25
Na^+ (mval/l)	12	–	27	147	152
Mg^{2+} (mval/l)	4,0	321,0	6	32	–
Ca^{2+} (mval/l)	–	–	–	4	4,5
HCO_3^- (mval/l)	–	–	–	–	25
Laktat (mval/l)	–	–	–	–	–
Glukose (mg%)	–	–	5	–	0,2
Procain (mg%)	0,2	0,3	–	0,03	–
Sonstiges	Mannit (43,5 g/l)	Sorbit (45 g/l)	THAM (2 mval/l)	–	–
pH	5,5–7,0	5,8–7,0	7,6	7,4	7,8
Osmolalität (mosmol)	320	460	347	300	360

kardioplegischer Lösungen zusammengestellt. Die Wirkungsmechanismen der einzelnen Bestandteile wurden ausgiebig untersucht und sollen im folgenden kurz dargestellt werden.

Hypothermie

Allen klinisch eingesetzten kardioplegischen Lösungen ist die Kälte von etwa 4 °C gemeinsam. Die durch Perfusion induzierte Hypothermie stellt den wichtigsten Faktor bei der Senkung des zellulären Energiebedarfes dar [11, 33, 35, 51, 73].

Bereits vor 20 Jahren wurden über die Perfusionshypothermie mit kaltem Blut oder kristalloiden Lösungen Untersuchungen angestellt [13, 31, 46, 48, 121]. Beim Hund konnte mit Hilfe dieser Methode nach 60minütiger Ischämie das Herz wiederbelebt werden.

In neueren Untersuchungen wurde die Wirksamkeit des induzierten Herzstillstandes, der Perfusionshypothermie und der Kombination von beidem miteinander verglichen. Der normotherme kalium- oder procaininduzierte Herzstillstand ist nur geringgradig günstiger als die unmodifizierte Ischämie [51, 105]. Die hypotherme Perfusion ohne Zusatz eines Herzstillstand erzeugenden Medikamentes ist bei weitem wirkungsvoller als die normotherme Kalium- oder Procainkardioplegie [5, 55, 106]. Die hypotherme Perfusion selbst führt nach Erreichen einer Myokardtemperatur von weniger als 16 °C zum Sistieren der elektromechanischen Aktivität [121]. Mit der Kombination von Kalium- oder Procainkardioplegie und Hypothermie läßt sich ein additiver Effekt mit beträchtlicher Verlängerung der Wiederbelebungszeit erzielen [51, 73, 105]. Die postischämische Myokardfunktion ist dabei um so besser, je niedriger die Myokardtemperatur während der Ischämiezeit ist [51, 73].

Die Temperatur der meisten kardioplegischen Lösungen liegt bei etwa 4 °C. TYERS et al. haben jedoch in Experimenten am isolierten Rattenherzen nachgewiesen, daß Temperaturen von 10–15 °C günstiger als 4 °C sein können [120]. Einige Untersuchungen am isolierten Rattenherzen und die Ergebnisse anderer Autoren konnten jedoch TYERS Befunde nicht bestätigen und die Theorie einer hypothermen Schädigung nicht unterstützen [51, 109]. Vielmehr haben zahlreiche Untersuchungen an Tierherzen mit 4 °C kalten kardioplegischen Lösungen hervorragende Ergebnisse erbracht [11, 35, 40, 73]. Ebenso liegen hierüber ausgezeichnete klinische Resultate vor [2, 97].

Induktion des Herzstillstandes

Die meisten kardioplegischen Lösungen enthalten zur Induktion des Herzstillstandes entweder Kalium oder Procain. Kalium führt durch Depolarisation der Membran zum Herzstillstand; Procain „stabilisiert“ die Membran und lähmt damit die Erregungsausbreitung. Im Hinblick auf die postischämische Myokardfunktion besteht zwischen beiden Wirkstoffen kein Unter-

schied [14, 51]. Beide Stoffe scheinen trotz ihrer verschiedenen Membranwirkungen den Zellenergiebedarf in gleicher Weise herabzusetzen.
Auch Magnesium wird zur Induktion des Herzstillstandes benützt [74]. Im Tierexperiment erwiesen sich außerdem die Substanzen Tetrodotoxin, Nifedipin und Verapamil als wirksam [25, 99, 118].

pH

Die Tatsache, daß die intrazelluläre Azidose den anaeroben Stoffwechsel blockiert [75], rechtfertigt die Anwendung kardioplegischer Lösungen mit einem pH von über 7,4. Im Tierexperiment konnte bewiesen werden, daß sauere kardioplegische Lösungen die postischämische Myokardfunktion erheblich beeinträchtigen [56]. Als Puffer wird in den meisten Lösungen Natriumbikarbonat oder THAM eingesetzt [2, 101].

Osmolalität

Sowohl die Hyper- als auch die Hypoosmolalität sind schädlich. TYERS et al. zeigten die deletäre Wirkung der hyperosmolaren (450 mosmol) Melrose-Lösung auf [119]. Im Vergleich zu Lösungen mit einer Osmolalität von 300–320 mosmol führt die hyperosmolare (450 mosmol) Kirsch-Lösung zu einer schlechten postischämischen Ventrikelfunktion [69]. Hypoosmolare Lösungen (272 mosmol) führen zum Myokardödem [39]. Mit isoosmolaren und geringgradig hyperosmolaren Lösungen hat man die besten Ergebnisse erzielt [2, 117]. Kardioplegische Lösungen sollten daher zumindest isoosmolar sein. Die Osmolalität sollte jedoch 380 mosmol nicht überschreiten. Bei mäßiger Hyperosmolalität erübrigt sich die Korrektur des onkotischen Druckes mit Protein [39].

Kalzium

Hervorragende klinische Ergebnisse wurden sowohl mit kalziumhaltigen als auch mit kalziumfreien kardioplegischen Lösungen erzielt [101, 117]. Die Vertreter einer kalziumhaltigen Lösung führen das sog. „Kalzium-Paradoxon" ins Feld. Dieses Syndrom wurde am isolierten Herzen nach normothermer, aerober Perfusion mit einer kalziumfreien Lösung und Reperfusion mit einer kalziumhaltigen Lösung beobachtet [125]. Diese charakteristische Perfusionsfolge führt zum irreversiblen Verlust der elektromechanischen Myokardaktivität [54]. Tiefe Hypothermie scheint diesen Prozeß abzuschwächen oder ganz zu unterdrücken, so daß damit die klinischen Ergebnisse mit kalziumfreien Lösungen zu erklären wären [58]. Beim Kalzium an sich konnte keine schädliche, sondern eher eine günstige Wirkung nachgewiesen werden [67, 68]. Unsere kardioplegische Lösung enthält daher Kalzium in einer Konzentration von 4,5 mval/l.

Glukose

Theoretisch sollte der Zusatz von Glukose günstig sein, da sie als Energieträger für den anaeroben Stoffwechsel zur Verfügung stehen könnte [52]. Allerdings steht der endgültige Beweis darüber noch aus. Da Glukose außerdem die Osmolalität erhöht [39], setzen wir zu unserer kardioplegischen Lösung Glukose in einer Konzentration von 2 g/l zu.

Blut

Kaltes oxygeniertes und mit Kalzium oder Procain versetztes Blut wird ebenfalls zur Kardioplegie verwandt. Über diese Methode liegen sehr günstige experimentelle Ergebnisse vor, die jedoch keine wesentlichen Vorteile gegenüber den kristalloiden kardioplegischen Lösungen erbringen [42, 76]. Der theoretische Vorzug der hypothermen Blutkardioplegie besteht darin, daß während wiederholter Infusionen eine Auffüllung der zellulären Energiereserven über aerobe Stoffwechselprozesse erfolgt. Da die Myokardtemperatur meist nicht so tief abfällt wie bei der Kardioplegie mit kristalloiden Lösungen, könnte ihr möglicher Nachteil in einem höheren myokardialen Energiebedarf während der Ischämie bestehen. Die untere Grenze der Bluttemperatur sollte bei 22 °C liegen, da die Viskosität bei tieferen Temperaturen zunehmen und die Mikrozirkulation beeinträchtigen kann. Die Blutkardioplegie erlaubt daher keine tiefere Abkühlung des Myokards; mit kristalloiden Lösungen von 4 °C sind ohne Schwierigkeiten Myokardtemperaturen von 15 °C und niedriger zu erzielen. Weitere Nachteile der hypothermen Blutkardioplegie sind zum einen in der komplizierteren Handhabung dieser Methode zu sehen; zum anderen ist eher die Möglichkeit einer Hyperkaliämie gegeben, da das zur Kardioplegie benützte hyperkaliämische Blut meist in den kardiopulmonalen Bypass gelangt. Bei der Kardioplegie mit kristalloiden Lösungen wird dagegen der rechte Vorhof meist eröffnet und der größte Anteil dieser Lösung verworfen.
Ob zwischen der hypothermen Blutkardioplegie und der hypothermen Infusionskardioplegie mit kristalloiden Lösungen ein wesentlicher Unterschied besteht, muß durch weitere experimentelle und klinische Untersuchungen geklärt werden. Nach unserer Erfahrung können mit kristalloiden Lösungen durchwegs hervorragende Ergebnisse erzielt werden. Die Blutkardioplegie wird daher von uns nicht angewandt.

Technik der Infusionskardioplegie

Die Handhabung der hypothermen Infusionskardioplegie hat folgende Prinzipien:

1. Schnelle Induktion und Aufrechterhaltung des Herzstillstandes und tiefe Hypothermie des Myokards.

2. Vermeidung eines Koronargefäß- oder Myokardschadens infolge der Infusion.
3. Vermeidung eines Myokardschadens während der Reperfusion nach Öffnen der Aortenklemme.
4. Optimale Erholungsbedingungen für das Myokard in der postischämischen Phase.

Temperaturüberwachung

Je tiefer die myokardiale Temperatur, desto wirksamer die Kardioplegie. Die Überwachung der Myokardtemperatur ist daher die einzige Garantie für einen ausreichenden Myokardschutz. Dazu messen wir die septale Temperatur mit einer Thermistornadel und halten die Temperatur unter 20 °C, wenn möglich nahe bei 10 °C. Die Thermistornadel wird etwa 1,5 cm rechts vom Ramus interventricularis anterior eingestochen und nach oben in das Septum vorgeschoben. Mit dieser Methode kann man bei direkter Koronarperfusion feststellen, ob der Ramus circumflexus überwiegend perfundiert wird.

Besonders bei hochgradigen Koronarstenosen kann eine inhomogene Abkühlung und Wiedererwärmung des Myokards erfolgen; in solchen Fällen muß die Myokardtemperatur an verschiedenen Stellen gemessen werden, um sich einer ausreichenden und gleichmäßigen myokardialen Hypothermie zu versichern. Dabei sollte die Myokardtemperatur vor allem in den Gebieten gemessen werden, die aufgrund des Koronarangiogramms am schlechtesten durchblutet werden.

Alle 15 min oder bei Ansteigen über 20 °C wird die Myokardtemperatur neben anderen kardioplegischen Daten dem Operateur mitgeteilt und auf einem Perfusionsprotokoll festgehalten (Abb. 6.4). Wir haben die Erfahrung gemacht, daß die schriftliche Aufzeichnung derartiger Daten die Sorgfalt, mit der die hypotherme Infusionskardioplegie vorgenommen wird, erhöht. Zudem können diese Daten bei retrospektiver Untersuchung der kardioplegischen Methode von besonderem Wert sein. Tabelle 6.2 zeigt die myokardialen Temperaturen während Aortenklappenersatz und koronarem Bypass im kardioplegischen Herzstillstand von bis zu 90 min Dauer.

Tabelle 6.2. Verhalten der septalen Myokardtemperatur nach hypothermer Infusionskardioplegie beim Aortenklappenersatz und Aortenklappenersatz mit aortokoronarem Bypass

Zeit (min)	Zahl der Patienten	°C	Zeit (min)	Zahl der Patienten	°C
15	39	15,2	60	40	17,4
30	40	18,3	75	33	19,0
45	39	17,3	90	19	20,8

ANGABEN ZUR KARDIOPLEGIE

Name: ______ Nummer: ______ Geschlecht: m w

Alter: ______

Links–Ventrikel–Hypertrophie im EKG: ja nein

Diagnose: ______

Operation: ______

Datum: ______

Operateur: ______

Assistent: ______

Topische Hypothermie: ja nein Art d. Hypothermie: ______

Kardioplegische Lösung: ______ Temperatur: ______

Initiale Dosis: ______ ml Dauer d. initialen Infusion: ______ min

	SEPTALE TEMP. (°C)	INFUSIONSMENGE	INFUSIONSDRUCK (MM HG)
Vor Infusion:	______	______	______
Nach Infusion:	______	______	______
15 min:	______	______	______
30 min:	______	______	______
45 min:	______	______	______
60 min:	______	______	______
75 min:	______	______	______
105 min:	______	______	______
120 min:	______	______	______

Aortenabklemmzeit: ______ min

Rhythmus nach Aorta auf:

Spontaner Sinus oder Knotenersatz: ______ Vorhofflimmern: ______ Sonstiges: ______

Defibrillation: nein ja Zahl der Schocks: ______

Inotrope Kreislaufunterstützung: nein ja Medikament: ______

Vasodilatator: nein ja

Postop. EKG: keine Veränderung ______ neue Q–Zacke ______ ST–T–Veränderung ______

Postop. Morbidität:

Postop. Letalität:

Spätergebnis:

Abb. 6.4

Infusion der kardioplegischen Lösung

Die Handhabung der Infusionskardioplegie steckt noch in ihren Anfängen. In absehbarer Zeit wird man wohl über Infusionssysteme verfügen, mit deren Hilfe Infusionsgeschwindigkeit, Infusionsdruck und Temperatur der Lösung und des Myokards exakt kontrolliert werden können; damit sollten sich Steuerung und Überwachung der Infusionskardioplegie erleichtern und sicherer machen lassen.

Beim Aortenklappenersatz vermeiden wir die direkte Infusion der kardioplegischen Lösung in die Aortenwurzel; denn gerade bei der Aorteninsuffizienz ist aus folgenden Gründen keine ausreichende kardioplegische Perfusion des Myokards zu erreichen:

1. Bei Linksherzdrainage fließt der größte Teil der kardioplegischen Lösung über die Saugung und nicht durch den Koronarkreislauf ab.
2. Wird die Linksherzdrainage abgeklemmt, dilatiert der linke Ventrikel, wenn er nicht von außen komprimiert wird.
3. Wird die ventrikuläre Saugung abgeklemmt und der Ventrikel von außen komprimiert, führt der intraventrikuläre Druck zur Kompression des Myokards und Behinderung der Koronarperfusion. Aus denselben Gründen ist auch die Infusion durch einen apikalen Katheter nicht gerechtfertigt [104].

Bei Aortenvitien infundieren wir daher die kardioplegische Lösung mit Koronarkanülen direkt in die Koronarostien.

Vor Beginn der Infusionskardioplegie wird auf totalen Bypass übergegangen. Im unteren Bereich des rechten Vorhofes wird eine etwa 1 cm lange Inzision angelegt und mit einer Tabakbeutelnaht und einem Tourniquet versehen. Durch diese Inzision wird die kardioplegische Lösung abgesaugt und verworfen, um eine exzessive Hämodilution und Kaliumüberdosierung im extrakorporalen Kreislauf zu vermeiden. Durch Zuziehen der Hohlvenentourniquets werden ein Kontakt des rechten Ventrikels mit dem zirkulierenden Blut und damit eine vorzeitige Wiedererwärmung des Herzens vermieden.

Die Temperatur der Infusionslösung beträgt 4 °C. Tabelle 6.3 gibt die Infusionsmenge, Infusionszeiten und den Temperaturabfall bei Klappenersatzoperationen wider. Beim Aortenklappenersatz beträgt die initiale Menge etwa 800–1 000 ml, die Infusionszeit beträgt meist 5–6 min. Die Infusion erfolgt bei einer Geschwindigkeit von 100–200 ml/min. Die Myokardtemperatur fällt dabei meist auf etwa 13 °C ab.

Bei Mitralklappenersatz, koronarem Bypass und angeborenen Herzfehlern erfolgt die Infusion der kardioplegischen Lösung über eine Nadel in die Aorta ascendens. Zum Mitralklappenersatz wird das Herz fibrilliert, der

Tabelle 6.3. Parameter bei initialer Infusion der kardioplegischen Lösung. Die Meßdaten stellen Durchschnittswerte dar (*MKE* = Mitralklappenersatz; *AKE* = Aortenklappenersatz; *ACB* = Aortokoronarer Bypass)

		Infusionsmenge (ml)	Infusionsgeschwindigkeit (ml/min)	Infusionszeit (min)	Temperaturabfall (°C)	Abfallgeschwindigkeit (°/min)
Isolierter MKE	(n=30)	573	180	3,2	14,5	4,5
Isolierter AKE	(n=45)	984	186	5,3	13,7	2,6
AKE+ACB	(n=18)	939	180	5,2	13,1	2,5

linke Vorhof eröffnet und ein Koronarsauger in den linken Vorhof oder durch die Mitralklappe in den linken Ventrikel eingeführt. Die Aortenklemme kann dann unmittelbar vor Eröffnung des linken Vorhofes oder bei Beginn der kardioplegischen Infusion angelegt werden. Mit diesem Vorgehen kann das Schließen der Aortenklappe erleichtert werden. Bei der Infusion in die Aortenwurzel ist vor allem auf eine Aorteninsuffizienz zu achten. Dies gilt besonders für Eingriffe an der Mitralklappe, da bereits eine geringgradige Aorteninsuffizienz zur Distension des linken Ventrikels mit ihren ernsten Komplikationen führen kann. Auch bei einer nur geringen Aorteninsuffizienz eröffnen wir daher die Aorta und führen die kardioplegische Infusion direkt durch die Koronarostien durch.

Reinfusion

Zur Aufrechterhaltung des Herzstillstandes und der Hypothermie kann die Reinfusion der hypothermen kardioplegischen Lösung notwendig sein [35, 76, 92]. Mit der Reinfusion werden außerdem metabolische Endprodukte ausgespült und Glukose für den anaeroben Stoffwechsel ersetzt [45, 80]. Bronchialfluß, nichtkoronarer Kollateralfluß und die wärmere Umgebungstemperatur führen zur vorzeitigen Erwärmung des Myokards [18]. Durch den nichtkoronaren Kollateralfluß wird zudem die kardioplegische Lösung ausgewaschen, so daß die elektromechanische Aktivität wieder einsetzen kann und den myokardialen Energiebedarf erhöht. Bei systemischer Hypothermie, Oberflächenkühlung und durch Abdichten der Hohlvenen kann die Wiedererwärmung des Herzens verlangsamt werden [93]. Trotz dieser Maßnahmen ist jedoch meist eine Reinfusion der kardioplegischen Lösung notwendig. Wir führen diese bei Ansteigen der Myokardtemperatur über 20 °C, bei Wiederauftreten elektromechanischer Aktivität oder alle 30–40 min durch.

Reperfusion und Wiederbelebung

Reperfusion und Wiederbelebung des Herzens vor Beendigung der extrakorporalen Zirkulation stellen kritische Phasen im Verlauf einer Herzoperation dar. Engelman et al. konnten nachweisen, daß ein hoher Aortendruck nach Freigabe der Aortenklemme zur myokardialen Schädigung führen kann [36]. Das kalte, kardioplegisch stillgelegte Herz scheint besonders empfänglich für derartige Schäden zu sein. Wir senken daher während der ersten Minuten nach Öffnen der Aortenklemme den Aortendruck auf 50 mm Hg, bis sich das Herz tonisiert hat und zu fibrillieren oder zu schlagen beginnt. Während der Reperfusion soll es bei einem hohen Prozentsatz der Patienten zum spontanen Sinusrhythmus kommen [88]. Nach unseren Erfahrungen kommt es jedoch trotz eines anfänglichen Sinusrhythmus während der ersten Minuten der kardialen Wiederbelebung häufig zum Kammerflimmern. Wahrscheinlich sind diese Rhythmusstörungen auf eine elektrische Instabilität zurückzuführen, die durch die Wiedererwärmung des Myokards und die Reaktivierung der stillgelegten Zellmembranen hervorgerufen wird. Auch bei einer Bluttemperatur von 37 °C dauert die Wiedererwärmung des Myokards etwa 5–10 min. Während dieser Zeit sollte eine Distension des linken Ventrikels sorgfältig vermieden werden. 15–20 min nach Öffnen der Aortenklemme hat das Herz meist seine volle Funktion wieder übernommen, so daß von der extrakorporalen Zirkulation abgegangen werden kann.

Klinische Ergebnisse

Die in diesem Paragraph besprochenen Ergebnisse beziehen sich auf die hypotherme kristalloide Kaliumkardioplegie.

Klappenchirurgie

Adams et al. berichteten über 54 Patienten, die einem Aortenklappenersatz unterzogen wurden [2]. Bei 6 Patienten wurde zusätzlich ein koronarer Bypass und bei weiteren 6 Patienten ein Mitralklappenersatz vorgenommen. In dieser Gruppe wurde ein Todesfall verzeichnet; im EKG fanden sich bei keinem Patienten Hinweise auf einen Herzinfarkt. Bei 2 Patienten wiesen die enzymatischen Untersuchungen auf einen Myokardschaden hin, 2 Patienten bedurften postoperativer inotroper Kreislaufunterstützung. Diese Ergebnisse scheinen jenen von Sapsford et al. und Karp u. Lell, die Koronarperfusion bzw. den ischämischen Herzstillstand mit lokaler Hypothermie einsetzten, überlegen zu sein [70, 103]. Unsere wie die Ergebnisse anderer Autoren stimmen mit Adams überein [17, 101, 119].

Kombinierte Koronar- und Klappenchirurgie

Richardson et al. berichteten über 54 Patienten, die einem Aortenklappenersatz kombiniert mit Eingriffen an den Kranzgefäßen unterzogen wurden [97]. Zum Myokardschutz wurde die hypotherme Kardioplegie mit Myokardtemperaturen von 8–18 °C eingesetzt. Die Aortenabklemmzeit betrug im Durchschnitt 66 min und reichte bis zu 94 min. In dieser Gruppe trat kein perioperativer Infarkt auf, wogegen die Infarkthäufigkeit nach Koronarperfusion 24% und nach hypothermem ischämischem Herzstillstand 9% betrug.

Koronarchirurgie

Über die Anwendung der hypothermen Kardioplegie in der Koronarchirurgie liegen hervorragende Ergebnisse vor [1, 3, 12, 28, 66]. Auch mit dem intermittierenden ischämischen Herzstillstand während der distalen Anastomosen werden gute Ergebnisse erzielt. Die proximalen Anastomosen werden jeweils am reperfundierten und schlagenden Herzen eingenäht. Kurze ischämische Perioden werden bei koronarchirurgischen Eingriffen durchaus vertragen. Welche dieser Methoden eindeutig besser ist, werden weitere Untersuchungen zeigen. Wir ziehen die hypotherme Kardioplegie vor, da sie die Operation vor allem bei Mehrfachbypasses vereinfachen und verkürzen kann.

Chirurgie angeborener Herzfehler

Die hypotherme Kardioplegie erleichtert die Korrektur angeborener Herzfehler wesentlich. Mit ihr kann die intrakardiale Anatomie am erschlafften Herzen hervorragend dargestellt werden. Verglichen mit anderen Techniken erweist sich die Kardioplegie vor allem beim transatrialen Verschluß des Ventrikelseptumdefektes als überlegen.
Die postoperative Myokardfunktion nach Korrektur angeborener Herzfehler wird nicht von der Myokardschutzmethode allein beeinflußt. Eine entscheidende Rolle spielen auch die Größe der Ventrikulotomie, eine persistierende rechtsventrikuläre Hypertonie, das Ausmaß des pulmonalen Gefäßwiderstandes, residuale Druckgradienten und andere Faktoren. Die Analyse verschiedener Myokardschutzmethoden ist daher bei kongenitalen Vitien wesentlich komplexer als bei erworbenen Herzfehlern. Dennoch haben wir den Eindruck, daß die hypotherme Kardioplegie allen früheren Methoden überlegen ist. Ein Bericht über die Verbesserung der Ergebnisse bei der Korrektur der totalen Lungenvenenfehlmündung durch Anwendung der hypothermen Kardioplegie bestärkt uns in dieser Ansicht. Mit Ausnahme des einfachen Vorhofseptumdefektes und der Klappenkommissurotomie bedienen wir uns bei allen Korrekturen kongenitaler Vitien der hypothermen Kardioplegie.

Die Grenzen der hypothermen kristalloiden Kardioplegie

In der Literatur existieren mehrere Berichte über Patienten, bei denen nach Kardioplegiezeiten von über 2 h eine normale Myokardfunktion wieder einsetzte [17, 117]. In einem Fall wurde sogar eine Ischämiezeit von 208 min beschrieben, ohne daß es zur postoperativen Beeinträchtigung der Myokardfunktion kam [101]. Auch im Tierexperiment konnte nach 2ständigem Herzstillstand eine normale Ventrikelfunktion nachgewiesen werden [40, 76].
Aus unserem Krankengut haben wir 27 Patienten zusammengestellt, bei denen die Aortenabklemmzeit nach einem isolierten Aortenklappenersatz (17 Patienten) oder einer Kombination von Aortenklappenersatz und koronarem Bypass (10 Patienten) 90 min überschritt [50]. Die Aortenabklemmzeit lag zwischen 90 und 185 min und betrug im Durchschnitt 105 min. Alle Patienten überlebten den Eingriff. 7,4% der Patienten bedurften inotroper Kreislaufunterstützung. Vasodilatatoren wurden bei 63% der Patienten eingesetzt. Ein perioperativer Infarkt, definiert als neue Q-Zacke, trat bei

7,4% der Gesamtgruppe, jedoch bei keinem Patienten nach isoliertem Aortenklappenersatz auf.

Kritik der hypothermen Infusionskardioplegie

Es ist hinreichend erwiesen, daß die hypotherme Infusionskardioplegie einen ausgezeichneten Myokardschutz bietet, der sowohl der Koronarperfusion als auch der Ischämie in lokaler Hypothermie überlegen ist. Der Wirkungsmechanismus des hypothermen kardioplegischen Herzstillstandes, nämlich die weitgehende Stillegung der Stoffwechselprozesse während der Ischämie und damit die Verlängerung der Wiederbelebungszeit, scheint bei allen Herzen und allen Operationsarten zu funktionieren. Faktoren, die die Wirksamkeit und Anwendbarkeit der Koronarperfusion oder lokalen Hypothermie beeinträchtigen (Hypertrophie des linken Ventrikels, Koronarstenosen, komplexe Eingriffe, Ischämiezeiten über 60 min) sind für die hypotherme Infusionskardioplegie irrelevant.
Der hypotherme kardioplegische Herzstillstand bedeutet einen wesentlichen Fortschritt in der Entwicklung der Herzchirurgie. Dank dieser Methode haben sich die chirurgischen Ergebnisse eindeutig verbessert, so daß man möglicherweise bei der Wahl des Operationszeitpunktes zahlreicher Herzerkrankungen umdenken wird. Mit weiterer Verfeinerung von Zusammensetzung und Applikation derartiger Lösungen werden die klinischen Ergebnisse vielleicht noch günstiger werden. Die heute erzielbaren ausgezeichneten funktionellen Ergebnisse und die hervorragenden Operationsbedingungen machen jedenfalls die hypotherme Kardioplegie zur bevorzugten Myokardschutzmethode.

Literatur

1. Adams PX, Cunningham JN, Brazier J, Pappis M, Trehan N, Spencer FC (1978) Technique and experience using potassium cardioplegia during myocardial revascularization for preinfarction angina. Surgery 83:12
2. Adams PX, Cunningham JN, Trehan NK, Brazier JR, Reed GE, Spencer FC (1978) Clinical experience using potassium-induced cardioplegia with hypothermia in aortic valve replacement. J Thorac Cardiovasc Surg 75:564
3. Adappa MG, Jocobson LB, Hetzer R, Hill JD, Kamm B, Kerth WJ (1978) Cold hyperkalemic cardiac arrest versus intermittent aortic cross-clamping and topical hypothermia for coronary bypass surgery. J Thorac Cardiovasc Surg 75:171
4. Allard JR, Shizgal HM, Dobell ARC (1973) Distribution of myocardial blood flow during cardiopulmonary bypass in normal and hypertrophied left ventricles. Surg Forum 24:178
5. Althaus U, Senn A (1971) Clinical experience with the Bretschneider-cardioplegia in aortic valve replacement. J Cardiovasc Surg (Torino) 12:463
6. Appelbaum A, Kouchoukos NT, Blackstone EH, Kirklin JW (1976) Early risks of open heart surgery for mitral valve disease. Am J Cardiol 37:201
7. Apstein CS, Deckelbaum L, Mueller M, Hagopian L, Hood WB Jr (1977) Graded global ischemia and reperfusion: cardiac function and lactate metabolism. Circulation 55:864

8. Ashmore PG, Svitek V, Ambrose P (1968) The incidence and effects of particulate aggregation and microembolism in pump-oxygenator systems. J Thorac Cardiovasc Surg 55:691
9. Barner HB, Standeven JW, Jellinek M, Menz LJ, Hahn JW (1977) Topical cardiac hypothermia for myocardial preservation. J Thorac Cardiovasc Surg 73:856
10. Baroldi G, Milam JD, Wukasch DC, Sandiford FM, Romagnoli A, Cooley DA (1974) Myocardial cell damage in "stone hearts." J Mol Cell Cardiol 6:395
11. Behrendt DM, Jochim KE (1978) Effect of temperature of cardioplegic solution. J Thorac Cardiovasc Surg 76:353
12. Behrendt DM, Kirsh MM, Jochim KE, Sloan H (1978) Effects of cardioplegic solution on human contractile element velocity. Ann Thorac Surg 26:499
13. Bernard WF, Schwartz HF, Mallick NP (1961) Elective hypothermic cardiac arrest in normothermic animals. Ann Surg 153:43
14. Bixler TJ, Gardner TJ, Flaherty JT, Goldman RA, Gott VL (1978) Effects of procaine-induced cardioplegia on myocardial ischemia, myocardial edema and post-arrest ventricular function: a comparison with potassium-induced cardioplegia and hypothermia. J Thorac Cardiovasc Surg 75:886
15. Bleese N, Döring V, Kalmar P, Pakar H, Polonius MJ, Steiner D, Rodewald G (1978) Intraoperative myocardial protection by cardioplegia in hypothermia: clinical findings. J Thorac Cardiovasc Surg 75:405
16. Bloodwell RD, Kidd JN, Hallman GL, Burdette WJ, McMurtrey MJ, Cooley DA (1969) Cardiac valve replacement without coronary perfusion: clinical and laboratory observation. In Brewer LA (ed): Prosthetic Heart Valves. Charles C Thomas, Springfield Ill, p 397
17. Braimbridge MV, Chayen J, Bitensky L, Hearse DJ, Jynge P, Cankovic-Darracott S (1975) Cold cardioplegia or continuous coronary perfusion? Report on preliminary clinical experience as assessed cytochemically. J Thorac Cardiovasc Surg 70:1073
18. Brazier J, Hottenrott C, Buckberg GD (1975) Noncoronary collateral myocardial blood flow. Ann Thorac Surg 19:426
19. Bretschneider HJ, Hübner G, Knoll D, Lohr B, Nordbeck H, Spieckermann PG (1975) Myocardial resistance and tolerance to ischemia: physiological and biochemical basis. J Cardiovasc Surg 16:241
20. Brody WR, Reitz BA, Andrews MJ, Roberts WC, Michaelis LL (1975) Long-term morphologic and hemodynamic evaluation of the left ventricle after cardiopulmonary bypass: a comparison of normothermic anoxic arrest, coronary artery perfusion and profound topical hypothermia. J Thorac Cardiovasc Surg 70:1073
21. Buckberg GD, Brazier JR, Nelson RL, Goldstein SM, McConnell DH, Cooper N (1977) Studies of the effects of hypothermia on regional myocardial blood flow and metabolism during cardiopulmonary bypass. I. The adequately perfused beating, fibrillating, and arrested heart. J Thorac Cardiovasc Surg 73:87
22. Buckberg GD, Towers B, Paglia D, Mulder DG, Maloney JV (1972) Subendocardial ischemia after cardiopulmonary bypass. J Thorac Cardiovasc Surg 64:699
23. Buja LM, Levitsky S, Ferrans VJ, Souther SG, Roberts WC, Morrow AG (1971) Acute and chronic effects of normothermic anoxia on canine hearts. Light and electron microscopic evaluation. Circulation 43 (Suppl I):I-44
24. Cerra FB, Lajos TZ, Montes M, Siegel JH (1974) Structural-functional correlates of reversible myocardial anoxia. J Surg Research 16:140
25. Clark RD, Ferguson TB, West PN, Shuchleib RC, Henry PD (1977) Pharmacologic preservation of the ischemic heart. Ann Thorac Surg 24:307
26. Cohn LH, Collins JJ Jr (1974) Local cardiac hypothermia for myocardial protection. Ann Thorac Surg 17:135
27. Cohn LH, Fujiwara Y, Kirk E, Collins JJ Jr (1975) Effects of local cardiac hypothermia on the magnitude and distribution of coronary blood flow and on myocardial function and metabolism. Ann Thorac Surg 19:10
28. Conti VR, Bertranou EG, Blackstone EH, Kirklin JW, Digerness SB (1978) Cold cardioplegia versus hypothermia for myocardial protection: randomized clinical study. J Thorac Cardiovasc Surg 76:577
29. Cooley DA, Reul GJ, Wukasch DC (1972) Ischemic contracture of the heart: 'stone heart." Am J Cardiol 29:575

30. Cunkingnan RA, Carey JS (1978) Normothermic coronary perfusion during aortic valve replacement. Ann Thorac Surg 25:215
31. Ebert PA, Greenfield LJ, Austen WG, Morrow AG (1962) Experimental comparison of methods for protecting the heart during aortic occlusion. Ann Surg 155:25
32. Effler DB, Knight HF, Groves LK, Kolff WJ (1957) Elective cardiac arrest for open heart surgery. Surg Gynecol Obstet 105:407
33. Ellis RJ, Pryor W, Ebert PA (1977) Advantages of potassium cardioplegia and perfusion hypothermia in left ventricular hypertrophy. Ann Thorac Surg 24:299
34. Engedal H, Skagseth E, Saetersdal TS, Myklebus R (1978) Cardiac hypothermia evaluated by ultrastructural studies in man. J Thorac Cardiovasc Surg 75:548
35. Engelman RM, Levitsky S, O'Donoghue J, Auvil J (1978) Cardioplegia and myocardial preservation during cardiopulmonary bypass. Circulation 58 (Suppl I):I-107
36. Engelman RM, Levitsky S, Wyndham CRC (1977) Optimal conditions for reperfusion during cardiopulmonary bypass. Circulation 56 (Suppl II):II-148
37. Fishman NH, Youker JE, Roe BB (1968) Mechanical injury to the coronary arteries during operative cannulation. Am Heart J 75:26
38. Fisk RL, Gelfand ET, Callaghan JC (1977) Hypothermic coronary perfusion for intraoperative cardioplegia. Ann Thorac Surg 23:58
39. Foglia RP, Steed DL, Follette DM, DeLand EC, Buckberg GD (1977) Creation and avoidance of myocardial edema by potassium cardioplegia. Surg Forum 28:226
40. Follette D, Fey K, Mulder DG, Maloney JV, Buckberg G (1977) Prolonged safe aortic cross clamping by combining membrane stabilization, multi-dose cardioplegia, and appropriate pH reperfusion. J Thorac Cardiovasc Surg 74:682
41. Follette DM, Mulder DG, Maloney JV, Buckberg GD (1978) Advantages of blood cardioplegia over continuous coronary perfusion or intermittent ischemia: experimental and clinical study. J Thorac Cardiovasc Surg 76:604
42. Follette DM, Steed DL, Foglia R, Fey K, Buckberg GD (1978) Advantages of intermittent blood cardioplegia over intermittent ischemia during prolonged hypothermic aortic clamping. Circulation 58 (Suppl I):I-200
43. Fuhrman GJ, Fuhrman FA, Field J (1950) Metabolism of rat heart slices, with special reference to effects of temperature and anoxia. Am J Physiol 163:642
44. Gay WA, Ebert PA (1973) Functional, metabolic, and morphologic effects of potassium-induced cardioplegia. Surgery 74:284
45. Gehl H (1965) Experimentelle Untersuchungen zur Bestimmung der Dauer eines gut reversiblen Herzstillstandes bei selektiver tiefer Hypothermie durch intermittierende Coronarperfusion. Z Gesamte Exp Med 139:663
46. Gott VL, Bartlett M, Long DH, Lillehei CW, Johnson JA (1962) Myocardial energy substances in the dog heart during potassium and hypothermic arrest. J Appl Physiol 17:815
47. Gott VL, Dutton RC, Young WP (1962) Myocardial rigor mortis as an indication of cardiac metabolic function. Surg Forum 13:172
48. Greenberg JJ, Edmunds LH, Brown RB (1960) Myocardial metabolism and postarrest function in the cold and chemically arrested heart. Surgery 48:31
49. Griepp RB, Stinson EB, Shumway NE (1973) Profound local hypothermia for myocardial protection during open heart surgery. J Thorac Cardiovasc Surg 66:731
50. Harlan BJ, Knight RW, Torstveit J, Starr A: The limits of cold crystalloid cardioplegia: results following ischemic periods over ninety minutes. Unpublished data
51. Harlan BJ, Ross D, Macmanus Q, Knight R, Luber J, Starr A (1978) Cardioplegic solutions for myocardial preservation: analysis of hypothermic arrest, potassium arrest, and procaine arrest. Circulation 58 (Suppl I):I-114
52. Hearse DJ, Chain EB (1972) The role of glucose in the survival and "recovery" of the anoxic isolated perfused rat heart. Biochem J 128:1125
53. Hearse DJ, Garlick PB, Humphrey SM (1977) Ischemic contracture of the myocardium: mechanisms and prevention. Am J Cardiol 39:986
54. Hearse DJ, Humphrey SM, Boink ABTJ, Ruigrok TJC (1978) The calcium paradox: metabolic, electrophysiological, contractile and ultrastructural characteristics in four species. Eur J Cardiol 7:241

55. Hearse DJ, Stewart DA, Braimbridge MV (1976) Cellular protection during myocardial ischemia: the development and characterization of a procedure for the induction of reversible ischemic arrest. Circulation 54:193
56. Hearse DJ, Stewart DA, Braimbridge MV (1976) Myocardial protection during bypass and arrest: a possible hazard with lactate-containing infusates. J Thorac Cardiovasc Surg 72:880
57. Hoffman JIE (1978) Determinants and prediction of transmural myocardial perfusion. Circulation 58:381
58. Holland CE, Olson RE (1975) Prevention by hypothermia of paradoxical calcium necrosis in cardiac muscle. J Mol Cell Cardiol 7:917
59. Hooker DR (1929) On the recovery of the heart in electric shock. Am J Physiol 91:305
60. Hottenrott CE, Towers B, Kurkji HJ, Maloney JV, Buckberg GD (1973) The hazard of ventricular fibrillation in hypertrophied ventricles during cardiopulmonary bypass. J Thorac Cardiovasc Surg 66:742
61. Hurley EJ, Lower RR, Dong E, Pillsbury RC, Shumway NE (1964) Clinical experience with local hypothermia in elective cardiac arrest. J Thorac Cariovasc Surg 47:50
62. Isom OW, Kutin ND, Falk EA, Spencer FC (1973) Patterns of myocardial metabolism during cardiopulmonary bypass and coronary perfusion. J Thorac Cardiovasc Surg 66:705
63. Iyengar SRK, Ramchand S, Charrette EJP, Iyengar CKS, Lynn RB (1973) Anoxic cardiac arrest: an experimental and clinical study of its effects. J Thorac Cardiovasc Surg 66:722
64. Jennings RB, Ganote CE (1974) Structural changes in myocardium during acute ischemia. Circ Res 34, 35 (Suppl III):III-156
65. Jennings RB, Ganote CE, Reimer KA (1975) Ischemic tissue injury. Am J Pathol 81:179
66. Jones EL, Douglas JS Jr, Craver JM, King SB, Kaplan JA, Morgan EA, Hatcher CR Jr (1978) Results of coronary revascularization in patients with recent myocardial infarction. J Thorac Cardiovasc Surg 76:545
67. Jynge P, Hearse DJ, Braimbridge MV (1977) Myocardial protection during ischemic cardiac arrest: a possible hazard with calcium-free cardioplegic infusates. J Thorac Cardiovasc Surg 73:848
68. Jynge P, Hearse DJ, Braimbridge MV (1978) Protection of the ischemic myocardium: volume-duration relationships and the efficacy of myocardial infusates. J Thorac Cardiovasc Surg 76:698
69. Jynge P, Hearse DJ, de Leiris J, Feuvray D, Braimbridge MV (1978) Protection of the ischemic myocardium: ultrastructural, enzymatic, and functional assessment of the efficacy of various cardioplegic infusates. J Thorac Cardiovasc Surg 76:2
70. Karp RB, Lell W (1976) Evaluating techniques of myocardial preservation for aortic valve replacement: operative risk. J Thorac Cardiovasc Surg 72:206
71. Katz NM, Kirklin JW, Pacifico AD (1978) Concepts and practices in surgery for total anomalous pulmonary venous connection. Ann Thorac Surg 25:479
72. Kay EB, Nogueria C, Suzuki A, Postigo J, Mendelsohn D (1961) Myocardial protection during aortic valvular surgery. Ann Surg 154:159
73. Kay HR, Levine FH, Fallon JT, Grotte GJ, Butchart EG, Rao S, McEnany MT, Austen WG, Buckley MJ (1978) Effect of cross-clamp time, temperature, and cardioplegic agents on myocardial function after induced arrest. J Thorac Cardiovasc Surg 76:590
74. Kirsch U, Rodewald G, Kalmar P (1972) Induced ischemic arrest: clinical experience with cardioplegia in open-heart surgery. J Thorac Cardiovasc Surg 63:121
75. Kübler W, Spieckermann PG (1970) Regulation of glycolysis in the ischemic and anoxic myocardium. J Mol Cell Cardiol 1:351
76. Laks H, Barner HB, Standeven JW, Hahn JW, Jellinek M, Menz LJ (1978) Myocardial protection by intermittent perfusion with cardioplegic solution versus intermittent coronary perfusion with cold blood. J Thorac Cardiovasc Surg 76:158
77. Lee WH, Krumhaar D, Fonkalsrud EW, Schjeide EW, Maloney JV (1961) Denaturation of plasma proteins as a cause of morbidity and death after intracardiac operations. Surgery 50:29
78. Levitsky S, Sloane RE, Mullin EM, McIntosh CL, Morrow AG (1971) Normothermic myocardial anoxia: effects on the canine heart with left ventricular outflow obstruction. Ann Thorac Surg 11:229

79. Levitsky S, Wright RN, Rao KS, Holland C, Roper K, Engelman R, Feinberg H (1977) Does intermittent coronary perfusion offer greater myocardial protection than continuous aortic cross-clamping? Surgery 82:51
80. Lolley DM, Ray JF, Myers WO, Sheldon G, Sautter RD (1978) Reduction of intraoperative myocardial infarction by means of exogenous anaerobic substrate enhancement: prospective study. Ann Thorac Surg 26:515
81. Macmanus Q, Grunkemeier G, Lambert L, Dietl C, Starr A (1978) Aortic valve replacement and aorta-coronary bypass surgery: results with perfusion of proximal and distal coronary arteries. J Thorac Cardiovasc Surg 75:865
82. MacGregor DC, Wilson GJ, Tanaka S, Holness DE, Lixfeld W, Silver MD, Rubis LJ, Goldstein W, Guntensen J (1975) Ischemic contracture of the left ventricle: production and prevention. J Thorac Cardiovasc Surg 70:945
83. McFarland JA, Thomas LB, Gilbert JW, Morrow AG (1960) Myocardial necrosis following elective cardiac arrest induced with potassium citrate. J Thorac Cardiovasc Surg 40:200
84. McGoon DC, Pestana C, Moffitt EA (1965) Decreased risk of aortic valve surgery. Arch Surg 91:779
85. Melrose DG, Dreyer B, Bentall HH, Baker JBE (1955) Elective cardiac arrest. Lancet 2:21
86. Merchant FJ, Feinberg H, Levitsky S (1974) Sequential analysis of altered myocardial metabolism and contractility induced by normothermic arrest and reperfusion. J Surg Res 16:153
87. Midell AI, De Boer A, Bermudez G (1976) Postperfusion coronary ostial stenosis. J Thorac Cardiovasc Surg 72:80
88. Molina JE, Feiber W, Sisk A, Polen T, Collins B (1977) Cardioplegia without fibrillation or defibrillation in cardiac surgery. Surgery 81:619
89. Mulder DG, Olinger LN, McConnell DH, Maloney JV, Buckberg GD (1976) Myocardial protection during aortic valve replacement. Ann Thorac Surg 21:123
90. Murphy ES, Rosch J, Rahimtoola SH (1977) Frequency and significance of coronary arterial dominance in isolated aortic stenosis. Am J Cardiol 39:505
91. Najafi H, Henson D, Dye WS, Javid H, Hunter JA, Callaghan R, Eisenstein R, Julian OC (1969) Left ventricular hemorrhagic necrosis. Ann Thorac Surg 7:550
92. Nelson RL, Fey KH, Follette DM, Livesay JJ, DeLand EC, Maloney JV, Buckberg GD (1976) Intermittent infusion of cardioplegic solution during aortic cross-clamping. Surg Forum 27:241
93. Nelson RL, Goldstein SM, McConnell DH, Maloney JV, Buckberg GD (1976) Improved myocardial performance after aortic cross clamping by combining pharmacologic arrest with topical hypothermia. Circulation 54 (Suppl 3):III-11
94. Nelson RL, Goldstein SM, McConnell DH, Maloney JV Jr, Buckberg GD (1977) Studies of the effects of hypothermia on regional myocardial blood flow and metabolism during cardiopulmonary bypass. V. Profound topical hypothermia during ischemia in arrested hearts. J Thorac Cardiovasc Surg 73:201
95. Olinger GN, Bonchek LI, Keelan MH, Tresch DD, Siegel R, Bamrah V, Tristani FE (1978) Unstable angina: the case of operation. Am J Cardiol 42:634
96. Puppello DE, Blank RH, Bessone LN, Connar RG, Carlton LM Jr (1976) Local deep hypothermia for combined valvular and coronary heart disease. Ann Thorac Surg 21:508
97. Richardson JV, Kouchoukos NT, Wright JO, Karp RB (1979) Combined aortic valve replacement and myocardial revascularization: results in 220 patients. Circulation 59:75
98. Ringer S (1883) A further contribution regarding the influence of the different constituents of the blood on the contraction of the heart. J Physiol 4:29
99. Robb-Nicholson C, Currie WD, Wechsler AS (1978) Effects of verapamil on myocardial tolerance to ischemic arrest: comparison to potassium arrest. Circulation 58 (Suppl I):I-119
100. Robicek F, Sanger PW, Daugherty HK, Lesage MA (1967) Heart surgery in normothermic body perfusion, interruption of the coronary blood flow, and topical cardiac hypothermia. Ann Thorac Surg 4:232
101. Roe BB, Hutchinson JC, Fishman NH, Ullyot DJ, Smith DL (1977) Myocardial protection with cold, ischemic, potassium-induced cardioplegia. J Thorac Cardiovasc Surg 73:366

102. Rossiter SJ, Hultgren HN, Kosek JC, Wuerflein RD, Angell WW (1974) Ischemic myocardial injury with aortic valve replacement and coronary bypass. Arch Surg 109:652
103. Spasford RN, Blackstone EH, Kirklin JW, Karp RB, Kouchoukos NT, Pacifico AD, Roe CR, Bradley EL (1974) Coronary perfusion versus cold ischemic arrest during aortic valve surgery: a randomized study. Circulation 49:1190
104. Schachner A, Schimert G, Lajos TZ, Lee AB Jr, Siegel JH (1977) Selective intracavitary and coronary profound hypothermic cardioplegia for myocardial preservation: a new technique. Ann Thorac Surg 23:154
105. Schaff HV, Dombroff R, Flaherty JT, Bulkley BH, Butchins GM, Goldman RA, Gott VL (1978) Effect of potassium cardioplegia on myocardial ischemia and post arrest ventricular function. Circulation 58:240
106. Schaff HV, Flaherty JT, Dombroff R, Donahoo JS, Goldman RA, Gott VL (1977) Relationship between changes in myocardial carbon dioxide tension during ischemic arrest and postarrest ventricular function. Am J Cardiol 39:267
107. Schraut W, Lamberti JJ, Kampman K, Anagnostopoulos C, Replogle R, Glagov S (1977) Does local cardiac hypothermia during cardiopulmonary bypass protect the myocardium from long-term morphological and functional injury? Ann Thorac Surg 24:315
108. Sealy WC, Young WG, Brown IW, Harris JS, Merritt DH (1959) Potassium, magnesium and neostigmine for controlled cardioplegia. J Thorac Surg 37:655
109. Shragge BW, Digerness SB, Blackstone EH (1978) Complete recovery of myocardial function following cold exposure. Circulation 57, 58 (Suppl II):II-97
110. Shumway NE, Lower RR (1959) Topical cardiac hypothermia for extended periods of anoxic arrest. Surg Forum 10:563
111. Sondergaard T, Berg E, Staffeldt T, Szczepanski K (1975) Cardioplegic cardiac arrest in aortic surgery. J Cardiovasc Surg 16:288
112. Starr A, Edwards ML (1961) Mitral replacement: clinical experience with a ball valve prosthesis. Ann Surg 154:726
113. Starr A, Edwards ML, McCord C, Griswold HE (1963) Aortic replacement: experience with a semirigid ball valve prosthesis. Circulation 27:779
114. Stemmer EA, Joy I, Aronow WS, Thibault W, McCart P, Connolly JE (1975) Preservation of myocardial ultrastructure. J Thorac Cardiovasc Surg 70:666
115. Stiles QR, Hughes RK, Lindesmith GG (1977) The effectiveness of topical cardiac hypothermia. J Thorac Cardiovasc Surg 73:176
116. Trump BF, Mergner WJ, Kahng MW, Saldino AJ (1976) Studies on the subcellular pathophysiology of ischemia. Circulation 53 (Suppl I):I-17
117. Tyers GFO, Manley NJ, Williams EH, Shaffer CW, Williams DR, Kurusz M (1977) Preliminary clinical experience with isotonic hypothermic potassium-induced arrest. J Thorac Cardiovasc Surg 74:674
118. Tyers GFO, Todd GJ, Neely JR, Waldhausen JA (1975) The mechanism of myocardial protection from ischemic arrest by intracoronary tetrodotoxin administration. J Thorac Cardiovasc Surg 69:190
119. Tyers GFO, Todd GJ, Neibauer IM, Manley NJ, Waldhausen JA (1975) The mechanism of myocardial damage following potassium citrate (Melrose) cardioplegia. Surgery 78:45
120. Tyers GFO, Williams EH, Hughes HC, Todd GJ (1977) Effect of perfusate temperature on myocardial protection from ischemia. J Thorac Cardiovasc Surg 73:766
121. Urschel HC, Greenberg JJ (1960) Differential cardiac hypothermia for elective cardioplegia. Ann Surg 152:845
122. Waldhausen JA, Braunwald NS, Bloodwell RD, Cornell WP, Morrow AG (1960) Left ventricular function following elective cardiac arrest. J Thorac Cardiovasc Surg 39:799
123. Wheeldon DR, Bethune DW, Gill RD, English TAH (1976) A simple cooling circuit for topical cardiac hypothermia. Thorax 31:565
124. Wukasch DC, Reul GJ, Milam JD, Hallman GL, Cooley DA (1972) The "stone heart" syndrome. Surgery 72:1071
125. Zimmerman ANE, Daems W, Hulsmann WC, Snijder J, Wisse E, Durrer D (1967) Morphological changes of heart muscle caused by successive perfusion with calcium-free and calcium-containing solutions (calcium-paradox). Cardiovasc Res 1:201

Kapitel 7

Postoperative Behandlung

Die postoperative Überwachung und Behandlung nach Eingriffen am offenen Herzen hat sich in den letzten Jahren zu einem wesentlichen und wissenschaftlich fundierten Bestandteil der Herzchirurgie entwickelt. Zahlreiche hervorragende Handbücher befassen sich allein mit diesem Thema [2, 11, 23]. Wir werden in diesem Kapitel unsere wichtigsten Grundsätze bei der postoperativen Überwachung und Therapie besprechen. Außerdem werden die häufigsten Komplikationen und ihre therapeutischen Richtlinien behandelt.

Routinemäßige Überwachung

Die routinemäßigen postoperativen Anordnungen für Erwachsene und Kleinkinder sind in Abb. 7.1 und 7.2 dargestellt. Unseren 24stündigen Überwachungsbogen der Intensivstation zeigt Abb. 7.3.

Der Blutdruck wird kontinuierlich über einen Radialiskatheter überwacht und zusammen mit dem EKG auf einem 4-Kanal-Monitor (Tektronix) dargestellt. Der zentrale Venendruck wird meist mit einem Wassermanometer gemessen, der linksatriale Druck mit einem Druckaufnehmer. Unter konstantem Druck wird heparinisierte physiologische Kochsalzlösung in die arterielle und linksatriale Drucklinie infundiert, um die Verweilkatheter offenzuhalten. Zur Vermeidung einer Volumenüberladung kann bei Kleinkindern die Infusionsgeschwindigkeit dieser Spüllösung auf 2 ml/h reduziert werden. Bei gewissen Patienten wird auch der Pulmonalisdruck gemessen. Besteht eine kardiale Insuffizienz, kann ein Swan-Ganz-Katheter gelegt und das Herzzeitvolumen durch Thermodilution bestimmt werden.

Die Urinausscheidung wird gesammelt und stündlich aufgezeichnet. Ebenso wird das Sekret der Thoraxdrainagen aufgefangen und in stündlichen Abständen oder, wenn notwendig, häufiger gemessen.

Bei Aufnahme auf die Intensivstation werden Hämatokrit, Elektrolyte und die arteriellen Blutgase gemessen. Die Röntgenaufnahme des Thorax gibt Aufschluß über die Lungenausdehnung, die exakte Lage des endotrachealen Tubus, der Magensonde und der venösen Drucklinie. Die unmittelbar postoperativ durchgeführte Thoraxübersichtsaufnahme kann außerdem als

University of Oregon Health Sciences Center Hospital and Clinics ÄRZTLICHE ANORDNUNGEN	Datum Station Zi Nr.
Allergien:	Name: Geburtsdatum:

Datum Tag	Mon	Jahr	KARDIOPULMONALE ABTEILUNG
			Postoperative Anordnungen – Kleinkinder
			Operation:
			ALLGEMEIN:
			1. Messungen:
			Manschettenblutdruck, ZVD 1/4 stündlich bis stabil, dann stündlich und bei Bedarf
			Temperatur, Puls 1/2 stündlich über 4 h, dann stündlich, HZV 2 stündlich über
			12 h, dann 4 stündlich über 12 h
			2. Überwachung (elektronisch):
			Bei Überschreitung der Grenzwerte diensthabenden Arzt rufen:
			EKG: Frequenzlimits:
			Blutdruck: Grenzwerte:
			Linker Vorhofdruck: Grenzwerte:
			ZVD: Grenzwerte:
			(Drucklinien mit Intraflo und 250 E Heparin in 250 ml Glukose 5% spülen.)
			3. Ein– und Ausfuhr stündlich
			4. Wiegen morgens
			5. Verbände aller Linien, Schrittmacherdrähte und Drainagen täglich wechseln
			und Jodofor–Salbe auftragen
			6. Urin ableiten. Spezifisches Gewicht 4 stündlich
			7. Mediastinaldrainagen mit 20 cm H_2O saugen
			8. Pleuradrainagen mit 10 cm H_2O saugen
			9. Thoraxdrainagensekret ersetzen:
			10. Magensonde ableiten. Zum Offenhalten mit Glukose 5% spülen oder Lage
			wechseln
			11. Bei Bedarf anbinden
			12. Schrittmacher:
			Ventrikel Demand mit /min, mA
			Vorhof mit /min, mA
			13. EKG–Streifen bei Schichtwechsel und bei Bedarf
			14.
			15.
			INFUSIONEN:
			16. Glukose 10% ml/h
			17. Alle Spülungen als Zufuhr zählen
			18. Blutentnahmen ml für ml ersetzen
			19. KCL: maximal 3 mval/h geben, um K^+ zwischen 4,5 und 5,4 mval/l zu halten
			20.

Abb. 7.1

University of Oregon Health Sciences Center
Hospital and Clinics
ÄRZTLICHE ANORDNUNGEN

Allergien:

Datum Station Zi Nr.

Name:
Geburtsdatum:

Datum Tag	Datum Mon	Datum Jahr	Postoperative Anordnungen – Kleinkinder (Fortsetzung)
			BEATMUNG:
			21. Baby Bird: FiO_2 1,0
			maximaler Beatmungsdruck
			PEEP cm H_2O
			Beatmungsfrequenz
			V_t (Bournes)
			Alarm kontinuierlich an
			22. Trachea bei Bedarf absaugen; Ambu mit 100% O_2;
			bei Bedarf 2–5 ml physiolog. NaCl– oder Absaug–Lösung instillieren
			(Absaug–Lösung: physiol. NaCl–Lösung 50 ml + 1/2 ml Heparin +
			1/2 ml $NaHCO_3$ + 1/2 ml Solu–Decortin H)
			23. Atemgymnastik 4 stündlich und bei Bedarf
			MEDIKATIONEN:
			24. Digoxin mg i.v. 12 stündlich, erste Dosis heute mg
			25. Cephalosporin mg i.v. stündlich
			26. Morphin 0,5–1 mg i.v. stündlich bei Schmerzen
			27. Sedierung
			28. Decadron 1 mg i.v. 4 stündlich, wenn Temperatur >39,2°C innerhalb der
			ersten 36 h
			29. Aspirin–Zäpfchen 125 mg 4 stündlich, wenn Rektaltemperatur >38,5°C
			30. Dopamin (400 mg in 125 ml Glukose 10% = 3200 µg/ml):
			31. Isoproterenol (0,5 mg in 125 ml Glukose 10% = 4 µg/ml):
			32. Nitroprussidnatrium (100 mg in 125 ml Glukose 10% = 800 µg/ml):
			33. Xylocain:
			34. Kalzium:
			35.
			36.
			LABOR:
			37. Rö.–Thorax sofort, 4 stündlich über 16 h, dann 12 stündlich
			38. BGA sofort, 1/2 stündlich bis stabil, dann stündlich bis 18 h postop.
			39. Hkt, Na^+, K^+, BUN, Ca^{2+}, Blutzucker sofort und 4 stündlich
			40. Kreatinin sofort
			41. EKG
			42. Blut: 1 Konserve über 36 h bereithalten, dann nach Bedarf

Abb. 7.1 (Fortsetzung)

University of Oregon Health Sciences Center
Hospital and Clinics

ÄRZTLICHE ANORDNUNGEN

Datum Station Zi Nr.

Allergien:

Name:
Geburtsdatum:

Datum: Tag | Mon | Jahr

KARDIOPULMONALE ABTEILUNG

Postoperative Anordnungen – Erwachsene

Operation:

ALLGEMEIN:

1. Messungen:
   Manschettenblutdruck, Puls, ZVD, halbstündlich und bei Bedarf bis stabil,
   Temperatur stündlich und bei Bedarf
   HZV 4–stündlich über 24 h und bei Bedarf
2. Überwachung (elektronisch):
   Bei Überschreitung der Grenzwerte diensthabenden Arzt rufen:
   EKG: Frequenzlimits:
   Blutdruck: Grenzwerte:
   Linker Vorhofdruck: Grenzwerte:
   Pulmonalarterie: Grenzwerte:
   (Drucklinien mit 250 E Heparin in 350 ml Glukose 5% und intraflo spülen)
3. Ein– und Ausfuhr stündlich, spezifisches Gewicht des Urins bei Schichtwechsel
4. Wiegen morgens
5. Verbände aller Linien, Schrittmacherdrähte und Drainagen täglich wechseln und Jodofor–Salbe auftragen
6. Foley–Katheter ableiten, Meatus bei Schichtwechsel mit Jodofor– Tupfer reinigen
7. Mediastinale Drainagen mit 30 cm H_2O saugen
8. Pleuradrainagen mit 15 cm H_2O saugen
9. Thoraxdrainagensekret (während der ersten 24 h) ml für ml ersetzen mit
10. Magensonde ableiten, zum Offenhalten mit physiologischer Kochsalzlösung spülen oder Lage ändern. Falls Verlust >250 ml/8 h, mit Glukose 5% – 0,45% NaCl ml für ml ersetzen
11. Beine:
    Bandagen am 2. postoperativen Tag durch Antithromboemboliestrümpfe ersetzen, Antithromboemboliestrümpfe einmal pro Schichtwechsel entfernen, aktive Beinübungen 4 stündlich und bei Bedarf
12. Aufstehen und laufen, sobald tolerabel
13. Schrittmacher:
    Vorhof mit /min, mA
    Ventrikel Demand mit /min, 20 mA
14. EKG–Streifen bei Schichtwechsel und bei Bedarf
15.

INFUSIONEN:

16. Glukose 5% ml/h
17. KCL maximal 5, 10, 20 mval/h (Betreffendes anstreichen) geben, um K^+ zwischen 4,5 und 5,2 mval/l zu halten
18. Periphere Infusionslinien 4 stündlich mit 2 ml Heparinlösung spülen
19.

Abb. 7.2

University of Oregon Health Sciences Center Hospital and Clinics ÄRZTLICHE ANORDNUNGEN	Datum Station Zi Nr.
Allergien:	Name: Geburtsdatum:

Datum			Postoperative Anordnungen — Erwachsene (Fortsetzung)
Tag	Mon	Jahr	
			BEATMUNG:
			20. MA–1: kontrolliert–assistiert–IMV
			FiO_2 0,6
			V_t 15 ml/kg KG
			V_d 100 ml
			Atemfrequenz – 12/min
			Seufzer
			maximaler Beatmungsdruck 40 mm Hg
			Druckabfall – Alarm kontinuierlich an
			21. Trachea bei Bedarf absaugen; Ambu mit 100% O_2; 5–10 ml phys. NaCl
			instillieren
			22. Atemgymnastik 4 stündlich und bei Bedarf
			23. Therapie–Spirometer x 10 2 stündlich und bei Bedarf nach Extubation
			MEDIKATIONEN:
			24. Digoxin mg i.v. 12 stündlich, erste Dosis heute mg
			25. Cephalosporin g i.v. stündlich
			26. Morphin mg i.v. stündlich und bei Schmerzen
			27. Sedierung
			28. Decadron 2–4 mg i.v. 4 stündlich, wenn Rektaltemperatur $>39{,}2\,°C$ innerhalb
			der ersten 36 h
			29. Acetaminophen Supp. 600 mg 4 stündlich, wenn Rektaltemperatur $>38{,}5\,°C$
			30. Xylocain: Bei 6 ES/min oder ventrikulärer Tachykardie: 50 mg i.v. 1/2 stündlich
			(2 mal), wenn wirkungslos, Xylocain–Tropf mit 2 mg/min und diensthabenden
			Arzt rufen
			31. Dopamin (400 mg in 250 ml Glukose 5% = 1600 µg/ml):
			32. Isoproterenol (0,5 mg in 250 ml Glukose 5% = 2 µg/ml):
			33. Nitroprussidnatrium (100 mg in 250 ml Glukose 5% = 400 µg/ml):
			34.
			35.
			36.
			LABOR:
			37. Rö.–Thorax sofort, um h, täglich morgens
			38. BGA sofort, nach Veränderungen am Respirator, um , täglich morgens,
			39. Hkt, Na^+, K^+, BUN sofort und 4 stündlich über 24 h
			40. Ca^{2+}, Blutzucker sofort
			41. CK–MB, PT, PTT, Kreatinin 6 h postop.
			42. Hkt, E–lyte, BUN, Kreatinin, Ca^{2+} morgens
			43. CK–MB, SGOT, LDH, jeden Morgen über 3 Tage
			44. EKG jeden Morgen über 3 Tage
			45. Blut: 2 Konserven über 36 h bereithalten, dann nach Bedarf
			46.
			47.

Abb. 7.2 (Fortsetzung)

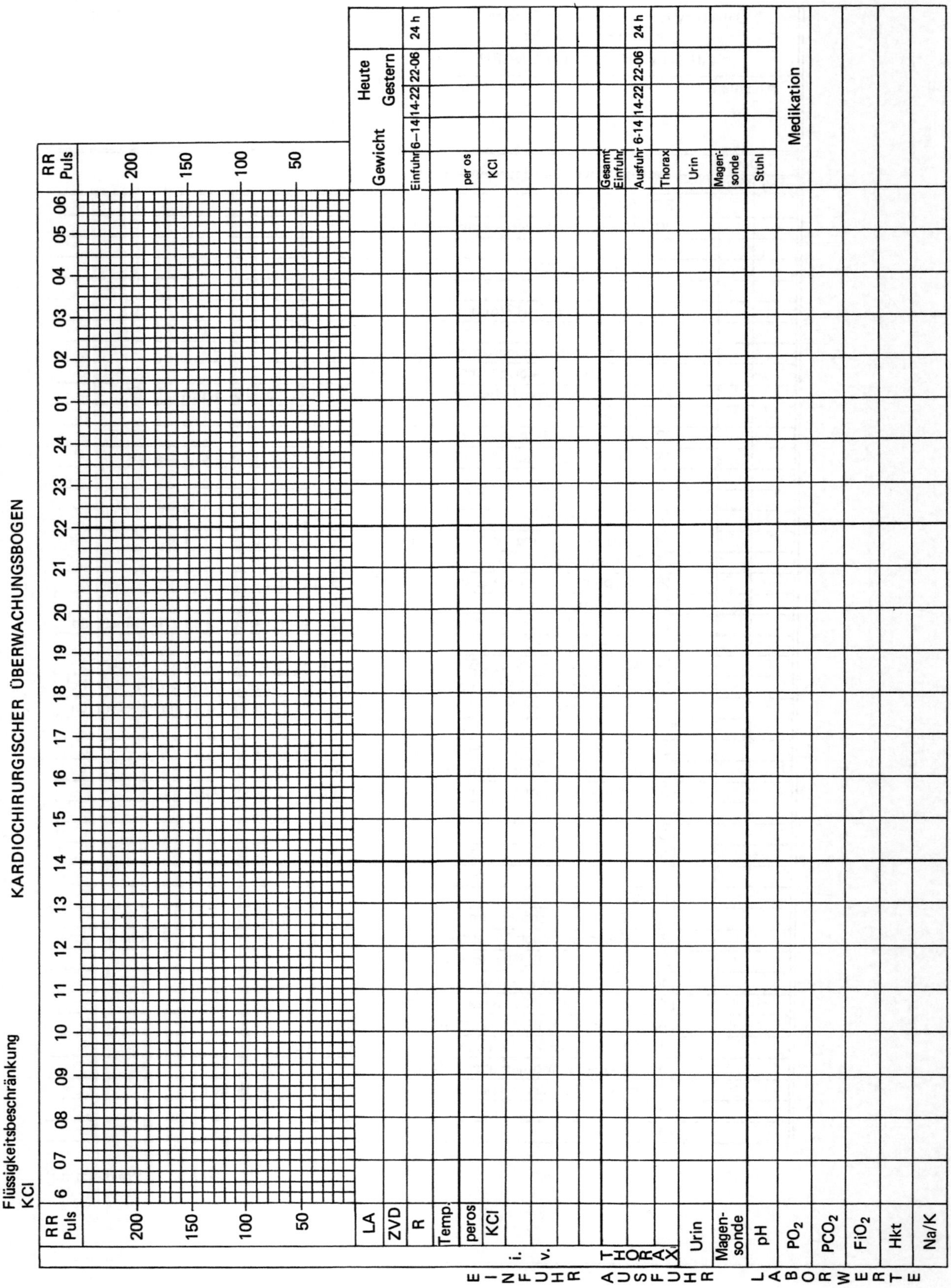

KARDIOCHIRURGISCHER ÜBERWACHUNGSBOGEN
Flüssigkeitsbeschränkung
KCl
RR Puls
200
150
100
50
6 07 08 09 10 11 12 13 14 15 16 17 18 19 20 21 22 23 24 01 02 03 04 05 06
LA
ZVD
R
Temp.
peros
KCl
i. v.
EINFUHR
THORAX
AUSFUHR
Urin
Magen-sonde
pH
PO2
PCO2
FiO2
Hkt
Na/K
LABORWERTE
Gewicht
Heute
Gestern
Einfuhr 6–14 14-22 22-06 24 h
per os
KCl
Gesamt Einfuhr
Ausfuhr 6-14 14-22 22-06 24 h
Thorax
Urin
Magen-sonde
Stuhl
Medikation

Abb. 7.3

Richtschnur für eine spätere Größenzunahme des Mediastinalschattens gelten. Zu den Untersuchungen bei Aufnahme auf der Intensivstation gehört auch ein EKG einschließlich der Brustwandableitungen.

Routinetherapie

Blutersatz

Blut wird entsprechend dem Verlust aus den Thoraxdrainagen ersetzt. Der Hämatokrit sollte bei Erwachsenen über 30% und bei Kleinkindern und Kindern über 35% gehalten werden.

Flüssigkeitsersatz

Der Flüssigkeitsersatz erfolgt bei Erwachsenen während der ersten 24 postoperativen Stunden mit 50 ml 5%iger Glukoselösung pro Stunde. Bei Kleinkindern werden während der ersten 24 postoperativen Stunden 50% des errechneten Flüssigkeitsbedarfes gegeben.

Elektrolyte

Der Serum-Kalium-Spiegel hat in der postoperativen Phase besondere Bedeutung und unterliegt vor allem nach extrakorporaler Zirkulation größeren Schwankungen. Verschiebungen im Elektrolythaushalt und Verluste infolge gesteigerter Diurese führen meist zu einer Hypokaliämie, die die Irritabilität des Herzens steigern kann. Wenn Nierenfunktion und Urinausscheidung normal sind, geben wir bei Erwachsenen Kalium in einer Dosierung von bis zu 10 mval in 30 min. Der Kaliumspiegel sollte engmaschig kontrolliert werden. Bei Kleinkindern wird außerdem Kalzium entsprechend der gemessenen Serumwerte ersetzt.

Medikation

Nach einem Klappenersatz setzen wir ein Cephalosporin in einer Dosis von 1 g alle 4 h ein. Nach Koronareingriffen oder anderen Operationen wird dieselbe Dosis alle 6 h gegeben. Nach Übergang auf orale Ernährung wird 1 g Cephalosporin alle 6 h per os verabreicht. Im allgemeinen werden die Antibiotika weiter gegeben, bis alle Katheter, Drainagen und venösen Linien entfernt sind, also bis zum 4.–6. postoperativen Tag. Bei Kleinkin-

dern und Kindern wird ähnlich verfahren; die Dosierung des Antibiotikums wird entsprechend angepaßt.
Als Analgetikum geben wir in der frühen postoperativen Phase Morphin i.v. in einer Dosierung von 2–4 mg alle 2 h, soweit notwendig. Später werden Kodeinpräparate oder Aspirin verabreicht.

Respiratorische Nachbehandlung

Beatmung

Die meisten Herzpatienten werden intubiert auf die Intensivstation verlegt und an einen Respirator angeschlossen. Da die Mehrzahl unserer erwachsenen Patienten Morphin erhält, muß ihre Beatmung während der ersten postoperativen Stunden mechanisch unterstützt werden. Kleinkinder und Kinder werden in der frühen postoperativen Phase beatmet, um vor allem die Herzarbeit zu vermindern und die Respiration zu stabilisieren. Veränderungen der Kreislaufverhältnisse können dann ohne Beeinflussung durch den respiratorischen Status behandelt werden.
Bei Erwachsenen wird der Respirator anfangs auf ein Atemvolumen von 15 ml/kg und eine Atemfrequenz von 12/min eingestellt. Kleinkinder unter 10 kg werden an einen druckgesteuerten Respirator angeschlossen, der auf schwache Inspiration des Patienten empfindlicher reagiert. Bei druckgesteuerter Beatmung muß die Überwachung jedoch besonders sorgfältig erfolgen, da sich das Inspirationsvolumen plötzlich und erheblich ändern kann, wenn sich die Compliance der Lunge oder Thoraxwand oder der Widerstand im endotrachealen Tubus oder den Luftwegen verändert.
Intubierte Säuglinge müssen mit besonderer Sorgfalt überwacht werden. Die kurze Trachea führt bei diesen Patienten besonders leicht zur akzidentellen Extubation. Wegen des engen Innendurchmessers des Tubus ist das Einführen eines Absaugkatheters sehr schwierig und die Gefahr einer Einengung oder Okklusion infolge eines Schleimpfropfes sehr groß.
Bei Patienten ohne Beeinträchtigung der Respiration oder des Kreislaufes wird mit einer Sauerstoffkonzentration von 60% begonnen. Patienten mit eingeschränkter Kreislauf- oder Lungenfunktion und Patienten mit zyanotischen Herzvitien werden anfangs mit 100% Sauerstoff beatmet. Die Respiration wird entsprechend der Blutgasanalyse korrigiert. Bei einer Hyperventilation mit Abfall des PCO_2 unter 36 mm Hg kann die Atemfrequenz gesenkt, der Totraum vergrößert oder auf intermittierende kontrollierte Beatmung (IMV) geschaltet werden. Auch das Atemvolumen kann vermindert werden; auf diese Maßnahme wird jedoch verzichtet, da sie zu Atelektasen führen kann.
Einer Hypoventilation mit Ansteigen des PCO_2 über 44 mm Hg kann durch Vergrößerung des Atemvolumens um 10–15% begegnet werden; wir ziehen dieses Vorgehen nach Möglichkeit der Erhöhung des Inspirationsdruckes

vor. Die Erhöhung der Atemfrequenz führt zwar zur Verbesserung der Ventilation, sie kann jedoch die Lungendurchblutung verschlechtern.
Die inspiratorische Sauerstoffkonzentration wird so eingestellt, daß der arterielle PO_2 bei 80–100 mg Hg liegt. Damit erreicht man einen gewissen Spielraum gegenüber jenem PO_2, bei dem eine Sauerstoffsättigung von 90% gegeben ist (60 mm Hg); ein geringfügiger PO_2-Abfall führt dann nicht sofort zu einer bedrohlichen Hypoxämie. Ein positiv endexspiratorischer Druck (PEEP) wird wegen der Gefahr der O_2-Toxizität meist dann eingesetzt, wenn mit einer inspiratorischen Sauerstoffkonzentration von 70% oder mehr kein ausreichender arterieller PO_2 erzielt werden kann. Bei Kindern und Kleinkindern setzen wir einen positiven endexspiratorischen Druck (PEEP) von 2 cm H_2O unmittelbar postoperativ routinemäßig ein. Auf die Behandlung der respiratorischen Insuffizienz wird später eingegangen.

Abgehen von der Beatmung

Mit dem Nachlassen der Anästhesie kann die Beatmung zunehmend reduziert und auf eine intermittierend kontrollierte Beatmung (intermittent mandatory ventilation = IMV) übergegangen werden. Damit wird ein allmählicher Übergang von mechanischer Beatmung zu Spontanatmung ermöglicht. Bei dieser Methode atmet der Patient spontan aus einem Gasreservoir, während die Ventilatorfrequenz abnimmt [12]. Dieses Verfahren erweist sich für den Patienten sowohl psychologisch wie physiologisch als sehr günstig und kann vom Pflegepersonal einfach überwacht werden [5]. Patienten ohne Respirations- oder Kreislaufbeeinträchtigung werden kurz nach der Operation auf IMV gesetzt. Mit jeder weiteren Reduktion des IMV werden die Blutgase überprüft. Der Übergang zu völliger Spontanatmung ist meist am Morgen nach der Operation erfolgt.

Extubation

Tabelle 7.1 zeigt unsere Richtlinien zur Extubation des unkomplizierten Herzpatienten. Diese einfachen Grundsätze gelten für die meisten Patienten. Selbstverständlich sollte die Entscheidung über die Extubation individuell getroffen werden. Bei präoperativ bestehender Beeinträchtigung der Atemfunktion können postoperativ keine normalen PCO_2- oder PO_2-Werte erwartet werden. Bei chronisch obstruktiven Lungenerkrankungen kann postoperativ eine Hyperkarbie persistieren. Die präoperative Lungenfunktion, insbesondere die bei Raumluft gewonnene Blutgasanalyse, sollte bei der postoperativen Beurteilung der Atemfunktion mit in Betracht gezogen werden.
Nach Extubation ist eine konsequente Behandlung des Respirationstraktes notwendig. Zur Vermeidung von Atelektasen muß das Lungensekret abgehustet werden. Die Mitarbeit des Patienten ist dazu ebenso notwendig wie die ständige Aufforderung durch die Schwestern, die Krankengymnastin und die Ärzte. Die Anwendung der intermittierenden positiven Druckbeat-

Tabelle 7.1. Richtlinien zur Beendigung der Beatmung und Extubation

1. Bei Übergang auf Spontanatmung sollte der Patient
   a) völlig wach und ansprechbar sein,
   b) ohne inotrope Medikation kreislaufstabil sein,
   c) keine Extrasystolen aufweisen,
   d) keiner Lidocaininfusion bedürfen.
2. Die Beatmung sollte wieder aufgenommen werden, wenn
   a) die Atemfrequenz über 20/min ansteigt,
   b) die Pulsfrequenz um 15/min zu- oder abnimmt,
   c) der systolische Blutdruck unter 100 mm Hg fällt oder um mehr als 20 mm Hg ansteigt,
   d) Rhythmusstörungen auftreten,
   e) PCO_2 unter 30 oder über 46 mm Hg liegt,
   f) PO_2 unter 70 mm Hg fällt.
3. Die Extubation darf erfolgen, wenn
   a) $PCO_2 < 46$ mm Hg,
   b) $PO_2 > 70$ mm Hg bei $FiO_2 = 40\%$ beträgt.

mung (IPPB) hat zugunsten der Mobilisation mit Abhusten und Atemübungen deutlich abgenommen. Untersuchungen haben gezeigt, daß die verbale Aufforderung zum Abhusten und tiefen Durchatmen ebenso wirksam ist wie die IPPB [10, 18]. Therapiespirometer oder Blasrohre sind ebenfalls effektiver, billiger und mit weniger Nebenwirkungen verbunden als die IPPB-Behandlung.

Komplikationen

Fieber

Fieber tritt in der frühen postoperativen Phase offener Herzoperationen häufig auf. Die Ursache dafür könnte in einer übersteuerten Gegenregulation auf die Hypothermie während der extrakorporalen Zirkulation liegen. Da Fieber die Stoffwechselprozesse und damit das Herzzeitvolumen und die Herzarbeit steigert, sollte es wirksam und rechtzeitig behandelt werden. Bei Ansteigen der Temperatur über 38,5 °C verabreichen wir routinemäßig Aspirin oder Aminophenazon. Oberhalb 39,2 °C geben wir bei Erwachsenen 2 mg Dexamethason. Tritt Fieber erst 24 h postoperativ auf, sollte nach einer Infektionsquelle gesucht werden.

Supraventrikuläre Arrhythmien

Supraventrikuläre Arrhythmien werden nach Herzoperationen häufig beobachtet [1]. Ihre funktionellen Auswirkungen und therapeutischen Konse-

quenzen werden von der Kammerfrequenz bestimmt. Die Behandlung von Vorhofflattern oder -flimmern beginnen wir beim Erwachsenen mit 0,125 mg Digoxin i.v. Diese Dosis wird alle 30–60 min wiederholt, bis der Rhythmus in Sinusrhythmus umspringt oder die Kammerfrequenz unter 100 sinkt. Läßt sich die Kammerfrequenz mit Digoxin nicht senken und verschlechtern sich die Kreislaufverhältnisse, kann Propranolol in einer Dosierung von 0,5–1 mg i.v. gegeben werden [16].
Führen supraventrikuläre Arrhythmien trotz intensiver konservativer Behandlung zu einer Kreislaufverschlechterung, wird die Kardioversion mit einem EKG-synchronen Defibrillator notwendig. Gewisse supraventrikuläre Arrhythmien, insbesondere das Vorhofflattern, können auch mit schneller Vorhofstimulation (atrial overdrive pacing) behandelt werden [31].

Kammerarrhythmien

Ventrikuläre Rhythmusstörungen sind potentiell letal. Sie sollten daher durch sorgfältige Überwachung schnell erkannt und unverzüglich behandelt werden. Gehäufte ventrikuläre Extrasystolen, polytope Extrasystolen, salvenartige Extrasystolen oder kurze Perioden ventrikulärer Tachykardien bedürfen sofortiger therapeutischer Maßnahmen, um das Umschlagen in eine anhaltende ventrikuläre Tachykardie oder Kammerflimmern zu vermeiden. Behandlungsbedürftig sind monotope Extrasystolen, die häufiger als 5 mal/min auftreten, und alle polytopen Extrasystolen und Salven von mehr als 2 oder 3 Extrasystolen. Monotope Extrasystolen können durch Vorhofpacing bis zu 110/min überspielt werden. Lassen sich Extrasystolen mit Vorhofstimulation dieser oder höherer Frequenzen nicht überspielen, erfolgt beim Erwachsenen die intravenöse Bolus-Injektion von 50–100 mg Lidocain mit anschließender Lidocain-Dauerinfusion von 0,5–4 mg/min.
Eine persistierende ventrikuläre Tachykardie oder Kammerflimmern muß mit sofortiger Defibrillation und Gabe von Lidocain behoben werden. Kann der Kreislauf nicht sofort restabilisiert werden, muß die externe Herzmassage eingeleitet werden. Kommt kein ausreichender Blutdruck zustande, müssen weitere Wiederbelebungsmaßnahmen, wie Gabe von Natriumbikarbonat und Katecholaminen, erfolgen.
Bei allen Arten von ventrikulären Arrhythmien muß die Ursache sorgfältig aufgespürt werden. Diese können in einer Hypoxie, Hyperkarbie, Azidose, Hypokaliämie, Hypotension, Myokardischämie oder Myokardinfarkt bestehen. Wiederholte Überprüfung der Blutgase, der Serumelektrolyte, des EKG, der Thorax-Übersichtsaufnahme und der Hämodynamik sind zur Klärung der Rhythmusstörungen durchzuführen. Sprechen ventrikuläre Arrhythmien auf hohe Dosen Lidocain (4 mg/min) nicht an, kann die Gabe von Propranolol, Procainamid oder Bretylium-Tosylat erwogen werden [3, 13, 16].

Nachblutung

Die Behandlung einer postoperativen Blutung kann ganz einfach sein, sie kann jedoch ein erhebliches Maß an klinischer Erfahrung und Urteilsfähigkeit abverlangen. Selbstverständlich kommt es bei jedem Herzpatienten zu einer gewissen blutigen Sekretion. Führt die Blutung jedoch zur Hypotension oder Herztamponade, muß die Reoperation sofort erfolgen. Inwieweit eine Nachblutung akzeptiert werden kann, wird von ihren hämodynamischen Auswirkungen, der Größe des Patienten, dem Gerinnungsstatus des Patienten, der Art und Größe der Operation und anderen Faktoren bestimmt. Feste Regeln zur Indikationsstellung einer Rethorakotomie haben wir nicht. Der Entschluß zur Rethorakotomie wird aufgrund aller genannten Faktoren getroffen.

Die Entscheidung über eine notwendige Rethorakotomie ist bei Patienten, die einem Zweiteingriff unterzogen wurden, bereits präoperativ eine Funktionsstörung der Leber aufwiesen oder eine komplizierte Operation mit langer Perfusionszeit hinter sich haben, am schwierigsten. In diesen Fällen kann die Rethorakotomie hinausgeschoben werden, solange es nicht zur Kreislaufstörung infolge Hypovolämie oder Herztamponade kommt.

Bei jeder Nachblutung sollte der Gerinnungsstatus untersucht werden. Häufig kann durch den Ersatz von Gerinnungsfaktoren die Blutung zum Stehen gebracht werden. Eine vorsichtig induzierte Hypotension kann ebenfalls wirksam sein. Bei richtigem Vorgehen ist dieses Verfahren sicher. Mit Nitroprussidnatrium kann der systolische Blutdruck unter 100 mm Hg gesenkt werden, sollte jedoch 80 mm Hg nicht unterschreiten. Dabei müssen jedoch die Urinausscheidung und der Säure-Basen-Status engmaschig überwacht werden, um ein kritisches Absinken des Herzzeitvolumens frühzeitig zu erkennen.

Gelegentlich kann es auf der Intensivstation zu einer plötzlichen und lebensbedrohlichen Blutung kommen. In solchen Fällen muß schnell und entschlossen vorgegangen werden. Wir halten das Instrumentarium für eine notfallmäßige Rethorakotomie auf der Intensivstation bereit und zögern nicht, dort bei massiver Blutung oder bedrohlicher Herztamponade den Thorax zu eröffnen. Häufig kann die Blutungsquelle durch einfache digitale Kompression kontrolliert werden, während der Blutverlust ersetzt und der Patient wiederbelebt wird. Kann die Blutung auf der Intensivstation nicht definitiv zum Stehen gebracht werden, wird der Patient in den Operationssaal zurückgebracht.

Hypotension und Low-cardiac-output-Syndrom

Siehe Kap. 8.

Herztamponade

Die Herztamponade ist meist auf einfache Weise an der Zunahme der Vorhofdrücke, der Abnahme des Blutdruckes und der Mediastinalverbreiterung im Röntgenbild zu erkennen. Ein Pulsus paradoxus kann bestehen. Allerdings muß eine Herztamponade nicht unbedingt zur Verbreiterung des Mediastinalschattens führen. Die Unterscheidung des Low-cardiac-output-Syndroms von einer Herztamponade kann sehr schwierig sein; zur definitiven Diagnose kann in solchen Fällen zum Ausschluß einer Tamponade eine Rethorakotomie notwendig werden.
Ein Perikarderguß kann sich langsam über Wochen oder Monate nach einer Herzoperation entwickeln und zur Tamponade führen [8, 24]. Mit der Echokardiographie kann die Diagnose erleichtert werden.

Hypertonie

Die postoperative Hypertonie ist unerwünscht, da sie nur Nachblutung prädisponiert, den Sauerstoffbedarf des Myokards erhöht und zur Verschlechterung der Myokardfunktion führen kann. Eine nach extrakorporaler Zirkulation auftretende Hypertonie ist meist durch eine gesteigerte Reninaktivität oder erhöhten Katecholaminspiegel bedingt [29]. Blutdrücke über 130 mm Hg halten wir für behandlungsbedürftig. Unser Vasodilatator der Wahl ist Nitroprussidnatrium, das direkt auf die glatte Muskulatur der Arteriolen und Venen wirkt [22]. Meist wird das Nitroprussidnatrium in einer Konzentration von 100 mg/150 ml entsprechend 400 µg/ml infundiert. Die Dosierung beträgt 1–8 µg/kg KG/min. Da die Wirkung des Nitroprussidnatrium rasch einsetzt und schnell abklingt, ist es leichter als andere Vasodilatatoren zu steuern [25].

Respiratorische Insuffizienz

Die respiratorische Insuffizienz manifestiert sich postoperativ meist in intrapulmonalen Shunts, die zur Einschränkung der Oxygenation führen, so daß hohe Sauerstoffkonzentrationen zur Aufrechterhaltung einer ausreichenden arteriellen Sauerstoffsättigung notwendig sind. Eine respiratorische Insuffizienz kann ihre Ursache in präexistenten Lungenerkrankungen, einer perfusionsbedingten Lungenfunktionsstörung, Bluttransfusionen, Atelektasen oder Infektionen, verschlechterter Lungendurchblutung infolge einer myokardialen Insuffizienz oder einer Kombination dieser Faktoren haben. Die Behandlung einer respiratorischen Insuffizienz setzt die Diagnose ihrer Ursache oder Ursachen und deren entsprechende Therapie voraus.
Eine präexistente Lungenerkrankung sollte im Rahmen der Operationsvorbereitung abgeklärt werden (s. Kap. 1). Mit der Bestimmung der postopera-

tiven Myokardfunktion, insbesondere der linksventrikulären Füllungsdrucke, kann geklärt werden, ob die respiratorische Insuffizienz kardial bedingt ist. Jegliche Volumenüberladung sollte diuretisch behandelt werden. Im Kap. 8 werden die Möglichkeiten zur Behandlung eines Low-cardiac-output-Syndroms aufgezeigt.
Eine respiratorische Insuffizienz ist meist passager und spricht prompt auf eine entsprechende Beatmungsbehandlung, insbesondere auf die Anwendung des positiv endexspiratorischen Druckes (PEEP) an. Durch PEEP können kollabierte Alveolen eröffnet werden, so daß die pulmonale Shuntfraktion günstig beeinflußt wird [21]. In seltenen Fällen kann PEEP zu einer Verschiebung der Lungendurchblutung in nichtventilierte Lungenareale führen und damit die Shuntfraktion verschlechtern. Infolge seiner Auswirkungen auf den pulmonalen Gefäßwiderstand kann PEEP zu einer Abnahme des Herzzeitvolumens führen.
Wenn mit einer inspiratorischen Sauerstoffkonzentration FiO_2 von 70% kein arterielles PO_2 von über 70 mm Hg zu erzielen ist, setzen wir einen PEEP von 2–5 cm H_2O ein. Eine mäßige Hypotonie, die besonders bei niedrigen Füllungsdrucken auftreten kann, läßt sich meist mit einer Volumengabe ausgleichen. Um die Wirkung von PEEP zu überprüfen, werden die Blutgase und das Herzzeitvolumen wiederholt gemessen.
Zur Optimierung von PEEP sind sowohl die respiratorische als auch die kardiale Funktion zu überwachen. Der optimale endexspiratorische Atemwegsdruck variiert von Patient zu Patient erheblich und liegt bei den meisten Patienten bei 15 cm H_2O [27].
Mit Verbesserung der Lungenfunktion wird die FiO_2 allmählich auf 60–70% gesenkt; dann wird der PEEP schrittweise um 2–5 cm H_2O reduziert.
Bei über längere Zeit notwendiger Intubation kann sich die Frage nach einer Tracheotomie erheben. Die Anwendung weicher und mit niedrigem Druck geblockter endotrachealer Tubi hat die Gefahr einer tracheoösophagealen Fistel oder Tracheastenose im wesentlichen eliminiert [14]. Diese Tubi werden meist über Wochen gut toleriert und bleibende Komplikationen sind selten; eine Heiserkeit ist zwar nach langer Intubation häufig, verschwindet jedoch meist. Aus diesen Gründen wird von vielen Chirurgen die nasotracheale Intubation in einer Dauer bis zu 4 Wochen der Tracheotomie vorgezogen [14]. Wir ziehen eine Tracheotomie frühestens nach 2wöchiger nasotrachealer Intubation in Betracht. Bei Kleinkindern und Kindern lehnen wir sie grundsätzlich ab.

Mediastinitis und Sternuminfektion

Sternuminfektion und Mediastinitis gehören zu den ernstesten infektiösen Komplikationen nach offenen Herzoperationen. Rechtzeitiges Erkennen und gezielte Behandlung können die Morbidität und Mortalität senken. Das klinische Bild dieser schwerwiegenden Komplikation kann von der

Sepsis mit nur geringen lokalen Anzeichen bis zur offensichtlichen Wundinfektion mit Sternumdehiszenz und eitriger Sekretion reichen. Ist die Sicherung der Diagnose auf anderem Wege nicht möglich, kann die Punktion des vorderen Mediastinums nützlich sein. Mit der Diagnose einer Sternuminfektion ist die Indikation zum chirurgischen Vorgehen gegeben. Allein bei Verdacht auf eine Sternuminfektion oder Mediastinitis kann die Indikation zur Exploration gegeben sein.

Die chirurgische Behandlung besteht in der Drainage des Mediastinums, dem Débridement der Sternumränder, Einlegen einer Mediastinalspülung und stabiler Reapproximation des Sternums. Die infizierten Sternumränder werden mit einem scharfen Löffel abgeschabt, bis gesundes blutendes Gewebe erscheint. In das Mediastinum werden große Drainagen und ein Spülschlauch eingelegt. Das Sternum wird mit zahlreichen Drähten reapproximiert. Um eine ausreichende Stabilisation des Sternums zu erzielen, können zusätzliche Drahtnähte parallel zum Sternum und um die Rippen gelegt werden. Die prästernale Faszie und das subkutane Fettgewebe werden vernäht. Die Haut kann offengelassen oder mit Situationsnähten locker approximiert werden.

Die antibiotische Behandlung wird über 2–4 Wochen fortgesetzt. Das Mediastinum wird 1 oder 2 Wochen lang mit einer antibiotischen oder Povidon-Jod-Lösung gespült [4, 30]. Wenn nach Beendigung der Irrigation keine Zeichen einer persistierenden Infektion bestehen, werden die Mediastinalschläuche einige Tage später gezogen.

Postkardiotomiesyndrom

Das Postkardiotomiesyndrom kann Tage bis Monate nach einer Herzoperation auftreten. Seine charakteristischen Symptome sind Fieber und Brustschmerzen. Ein perikardiales Reibegeräusch kann bestehen. Im Blutbild findet sich eine Leukozytose [6]. Das EKG zeigt Veränderungen des ST-Segmentes und der T-Welle, die Röntgenaufnahme einen vergrößerten Herzschatten und Pleuraergüsse. Ein großer Teil dieser Patienten weist myokardreaktive Antikörper auf [7]. Ein Perikardreiben oder postoperatives Fieber kann isoliert ohne Brustschmerz oder eines der obengenannten Charakteristika auftreten [15]..

Das Postkardiotomiesyndrom spricht meist prompt auf Aspirin an. Bleibt Aspirin wirkungslos, sollten Indometacin oder Kortikoide versucht werden.

Prothetische Klappenendokarditis

Die Infektion einer Herzklappenprothese stellt eine der katastrophalsten Komplikationen nach Herzoperationen dar. Diese Komplikation kann nur

dann beherrscht werden, wenn die Diagnose frühzeitig gestellt wird, die antibiotische Behandlung sofort einsetzt und die Reoperation, wenn notwendig, rechtzeitig erfolgt. Jedes persistierende Fieber in der postoperativen Phase sollte den Verdacht auf eine Prothesenendokarditis erwecken. Blutkulturen sollten wiederholt gewonnen werden. Besteht keine weitere Infektionsquelle, bedeuten positive Blutkulturen eine Prothesenendokarditis.
Die antibiotische Behandlung sollte sofort und entsprechend dem Antibiogramm einsetzen. Die frühzeitige Reoperation wurde gefordert, sobald die Diagnose einer prothetischen Endokarditis gesichert ist. Möglicherweise wird sich dieses Vorgehen als richtig erweisen, da ein hoher Prozentsatz dieser Patienten über kurz oder lang doch reoperiert werden muß, insbesondere, wenn die Endokarditis in der frühen postoperativen Phase aufgetreten ist. Augenblicklich sehen wir die Indikation zur Reoperation dann für gegeben, wenn sich die Infektion nicht beherrschen läßt, ein paravalvuläres Leck auftritt, multiple oder große periphere Embolien gestreut werden, und sich eine Klappenobstruktion oder eine Herzinsuffizienz entwickelt [25]. Die antibiotische Behandlung ist bei Auftreten eines paravalvulären Lecks beinahe immer erfolglos; in diesen Fällen sollte der Zweiteingriff daher immer ohne Rücksicht auf die hämodynamischen Auswirkungen des Lecks geplant werden.

Neurologische Komplikationen

Neurologische Komplikationen nach extrakorporaler Zirkulation sind dank der modernen Oxygenatoren und Filter selten geworden. Trotz sorgfältiger Entlüftung können jedoch Luftembolien auftreten; wahrscheinlich sind sie in der Mehrzahl der Fälle für postoperative neurologische Ausfälle verantwortlich. Glücklicherweise sind die durch eine Luftembolie bedingten neurologischen Ausfälle meist passager und verschwinden innerhalb weniger Tage.

Nierenversagen

In den ersten Jahren der offenen Herzchirurgie stellte das Nierenversagen ein wesentliches Problem nach extrakorporaler Zirkulation dar [20]; inzwischen ist die Häufigkeit dieser Komplikation auf weniger als 2% gesunken [19]. Die Behandlung des akuten Nierenversagens nach Herzoperationen entspricht im wesentlichen den allgemein geläufigen Richtlinien. Die Kreislaufverhältnisse des Patienten können jedoch die Hämodialyse wesentlich erschweren, so daß alternative Methoden zur Dialyse in Betracht gezogen werden müssen [17].

Literatur

1. Angelini P, Feldman MI, Lufschanowski R, Leachman RD (1974) Cardiac arrhythmias during and after heart surgery: diagnosis and management. Prog Cardiovasc Dis 16:469
2. Behrendt DM, Austen WG (1972) Patient Care in Cardiac Surgery. Boston, Little Brown & Co
3. Bernstein JG, Koch-Weser J (1972) Effectiveness of bretylium tosylate against refractory ventricular arrhythmias. Circulation 45:1024
4. Culliford AT, Cunningham JN Jr, Zeff RH, Isom OW, Teiko P, Spencer FC (1976) Sternal and costochondral infections following open-heart sugery: a review of 2,594 cases. J Thorac Cardiovasc Surg 72:714
5. Downs JB, Klein EF Jr, Desautels D, Modell JH, Kirby RR: Intermittent mandatory ventilation: a new approach to weaning patients from mechanical ventilators. Chest 64:331
6. Engle MA, Ito T (1961) The postpericardiotomy syndrome. Am J Cardiol 7:73
7. Engle MA, McCabe JC, Ebert PA, Zabriskie J (1974) The postpericardiotomy syndrome and antiheart antibodies. Circulation 49:401
8. Fraser DG, Ullyot DJ (1973) Mediastinal tamponade after open-heart surgery. J Thorac Cardiovasc Surg 66:629
9. Hodam RP, Starr A (1969) Temporary postoperative epicardial pacing electrodes, their value and management after open-heart surgery. Ann Thorac Surg 8:506
10. Iverson LIG, Ecker RR, Fox HE, May IA (1978) A comparative study of IPPB, the incentive spirometer, and blow bottles: the prevention of atelectasis following cardiac surgery. Ann Thorac Surg 25:197
11. Kinney JM, Egdahl RH, Zuidema GD (eds) (1971) Manual of Preoperative and Postoperative Care, 2nd ed. WB Saunders, Philadelphia London Toronto
12. Klein EF Jr (1975) Weaning from mechanical breathing with intermittent mandatory ventilation. Arch Surg 110:345
13. Koch-Weser J, Klein SW (1971) Procainamide dosage schedules, plasma concentrations, and clinical effects. JAMA 215:1454
14. Lewis FR, Blaisdell W, Schlobohm RM (1977) Incidence and outcome of posttraumatic respiratory failure. Arch Surg 112:436
15. Livelli FD Jr, Johnson RA, McEnany MT, Sherman E, Newell J, Block PC, DeSanctis RW (1978) Unexplained in-hospital fever following cardiac surgery. Natural history, relationship to postpericardiotomy syndrome, and prospective study of therapy with indomethacin versus placebo. Circulation 57:968
16. Matloff JM, Wolfson S, Gorlin R, Harken DE (1968) Control of postcardiac surgical tachycardias with propranolol. Circulation 37 (Suppl II):133
17. Mazze RI (1977) Critical care of the patient with acute renal failure. Anesthesiology 47:138
18. McConnell DH, Maloney JV, Buckberg GD (1974) Postoperative intermittent positive-pressure breathing treatments. J Thorac Cardiovasc Surg 68:944
19. McLeish KR, Luft FC, Kleit SA (1977) Factors affecting prognosis in acute renal failure following cardiac operations. Surg Gynecol Obstet 145:28
20. Porter GA, Starr A (1969) Management of postoperative renal failure following cardiovascular surgery. Surgery 65:390
21. Powers SR Jr, Mannal R, Neclerio M, English M, Marr C, Leather R, Ueda H, Williams G, Custead W, Dutton R (1973) Physiologic consequences of positive end-expiratory pressure (PEEP) ventilation. Ann Surg 178:265
22. Roberts AJ, Niarchos AP, Subramanian VA, Abel RM, Hoover EL, McCabe JC, Case DB, Laragh JH, Gay WA Jr (1977) Hypertension following coronary artery bypass graft surgery. Comparison of hemodynamic responses to nitroprusside, phentolamine, and converting enzyme inhibitor. Circulation 58 (Suppl I):I–43
23. Sade RM, Cosgrove DN, Castaneda AR (1977) Infant and Child Care in Heart Surgery. Chicago, Year Book

24. Simpkin P, Brown AH, Ersoz A, Braimbridge MV (1973) Chronic left heart tamponade. J Thorac Cardiovasc Surg 65:531
25. Slaughter L, Morris JE, Starr A (1973) Prosthetic valvular endocarditis, a 12-year review. Circulation 47:1319
26. Stinson EB, Holloway EL, Derby G, Oyer PE, Hollingsworth J, Griepp RB, Harrison DC (1975) Comparative hemodynamic responses to chlorpromazine, nitroprusside, nitroglycerin, and trimethaphan immediately after open-heart operations. Circulation 51 (Suppl I): I–26
27. Suter PM, Fairley HB, Isenberg MD (1975) Optimum end expiratory airway pressure in patients with acute pulmonary failure. N Engl J Med 292:284
28. Swan HJC, Ganz W, Forrester J, Marcus H, Diamond G, Chonette D (1970) Catheterization of the heart in man with use of a flow-directed balloon-tipped catheter. N Engl J Med 283:447
29. Taylor KM, Morton IJ, Brown JJ, Bain WH, Cafes PK (1977) Hypertension and the renin-angiotensin system following open-heart surgery. J Thorac Cardiovasc Surg 74:840
30. Thurer RJ, Bognolo D, Vargas A, Isch JH, Kaiser GA (1974) The management of mediastinal infection following cardiac surgery: an experience utilizing continuous irrigation with povidone-iodine. J Thorac Cardiovasc Surg 68:962
31. Waldo AL, MacLean WAH, Cooper TB, Kouchoukos NT, Karp RB (1978) Use of temporarily placed epicardial atrial wire electrodes for the diagnosis and treatment of cardiac arrhythmias following open-heart surgery. J Thorac Cardiovasc Surg 76:500

Kapitel 8

Low-cardiac-output-Syndrom: Pathophysiologie und Behandlung

Das sog. Low-cardiac-output-Syndrom stellt die kritischste Situation nach Herzoperationen dar. Das Bestreben des Herzchirurgen muß vor allem darauf gerichtet sein, das Auftreten dieser schwerwiegenden Komplikation durch gründliche Operationsvorbereitung, vorsichtige Narkoseführung, präzise Operationstechnik, konsequenten Myokardschutz und sorgfältige postoperative Behandlung zu vermeiden. Bereits präoperativ kann jedoch eine myokardiale Insuffizienz vorliegen und postoperativ trotz entsprechender perioperativer Maßnahmen fortbestehen. Die erfolgreiche Behandlung eines Low-cardiac-output-Syndroms setzt die genaue Kenntnis seiner pathophysiologischen Vorgänge voraus.

Tatsächlich wurden in den letzten Jahren entscheidende Fortschritte im Verständnis des Low-cardiac-output-Syndroms gemacht; ebenso konnten die pharmakologischen wie die mechanischen Methoden zur Steigerung des Herzzeitvolumens verbessert werden. Dieses Kapitel befaßt sich mit den Determinanten der Myokardfunktion und den Möglichkeiten, diese therapeutisch zu beeinflussen. Außerdem werden die Indikationen zur mechanischen Kreislaufunterstützung mit der intraaortalen Ballonpumpe sowie die Technik der intraaortalen Ballongegenpulsation besprochen.

Die Determinanten des Herzzeitvolumens

Das Herzzeitvolumen ist das Produkt aus Schlagvolumen und Pulsfrequenz. Durch alleinige Erhöhung der Pulsfrequenz kann bis zu einem gewissen Grade eine Verbesserung des Herzzeitvolumens erzielt werden [2]. Solange jedoch die Pulsfrequenz im physiologischen Bereich liegt, wird eine Vergrößerung des Herzzeitvolumens hauptsächlich über die Zunahme des Schlagvolumens erzielt.

Die Größe des Schlagvolumens wird von 3 Faktoren bestimmt:

1. Der Vorlast des Ventrikels (preload),
2. der Nachlast des Ventrikels (afterload),
3. der Kontraktilität des Herzmuskels.

Die Vorlast des linken Ventrikels kann dem enddiastolischen Volumen gleichgesetzt werden, das wiederum eine Funktion des enddiastolischen

Druckes und der myokardialen Compliance ist. Unter klinischen Bedingungen bereitet die Messung des diastolischen Volumens und der myokardialen Compliance erhebliche Schwierigkeiten. Als Äquivalent dazu wird daher der linksventrikuläre Füllungsdruck oder der linksatriale Mitteldruck eingesetzt.

Unter der Nachlast ist der Widerstand zu verstehen, gegen den sich der linke Ventrikel entleeren muß. Die Hauptdeterminanten dieses Widerstandes sind die arterielle Compliance und der Widerstand im Bereich der Arteriolen. Die Nachlast entspricht somit im wesentlichen dem peripheren Gesamtwiderstand, ihre Größe läßt sich hinreichend genau mit dem arteriellen Mitteldruck wiedergeben.

Die myokardiale Kontraktilität wird bestimmt von der Geschwindigkeit, der Kraft und dem Ausmaß der Faserverkürzung. Vor- und Nachlast beeinflussen die myokardiale Kontraktilität, so daß diese unter klinischen Bedingungen, selbst bei Anwendung differenzierter Labormethoden, kaum zu bestimmen ist.

Die exaktesten heutigen klinischen Methoden zur Bestimmung der myokardialen Kontraktilität bestehen in der intraventrikulären Druckmessung und der linksventrikulären Ventrikulographie [12, 18, 21]. In der unmittelbar postoperativen Phase sind derartige Methoden kaum anwendbar. Die Diagnose einer myokardialen Insuffizienz kann daher häufig erst nach Ausschluß anderer, zum Kreislaufversagen führender Faktoren angenommen werden. Dazu gehören Hypovolämie, Herztamponade, gesteigerte Nachlast und Fehlfunktion einer Klappenprothese.

Eine Optimierung der Schlag- und Herzzeitvolumina kann durch Beeinflussung dieser drei Determinanten – der Vorlast, der Nachlast und der myokardialen Kontraktilität – erzielt werden. Selbstverständlich sollte bekannt sein, inwieweit sich eine Veränderung dieser Größen auf das Gleichgewicht zwischen myokardialem Sauerstoffangebot und Bedarf auswirkt.

Steuerung der Vorlast

Die Vorlast kann durch Volumensubstitution oder Venokonstriktion erhöht und durch forcierte Diurese, Venodilatation oder Vergrößerung des Schlagvolumens reduziert werden. Die Höhe des optimalen postoperativen linksventrikulären Füllungsdruckes wird neben anderen Faktoren vor allem vom präoperativen Funktionsgrad des linken Ventrikels und der Operation bestimmt. In bestimmten Fällen, besonders bei fortgeschrittener Hypertrophie des linken Ventrikels infolge einer Aortenstenose, ist die linksventrikuläre Compliance herabgesetzt, so daß eine ausreichende diastolische Füllung nur durch hohe Füllungsdrucke möglich ist. Der präoperative linke Vorhofdruck und der linksventrikuläre enddiastolische Druck lassen darauf schließen, welche Füllungsdrücke in der postoperativen Phase notwendig

sein können. In den meisten Fällen sollte jedoch der linksventrikuläre Füllungsdruck 15 mm Hg nicht überschreiten, vor allem, wenn bereits präoperativ Hinweise auf eine verminderte myokardiale Compliance bestehen. In diesen Fällen läßt sich oberhalb 15 mm Hg keine Steigerung des Herzzeitvolumens mehr erzielen [9].
Die Hypovolämie ist die häufigste Ursache für ein vermindertes Herzzeitvolumen nach Herzoperationen. Sie läßt sich auf einfache Weise an den abnorm niedrigen Vorhofdrücken erkennen. Die Diagnose wird durch das Fehlen der Lungenstauung im Röntgenbild erhärtet. Die Behandlung besteht entsprechend der Ätiologie in der Volumensubstitution.

Steuerung der Nachlast

Mit der Verminderung der Nachlast kann das Herzzeitvolumen gesteigert werden [1, 10, 27]. Dieses Behandlungsprinzip wird zunehmend nach Herzoperationen eingesetzt [4, 13]. Nach extrakorporaler Zirkulation ist der systemische Gesamtwiderstand häufig erhöht [17, 22]. Die Senkung des peripheren Gesamtwiderstandes mit Vasodilatatoren bedingt das Ansteigen des Herzzeitvolumens. BENZING et al. untersuchten an 11 Kindern die Kreislaufwirkung des Nitroprussidnatrium nach Eingriffen am offenen Herzen. Diesen Kindern war ein Herzindex von unter 2 $l/min/m^2$ und ein systemischer Gesamtwiderstand von über 30 Einheiten gemeinsam. Der linksatriale Mitteldruck wurde bei 15 cm H_2O gehalten. Während der Infusion mit Nitroprussidnatrium fiel der periphere Gesamtwiderstand um 54%, der arterielle Mitteldruck verringerte sich um 19% und der Herzindex erhöhte sich um 77% [3]. Eine ähnlich günstige Kreislaufwirkung des Nitroprussidnatriums konnte BIXLER et al. bei Erwachsenen mit einem postoperativ aufgetretenem low cardiac output nachweisen [4].
Dopamin oder ähnliche inotrope Substanzen können mit Nitroprussidnatrium zur Verbesserung der Myokardfunktion kombiniert werden [16]. Vor allem bei der chronischen schweren Herzinsuffizienz haben beide Medikamente einen additiven Effekt auf das Herzzeitvolumen [25].

Steuerung der myokardialen Kontraktilität

Auswahl inotroper Substanzen

Mit der Anwendung inotroper Substanzen lassen sich Kraft und Ausmaß der Myofibrillenverkürzung erhöhen, so daß sich Auswurfleistung und Herzzeitvolumen verbessern. Das ideale inotrop wirkende Medikament sollte die myokardiale Kontraktilität steigern, ohne Herzfrequenz und peripheren

Gefäßwiderstand zu erhöhen oder Rhythmusstörungen hervorzurufen. Allerdings existiert diese ideale Substanz bis heute nicht. Vielmehr gibt es ein ganzes Spektrum inotroper Substanzen, die sich im Hinblick auf ihre Wirkungen und Nebenwirkungen unterscheiden.
Dopamin ist eine natürliche Vorstufe des Norepinephrin. Es erhöht die myokardiale Kontraktilität und vermindert sowohl den pulmonalen als auch den systemischen Gesamtwiderstand [8]. Bei normaler Dosierung besitzt es nicht die nachteilige chronotrope und arrhythmogene Wirkung des Isoprenalin [24]. Allerdings kann auch Dopamin bei höherer Dosierung zu Tachykardie und Zunahme des peripheren Gefäßwiderstandes führen. Der hämodynamische Effekt von Dopamin ist, abgesehen von der Wirkung auf die Nieren, mit dem des Epinephrin zu vergleichen. Dopamin führt zu einer Zunahme der Nierendurchblutung, der glomerulären Filtration und der Natriumausscheidung [23]. Im Gegensatz zu Epinephrin erhöht Dopamin die Urinausscheidung [26]. Aus diesen Gründen scheint Dopamin bei der Behandlung einer myokardialen Insuffizienz dem Isoprenalin und Epinephrin überlegen zu sein.

Metabolische Auswirkungen inotroper Substanzen

Inotrope Substanzen führen durch Erhöhung der Schlagfrequenz, der ventrikulären Wandspannung und der myokardialen Kontraktilität zu einer Zunahme des myokardialen Sauerstoffverbrauches. Dieser erhöhte Sauerstoffbedarf muß durch eine Zunahme der Myokarddurchblutung abgedeckt werden, da sonst eine Myokardischämie und Nekrose auftreten können. Myokardialer Sauerstoffbedarf und Koronardurchblutung sollten daher nach Möglichkeit auch unter klinischen Bedingungen gemessen werden, um eine auftretende Sauerstoffschuld erkennen zu können. Läßt sich trotz Medikation inotroper Substanzen und Reduktion der Nachlast mit Vasodilatatoren ein Mißverhältnis zwischen myokardialem Sauerstoffangebot und Bedarf nicht beheben, so ist die mechanische Kreislaufunterstützung angezeigt.
Die Myokarddurchblutung wird vor allem vom diastolischen Druckgradienten im Myokard, d.h. der Differenz zwischen dem diastolischen Aortendruck und dem enddiastolischen Druck des linken Ventrikels, und der Diastolendauer bestimmt. Diese Determinanten können als diastolischer Druck-Zeit-Index (DPTI) ausgedrückt werden [5]. Demzufolge ist die Myokarddurchblutung bei herabgesetztem diastolischem Aortendruck, erhöhtem enddiastolischem Ventrikeldruck und erhöhter Pulsfrequenz herabgesetzt. Die Verminderung der Koronardurchblutung wirkt sich dabei primär auf die subendokardialen Muskelschichten aus. Hypertrophie des linken Ventrikels und Koronarstenosen stellen zusätzliche Faktoren dar, die die Myokarddurchblutung verschlechtern können.

Indikationen zur intraaortalen Ballongegenpulsation

Die Indikation zur mechanischen Kreislaufunterstützung ist gegeben, wenn trotz oder auch wegen des Einsatzes inotroper Substanzen das Gleichgewicht zwischen myokardialem Sauerstoffbedarf und Angebot gestört bleibt. Die genaueste Methode zum Nachweis einer Myokardischämie stellt die Bestimmung der myokardialen Laktatextraktion dar. Solange das Myokard kein Laktat produziert, kann eine ausreichende myokardiale Oxygenation angenommen werden. Allerdings ist unter klinischen Bedingungen die Gewinnung des Koronarsinusblutes zur Bestimmung des koronarvenösen Laktatgehaltes kaum möglich. Zur Beurteilung der Myokarddurchblutung müssen daher indirekte Methoden angewandt werden.

Zum Nachweis einer ausreichenden subendokardialen Perfusion wurde daher der Quotient aus dem diastolischen Druck-Zeit-Index als Maß für das das Sauerstoffangebot und dem systolischen Druck-Zeit-Index als Maß für den myokardialen Sauerstoffbedarf vorgeschlagen [19, 20]. Dieser Quotient wurde als endocardial viability ratio (EVR) bezeichnet und kann über die arterielle Drucklinie mit einem Computer berechnet werden. Laut experimentellen Untersuchungen bedeutet ein EVR von über 0,8 eine ausreichende subendokardiale Perfusion.

Bei Fehlen einer Koronarsklerose kann man auf einfachere Weise die Notwendigkeit zur intraaortalen Ballongegenpulsation beurteilen. Folgende physiologische Parameter weisen auf eine ausreichende Durchblutung des linken Ventrikels hin:

1. Ein diastolischer Aortendruck von über 75 mm Hg,
2. ein linker Vorhofmitteldruck unter 20 mm Hg,
3. eine Herzfrequenz unter 110/min.

Wenn diese Werte unter Einsatz von inotropen Substanzen, möglicherweise in Kombination mit Vasodilatatoren, eingehalten werden, ist eine subendokardiale Ischämie unwahrscheinlich. Wenn dagegen unter Gabe von inotropen Substanzen zwar ein normaler Blutdruck erreicht wird, der linke Vorhofmitteldruck und die Herzfrequenz dagegen unphysiologisch hoch bleiben, sollte mit einer Störung der subendokardialen Myokarddurchblutung gerechnet und die intraaortale Ballongegenpulsation eingesetzt werden.

Mit der intraaortalen Gegenpulsation lassen sich die periphere Durchblutung, die Myokarddurchblutung und der myokardiale Stoffwechsel verbessern [6, 14]. Durch eine Reduktion der Nachlast wird der myokardiale Sauerstoffbedarf gesenkt. Die Zunahme des diastolischen Aortendrucks verbessert die Myokarddurchblutung und erhöht das Sauerstoffangebot. Zudem kann mit der intraaortalen Gegenpulsation der enddiastolische Ventrikeldruck gesenkt werden, so daß sich die subendokardiale Perfusion weiter verbessert.

Aufgrund dieser physiologischen Eigenschaften kann die intraaortale Gegenpulsation als wertvoller Fortschritt in der Behandlung des myokardial bedingten Low-cardiac-output-Syndroms angesehen werden. Bei der Behandlung der akuten myokardialen Insuffizienz infolge koronarer Herzerkrankung hat sie besondere Bedeutung erzielt.

Technik der intraaortalen Ballongegenpulsation

Der intraaortale Ballon wird meist in die A. femoralis communis eingeführt und bis in die Aorta descendens hochgeschoben. Eine obliterierende Arteriosklerose der Beckenetage kann jedoch diesen Zugang verhindern. Als Ausweichmöglichkeiten bieten sich dann die Aorta ascendens und die A. subclavia [7, 11, 15].

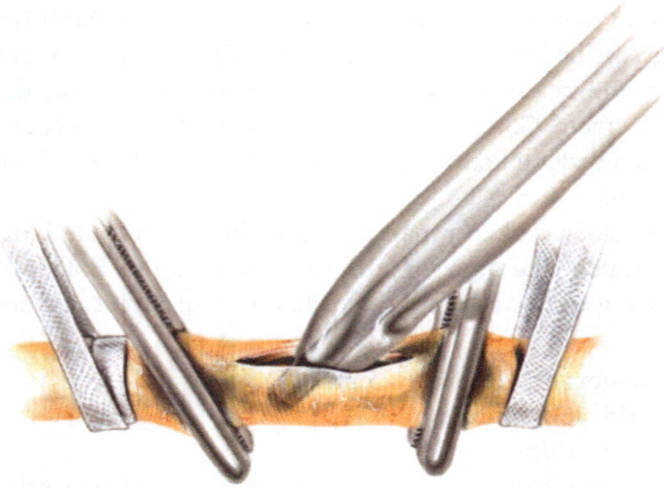

Abb. 8.1

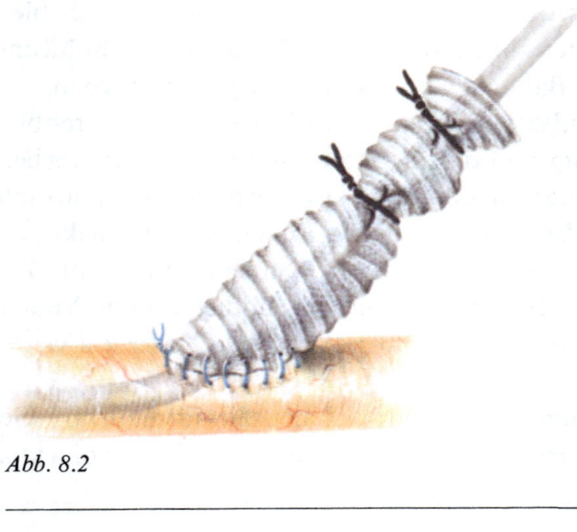

Abb. 8.2

Um den Ballon in die richtige Lage in der Aorta descendens zu bringen, wird die Ballonspitze an den Unterrand des Manubrium sterni angelegt und mit einer Ligatur der Austrittspunkt des Ballonkatheters aus der A. femoralis gekennzeichnet.
Die A. femoralis communis, superficialis und profunda werden freigelegt und mit Bändern angeschlungen. Über den Ballonkatheter wird eine 10 mm weite gewebte und schräg zugeschnittene Dacronprothese geschoben.
Die Femoralgefäße werden abgeklemmt, die A. femoralis communis längs eröffnet. Die proximale Klemme wird freigegeben und der Katheter bis zur Aorta descendens vorgeführt (Abb. 8.1). Dabei wird das Band an der A. femoralis communis angezogen, um die Gefäßwand mit dem Ballonkatheter abzudichten. Der Ballon wird dann mit der Konsole verbunden und die Gegenpulsation eingeleitet.
Die Dacronprothese wird End-zu-Seit mit der A. femoralis communis anastomosiert und um den Ballonkatheter ligiert. Die Dacronprothese wird dann mit oxydierter, regenerierter Zellulose (Tabotamp) tamponiert und nochmals ligiert (Abb. 8.2). Damit läßt sich eine ausreichende Hämostase erzielen. Die Bänder und Klemmen werden dann freigegeben, so daß die Durchblutung der Extremität wieder hergestellt ist.
Die Wunde wird so verschlossen, daß die Prothese im subkutanen Gewebe zu liegen kommt und nur der Ballonkatheter aus der Haut austritt.

Literatur

1. Appelbaum A, Blackstone EH, Kouchoukos NT, Kirklin JW (1977) Afterload reduction and cardiac output in infants early after intracardiac surgery. Am J Cardiol 39:445
2. Armstrong PW, Gold HK, Buckley JM, Willerson JT, Sanders CA (1971) Hemodynamic evaluation of rate augmentation produced by atrial pacing and isoproterenol in the early postoperative phase of cardiac valve surgery. Circulation 44:649
3. Benzing G, Helmsworth JA, Schrieber JT, Loggie J, Kaplan S (1976) Nitroprusside after open-heart surgery. Circulation 54:467
4. Bixler TJ, Gardner TJ, Donahoo JS, Brawley RK, Potter A, Gott VL (1978) Improved myocardial performance in postoperative cardiac surgical patients with sodium nitroprusside. Ann Thorac Surg 25:444
5. Buckberg GD, Fixler DE, Archie JP (1972) Experimental subendocardial ischemia in dogs with normal coronary arteries. Circ Res 30:67,
6. Dunkman WB, Leinbach RC, Buckley MJ, Mundth ED, Kantrowitz AR, Austen WG, Sanders CA (1972) Clinical and hemodynamic results of intra-aortic balloon pumping and surgery for cardiogenic shock. Circulation 46:465
7. Gueldner TL, Lawrence GH (1975) Intra-aortic balloon assist through cannulation of the ascending aorta. Ann Thorac Surg 19:88
8. Holloway EL, Stinson EB, Derby GC, Harrison DC (1975) Action of drugs in patients early after surgery: I. Comparison of isoproterenol and dopamine. Am J Cardiol 35:656
9. Kouchoukos NT, Kirklin JW, Sheppard LC, Roe P (1971) Effect of elevation of left atrial pressure by blood infusion on stroke volume early after cardiac operations. Surg Forum 22:126
10. Kouchoukos NT, Sheppard LC, Kirklin JW (1972) Effect of alterations in arterial pressure on cardiac performance early after open intracardiac operations. J Thorac Cardiovasc Surg 64:563

11. Krause AH, Bigelow JC Jr, Page S (1976) Transthoracic intra-aortic balloon cannulation to avoid repeat sternotomy for removal. Ann Thorac Surg 21:562
12. Kreulen TH, Bove AA, McDonough MT, Sands MJ, Spann JF (1975) The evaluation of left ventricular function in man: a comparison of methods. Circulation 51:677
13. Lappas DG, Ohtaka M, Fahmy NR, Buckley MJ (1978) Systemic and pulmonary effects of nitroprusside during mitral valve replacement in patients with mitral regurgitation. Circulation 58 (Suppl I):I–18
14. Leinbach RC, Buckley MJ, Austen WG, Petschek HE, Kantrowitz AR, Sanders CA (1971) Effects of intra-aortic balloon pumping on coronary flow and metabolism in man. Circulation 43, 44 (Suppl I):I–77
15. Mayer JH (1978) Subclavian artery approach for insertion of intra-aortic balloon. J Thorac Cardiovasc Surg 76:61
16. Miller RR, Awan NA, Joye JA, Maxwell KS, DeMaria AN, Amsterdam EA, Mason DT (1977) Combined dopamine and nitroprusside therapy in congestive heart failure: greater augmentation of cardiac performance by addition of inotropic stimulation to afterload reduction. Circulation 55:881
17. Parr FVS, Blackstone EH, Kirklin JW (1975) Cardiac performance and mortality early after intra-cardiac surgery in infants and young children. Circulation 51:867
18. Peterson KL, Uther JB, Shabetai R, Braunwald E (1973) Assessment of left ventricular performance in man. Circulation 47:924
19. Phillips PA, Bregman D (1977) Intraoperative application of intra-aortic balloon counterpulsation determined by clinical monitoring of the endocardial viability ratio. Ann Thorac Surg 23:45
20. Phillips PA, Marty AT, Miyamoto AM (1975) A clinical method for detecting subendocardial ischemia after cardiopulmonary bypass. J Thorac Cardiovasc Surg 69:30
21. Rackley CE (1976) Quantitative evaluation of left ventricular function by radiographic techniques. Circulation 54:862
22. Roberts AJ, Niarchos AP, Subramanian VA, Abel RM, Hoover EL, McCabe JC, Case DB, Laragh JH, Gay WA Jr (1977) Hypertension following coronary artery bypass graft surgery. Comparison of hemodynamic responses to nitroprusside, phentolamine, and converting enzyme inhibitor. Circulation 58 (Suppl I):I–43
23. Rosenblum R, Tai AR, Lawson D (1972) Dopamine in man: cardiorenal hemodynamics in normotensive patients with heart disease. J Pharmacol Exp Ther 183:256
24. Steen PA, Tinker JH, Pluth JR, Barnhorst DA, Tarhan S (1978) Efficacy of dopamine, dobutamine, and epinephrine during emergence from cardiopulmonary bypass in man. Circulation 57:378
25. Stemple DR, Kleiman JH, Harrison DC (1978) Combined nitroprusside-dopamine therapy in severe chronic congestive heart failure. Dose-related hemodynamic advantages over single drug infusions. Am J Cardiol 42:267
26. Stephenson LW, Blackstone EH, Kouchoukos NT (1976) Dopamine vs epinephrine in patients following cardiac surgery: randomized study. Surg Forum 27:727
27. Stinson EB, Holloway EL, Derby GC, Copeland JG, Oyer PE, Beuhler DL, Griepp RB (1977) Control of myocardial performance early after open-heart operations by vasodilator treatment. J Thorac Cardiovasc Surg 73:523

Kapitel 9

Koronarchirurgie

Die Entwicklung der revasklularisierenden Eingriffe an den Koronararterien durch Favaloro [34] und Johnson et al. [58] stellt eine der hervorragenden Leistungen in der Geschichte der Herzchirurgie dar. Nach über 10 Jahren hat die Koronarchirurgie heute einen festen Platz in der Behandlung herzkranker Patienten gewonnen. Aufgrund der immensen Zahl operierter Patienten und Publikationen stehen uns heute in hinreichendem Maße Informationen zur Verfügung, um durchdachte und gesicherte Empfehlungen für die Operationsindikationen und die besten Operationsmethoden zu geben. Detaillierte Nachuntersuchungen haben Aufschluß über Spätergebnisse von Patienten erbracht, die in den frühen Jahren der Koronarchirurgie operiert worden waren. Dank den Fortschritten auf den Gebieten der Anästhesiologie, Myokardprotektion und Operationstechnik werden sich wahrscheinlich die heutigen Ergebnisse noch verbessern lassen.

Der technisch einwandfrei angelegte aortokoronare Bypass führt zur unmittelbaren Verbesserung des Koronarflusses [77, 85, 101]. Diese Zunahme der Myokarddurchblutung hat eine Linderung oder Beseitigung der Angina pectoris und eine Steigerung der Belastungsfähigkeit des Patienten zur Folge. Viele Patienten werden unabhängig von Medikamenten, ihre Lebensqualität verbessert sich. Die Lebenserwartung läßt sich bei bestimmten Patienten durch den koronaren Bypass eindeutig verlängern.

Bei sorgfältiger Beachtung gewisser Punkte können mit dem koronaren Bypass hervorragende Ergebnisse erzielt werden. Dazu gehören die richtige Auswahl der geeigneten Patienten und des günstigsten Operationszeitpunktes. Die Narkose muß mit besonderer Sorgfalt geleitet werden, um einen ischämischen Myokardschaden während der Narkoseeinleitung und vor dem Beginn der extrakorporalen Zirkulation zu vermeiden. Eine peinlich genaue Nahttechnik ist unabdingbar, um mikrochirurgische Gefäßanastomosen an den machnmal 1 mm dünnen Koronararterien anlegen zu können. Die Prinzipien eines effektiven Myokardschutzes und seiner richtigen Anwendung müssen befolgt werden, um das Myokard keinem ischämischen Schaden während des Eingriffes auszusetzen.

In diesem Kapitel behandeln wir die Koronaranatomie, stellen unsere Indikationen zur Operation bei den verschiedenen anatomischen und klinischen Typen der koronaren Herzerkrankung dar und besprechen unser chirurgisches Vorgehen und die Operationstechnik. Schließlich folgt ein Überblick über die Ergebnisse, die heute mit der direkten Koronarrevaskularisation erzielt werden können.

Anatomie der Koronararterien

In diesem Abschnitt wird die am häufigsten beobachtete Anatomie der Koronararterien beschrieben. Tatsächlich bestehen sehr viele anatomische Varianten. Sie wurden von McAlpine erschöpfend geschildert [80].

Rechte Kranzarterie

Nach ihrem Ursprung aus der Vorderseite der Aorta ascendens zieht die rechte Kranzarterie im Sulcus interatrialis zum Margo acutus des rechten Ventrikels (Abb. 9.1). Am Übergang vom rechten zum linken Vorhof, der

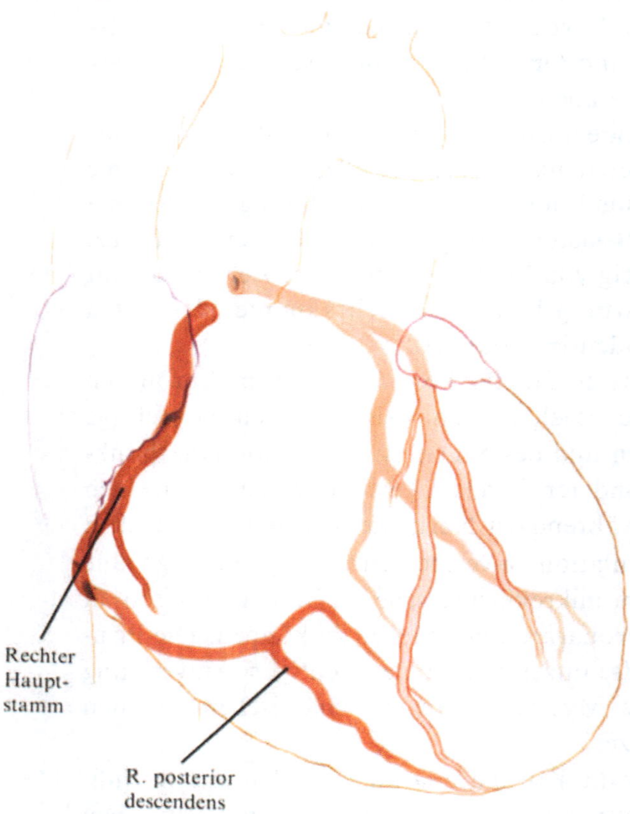

Abb. 9.1. Rechte Kranzarterie

Crux cordis, zweigt sie sich meist in den Ramus posterior descendens und einen distalen Ast auf. Der Ramus posterior descendens verläuft im Sulcus interventricularis posterior und versorgt den hinteren Anteil des Ventrikelseptums.

Bei 90% der Patienten entspringt der Ramus posterior descendens aus der rechten Kranzarterie. Dieser Versorgungstyp wird dann als rechts-dominant bezeichnet. Stammt der Ramus posterior descendens aus dem Ramus circumflexus der linken Kranzarterie, spricht man vom links-dominanten Versorgungstyp. Ein intermediärer Verteilungstyp liegt vor, wenn linke und rechte Kranzarterie jeweils einen Ramus posterior descendens abgeben. Diese Begriffe sind etwas irreführend, da die rechte Kranzarterie fast nie den Hauptanteil des linken Ventrikels durchblutet.

Der proximale Anteil der rechten Kranzarterie oberhalb des Margo acutus ist am häufigsten von Arteriosklerose befallen. Die distale Bypassanastomose liegt daher meist unmittelbar vor der Bifurkation an der Crux cordis. Auch die Bifurkation selbst weist häufig arteriosklerotische Stenosen auf. In diesen Fällen anastomosieren wir den Ramus posterior descendens und vermeiden nach Möglichkeit eine Endarteriektomie.

Gelegentlich gibt die rechte Kranzarterie mehrere große posterolaterale Äste an die Hinterwand des linken Ventrikels ab. Der Ramus circumflexus der linken Kranzarterie hat dann meist keine marginalen Äste. Müssen diese posterolateralen Gefäße mit einem Bypass versorgt werden, werden sie wie die Rr. marginales oder posterior descendens angegangen. Die Vene wird dann je nach anatomischer Lage rechts oder links um das Herz gelegt.

Hauptstamm der linken Kranzarterie

Der Hauptstamm der linken Kranzarterie entspringt aus der Hinterwand der Aortenwurzel. Er hat meist eine Länge von 2 cm und teilt sich in den Ramus interventricularis anterior (RIVA) und den Ramus circumflexus. Hier können hochgradige Stenosen liegen – ein besonderer Typ der koronaren Herzerkrankung, der, konservativ behandelt, die schlechteste Prognose aufweist [24, 121]. Selten, wenn überhaupt, läßt sich der Hauptstamm selbst revaskularisieren, da er nur nach Durchtrennung der Aorta oder Pulmonalarterie angegangen werden kann. Bei Bestehen einer derartigen Stenose werden daher die Bypasses an den RIVA und die marginalen Äste angeschlossen.

Ramus interventricularis anterior (RIVA)

Der RIVA verläuft um die Pulmonalarterie und zieht im Sulcus interventricularis zur Herzspitze. Dabei gibt er zahlreiche septale Äste zum Ventrikelseptum und diagonale Äste zur anterolateralen Wand des linken Ventrikels

Abb. 9.2. Ramus interventricularis anterior

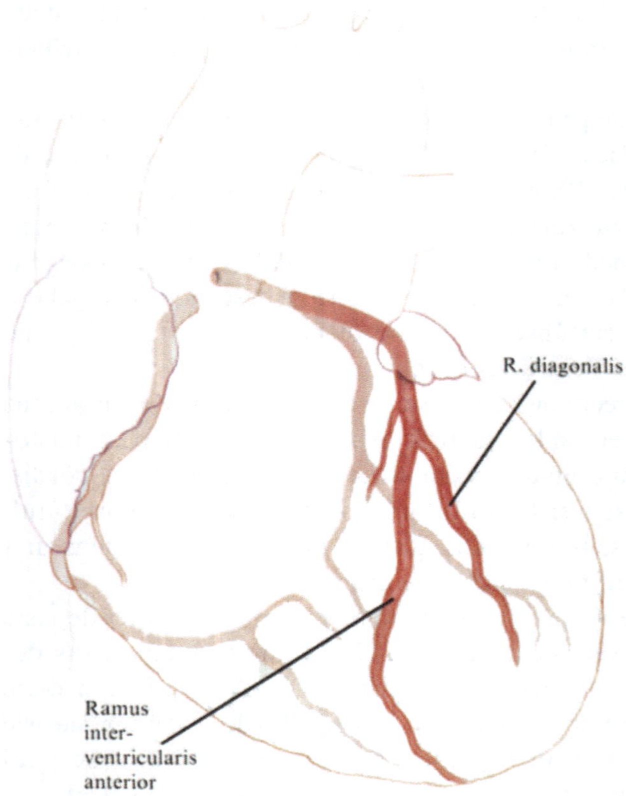

ab (Abb. 9.2). Damit übernimmt der RIVA mit seinen Ästen etwa 50% der linksventrikulären Blutversorgung.
Am häufigsten ist der RIVA von Arteriosklerose befallen. Die distale Anastomose wird meist im mittleren Drittel oder weiter peripher angelegt. Diagonale Äste, die proximal stenosiert oder deren Abgänge in RIVA-Stenosen einbezogen sind, werden bei einem Durchmesser von über 1–1,5 mm ebenfalls überbrückt.

Ramus circumflexus

Der Ramus circumflexus der linken Kranzarterie verläuft unterhalb des linken Herzohres im Sulcus atrioventricularis und zieht zum Sulcus interventricularis posterior. Er gibt dabei einen oder mehrere marginale Äste ab, die die Seiten- und Hinterwand des linken Ventrikels versorgen (Abb. 9.3). Normalerweise liegt der Ramus circumflexus tief unter der V. cordis magna im Fettgewebe und läßt sich nur unter Schwierigkeiten im Sulcus atrioventricularis darstellen. Zur Überbrückung dieses Gefäßes werden daher die Venentransplantate an die marginalen Äste anastomosiert, zumal diese selbst häufig proximale Stenosen aufweisen.

Abb. 9.3. Ramus circumflexus

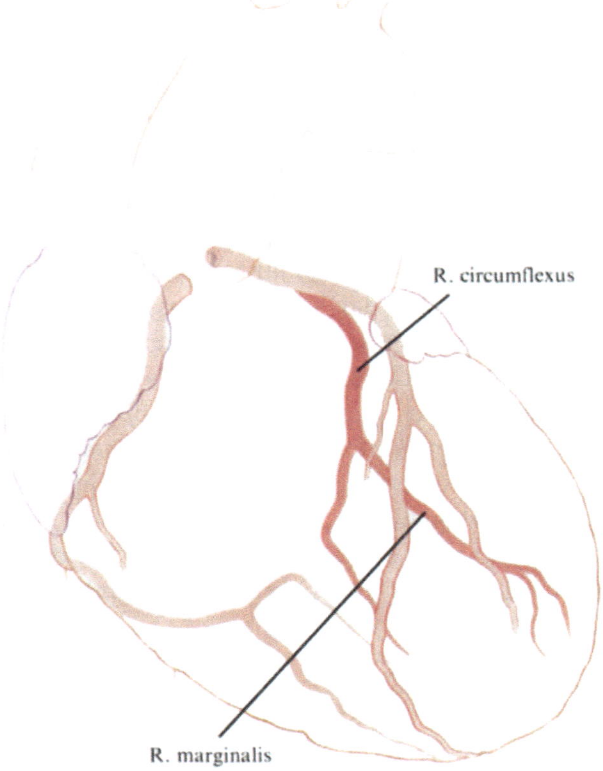

Ramus intermedius

Der linke Hauptstamm kann sich in drei Gefäße aufzweigen. Das Gefäß zwischen dem RIVA und dem Ramus circumflexus hat man Ramus intermedius, Ramus marginalis und Ramus medialis benannt. Da dieses Gefäß einen Durchmesser von über 2 mm aufweisen und dann einen beträchtlichen Teil der Seitenwand des linken Ventrikels versorgen kann, sollte dessen Anatomie bekannt sein. Der Ramus intermedius verläuft vor dem linken Herzohr und liegt in seinem Anfangsteil meist subepikardial, während er zur Peripherie hin häufig von einer dünnen Myokardschicht überdeckt ist. Diese ungewöhnliche intramyokardiale Lage kann das Auffinden dieses Gefäßes erschweren. Trotzdem sollte es, falls stenosiert und ausreichend kalibriert, immer aufgesucht und überbrückt werden.

Koronarangiographie

Die selektive Koronarangiographie nach Sones u. Shirey [118] und Judkins [61] stellt augenblicklich die exakteste Methode zur Diagnose der koronaren

Herzerkrankung dar. Ohne sie wäre die moderne Koronarchirurgie nicht denkbar. Denn mit Hilfe der selektiven Darstellung der Koronararterien lassen sich mit äußerst niedrigem Risiko [27] das Ausmaß, der Schweregrad und die Lokalisation der arteriosklerotischen Stenosen nachweisen sowie Beschaffenheit und Größe der distalen Koronargefäße aufzeigen [110]. Die Ventrikulographie gibt Aufschluß über die globale und segmentale Funktion des linken Ventrikels. Exakte Lokalisation und Bestimmung der Gefäßstenosen, sorgfältige Beurteilung der Durchmesser und Beschaffenheit der distalen Gefäße, und genaue Abklärung der Ventrikelfunktion stellen unabdingliche Voraussetzungen dar, um eine Aussage über Operabilität, Operationsrisiko und das zu erwartende Operationsergebnis machen zu können [76].
Allerdings hat die Koronarangiographie wie alle röntgenologischen Untersuchungen ihre Grenzen. Die Interpretation der Arteriogramme kann bei verschiedenen Untersuchern erheblichen Abweichungen unterliegen [30, 133]. Fehlbeurteilungen, insbesondere Unterschätzungen von Koronarstenosen sind möglich [56, 127]. Der Grenzen und Fallgruben dieser Untersuchungsmethode sollte man sich daher bei der Beurteilung und Operationsentscheidung der koronaren Herzerkrankung bewußt sein.

Indikationen zur Koronarangiographie

Unseres Erachtens sollte die Indikation zur Koronarangiographie großzügig gestellt werden, da die Informationen über die Koronargefäße von entscheidender Bedeutung für die richtige Behandlung sein können. Das klinische Bild der Angina pectoris gibt keinen sicheren Hinweis auf die Schwere der Koronarsklerose und läßt keinen Rückschluß auf die Prognose zu. Nichtinvasive Techniken sind zwar zur Abklärung der Koronarsklerose von Nutzen, aber nicht so exakt wie die Arteriographie.
Die Angina pectoris stellt die Hauptindikation zur Koronarangiographie dar. Sie kann gelegentlich auch beim akuten Herzinfarkt angezeigt sein. Eine erneute Angina pectoris nach Herzinfarkt, rezidivierende Herzinfarkte und therapieresistente ventrikuläre Arrhythmien können auf chirurgischem Wege gebessert und sollten daher koronarangiographisch abgeklärt werden. Beim akuten, stabilen Herzinfarkt lehnen wir die Koronarangiographie und chirurgisches Vorgehen ab.
Jenseits des 40. Lebensjahres sollten Patienten mit Klappenfehlern einer Koronarangiographie unterzogen werden. Weitere Indikationen sehen wir bei asymptomatischen Patienten mit positivem Belastungstest, bei Patienten mit familiär gehäuftem Auftreten von Koronarsklerose und plötzlichem Herztod, zur Nachuntersuchung koronarchirurgischer Eingriffe und zur Abklärung atypischer Brustschmerzen.

Ventrikulographie

Die Messung des enddiastolischen Ventrikeldruckes und das Ventrikulogramm werden vor der selektiven Koronarangiographie vorgenommen, da sich die Ventrikelfunktion nach Kontrastmittelinjektion verschlechtern kann [27]. Zur Berechnung der Auswurfleistung wählen wir die schräge rechts-anteriore Projektion (RAO). Außerdem lassen sich mit dem Ventrikulogramm segmentale Störungen der Wandbewegung bestimmen. Um reversible Veränderungen in der Wandbeweglichkeit aufzudecken, wird das Ventrikulogramm nach Gabe von Nitroglyzerin wiederholt. Eine Verbesserung der Wandbeweglichkeit nach Nitroglyzeringabe kann eine Verbesserung der Ventrikelfunktion nach koronarem Bypass bedeuten [23].

Angiographie der rechten Kranzarterie

Zur Darstellung des proximalen Abschnittes der rechten Kranzarterie eignen sich die rechts-anteriore (RAO) (Abb. 9.4) und die links-anteriore (LAO)

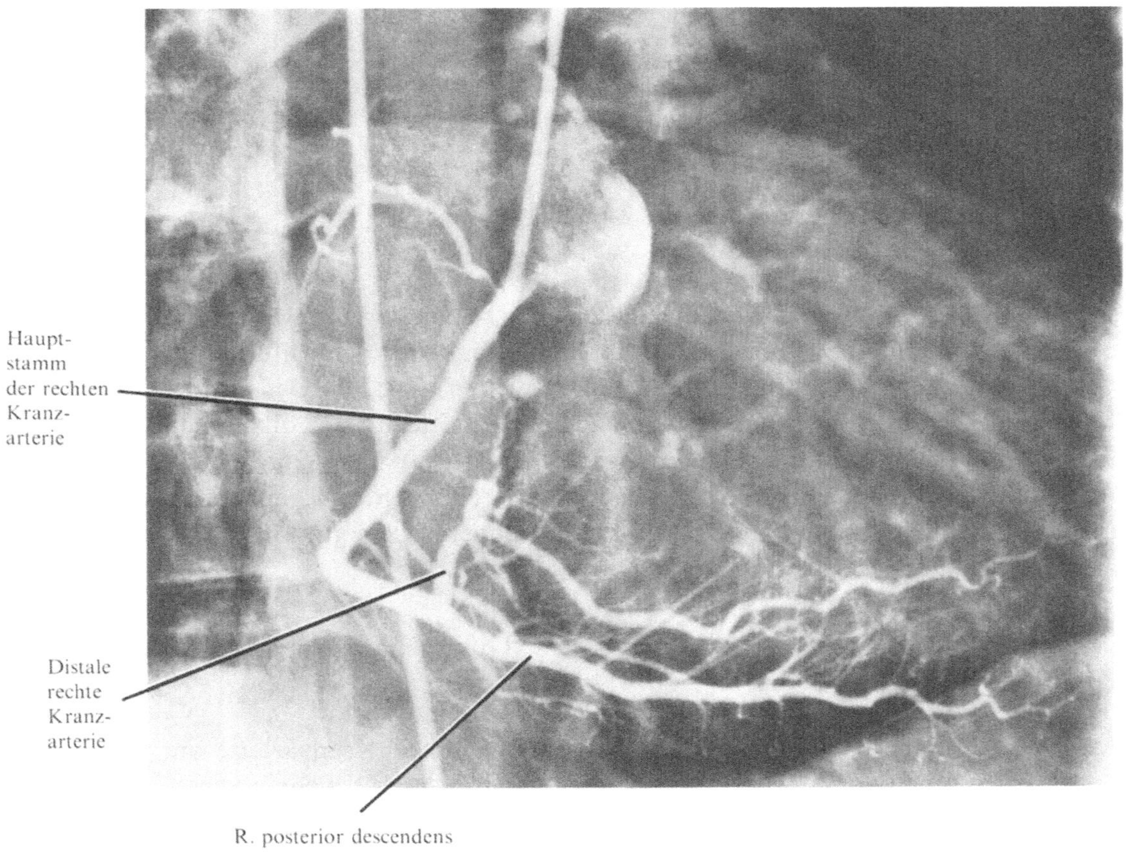

Abb. 9.4. Rechte Kranzarterie in RAO-Projektion

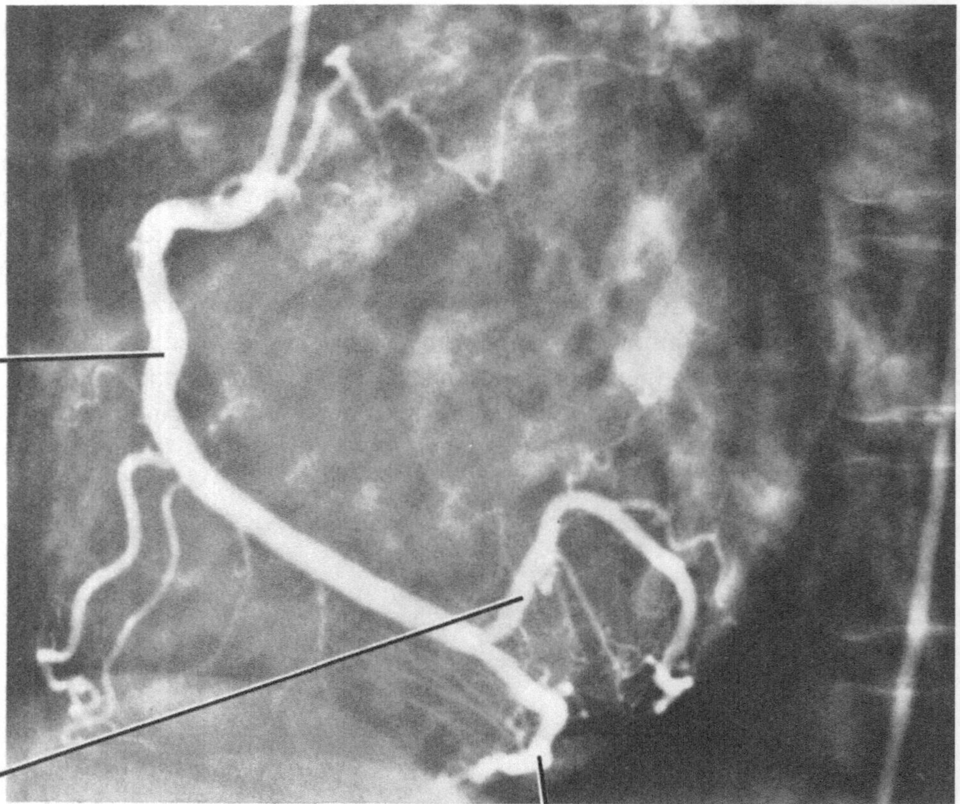

Abb. 9.5. Rechte Kranzarterie in LAO-Projektion

schräge Projektion gleichermaßen gut. Die LAO-Projektion gewährt eine bessere Abbildung des distalen Gefäßabschnittes und der Bifurkation (Abb. 9.5). Bei einem proximal gelegenen kompletten Verschluß der rechten Kranzarterie können sich die distalen Gefäßabschnitte über Kollateralen anfärben, die zum Ramus circumflexus oder dem RIVA über septale Äste Anschluß haben. Die Darstellung einer obliterierten rechten Kranzarterie über Kollateralen bedeutet häufig, daß sich intraoperativ ein gut anastomosierbares distales Gefäß auffinden läßt.

Angiographie der linken Kranzarterie

In der RAO-Projektion ist der Hauptstamm der linken Kranzarterie am besten einzusehen (Abb. 9.6). Auch der distale RIVA läßt sich in dieser Projektion am exaktesten beurteilen (Abb. 9.7). Stenosen im obersten Abschnitt des RIVA können durch Überlagerung mit diagonalen Ästen oder dem Ramus circumflexus verdeckt werden. Die LAO-Projektion bildet die-

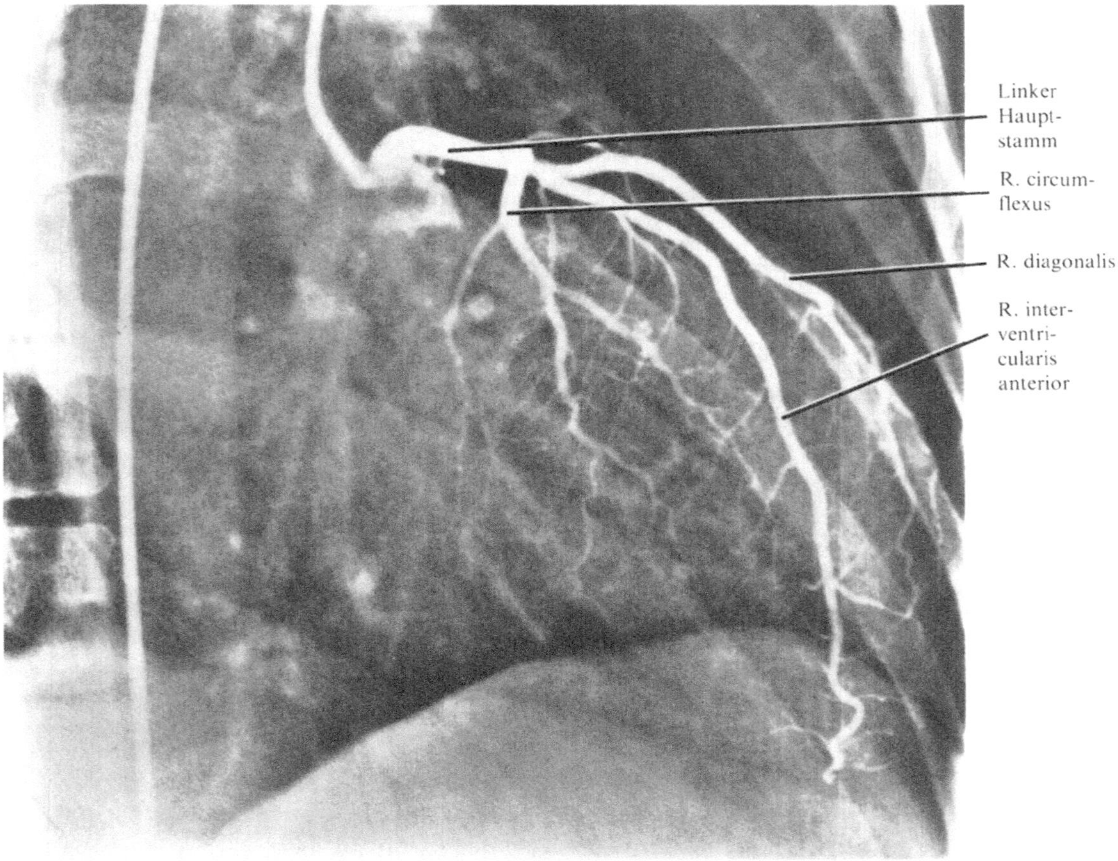

Abb. 9.6. Linke Kranzarterie in RAO-Projektion

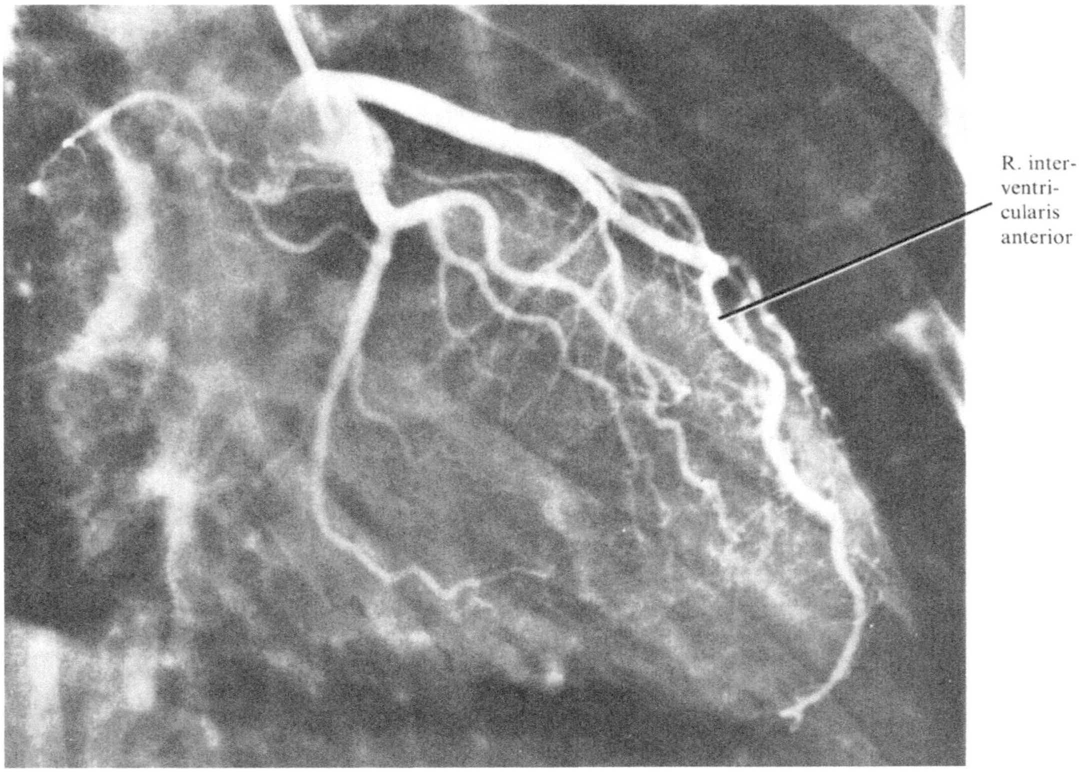

Abb. 9.7. Linke Kranzarterie in RAO-Projektion

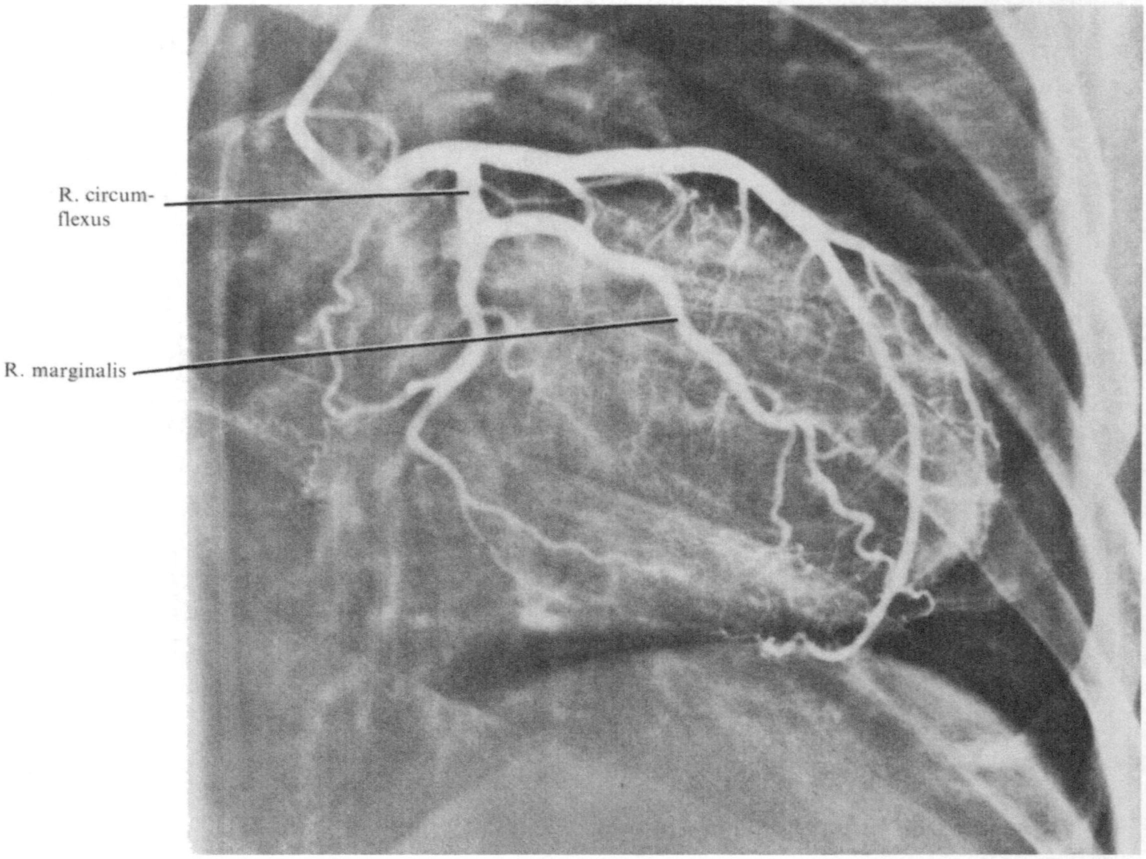

Abb. 9.8. Linke Kranzarterie in RAO-Projektion

sen wichtigen proximalen Abschnitt des RIVA am klarsten ab. Zur Darstellung dieses Bereiches wurde zudem eine Reihe weiterer Projektionen empfohlen [119].

Die Beurteilung des RIVA distal einer kompletten Obstruktion ist von besonderer Wichtigkeit. Folgende Zeichen weisen auf ein distales operables Gefäß hin:

1. Das distale Gefäß füllt sich über Kollateralen.
2. Im Ventrikulogramm besteht eine normale Beweglichkeit der Vorderwand.
3. Im EKG findet sich kein Hinweis auf einen anteroseptalen transmuralen Infarkt.

In der RAO-Projektion kommen am besten der mittlere und periphere Abschnitt des Ramus circumflexus zur Darstellung (Abb. 9.8). Diese Projektion bildet auch die marginalen Äste deutlich ab. Die Lage der marginalen Äste zueinander muß sorgfältig bestimmt werden, um intraoperativ die richtigen Gefäße zu anastomosieren.

Nichtinvasive Methoden zur Diagnose der koronaren Herzerkrankung

Belastungstest

Zum Nachweis einer Myokardischämie stellt die EKG-Überwachung während zunehmender Belastung eine wertvolle diagnostische Methode dar. Ein positiver Belastungstest, definiert als eine ST-Streckensenkung um mehr als 1 mm, kann auf eine schwere koronare Herzerkrankung hinweisen [31]. Deutliche ST-Streckensenkung oder Kreislaufkollaps während Belastung deuten auf eine schwere und ausgedehnte koronare Herzerkrankung wie eine Stammstenose oder 3-Gefäßerkrankung hin. Allerdings ist ein positiver Belastungstest nicht immer gleichbedeutend mit einer Koronarsklerose; umgekehrt schließt ein negativer Belastungstest das Vorhandensein von Koronarstenosen nicht aus [129]. Der Belastungstest muß daher immer im Zusammenhang mit dem Gesamtbild der ischämischen Herzerkrankung gesehen werden.

Nuklearkardiologie

Szintigraphische Untersuchungen gewinnen in der Diagnostik von Herzerkrankungen und der Beurteilung der Ventrikelfunktion zunehmend an Bedeutung. Mit dem Thalliumperfusionsszintigramm kann die Myokarddurchblutung bestimmt werden [109]. Ein akuter Herzinfarkt läßt sich mit radioaktivem Pyrophosphat nachweisen. Ebenso können die regionale und globale Ventrikelfunktion abgeklärt werden [14].

Alle diese Methoden können sowohl bei der Abklärung des Ausmaßes und der Prognose der Koronarsklerose als auch bei der Beurteilung des Operationsergebnisses von großem Nutzen sein. Wahrscheinlich werden die szintigraphischen Untersuchungen einen immer breiter werdenden Raum in der Kardiologie einnehmen und im zunehmenden Umfang zur Diagnostik der Koronarsklerose und anderer Herzerkrankungen herangezogen werden.

Indikationen zur Operation

Wenn man sich über die Indikationen der chirurgischen Behandlung der koronaren Herzerkrankung Gedanken macht, muß Klarheit darüber herrschen, was mit der heutigen Koronarchirurgie und was mit konservativer Behandlung allein erreicht werden kann. Die konservative Behandlung der ischämischen Herzerkrankung besteht hauptsächlich in der Verminderung des myokardialen Sauerstoffbedarfs. Dieses Ziel wird meist mit Betare-

zeptorenblockern und Nitraten angestrebt. Die Betarezeptorenblocker verlangsamen die Pulsfrequenz, senken den Blutdruck und vermindern die Kontraktilität. Nitrate senken Vor- und Nachlast des linken Ventrikels.
Das Ziel der chirurgischen Behandlung der Koronarsklerose ist die Verbesserung der Myokarddurchblutung und damit die Erhöhung des myokardialen Sauerstoffangebotes. Beide Therapiemöglichkeiten müssen unter folgenden Gesichtspunkten überprüft werden:
Wie wirksam und wie dauerhaft können
1. die Angina pectoris gelindert,
2. Myokardschäden und ernste Kammerarrhythmien vermieden, und
3. der plötzliche Herztod verhindert werden.

Wir möchten betonen, daß unseres Erachtens die chirurgische und konservative Behandlung der Koronarsklerose nicht miteinander konkurrieren; häufig ergänzen sie sich vielmehr. Denn die Koronarsklerose ist eine erbarmungslose Erkrankung, die trotz rechtzeitiger und gelungener Operation zeitweise oder während des gesamten Krankheitsverlaufes eine internistische Behandlung verlangt.
Da die Angaben über chirurgische Ergebnisse größeren Abweichungen unterliegen, erscheint es uns wichtig zu definieren, was wir unter gediegener Koronarchirurgie verstehen. Bei gut anastomosierbaren Gefäßen mit einem Durchmesser von mindestens 1,5 mm und nur geringer oder sogar fehlender peripherer Arteriosklerose sowie ausreichender Ventrikelfunktion mit einer Auswurffraktion von über 25% sollte die Operationsletalität unter 2%, die perioperative Infarktrate unter 5% und die späte Verschlußrate der Bypasses unter 20% liegen. Wenn diese Ziele erreichbar sind, halten wir, nach sorgfältiger Analyse der heute vorliegenden Ergebnisse, das operative Vorgehen bei einer Reihe von Untergruppen der Koronarsklerose als die primäre Behandlung der Wahl für gerechtfertigt.

Chronische stabile Angina pectoris

Die chronische Angina pectoris stellt eine allgemein geläufige Indikation zum koronaren Bypass dar. Bei den meisten Patienten führt die Operation zur nachhaltigen Besserung und Beseitigung der Beschwerden. In Übereinstimmung mit Hurst et al. empfehlen wir die Operation bei Patienten mit einer 2- oder 3-Gefäßerkrankung, wenn nicht schwerwiegende Faktoren dagegen sprechen [55].

Instabile Angina pectoris

Zwischen der Angina pectoris und dem Herzinfarkt liegt eine Reihe von klinischen Beschwerdebildern, die von der alleinigen Frequenzzunahme pektanginöser Anfälle bis zum schweren anhaltenden Angina-pectoris-Anfall in Ruhe reichen können. Diese Attacken lassen sich häufig nur mit Narkotika überwinden und sind klinisch vom akuten Herzinfarkt kaum zu unterscheiden; eine Myokardnekrose ist jedoch weder enzymatisch noch elektrokardiographisch nachzuweisen. Die mildere Form dieses Beschwerdebildes hat man mit progredienter oder akzelerierter Angina pectoris bezeichnet. Mit akuter Koronarinsuffizienz, Präinfarktangina und instabiler Angina pectoris ist das ernstere und bedrohlichere Beschwerdebild gemeint.

Um vergleichbare Untersuchungen anstellen zu können, ist eine strenge Definition des Begriffes „instabile Angina" notwendig. Die National Cooperative Study Group on Unstable Angina Pectoris hat diesen Begriff folgendermaßen definiert [94]: Es ist darunter der Typ der Angina pectoris zu verstehen, dessen Schweregrad die Einweisung in eine Intensivstation rechtfertigt, um einen akuten Herzinfarkt gegen passagere, während der Attacken auftretende EKG-Veränderungen abzugrenzen.

In der Klinik wird der Begriff der instabilen Angina pectoris großzügiger benutzt. Das grundsätzliche Kriterium bleibt jedoch meist der schwere pektanginöse Anfall, der wegen des Verdachts auf einen akuten Herzinfarkt zur Einweisung auf eine Intensivstation führt. Läßt sich das Beschwerdebild prompt durch Bettruhe bessern, schätzen wir diese instabile Angina pectoris als „low risk" ein. Treten jedoch weiterhin Schmerzattacken mit reversiblen EKG-Veränderungen in Ruhe auf, wird diese instabile Angina pectoris als „high risk" eingestuft [99].

Neuere Untersuchungen haben Aufschluß darüber erbracht, welche Ergebnisse wir von der konservativen und/oder chirurgischen Behandlung der instabilen Angina pectoris erwarten können [41, 94, 99, 114, 130]. Aufgrund dieser Befunde haben wir folgendes methodisches Behandlungsschema entwickelt.

Patienten mit Verdacht auf einen akuten Herzinfarkt sollten in eine Koronarstation eingewiesen und mit Bettruhe und Sedierung behandelt werden. Etwa 50% dieser Patienten werden unter dieser Behandlung beschwerdefrei [99]. Ein akuter Herzinfarkt sollte durch EKG- und Enzymuntersuchungen ausgeschlossen werden. Bleibt der Patient unter dieser Behandlung symptomatisch, sollte eine gezielte medikamentöse Behandlung mit Betarezeptorenblockern in steigender Dosierung einsetzen, bis die Angina pectoris nachläßt oder Bradykardie, Hypotension oder andere Nebenwirkungen auftreten. Meistens läßt sich die instabile Angina pectoris mit weniger als 500 mg Propranolol/24 h beherrschen. Vereinzelt haben wir jedoch bis zu 1000 mg Propranolol/24 h verabreicht. Ebenso sollten Langzeitnitrate verordnet werden. Hypertonie oder Herzinsuffizienz bedürfen selbstverständlich gesonderter therapeutischer Maßnahmen.

Mit gezielter medikamentöser Behandlung kann die Angina pectoris bei fast allen diesen Patienten beherrscht werden. 50% der Patienten mit Schmerzen in Ruhe werden völlig beschwerdefrei, bei den verbleibenden Patienten nehmen die Attacken an Schwere und Häufigkeit deutlich ab [94, 99].

Auch die intraaortale Ballongegenpulsation wurde zur Behandlung der instabilen Angina pectoris empfohlen. Eine Gruppe hat diese Methode sogar bei 58% ihrer Patienten, die nicht sofort auf medikamentöse Behandlung ansprachen, angewandt [69]. Andere Autoren konnten die Notwendigkeit zu so häufigem Einsatz der intraaortalen Ballongegenpulsation nicht bestätigen [94, 99]. Nach unserer Erfahrung machen die Fälle, bei denen der Einsatz der Ballonpumpe sinnvoll erscheint, weniger als 1% der Patienten mit instabiler Angina pectoris aus.

Nach medikamentöser Stabilisierung des Patienten sollte eine selektive Koronarangiographie vorgenommen werden. Die Operationsindikation kann dann aufgrund des klinischen Bildes und der anatomischen Befunde beurteilt werden. Patienten mit einer Stammstenose der linken Kranzarterie und Patienten, die bereits vor der Klinikaufnahme unter maximaler medikamentöser Behandlung standen, sollten noch während desselben Krankenhausaufenthaltes operiert werden. Bei allen anderen Verschlußtypen kann der Patient entlassen und die Operation zu einem späteren Zeitpunkt festgelegt werden.

Die National Cooperative Study Group on Unstable Angina Pectoris verfolgte 228 Patienten, die randomisiert medikamentös oder chirurgisch behandelt worden waren. Die linksseitige Stammstenose und Versager vorhergegangener konservativer Behandlungen waren aus diesen Gruppen ausgeschlossen. Hierbei zeigte sich, daß die medikamentös behandelten Patienten zu einem hohen Prozentsatz wegen schwerer Angina pectoris einer späteren Operation zugeführt wurden [94]. Nur 3% der konservativ behandelten Patienten mußten während des ersten Krankenhausaufenthaltes operiert werden; innerhalb von 6 Monaten wurden jedoch 13%, innerhalb eines Jahres 19% und innerhalb 2 Jahren 31% dieser Patienten chirurgisch behandelt. Die Notwendigkeit einer späteren Operation hatte keine Beziehung zum Schweregrad der Angina pectoris oder den EKG-Veränderungen während der Schmerzattacken; sie wurde vielmehr vom anatomischen Ausmaß der Koronarsklerose bestimmt. So mußten 49% der Patienten mit einer 3-Gefäßerkrankung einer späteren Operation unterzogen werden.

Chirurgisches Vorgehen während oder nach Stabilisierung der instabilen Angina führt zu einer nachhaltigeren Beschwerdefreiheit als die konservative Behandlung [94, 114]. Zudem ist die Überlebensrate hervorragend. Die National Cooperative Study Group wies nach 2 Jahren trotz einer Operationsletalität von 5% eine Überlebensrate von 90% aus. OLINGER et al. verzeichneten unter 53 Patienten, auf die die Kriterien der National Cooperative Study Group zutrafen, bis zu 30 Monaten postoperativ keinen Todesfall [99].

Bei gezielter medikamentöser Behandlung und nachfolgender elektiver Koronarrevaskularisation können Operationsletalität und perioperative Infarktrate unter 2% gesenkt werden [94]. Wir sind daher der Ansicht, daß das primär konservative Vorgehen kombiniert mit der elektiven oder semielektiven Operation augenblicklich die beste Behandlungsmethode der instabilen

Angina pectoris darstellt. Wahrscheinlich werden weitere Verbesserungen in Narkosetechnik, Myokardschutz und Operationstechnik zu noch günstigeren chirurgischen Behandlungsergebnissen der instabilen Angina pectoris führen.

Akuter Herzinfarkt

Die notfällmäßige Koronarrevaskularisation wurde bei folgenden Verlaufsformen des akuten Herzinfarktes vorgeschlagen:

1. Unkomplizierter Infarkt [5],
2. in Ausdehnung begriffener Infarkt [104],
3. Innenschichtinfarkt [83],
4. Infarkt mit persistierender Angina pectoris [59, 60],
5. Infarkt mit therapierefraktären Arrhythmien [60],
6. infarktbedingter kardiogener Schock [91].

Patienten mit einem unkomplizierten akuten Herzinfarkt – ohne Schmerzrezidiv, ohne Kreislaufstörungen, ohne Rhythmusstörungen – haben bei einer Krankenhausletalität von weniger als 1% eine gute Prognose [37]. Ein operatives Vorgehen kann daher bei diesen Patienten nur gerechtfertigt sein, wenn die Operationsletalität unter 1% liegt. Außerdem müßte erwiesen sein, daß mit der notfallmäßigen Revaskularisation ischämisches Myokardgewebe, das ansonsten der progredienten Nekrose anheimfallen würde, erhalten werden und die Lebenserwartung, verglichen mit dem konservativen oder operativen Vorgehen nach der Erholungsphase, verbessert werden können [117]. Zwar ist die Revaskularisation in der akuten Phase des Herzinfarktes ohne Operationsletalität möglich; wir wissen jedoch bislang nicht, inwieweit bei einem unkomplizierten Herzinfarkt dieser Behandlungsweg überhaupt sinnvoll ist. In der akuten Phase eines unkomplizierten Herzinfarktes empfehlen wir daher keine Operation.

Ein in weiterer Ausdehnung begriffener akuter Herzinfarkt kann eine Indikation zum koronaren Bypass darstellen [104], wenn die intensive medikamentöse Behandlung ein Fortschreiten der Myokardnekrose mit wiederholtem Ansteigen herzspezifischer Enzyme nicht zu verhindern vermag [90]. Die intraaortale Ballongegenpulsation kann das bestehende Mißverhältnis zwischen myokardialem Sauerstoffangebot und -bedarf günstig beeinflussen [75]. Auch mit der Revaskularisation kann bei dieser instabilen Form des akuten Herzinfarktes nekrosebedrohtes Myokard erhalten werden. Heute würden wir bei einem derartigen akuten Herzinfarkt, der trotz optimaler konservativer Behandlung in weiterer Ausdehnung begriffen ist, die Koronarangiographie vorschlagen und uns bei günstigen Koronarverhältnissen zum operativen Vorgehen entschließen.

Bei einem Innenschichtinfarkt sollte die Operation dann indiziert sein, wenn gleichzeitig das Bild einer instabilen Angina besteht. Der Innenschichtinfarkt hat dabei keinen signifikanten Einfluß auf die Operationsletalität [83]. Er

führt jedoch trotz anfänglich unkomplizierten Verlaufes nach stationärer Behandlung häufig zur instabilen Angina und transmuralen Infarkten. MADIGAN et al. verfolgten 50 Patienten mit subendokardialem Infarkt über durchschnittlich 11 Monate. 46% dieser Patienten entwickelten eine instabile Angina und 21% erlitten einen weiteren Herzinfarkt [84].
Eine erneute Angina pectoris nach einem akuten Herzinfarkt hat eine schlechte Prognose [120]. In dieser instabilen Phase des akuten Herzinfarktes kann die Revaskularisation mit sehr niedriger Operationsletalität und hervorragenden Spätergebnissen vorgenommen werden [59, 60]. Bei dieser Verlaufsform treten wir daher für die Arteriographie und Operation ein.
Im akuten Herzinfarkt mit therapierefraktären Rhythmusstörungen hat man eine weitere Indikation zum koronaren Bypass gesehen. Obgleich darüber günstige Einzelergebnisse vorliegen [60], bedarf dieses klinische Bild weiterer Untersuchungen, um den Wert der Operation zu bestimmen.
Der infarktbedingte kardiogene Schock verläuft meist tödlich. Revaskularisierende Eingriffe wurden zwar auch in diesen aussichtslosen Situationen befürwortet, die Letalität bewegt sich jedoch trotz des Einsatzes der mechanischen Kreislaufunterstützung im Bereich von 50% [91]. Anhand weiterführender Untersuchungen über hämodynamische, ventrikulographische und arteriographische Parameter wird man lernen müssen, diejenigen Patienten auszulesen, die auf lange Sicht von einer Operation profitieren können. Über die Notwendigkeit des operativen Vorgehens beim akuten Ventrikelseptumdefekt oder Papillarmuskelabriß mit Mitralinsuffizienz besteht heute kein Zweifel mehr [8, 40].

Hochgradige Koronarsklerose

Nicht der Schweregrad der Angina pectoris, sondern einzig und allein das Ausmaß der Koronarsklerose korreliert mit der Häufigkeit tödlicher Herzattacken [11]. Die Tatsache, daß der plötzliche Herztod bei etwa 25% der Koronarsklerotiker das primäre Ereignis darstellt, verdeutlicht, wie heimtückisch diese Erkrankung verlaufen kann [79]. Da die Prognose der schweren Koronarsklerose, insbesondere der linken Hauptstammstenose, durch die Operation verbessert werden kann, hat man die Revaskularisation für alle Formen der Mehrgefäßerkrankungen gefordert, auch wenn keine Symptome bestehen. Zu diesen asymptomatischen Gruppen gehören auch jene Patienten, deren Angina pectoris auf medikamentösem Wege beseitigt wurde, die einen akuten Herzinfarkt überstanden haben, unter keiner Angina pectoris mehr leiden, und deren Belastungstest positiv ausfällt; dazu sind auch die Patienten zu zählen, bei denen wegen einer familiären Häufung des koronarbedingten plötzlichen Herztodes die Koronarangiographie vorgenommen und dabei eine Mehrgefäßerkrankung aufgedeckt wurde.
Gegen die Revaskularisation einer asymptomatischen linken Hauptstammstenose bestehen heute kaum mehr Einwände. Die Operationsnotwendigkeit

einer symptomlosen 3-Gefäßerkrankung oder einer geringgradigeren Koronarsklerose wird jedoch uneinheitlich bewertet [26, 33]. Wahrscheinlich wird diese Frage niemals gänzlich geklärt werden können. Möglicherweise wird man mit weiteren Untersuchungen über Ventrikelfunktion, Belastungsreaktion, Rhythmusüberwachung sowie der Myokardszintigraphie in Ruhe und unter Belastung Hinweise auf die Prognose der Koronarsklerose gewinnen und die Untergruppen herauslösen können, deren Lebenserwartung durch die Operation günstig beeinflußt wird [26].

Klappenersatz und Koronarrevaskularisation

Der Klappenersatz hat bei bestehender und unbehandelter Koronarsklerose eine höhere Früh- und Spätletalität als bei nichtvorhandener Koronarsklerose [29, 78, 103]. Copeland et al. verzeichneten bei 129 Patienten, bei denen ein isolierter Aortenklappenersatz ohne Revaskularisation trotz bestehender Koronarsklerose durchgeführt worden war, eine 3-Jahres-Überlebensrate von 60% [29]. Dagegen betrug bei 213 koronargesunden Patienten nach Aortenklappenersatz die 3-Jahres-Überlebensrate 85%.
Die Koronarrevaskularisation kombiniert mit dem Klappenersatz kann die Lebenserwartung jener Patienten mit koronarer und valvulärer Herzerkrankung deutlich verbessern, wenn die Operationsletalität unter 6% liegt. Richardson et al. berichteten über 220 Patienten, bei denen ein Aortenklappenersatz zusammen mit einem koronaren Bypass vorgenommen wurde [108]. Die kumulative Überlebensrate betrug nach 3 Jahren 77%. Sie unterschied sich damit nicht signifikant von der Überlebensrate, die im gleichen Zeitraum bei Patienten ohne koronare Herzerkrankung nach isoliertem Aortenklappenersatz erzielt wurde.
Seit 1970 führen wir bei allen über 40 Jahre alten Klappenpatienten routinemäßig eine Koronarangiographie durch [3, 7]. Koronarstenosen mit über 50%iger Lumeneinengung und gutem peripheren Abfluß revaskularisieren wir, auch wenn keine Angina pectoris besteht.

Erneute Angina pectoris nach Revaskularisation

Transplantatverschlüsse oder eine Progression der Koronarsklerose können zum erneuten Auftreten einer Angina pectoris nach erfolgter Revaskularisation führen [96]. Mit Verbesserung der Operationstechnik wird die Häufigkeit des Bypassverschlusses wahrscheinlich abnehmen. Unklar bleibt, inwieweit mit der Behandlung der Risikofaktoren die Progression der Koronarsklerose nichtoperierter Gefäße und damit das Wiederauftreten der Angina pectoris beeinflußt werden können.
Bei erneut auftretender Angina sollten das präoperative Angiogramm, die intraoperativen Angaben zur Beschaffenheit der operierten Koronargefäße,

die Erfolgseinschätzung des Operateurs zum Zeitpunkt der Operation und der Zustand der nichtoperierten Gefäße revidiert werden. Die Indikation zur Rekoronarographie sollte großzügig gestellt werden. Die Erfolgsaussichten sind bei der Zweitoperation etwas geringer als beim Ersteingriff. Trotzdem sollte bei günstigen anatomischen Verhältnissen die Reoperation empfohlen werden, da sie bei niedrigem Operationsrisiko in der Mehrzahl der Fälle zur Besserung oder Beseitigung der Angina pectoris führen kann [2].

Chirurgische Taktik

Wahl des Implantates: V. saphena magna oder A. mammaria interna

Zur Überbrückung der rechten Kranzarterie einschließlich ihrer Äste und des Ramus circumflexus wird meist die V. saphena magna implantiert. Für den RIVA und seine diagonalen Äste kann sowohl die V. saphena magna als auch die A. mammaria interna verwendet werden. Die A. mammaria interna weist zwar eine niedrigere Verschlußrate auf [62], der Durchfluß kann jedoch begrenzt sein [36]. Ihre Spätveränderungen sind geringgradiger als bei einem Venentransplantat, das in die arterielle Strombahn implantiert wurde. Der Grund für die hohe Erfolgsrate des Mammaria-interna-Bypass liegt möglicherweise in der dazu notwendigen präzisen Operationstechnik. Vielleicht wird man auch beim Saphenatransplantat mit einer ähnlich exakten Operationstechnik vergleichbar niedrige Verschlußraten erzielen.
Flemma et al. konnten zeigen, daß das Venentransplantat in Ruhe einen 2,7fach höheren Durchfluß zuläßt als der Mammaria-interna-Bypass [36]. Zudem wies er nach, daß unter Belastung die Flußkapazität im Venentransplantat größer ist.
Unserer Meinung nach haben weder die V. saphena magna noch die A. mammaria interna eindeutige Vorteile, wenn es um die Überbrückung des RIVA geht. Am Saphenatransplantat schätzen wir die höhere Durchflußkapazität, einfache Gewinnung und Verläßlichkeit. Wir haben daher die V. saphena magna immer als Transplantat der Wahl verwendet und bisher keinen Grund gesehen, davon abzugehen.

Alternative Implantate

Bei den meisten Patienten findet sich eine V. saphena magna oder A. mammaria interna, die zum Bypass geeignet ist. Allerdings kann es vereinzelt notwendig sein, auf andere Transplantate auszuweichen. Da autologes Gewebe vorzuziehen ist, verwenden wir in solchen Fällen die V. cephalica.

In der Literatur sind eine Reihe weiterer Möglichkeiten beschrieben worden. Dazu gehört die V. saphena parva [112]. Gefrorene allologe Venentransplantate [123] und Polytetrafluoräthylen-Prothesen hat man verwendet [132]. Allerdings liegen bisher keine ausreichenden Langzeitbefunde vor, um den Wert dieser Implantate abschätzen zu können.

Entnahme und Vorbereitung der Vene

Entnahme und Vorbereitung der V. saphena magna stellen einen kritischen Schritt bei der Durchführung eines koronaren Bypass dar. Unvorsichtige Handhabung und Traumatisierung der Vene können den Erfolg eines ansonsten präzise implantierten Bypass in Frage stellen. Am besten legt man die Vene mit einer einzigen langen Inzision, beginnend in der Leiste, frei. Bei stark entwickeltem subkutanem Fettgewebe oder Durchblutungsstörungen der unteren Extremitäten werden Hautbrücken belassen. Die Inzisionen sollten direkt über der Vene verlaufen, um Unterminierungen mit ihren möglichen Wundkomplikationen zu vermeiden.

Die Vene wird mit scharfer Präparation vorsichtig entfernt. Die Äste werden zentral an der Vene unterbunden, peripher mit einem Hämoclip abgeklemmt und durchtrennt. Durch vorsichtige Handhabung kann das Ausreißen der kleineren dünnwandigen Äste verhindert werden.

Die Vene wird dann vorsichtig mit heparinisiertem körpereigenem Blut durchspült, um weitere offene Äste aufzufinden. Unter zarter Aufblähung der Vene läßt sich der Abgang der Venenäste genau darstellen und – bei geblähter Vene – unterbinden. Mit diesem Vorgehen können Veneneinschnürungen, bedingt durch Raffungen der Adventitia, vermieden werden. Die Unterbindung direkt an der Venenwand verhindert die Bildung eines Gefäßstumpfes am Gefäßabgang; derartige Gefäßstümpfe können ein Ausgangspunkt für Thromben und Embolien sein.

Zarte Entnahme und vorsichtiges Aufblähen stellen die wichtigsten Grundsätze der richtigen Venenbehandlung dar. Im Hinblick auf die Spätergebnisse dürfte auch die Spülflüssigkeit von Bedeutung sein. McGregor et al. fanden, daß das Aufblähen der V. saphena magna mit physiologischer Kochsalzlösung zum Wandödem führt [82]. Heparinisiertes Blut dürfte die Irrigationsflüssigkeit der Wahl sein. Ramos et al. untersuchten bei Hunden die Spätergebnisse autologer V.-cephalica-Implantate [105]. Obgleich sie die Venen mit Drucken von 600 mm Hg aufblähten, fanden sie, daß das Endothel mit Kochsalzlösung stärker geschädigt wurde als mit Blut.

Myokardschutz

Das Thema „Myokardschutz“ wurde in Kap. 6 detailliert besprochen. Die kalte Kardioplegie [28, 32] oder intermittierende Ischämie in mäßiger Hypothermie [99, 100] stellen in der Koronarchirurgie die heute gebräuchlichsten Methoden des Myokardschutzes dar. Mit beiden Verfahren sind hervorragende Ergebnisse zu erzielen. Weitere Untersuchungen müssen zeigen, inwieweit die eine der anderen Methode überlegen ist. Bislang scheinen jedenfalls beide Verfahren besser als alle anderen zu sein.

Dekompression des linken Ventrikels

Die Dekompression des linken Ventrikels während eines koronaren Eingriffes erfüllt einen doppelten Zweck. Zum einen wird die Überdehnung des linken Ventrikels vermieden, zum anderen gewinnt man ein blutleeres Operationsfeld zur Herstellung der distalen Anastomosen. Beides ist auch ohne Linksherzdrainage zu erreichen [98]. In der Erholungsphase nach ischämischem Stillstand, insbesondere nach hypothermer Kardioplegie, besteht auch ohne Linksherzdrainage meist keine Gefahr der linksventrikulären Überdehnung [111].
Zur Dekompression des linken Ventrikels wurden die direkte Absaugung durch die Ventrikelspitze oder die indirekte Absaugung durch den linken Vorhof [116], die Pulmonalarterie [52] oder die Aorta [49] beschrieben. Wir benutzen keine dieser Linksherzdrainagen und saugen während der Aortenabklemmung allenfalls über die Aorta ascendens ab. Bei Anwendung der Kardioplegie läßt sich mit einem Y-Stück an der Aortennadel auf einfache Weise von Infusion auf Absaugung umschalten.

Reihenfolge der distalen Anastomose

Die Reihenfolge der distalen Anastomosen sollte nicht willkürlich erfolgen. Nimmt der Durchmesser der Vene über ihre gesamte Länge nicht wesentlich ab, erfolgen die Anastomosen von links nach rechts. Bei Anwendung von kalter Kardioplegie werden die Bezirke, die nicht ausreichend abkühlen konnten, zuerst überbrückt. Die kardioplegische Lösung wird dann durch den Bypass infundiert.

Distale Anastomose: Fortlaufende oder Einzelknopfnaht

In den ersten Jahren der Koronarchirurgie wurde an der Cleveland Clinic die distale Anastomose in Einzelknopfnahttechnik angelegt [34]. Die Entwicklung des feinen Nahtmaterials Polypropylen hat jedoch die allgemeine Einführung der fortlaufenden Anastomosennaht ermöglicht. Die Gleiteigenschaften von Polypropylen erlauben es dem Chirurgen, gewisse Abschnitte der Anastomose während der Naht offen zu lassen und den Faden erst nach Fertigstellen der Anastomose anzuziehen. Allerdings muß sich dabei

der Chirurg vor dem Schnüreffekt der fortlaufenden Nahtreihe hüten. Somit kann man mit Polypropylen sowohl den technischen Vorteil der Einzelknopfnähte als auch die Einfachheit und Schnelligkeit der fortlaufenden Nahttechnik nützen. Aus diesen Gründen nähen wir beinahe alle distalen Anastomosen fortlaufend.
In gewissen Situationen, wie bei schwierigen Seit-zu-Seit-Anastomosen oder hochgradig verkalkten Gefäßen, ist die Einzelknopfnahttechnik vorzuziehen. Werden dabei alle Einzelknopfnähte am Koronargefäß von innen nach außen gestochen, lassen sich Abhebungen oder Brüche muraler Plaques vermeiden.

Distale Anastomose: Singulärer oder sequentieller Bypass

In erfahrenen Händen haben sequentielle Bypasses (multiple distale Koronaranastomosen entlang einer Vene mit einer proximalen Anastomose) eine Erfolgsquote von über 90% [45]. Theoretisch haben sequentielle Bypasses den Vorteil, daß ihre Verschlußrate infolge eines höheren Durchflusses niedriger liegen sollte. Ihr Nachteil besteht vor allem darin, daß sie leichter technischen Fehlern unterliegen; zudem sind alle distalen Anastomosen gefährdet, wenn die Funktion des proximalen Anteils des Bypass gestört ist. Für gewöhnlich legen wir singuläre Bypasses an. Ist das Venenmaterial begrenzt oder die Aorta zu kurz, entschließen wir uns zum sequentiellen Bypass.

Länge und Lage des Venentransplantates

Die Länge des Venentransplantates wird gemessen, indem man die Vene distal abklemmt und Blut oder kardioplegische Lösung unter leichtem Druck injiziert. Dadurch wird die Vene ähnlich wie unter Blutdruckverhältnissen gebläht und gestreckt. Verlauf und richtige Länge der Vene lassen sich dann bestimmen. Allerdings kann die Bypasslänge bei leerem Herzen und kollabierter Pulmonalarterie unterschätzt werden, wenn man nicht die Herzgröße vor Beginn der extrakorporalen Zirkulation in Betracht zieht. An der Perikardhöhle läßt sich messen, welche Größe das Herz nach kardioplegischem Stillstand annehmen wird.
Die normale Lage des Bypasses zur rechten Kranzarterie, zum RIVA und den marginalen Ästen zeigt Abb. 9.64. Eine hoch am Herzen gelegene Anastomose zum Ramus diagonalis oder Ramus intermedius kann abknicken, wenn der Bypass über die Pulmonalarterie geführt wird. In solchen Fällen kann es günstiger sein, den Bypass durch den Sinus transversus zu ziehen und an die laterale Wand der Aorta ascendens zu anastomisieren [44].

Multiple Bypasses

In den ersten Jahren der Koronarchirurgie wurde häufig inkomplett revaskularisiert, da Gefäße an der Hinterwand des Herzens und mit einem Durchmesser von weniger als 1,5 mm nicht berücksichtigt wurden. Mit zunehmender Erfahrung werden jedoch immer mehr Gefäße überbrückt [50]. Inzwischen liegen Berichte über Revaskularisationen mit bis zu 7 distalen Anastomosen vor [39].
Gelegentlich ist die Implantation von 4 oder 5 Bypasses notwendig, um auch große diagonale und marginale Äste zu überbrücken. Bei 6- oder 7fachen Transplantaten werden jedoch meist auch Gefäße anastomosiert, deren Bedeutung für die Myokarddurchblutung bei einem Gefäßdurchmesser von weniger als 1,5 mm fraglich ist, wie z.B. dem marginalen Ast der rechten Kranzarterie.
Grundsätzlich anastomosieren wir alle Gefäße mit einem inneren Durchmesser von über 1,5 mm. Bei Gefäßen von 1 mm Durchmesser wird individuell entschieden. Derartige Gefäße werden beim Mann, wenn arteriosklerotisch verändert, meist nicht überbrückt. Dagegen haben 1 mm-Gefäße bei Frauen häufig eine erweiterungsfähige Wand und versorgen große Myokardanteile; in diesen Fällen werden diese Koronarien anastomosiert.
Bei der Entscheidung über Mehrfachbypasses sollten immer vermehrter Zeitaufwand und Schwierigkeitsgrad gegen den möglichen Nutzen im Hinblick auf die myokardiale Blutversorgung und Verschlußrate abgewogen werden.

Endarteriektomie

Die ersten direkten Revaskularisationsversuche bestanden in der Endarteriektomie der Kranzgefäße. Auch heute kann dieses Verfahren bei sorgfältig ausgesuchten Patienten von Nutzen sein [22]. Nach Möglichkeit vermeiden wir sie jedoch. Ist die Bifurkation der rechten Kranzarterie arteriosklerotisch obliteriert, anastomosieren wir den Bypass meist mit dem Ramus posterior descendens.
In gewissen Situationen halten wir die Endarteriektomie kombiniert mit einem Bypass für angebracht. Wenn ein Bypassverschluß infolge ausgedehnter Verkalkungen der rechten Kranzarterie eingetreten ist, kann dieses Verfahren bei der Reoperation erwogen werden. Bei diffuser Arteriosklerose des RIVA stellt die ausgedehnte Endarteriektomie wahrscheinlich die beste Methode für diese schwierige Situation dar [102].

Vorgehen bei Infarktnarben

Besteht im EKG eine Q-Zacke und ist ventrikulographisch im entsprechenden Myokardbezirk eine Dyskinesie nachzuweisen, sollte diese Infarktnarbe exzidiert werden. Die Narbenexzision kann bereits bei bestehender Akinesie indiziert sein [64]. Am dekomprimierten Herzen sollte die Infarktnarbe sorgfältig ausgetastet werden. Die Exzision halten wir für angezeigt, wenn eine transmurale Narbe zu einem etwa fingerbreiten Myokarddefekt der Ventrikelwand geführt hat.

Vorgehen bei Dysfunktion des Papillarmuskels

Die Wahl des richtigen Behandlungsverfahrens bei der ischämisch bedingten Papillarmuskeldysfunktion und Mitralinsuffizienz ist sehr schwierig [93]. Die intraoperative Untersuchung der Mitralklappe ist zu ungenau, um die Notwendigkeit eines Klappenersatzes eindeutig beweisen zu können; die Entscheidung darüber muß präoperativ gefällt werden. Der Mitralklappenersatz ist in den meisten Fällen nicht indiziert, wenn das Insuffizienzgeräusch intermittierend auftritt, niemals Zeichen der Herzinsuffizienz bestanden und das Ventrikulogramm eine nur geringe Mitralregurgitation aufweist. Dagegen halten wir den Klappenersatz für angezeigt, wenn die Mitralinsuffizienz über lange Zeit bestanden hat, die Herzinsuffizienz medikamentöser Behandlung bedarf und ventrikulographisch eine mäßige bis deutliche Mitralregurgitation nachzuweisen ist.

Vorgehen bei gleichzeitiger Karotisstenose

Das erhöhte Risiko einer zerebrovaskulären Komplikation, wenn nur die Koronarstenosen überbrückt werden, und das erhöhte Risiko eines Herzinfarktes, wenn nur die Karotisstenose beseitigt wird, haben bei dieser Koinzidenz von Gefäßstenosen zum einzeitigen operativen Vorgehen geführt. Weisen Patienten Karotisstenosegeräusche oder Symptome einer zerebrovaskulären Insuffizienz auf, führen wir eine Karotisangiographie durch. Kommt dabei eine über 70%ige Stenose zur Darstellung, werden die Eingriffe an der A. carotis interna und den Koronargefäßen in einer Sitzung vorgenommen. Die A. carotis interna wird dabei vor Beginn der extrakorporalen Zirkulation desobliteriert; die Halswunde wird erst nach Beendigung der extrakorporalen Zirkulation und Gabe von Protamin verschlossen [97]. Stenosen in den supraaortalen Ästen können in gleicher Sitzung mit Gefäßprothesen von der Aorta ascendens überbrückt werden.

Chirurgische Technik

Entnahme und Vorbereitung der V. saphena magna

Die V. saphena magna wird von einer einzigen durchgehenden Hautinzision aus freigelegt (Abb. 9.9). Hautbrücken werden belassen, wenn eine dicke subkutane Fettschicht oder chronische arterielle Durchblutungsstörungen bestehen. Die Venenäste sollten direkt am Abgang ligiert werden (Abb. 9.10), ohne daß adventitielles Gewebe gerafft oder ein Gefäßstumpf belassen wird (Abb. 9.11).
Ein Ausriß eines Seitenastes sollte mit feinem Nahtmaterial in Längsrichtung vernäht werden (Abb. 9.12), so daß die Venenwand ohne Einschnürung der Zirkumferenz gerafft wird (Abb. 9.13). Quer gestochene Nähte können die Vene einengen und sollten daher unterlassen werden (Abb. 9.14).

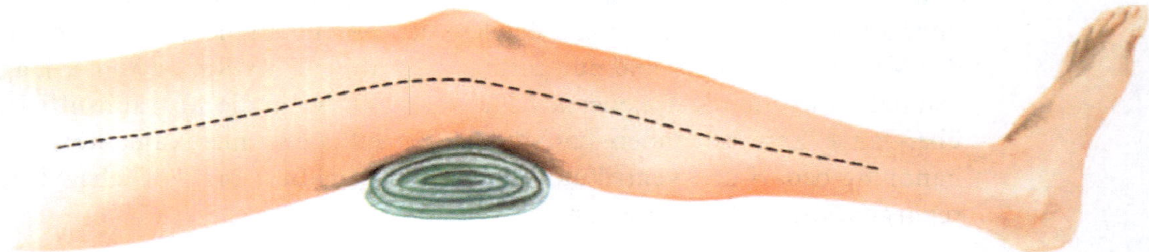

Abb. 9.9

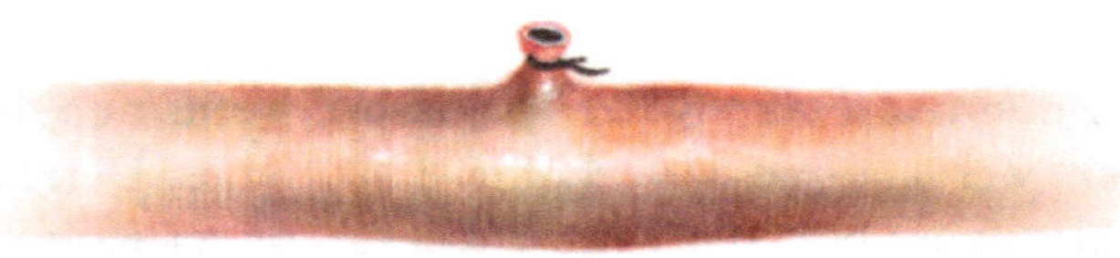

Abb. 9.10

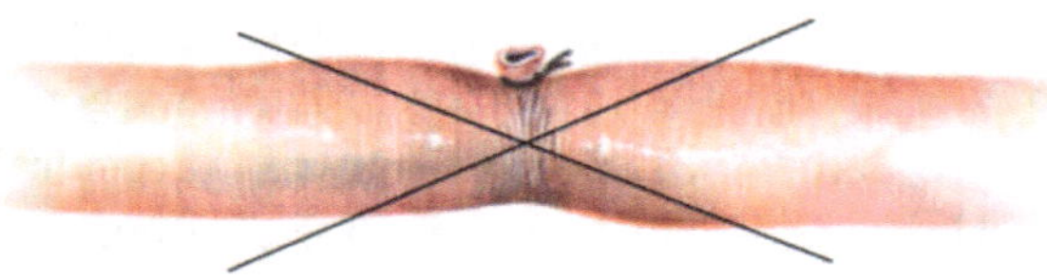

Abb. 9.11. Was man nicht tun sollte: an der Basis des Venenastes sollte die Adventitia nicht gerafft werden, um eine Einengung des Lumens zu vermeiden

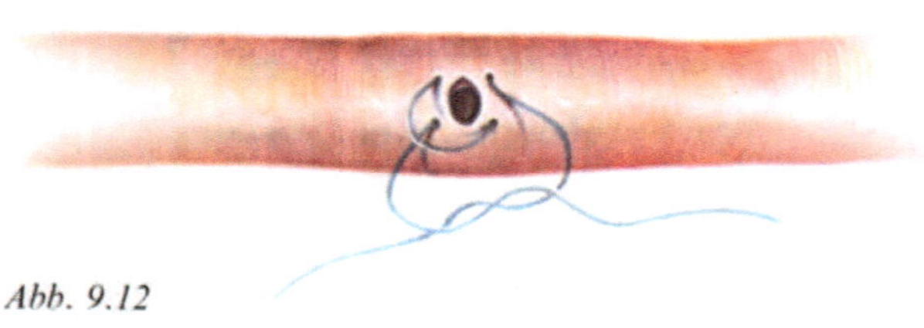

Abb. 9.12

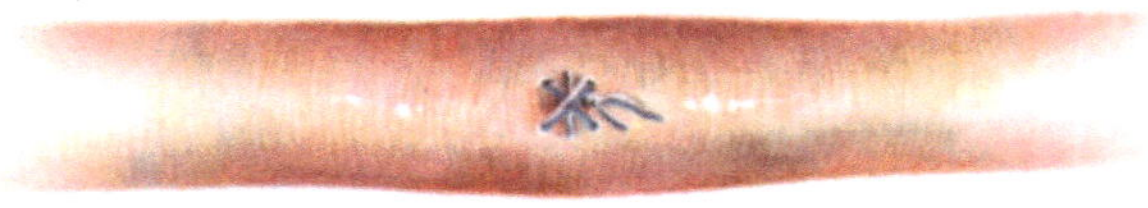

Abb. 9.13

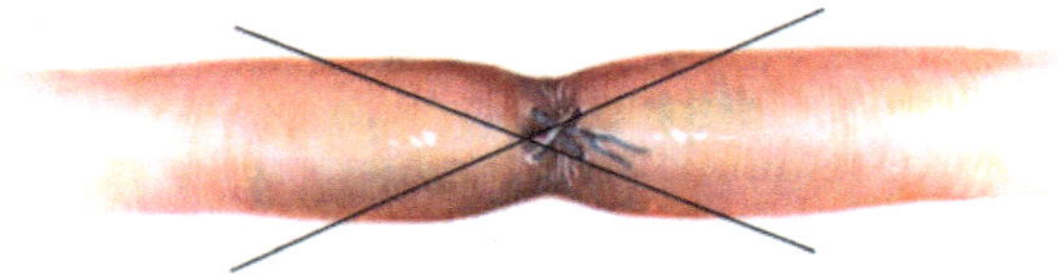

Abb. 9.14. Was man nicht tun sollte: Nähte sollten am Venentransplantat nicht quer gelegt werden, da sie das Lumen einengen können

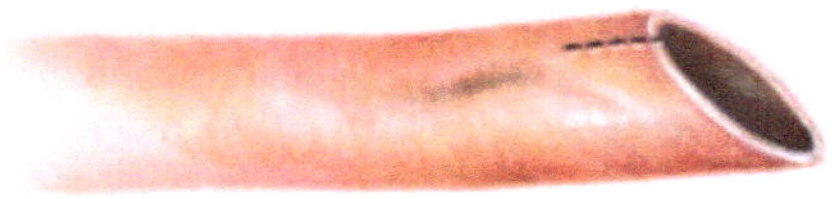

Abb. 9.15

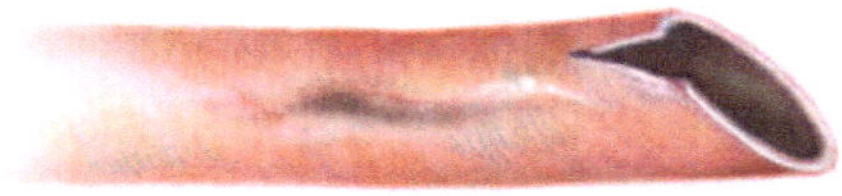

Abb. 9.16

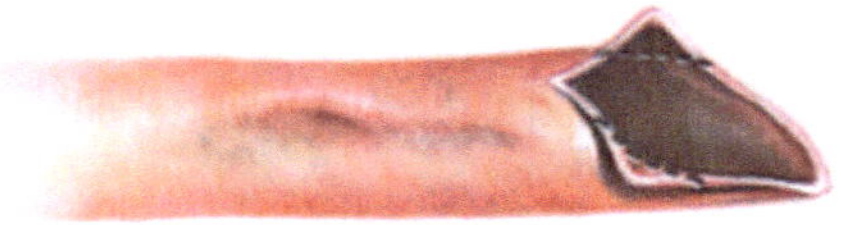

Abb. 9.17

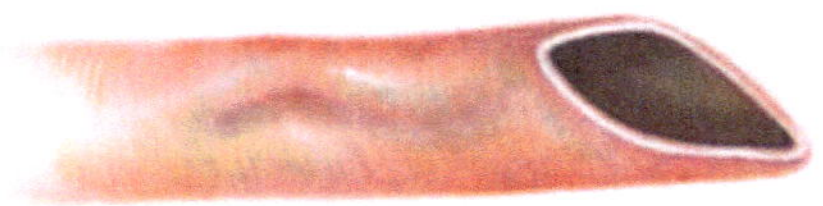

Abb. 9.18

Das Venenende kann schräg zugeschnitten werden. Zur Anastomosierung ist es jedoch günstiger, die schräg angeschnittene Vene in der Ferse einige Millimeter längs zu inzidieren (Abb. 9.15 u. 9.16). Die Ecken werden, soweit notwendig, begradigt (Abb. 9.17), so daß sich die Vene schlangenkopfartig über die Arteriotomie legen kann (Abb. 9.18).

Distale Anastomose zum RIVA

Das Herz wird nach vorn luxiert und auf Bauchtüchern gelagert, so daß der RIVA nach oben und medial zu liegen kommt. Epikard und Arterie werden längs inzidiert (Abb. 9.19).

Zur Herstellung der Anastomose geht der erste Nadelstich von innen nach außen durch den proximalen Winkel der Arteriotomie (Abb. 9.20). Die zweite Nadel der doppelt armierten Naht wird in die Ferse der Vene von innen nach außen (Abb. 9.21), durch die Koronararterie von außen nach innen (Abb. 9.22) und wieder durch die Vene von innen nach außen gestochen (Abb. 9.23). Die Fäden werden dann angezogen, so daß sich die Vene an die Arteriotomie anlegt.

Dann wird die jenseitige Wand der Anastomose im Uhrzeigersinn mit fortlaufender Nahttechnik hergestellt (Abb. 9.24). Die Nahtreihe verläuft um die Spitze der Anastomose und endet im distalen Drittel der diesseitigen Anastomosenwand (Abb. 9.25, 9.26 u. 9.27). Die zweite Nadel geht jetzt von außen nach innen durch die Ferse der Vene und von innen nach

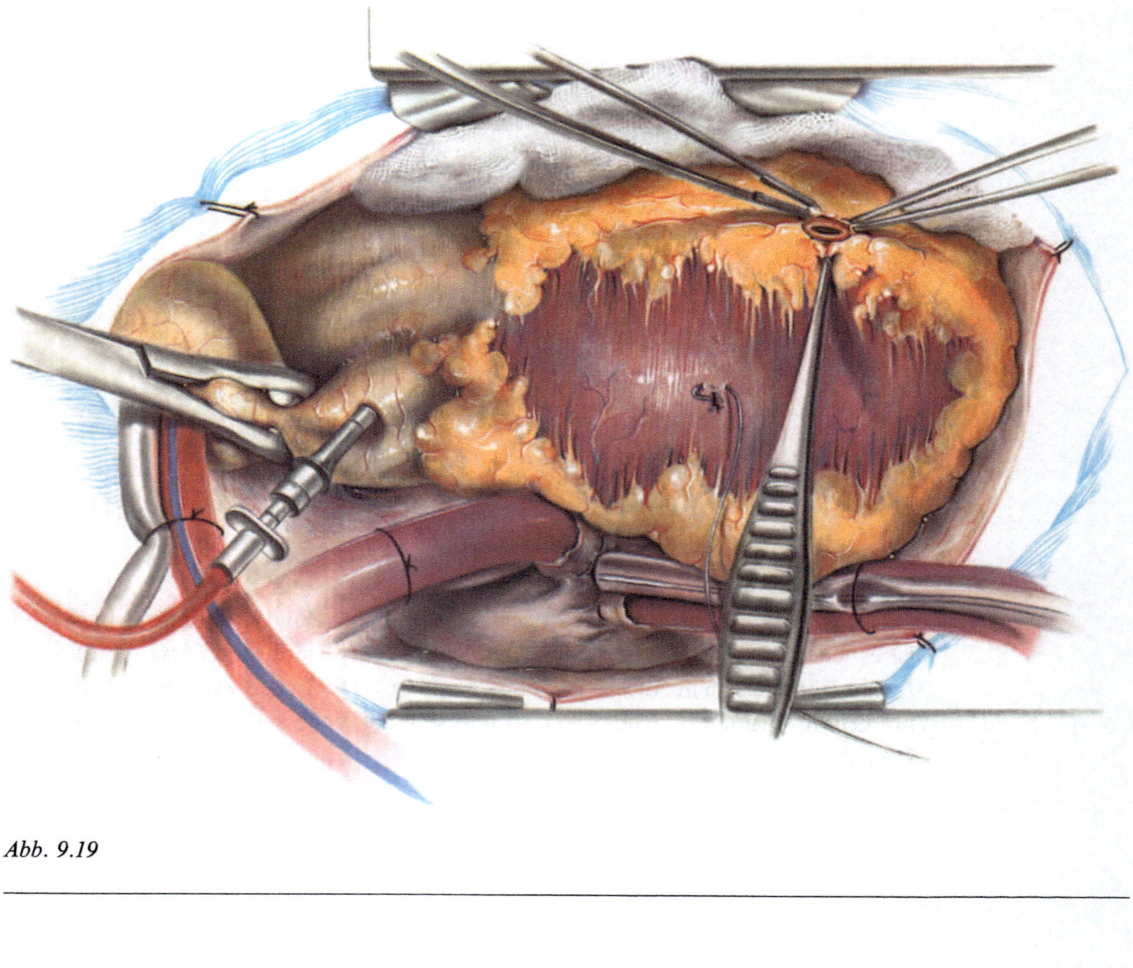

Abb. 9.19

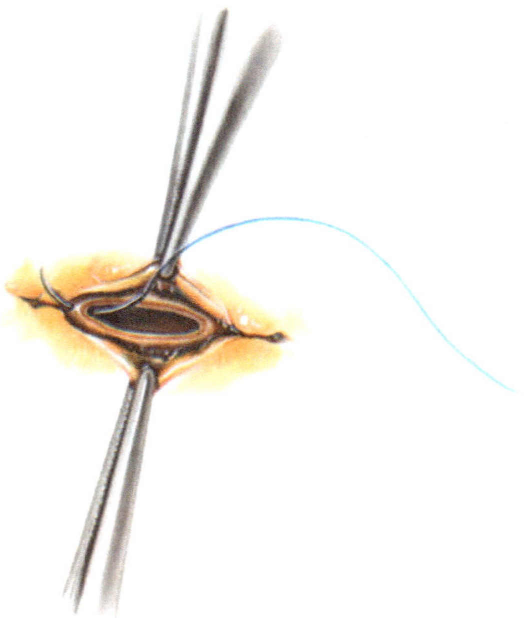

Abb. 9.20

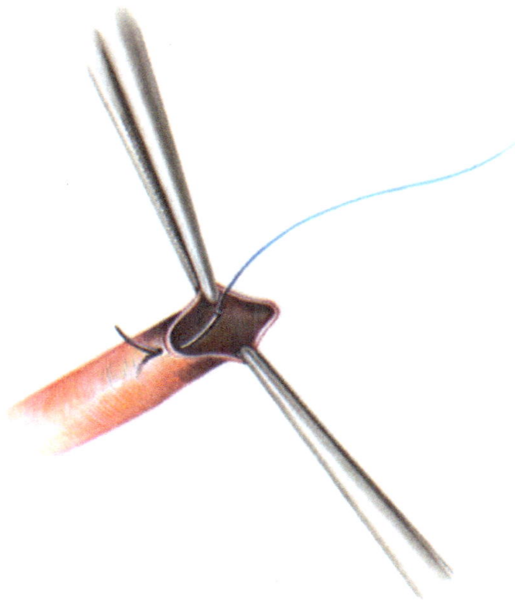

Abb. 9.21

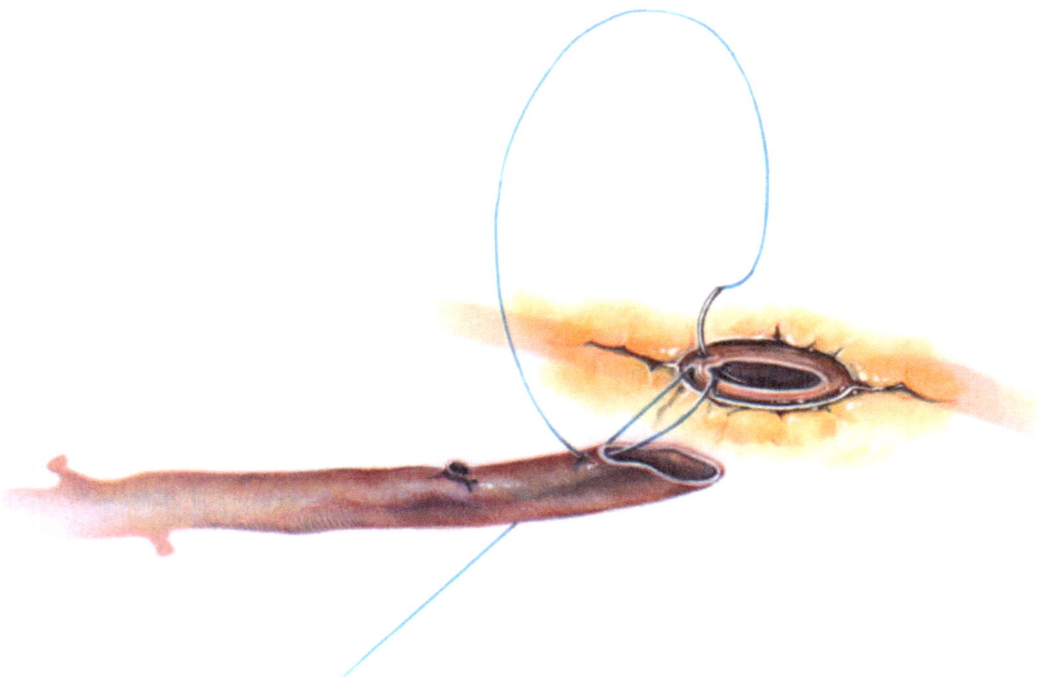

Abb. 9.22

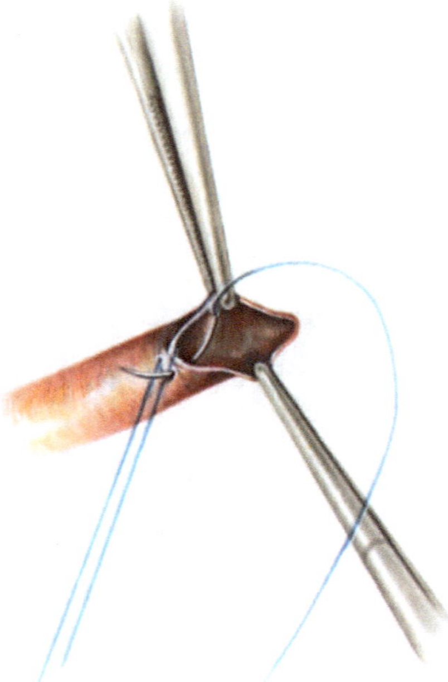

Abb. 9.23

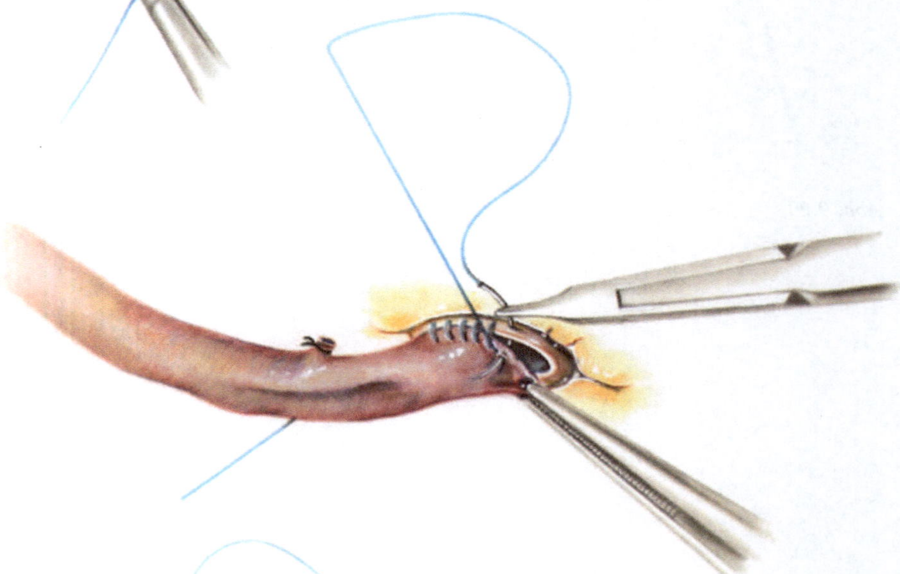

Abb. 9.24

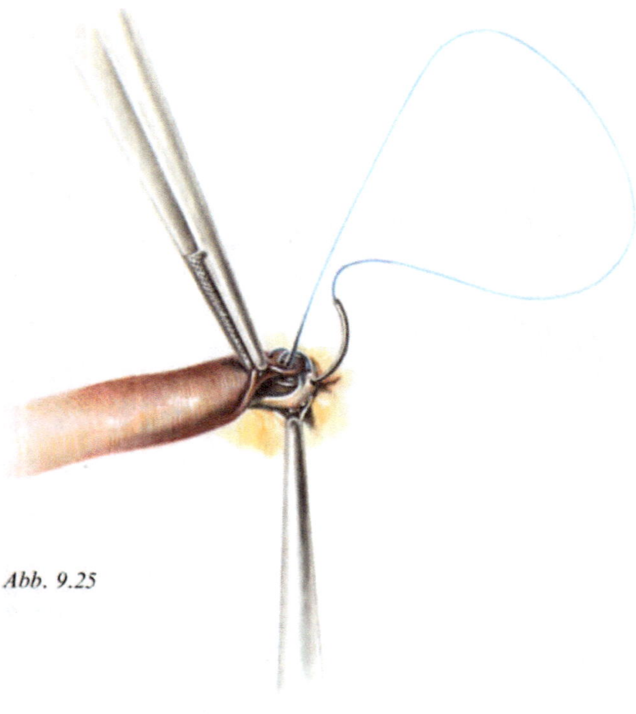

Abb. 9.25

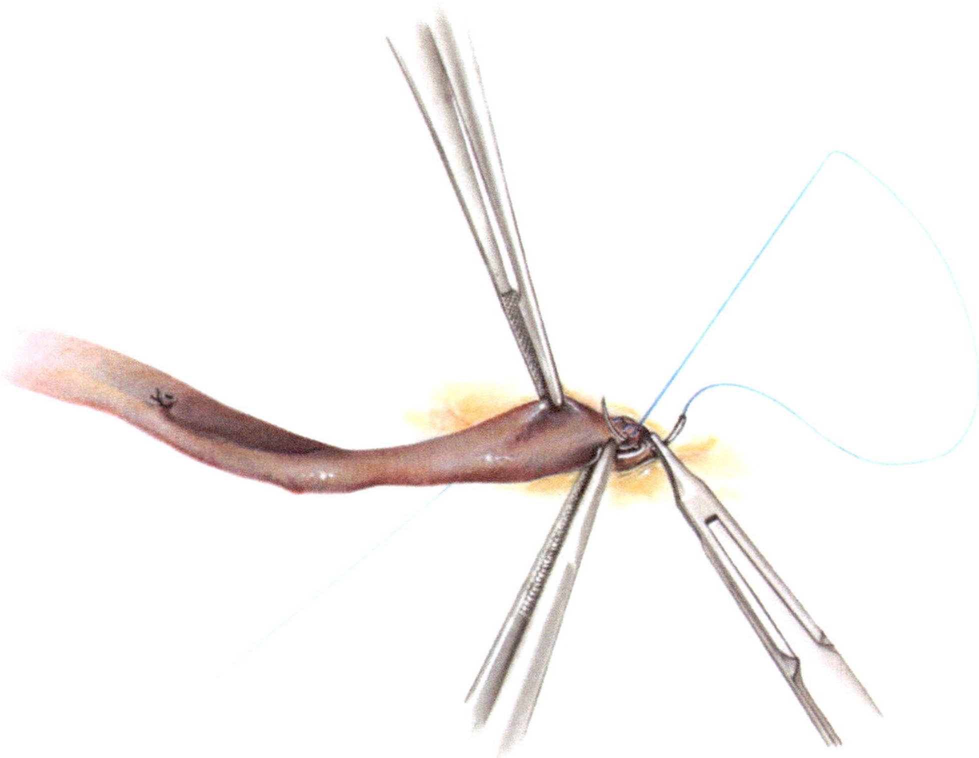

Abb. 9.26

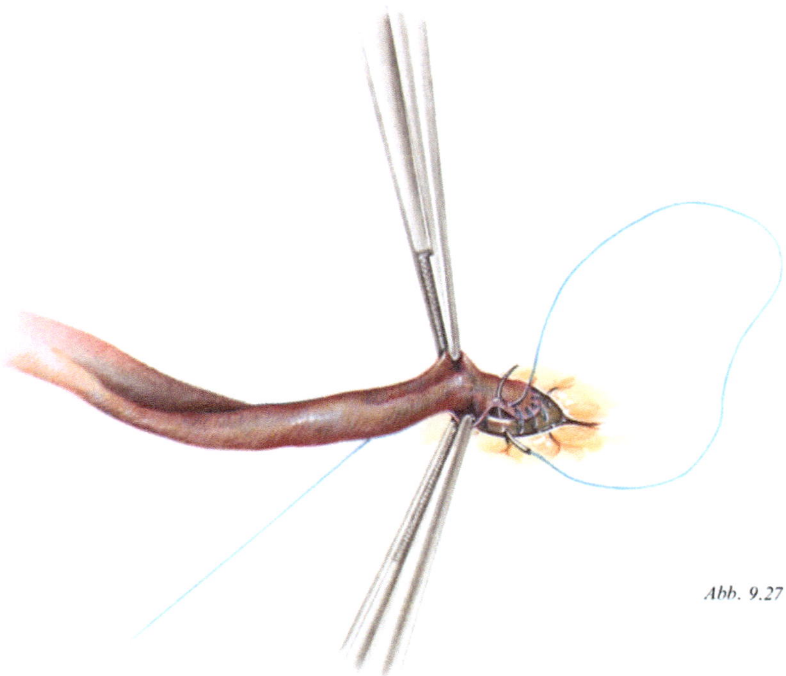

Abb. 9.27

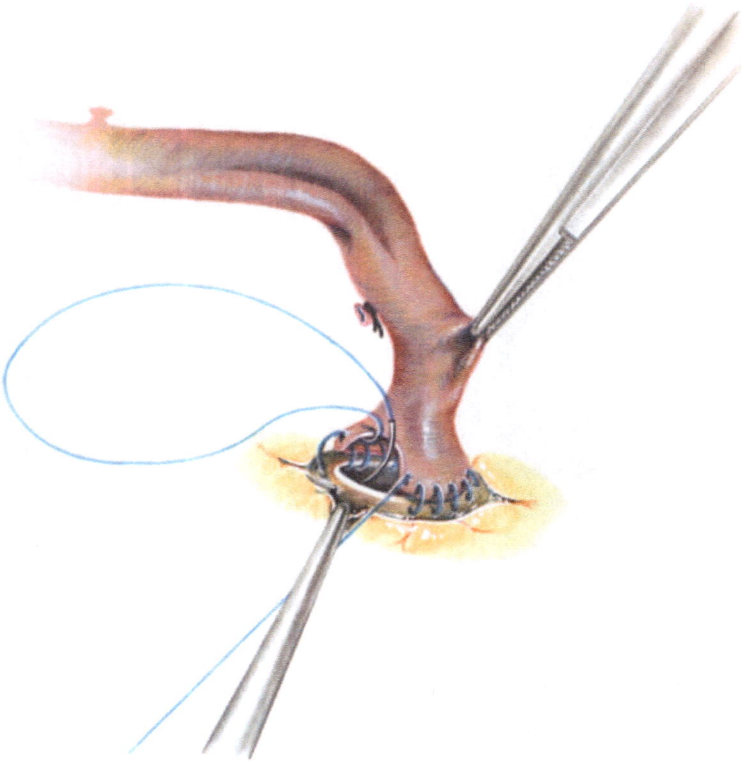

Abb. 9.28

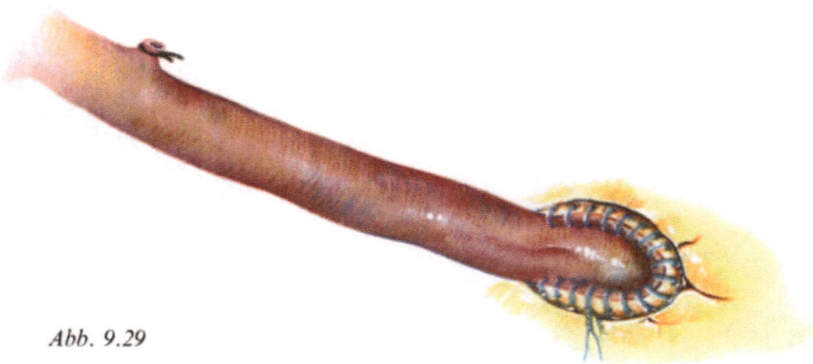

Abb. 9.29

außen durch die Arterienwand (Abb. 9.28). In dieser Weise wird die Naht gegen den Uhrzeigersinn fertiggestellt. Beim Knüpfen sollten die Fäden nicht zu stark angezogen werden, um einen Schnüreffekt zu vermeiden (Abb. 9.29). Epikard und subepikardiales Fett werden nicht in die Nahtreihe einbezogen.

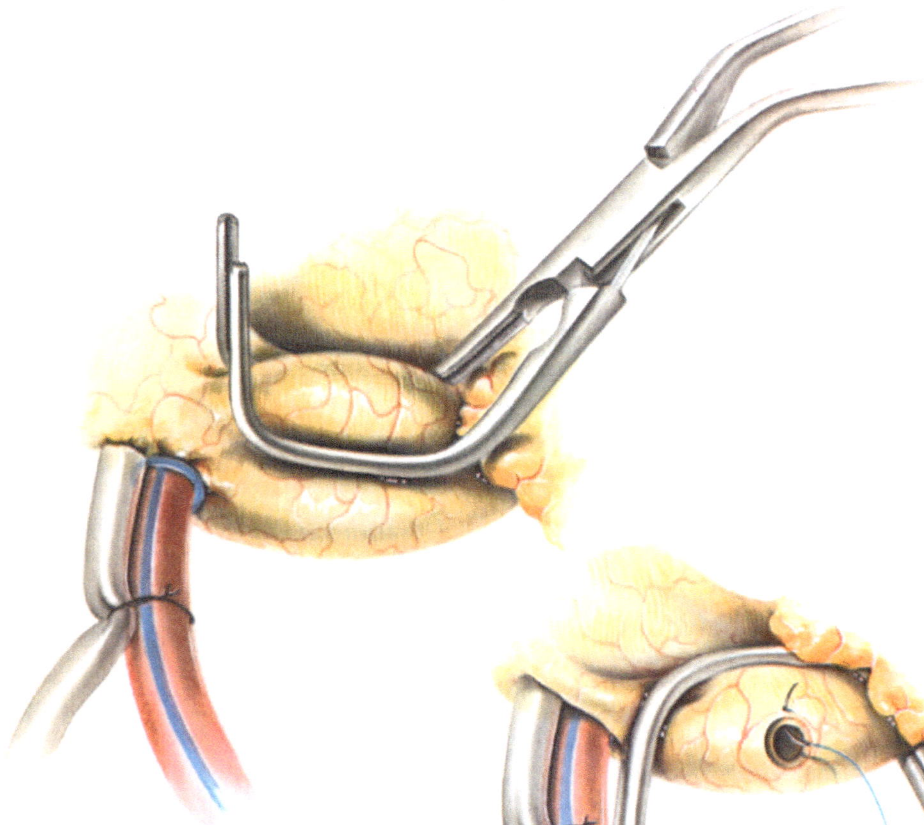

Abb. 9.30

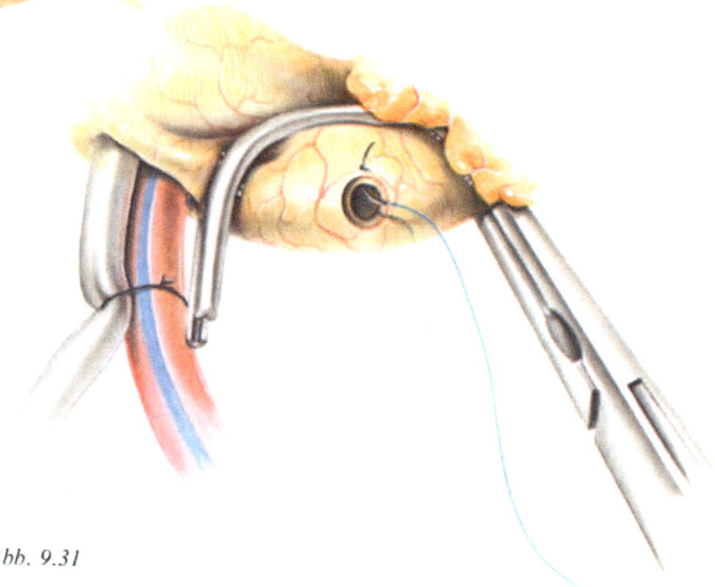

Abb. 9.31

Proximale Anastomose der linksseitigen Bypasses

Alle proximalen Anastomosen zu den linksseitigen Bypasses (RIVA, Ramus diagonalis, Ramus marginalis) werden an der linken Seite der Aorta ascendens angelegt. Dazu wird die Gewebsschicht zwischen Aorta und Pulmonalisstamm disseziert. Mit einer Satinsky-Klemme wird die linke Seite der Aorta ascendens gefaßt (Abb. 9.30).

Um das Anlegen der Klemme zu erleichtern und eine Verletzung der Aorta zu vermeiden, empfiehlt sich die temporäre Reduktion des Perfusionsdrukkes auf 50 mm Hg. Aus der Aortenwand wird ein ovaläres Gewebsstück exzidiert. Die erste Nadel geht von innen nach außen durch die Aortenwand und wird angeklemmt (Abb. 9.31). Die zweite Nadel läuft von innen nach

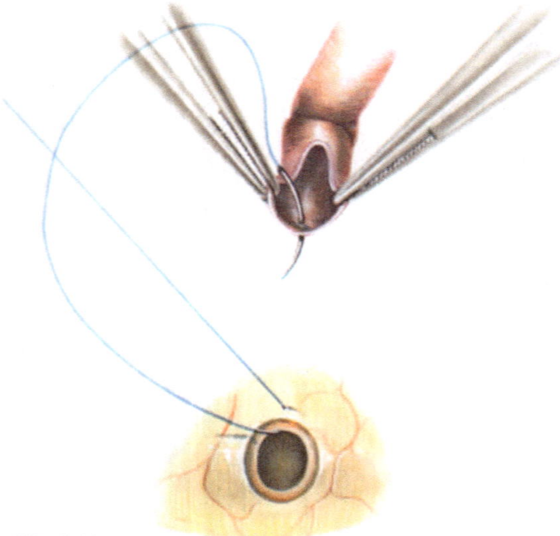

Abb. 9.32

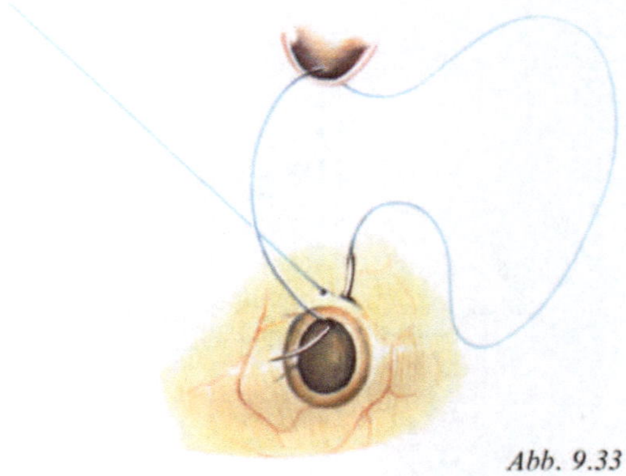

Abb. 9.33

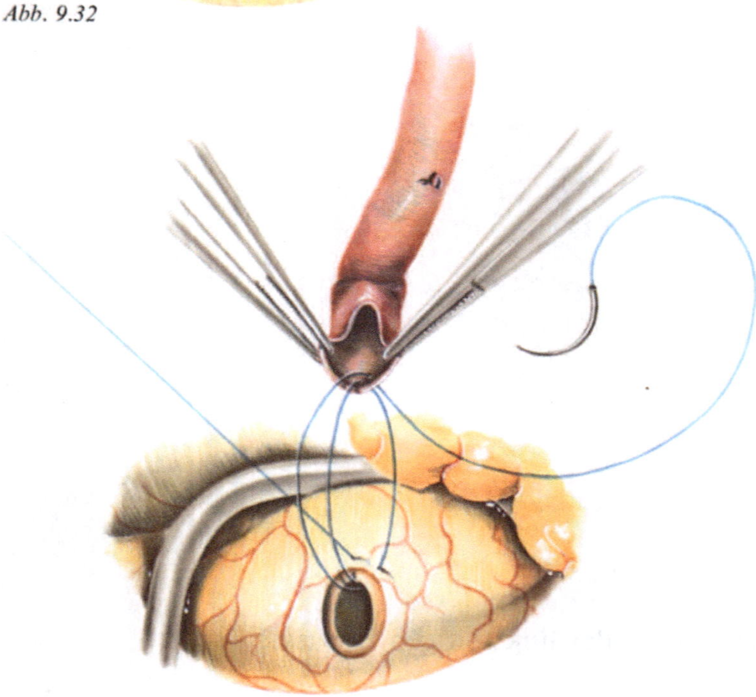

außen durch die Ferse der Vene (Abb. 9.32), von außen nach innen durch die Aorta (Abb. 9.33) und wieder von innen nach außen durch die Vene (Abb. 9.34). Die Fäden werden angezogen und die Vene an die Aorta approximiert. Die fortlaufende Naht wird im Uhrzeigersinn bis zur Spitze der Anastomose fortgeführt (Abb. 9.35) und angeklemmt. Mit der zweiten Nadel werden die Ferse der Vene von außen gestochen (Abb. 9.36) und die Anastomose fertiggestellt (Abb. 9.37). Bypass und Aorta werden vor Knüpfen der Naht und Abnahme der Aortenklemme sorgfältig entlüftet.

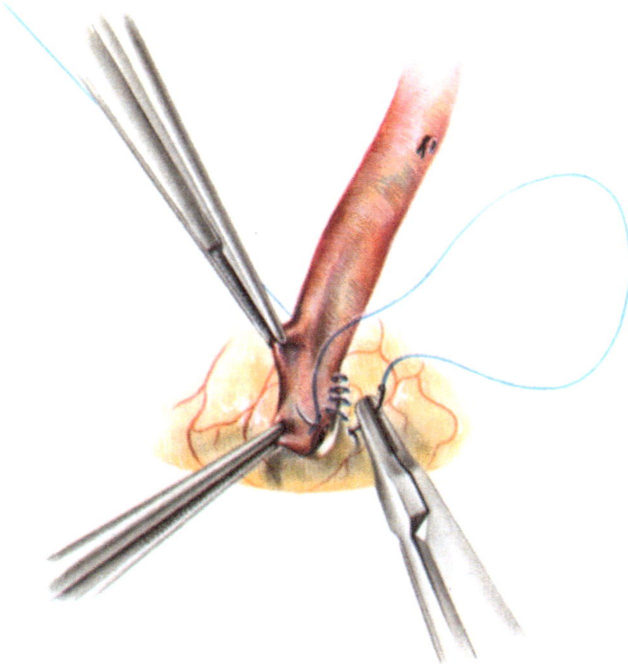

Abb. 9.35

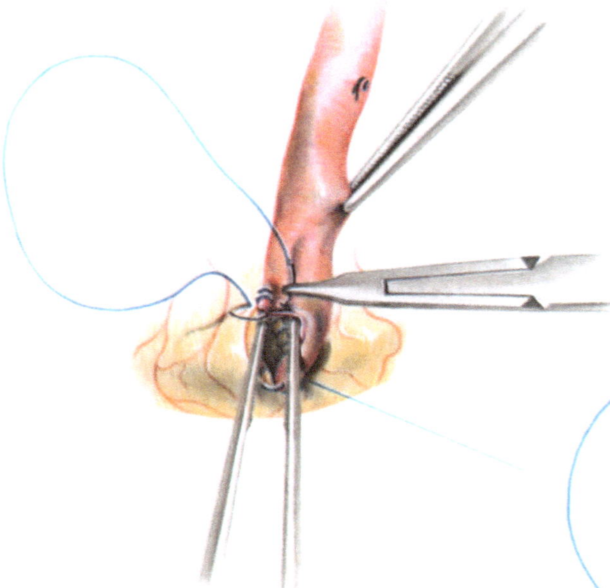

Abb. 9.36

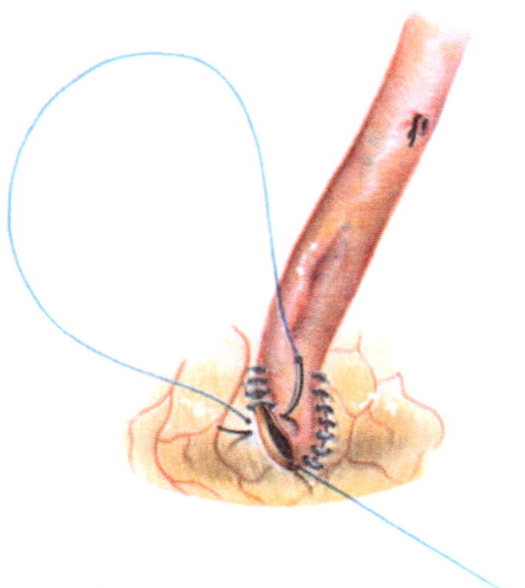

Abb. 9.37

Distale Anastomose zur rechten Kranzarterie

Zur Darstellung der rechten Kranzarterie an der Crux cordis wird der rechte Ventrikel mit Haltefäden nach kranial geklappt (Abb. 9.38). Der erste Nadelstich geht von außen nach innen durch den distalen Winkel der Arteriotomie, von innen nach außen durch die Spitze der Vene und erneut von außen nach innen durch die Arterienwand (Abb. 9.39). Die Fäden werden angezogen und die Vene heruntergebracht. Mit der zweiten Nadel wird die jenseitige Anastomosenwand gegen den Uhrzeigersinn angelegt (Abb. 9.40 u. 9.41). Die fortlaufende Naht zieht dabei um die Ferse der Anastomose (Abb. 9.42 u. 9.43). Anschließend wird die diesseitige Anastomosenwand im Uhrzeigersinn mit der zweiten Nadel fertiggestellt (Abb. 9.44).

Anastomose zum Ramus posterior descendens

Der Ramus posterior descendens läßt sich am einfachsten durch manuelle Retraktion des Herzens nach kranial einstellen. Die Nahtreihe wird in der Ferse der Anastomose begonnen und im Uhrzeigersinn fortgesetzt, wobei die Arterie von außen nach innen und die Vene von innen nach außen gestochen werden. Anschließend erfolgt die Naht der jenseitigen Anastomosenwand. Die Stichrichtung geht dabei von außen durch die Vene und von innen durch die Arterie.

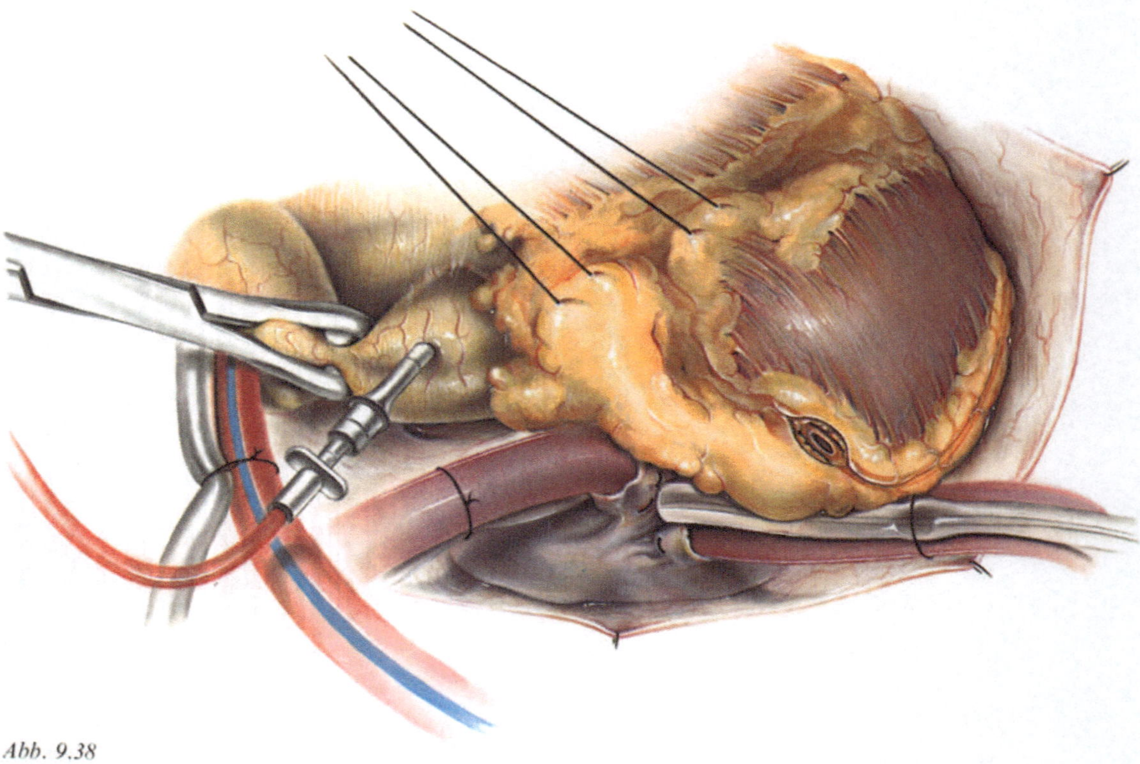

Abb. 9.38

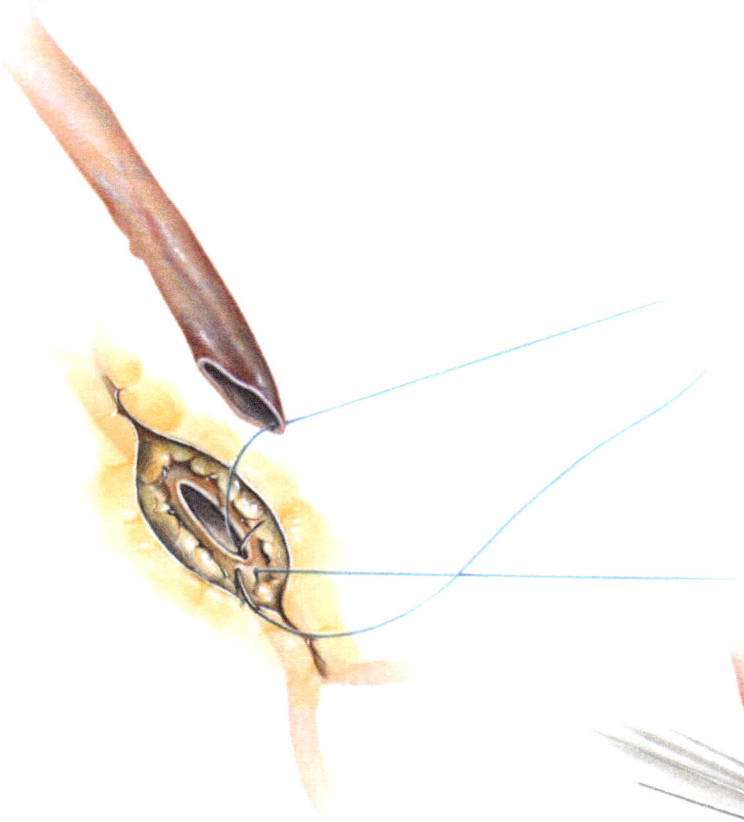

Abb. 9.39

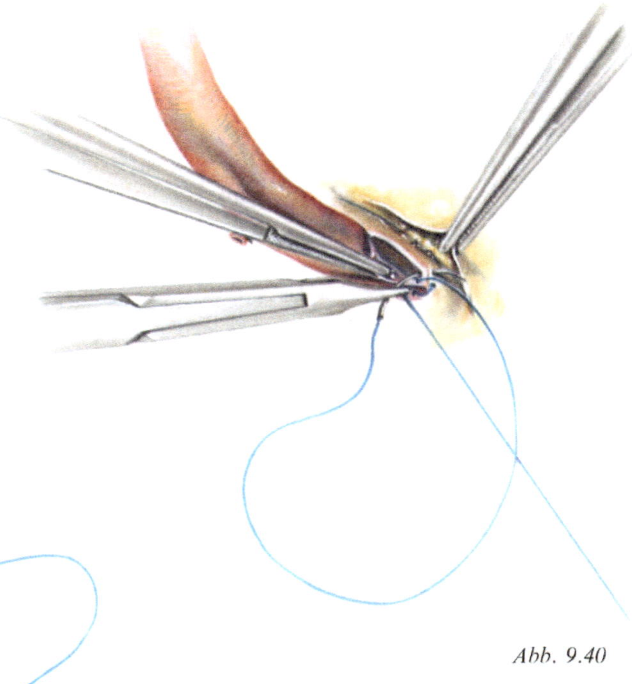

Abb. 9.40

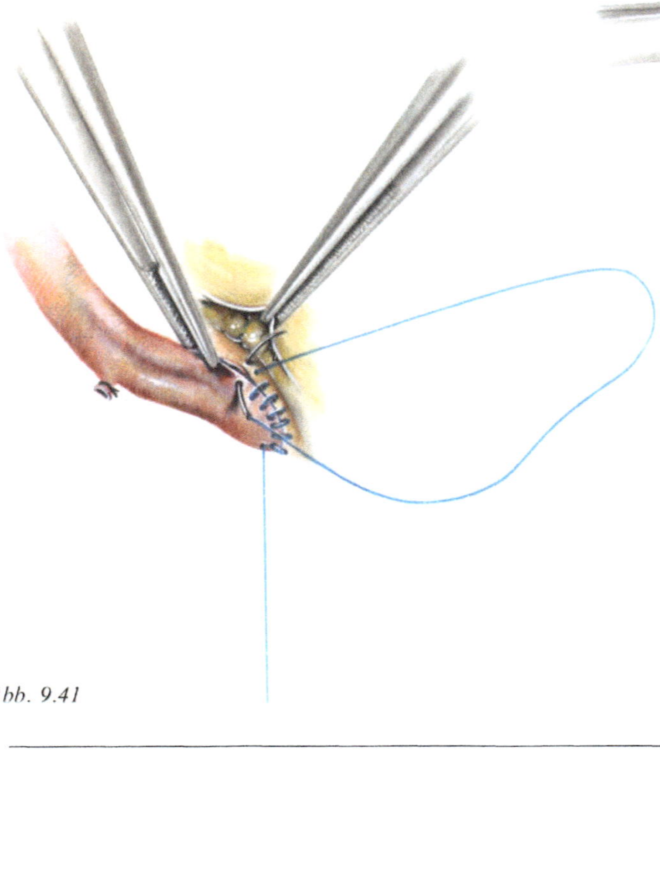

Abb. 9.41

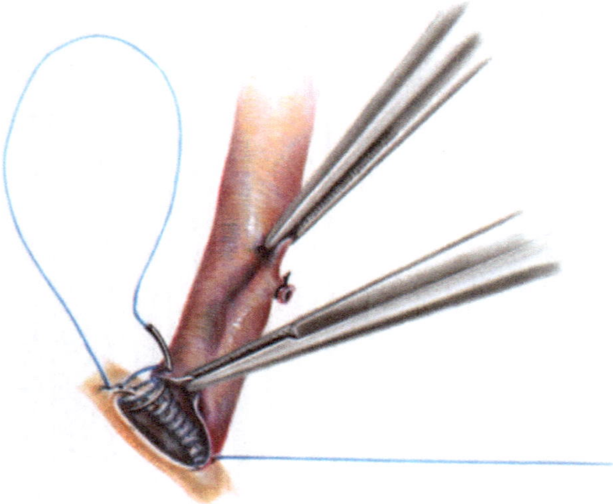

Abb. 9.42

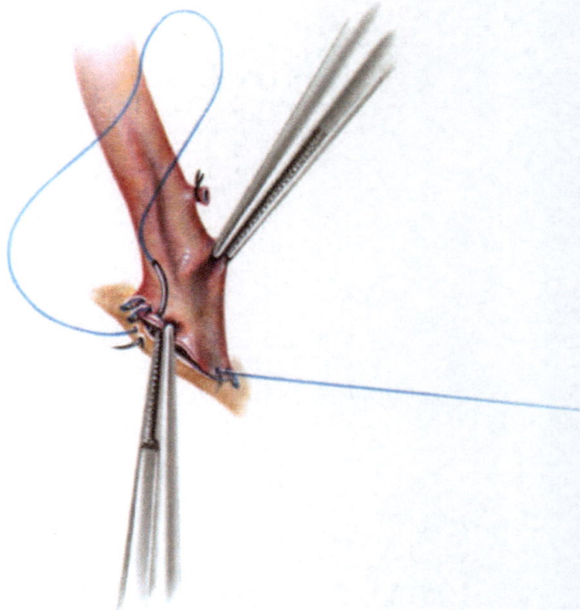

Abb. 9.43

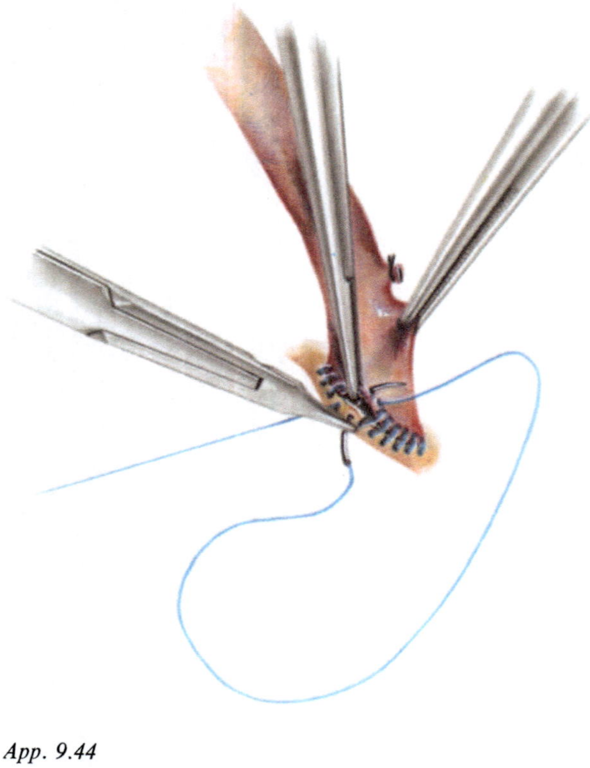

App. 9.44

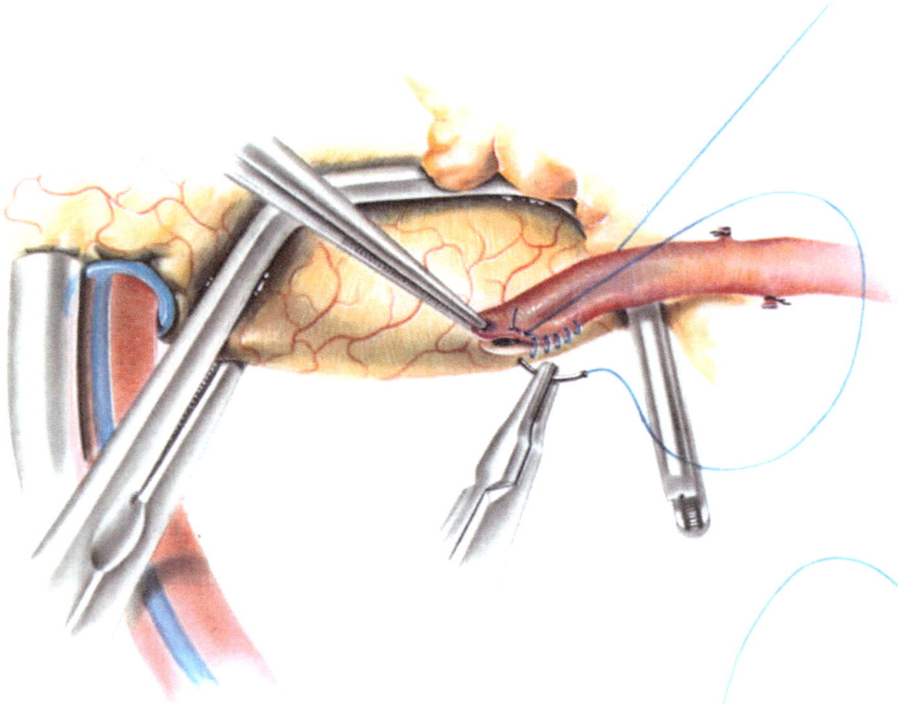

Abb. 9.45

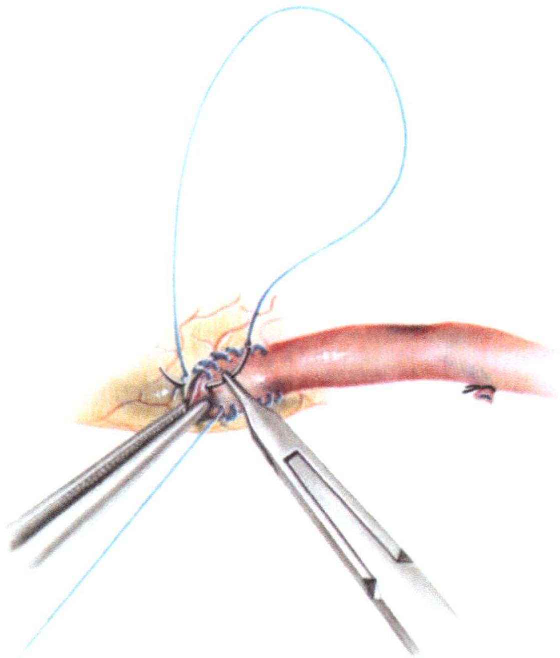

Abb. 9.46

Proximale Anastomose der rechtsseitigen Bypasses

Zur Anastomosierung der Bypasses zur rechten Kranzarterie oder zum Ramus posterior descendens wird die Satinsky-Klemme an den rechtsanterioren Teil der Aorta ascendens angelegt; die Aortenwand wird ovalär inzidiert. Der Bypass wird längs der Aorta ascendens ausgerichtet. Die Naht beginnt im inneren Winkel der Anastomose und verläuft im Uhrzeigersinn (Abb. 9.45) bis zur Zehe der Anastomose. Anschließend wird die andere Seite der Anastomose gegen den Uhrzeigersinn hergestellt (Abb. 9.46).

Distale Anastomose zum Ramus marginalis

Zur Darstellung des Ramus marginalis wird das Herz nach vorn luxiert und von einem Assistenten so gehalten, daß die Ventrikelspitze zur rechten Schulter des Patienten weist. Der marginale Ast kann intramyokardial verlaufen. Die Lokalisation läßt sich dann meist an einer Rinne in der myokardialen Oberfläche oder einem hellen Streifen erkennen (Abb. 9.48). Häufig kann das Gefäß vom Sulcus interatrialis bis zum Eintauchen in das Myokard verfolgt und getastet werden, so daß sein Auffinden erleichtert wird.
Epikard und Myokard werden über die Arterie längs inzidiert (Abb. 9.47 u. 9.49) Der marginale Ast wird mit dem Skalpell längs eröffnet (Abb. 9.50) und die Inzision mit der Schere verlängert (Abb. 9.51). Die Naht wird im proximalen Winkel der Arteriotomie durch die Arterie, die Ferse der Vene und erneut durch die Arterie gestochen und angeklemmt (Abb. 9.52, 9.53 u. 9.54). Das andere Ende der Naht geht von innen nach außen durch die Vene (Abb. 9.55). Die Fäden werden angezogen und die Vene an die

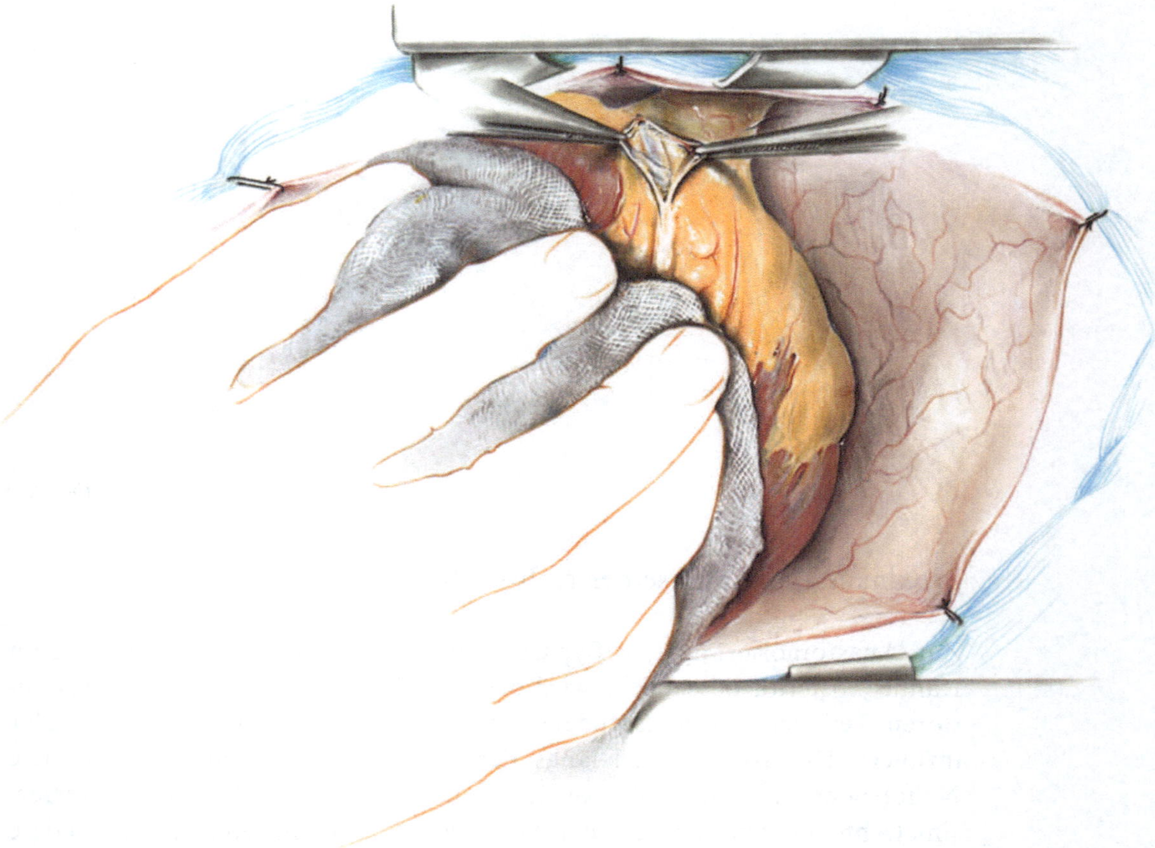

Abb. 9.47

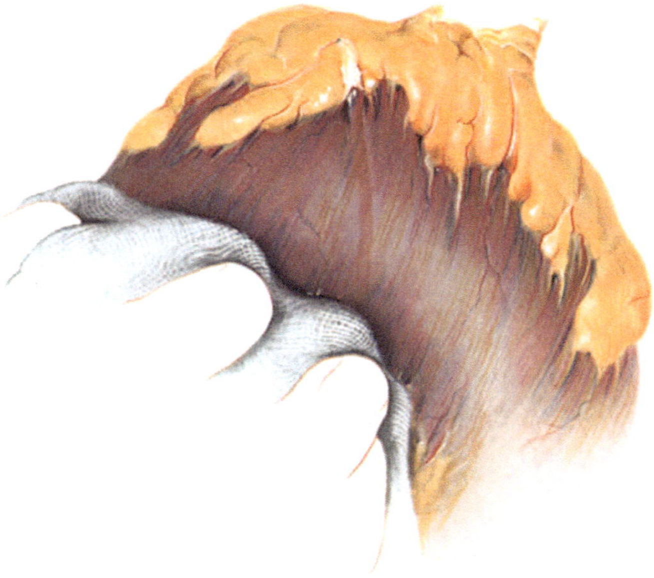

Abb. 9.48

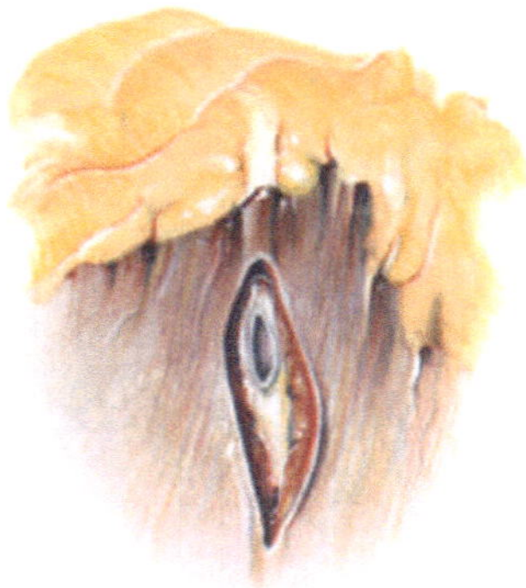

Abb. 9.49

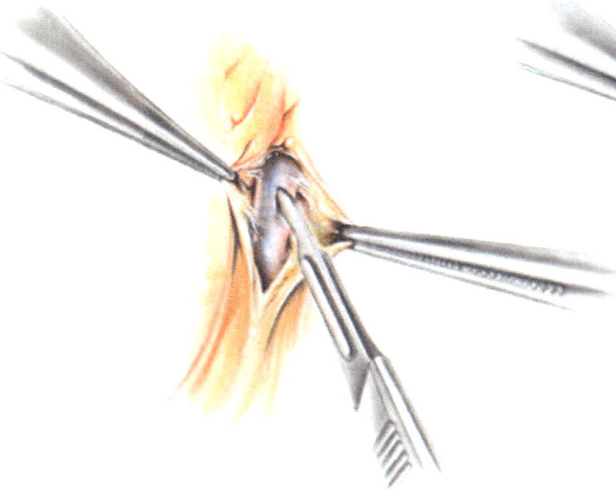

Abb. 9.50

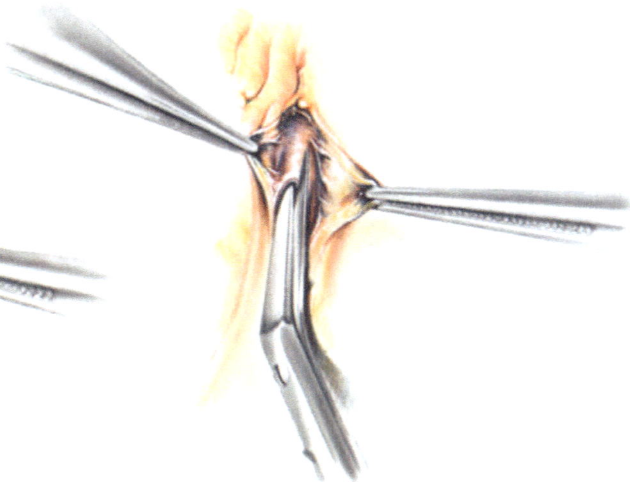

Abb. 9.51

Arteriotomie angelegt. Die Anastomosennaht wird dann im Uhrzeigersinn bis knapp zur distalen Anastomosenspitze fortgesetzt (Abb. 9.56). Das zweite Nahtende wird von außen durch die Ferse der Vene (Abb. 9.57) und von innen durch die Arterie gestochen (Abb. 9.58). Diese Nahtreihe wird gegen den Uhrzeigersinn um die Spitze der Anastomose herumgeführt und geknüpft (Abb. 9.59 u. 9.60).

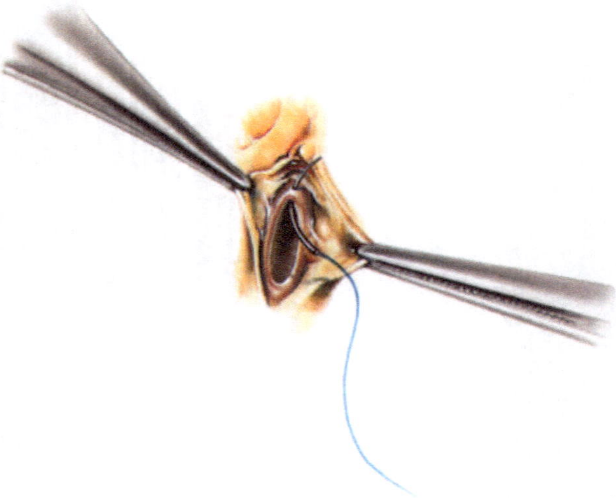

Abb. 9.52

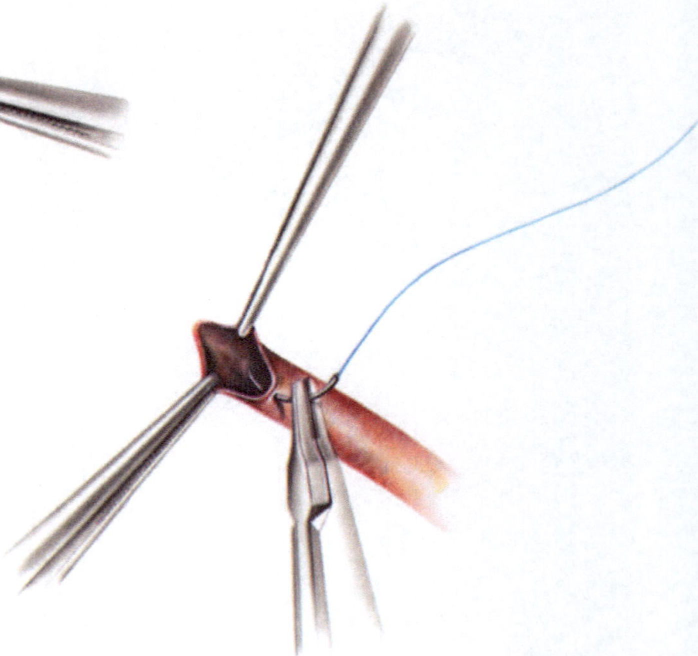

Abb. 9.53

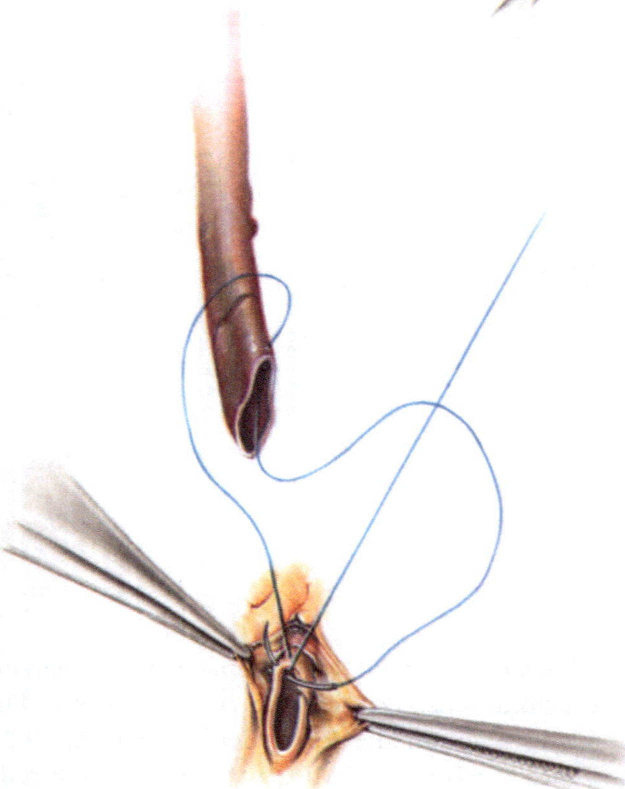

Abb. 9.54

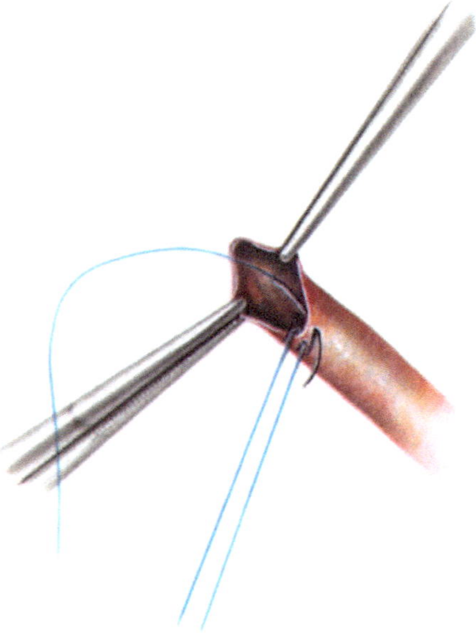

Abb. 9.55

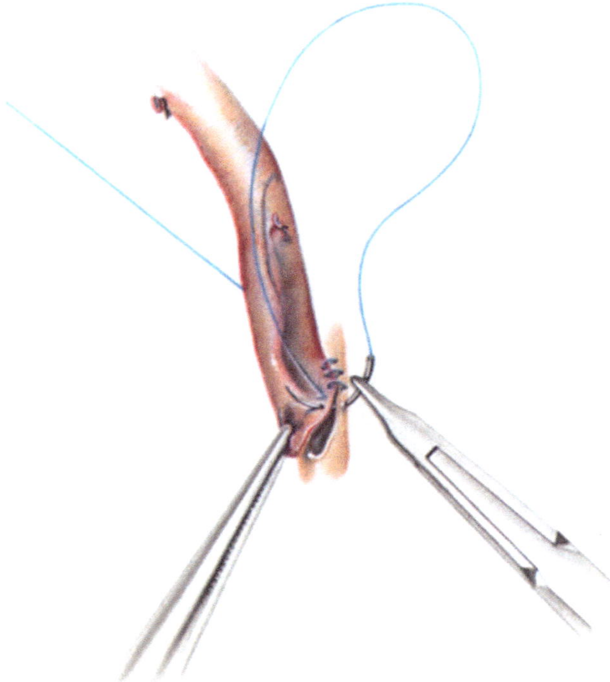

Abb. 9.56

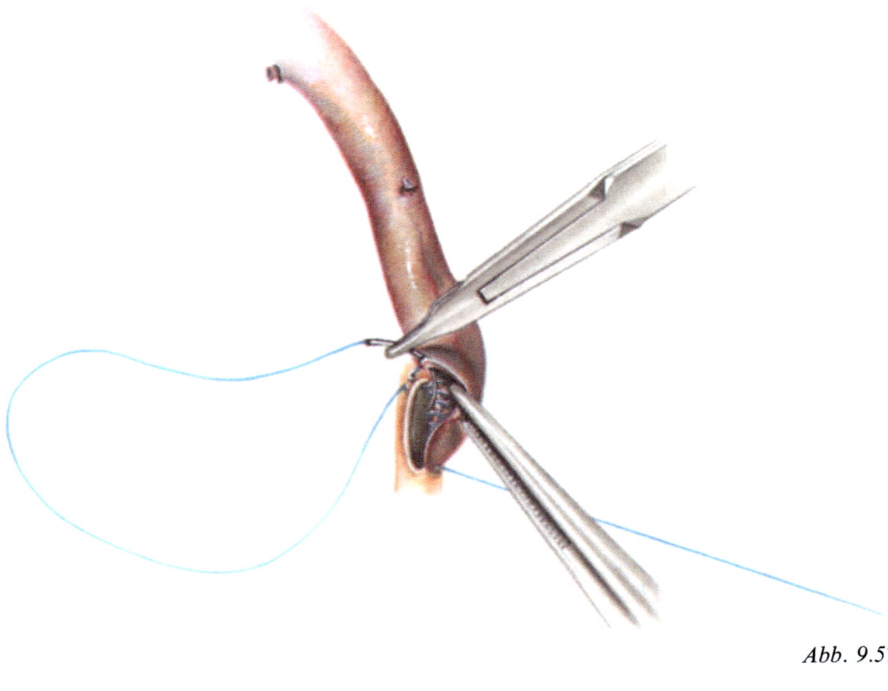

Abb. 9.57

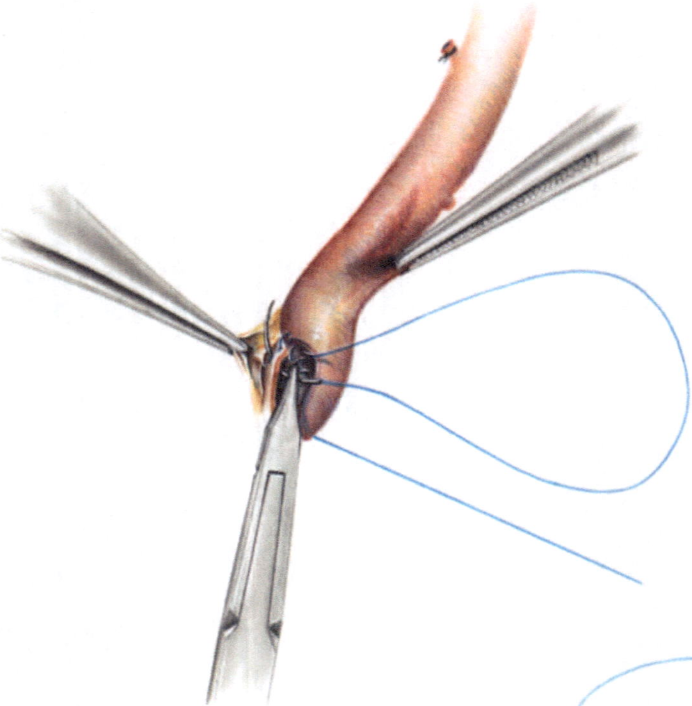

Abb. 9.58

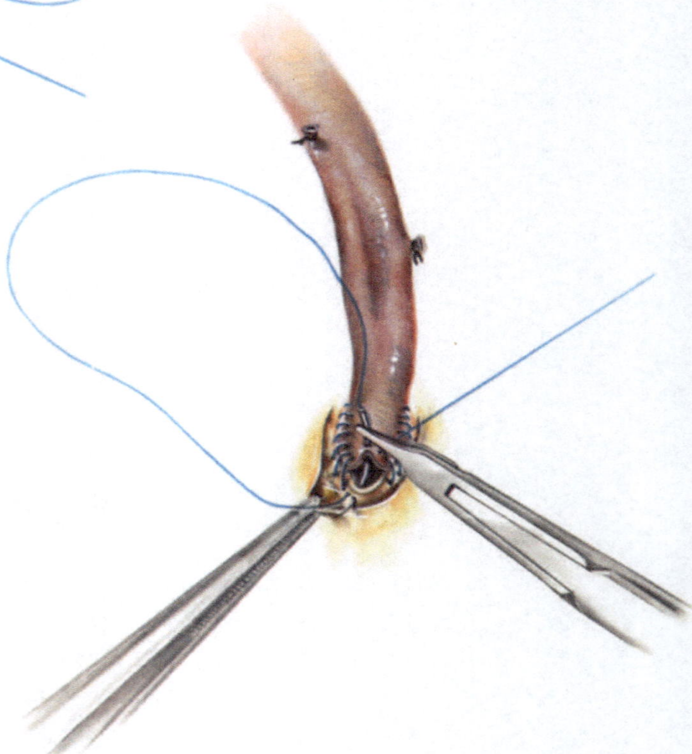

Abb. 9.59

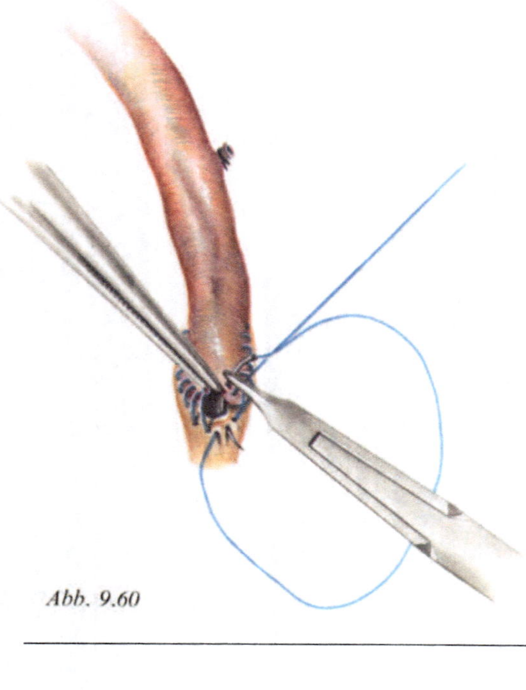

Abb. 9.60

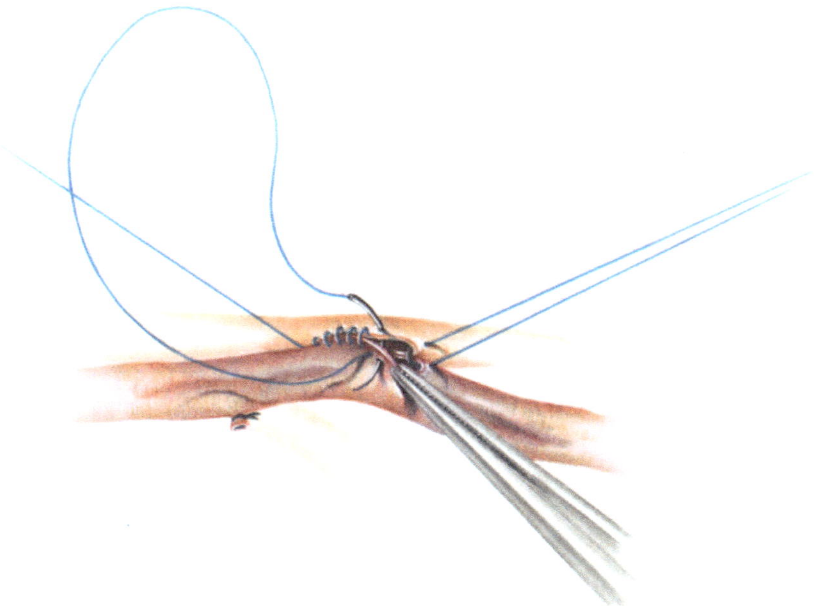

Abb. 9.61

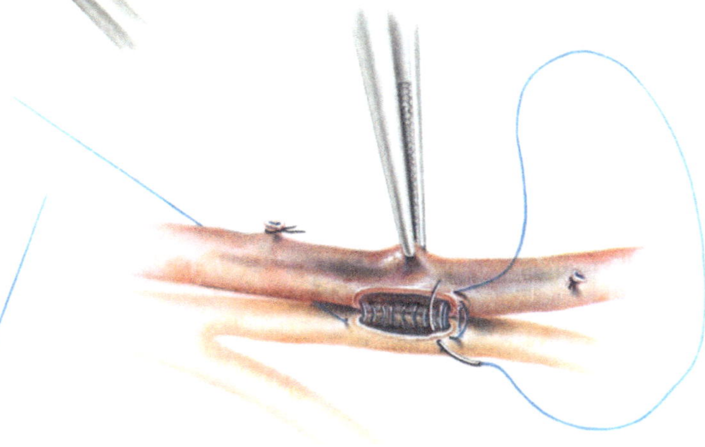

Abb. 9.62

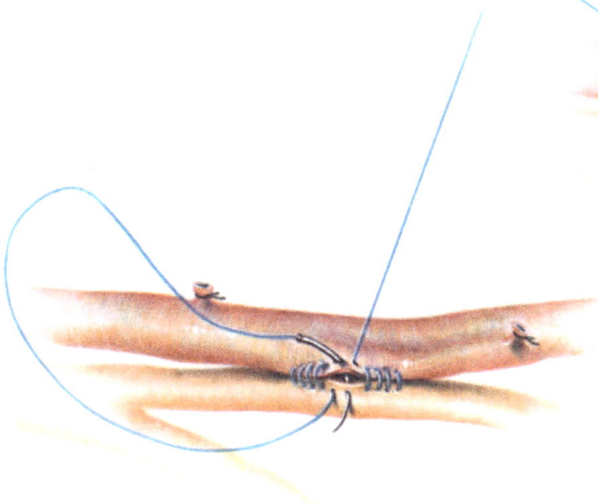

Abb. 9.63

Seit-zu-Seit-Anastomose zum Ramus diagonalis

Beginnend im proximalen Winkel der Arteriotomie wird zuerst die jenseitige Anastomosenwand im Uhrzeigersinn hergestellt (Abb. 9.61). Dazu kann die Venotomie mit einer Haltenaht an den distalen Winkel der Arteriotomie angelegt werden. Die Naht läuft um die distale Spitze der Anastomose und wird angeklemmt (Abb. 9.62). Anschließend erfolgt die Fertigstellung der Anastomose mit der zweiten Naht (Abb. 9.63).

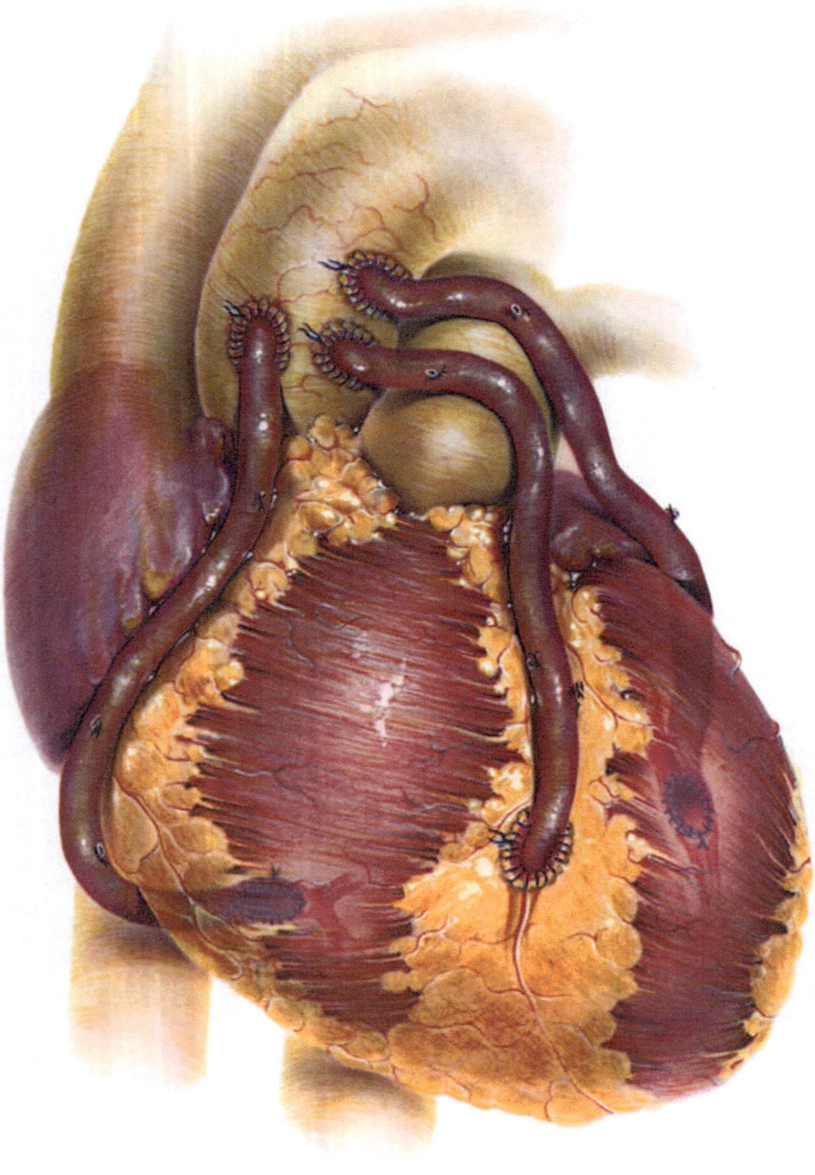

Abb. 9.64

Die Lage der Venentransplantate nach distaler und proximaler Anastomosierung zeigt Abb. 9.64. Der aortokoronare Bypass zur rechten Kranzarterie verläuft im Sulcus atrioventricularis zur Hinterwand des Herzens. Der Bypass zum RIVA zieht in einem leichten Bogen über die Pulmonalarterie und folgt dann der Koronararterie. Der Bypass zum Ramus marginalis kreuzt die Pulmonalarterie und gelangt hinter dem Herzohr zur Hinterwand des linken Ventrikels.

Ergebnisse

Verschlußrate

Bei richtiger Indikationsstellung, günstigen anatomischen Verhältnissen und einwandfreier Operationstechnik liegt die Verschlußrate des aortokoronaren Bypass 6 Monate postoperativ unter 20% [35, 67, 71, 73, 115]. Dabei steigt die Erfolgsquote mit zunehmender Erfahrung an, wahrscheinlich bedingt durch Verfeinerung der Operationstechnik und die gezielte Auswahl der zu operierenden Gefäße [67]. Der Bypassfrühverschluß tritt meist bei Koronargefäßen auf, deren Innendurchmesser zu klein, deren peripherer Abfluß begrenzt und deren Gefäßwand im Bereich der distalen Anastomose arteriosklerotisch verändert ist. Ein Venenbypass, der die ersten 6 Monate offen geblieben ist, bleibt in den meisten Fällen für mindestens 5 Jahre funktionsfähig [16, 43, 71, 113]. Die mittlere jährliche Verschlußrate liegt unter 2% [16, 67]. Im ersten Jahr nach der Implantation kann eine diffuse Einengung des Venentransplantates eintreten. Dieser Prozeß zeigt jedoch meist keine Progression und scheint nicht zum Spätverschluß zu führen [16].

Ein offenes Transplantat kann die Progression der Arteriosklerose in der Kranzarterie begünstigen. Die Arteriosklerose schreitet dabei fast immer im proximal von der Anastomose gelegenen Koronarsegment fort. Nach 5 Jahren können sich bei 30–60% der Fälle proximal gelegene Koronarstenosen komplett verschlossen haben [71, 124]. Koronarstenosen distal der peripheren Gefäßanastomosen entwickeln sich dagegen nur bei etwa 2% der Patienten und sind somit selten [71].

Beseitigung der Angina pectoris und die Lebensqualität

Bei 90% der Patienten kann mit dem koronaren Bypass eine symptomatische Besserung der Angina oder völlige Beschwerdefreiheit erzielt werden [17, 23, 55]. Eine subjektive Beseitigung der Angina pectoris ist auf eine signifikante Besserung der regionalen Myokarddurchblutung zurückzuführen. Der Grad der symptomatischen Beschwerdebesserung korreliert mit der Durchgängigkeit der Bypasses [51, 88], der Zunahme der Myokarddurchblutung [109], der Normalisierung des Myokardstoffwechsels [18, 19, 21,65] und der Zunahme der Belastungsfähigkeit [66, 70].

Randomisierte Untersuchungen über die medikamentöse und chirurgische Behandlung der chronischen stabilen Angina pectoris offenbarten eine höhergradige funktionelle Besserung in der chirurgischen Gruppe [65, 87]. Diese funktionelle Verbesserung schlägt sich im Erzielen eindeutig höherer Testbelastungen, höherer Pulsfrequenzen bei Belastung, in der maximal stimulierten Herzfrequenz und der myokardialen Laktatextraktion nieder [65].

Eine symptomatische Verschlechterung nach Revaskularisation kann auf eine Progression der Arteriosklerose in den nichtoperierten Gefäßen zurückzuführen sein. Bisher liegen keine eindeutigen Zahlen über das Wiederauftreten der Angina pectoris vor. Allerdings wurde über Rezidivraten von 10% pro Jahr berichtet [113]. Ob eine inkomplette Revaskularisation oder andere noch nicht bestimmbare Faktoren anzuschuldigen sind, bedarf einer weiteren Klärung.
Nach chirurgischer Behandlung der Angina pectoris wird die Lebensqualität der Patienten meist deutlich verbessert. Mehr als die Hälfte der Patienten ist frei von jeglicher krankheitsbedingter Einschränkung – also nicht nur schmerzfrei, sondern auch frei von jeglicher Medikation mit ihren Nebenwirkungen. Bei der Mehrzahl der Patienten hält diese symptomatische Besserung für mindestens 5 Jahre an [86].

Funktion des linken Ventrikels

Eingriffe an den Koronargefäßen können zur Verschlechterung, keiner Veränderung oder zur Verbesserung der Funktion des linken Ventrikels führen [106]. Das offensichtliche Ziel derartiger Eingriffe besteht darin, jegliche Funktionsverschlechterung zu vermeiden und eine bereits eingeschränkte Ventrikelfunktion nach Möglichkeit zu verbessern.
Eine perioperativ eingetretene Verschlechterung der Ventrikelfunktion ist meist auf einen Bypassverschluß, einen perioperativen Herzinfarkt oder beides zurückzuführen [15, 131].
Eine präoperativ normale Ventrikelfunktion sollte auch postoperativ erhalten bleiben. Bei konsequenter Anwendung des intraoperativen Myokardschutzes und freier Durchgängigkeit aller Transplantate tritt keine Änderung der normalen Ventrikelfunktion ein [131]. Die Verbesserung einer regionalen oder globalen Ventrikelfunktionsstörung hängt sowohl von der Reversibilität der Funktionseinschränkung als auch von dem Erfolg der Operation ab [106, 124]. Myokardbezirke, die im Ventrikulogramm infolge eines abgelaufenen Herzinfarktes ein schlechtes Kontraktionsverhalten auch nach Gabe von Nitroglyzerin [4] aufweisen, zeigen nach Bypassimplantation keine Funktionsverbesserung [21]. Läßt sich eine eingeschränkte Wandbeweglichkeit durch Nitroglyzerin verbessern, ist nach einem aortokoronaren Bypass ein ähnlicher Effekt zu erwarten [53]. Eine Ventrikelfunktionsstörung in Verbindung mit instabiler Angina pectoris wird nach einem aortokoronaren Bypass meist gebessert [20]. Ventrikelfunktionsstörungen, die nur unter Belastung nachzuweisen sind, normalisieren sich meist postoperativ [15, 63].

Überlebensrate

Der umstrittenste Gesichtspunkt der Koronarchirurgie ist die komplizierte Frage, inwieweit die Koronarrevaskularisation verglichen mit der konservativen Behandlung die Lebenserwartung beeinflußt [1, 6, 9, 33, 55, 81]. Da die Koronarsklerose ein vielschichtiges Krankheitsbild darstellt, ist auch die Antwort darauf kompliziert.

Die Prognose dieser Erkrankung wird zum einen vom Ausmaß der Gefäßbeteiligung [10, 11, 13, 38, 54, 95, 128], zum anderen vom Grad der erhaltenen Ventrikelfunktion bestimmt [12]. Während die Prognose der 1-Gefäßerkrankung sehr günstig ist, verschlechtert sie sich progredient bei der 2- und 3-Gefäßerkrankung. Die linksseitige Stammstenose hat die ungünstigste Prognose. Diese Klassifikation ist allerdings sehr grob, da sie bestimmte Verschlußkombinationen, wie z.B. die hochgradige Stenose des RIVA kombiniert mit einem Verschluß der rechten Kranzarterie, nicht berücksichtigt. Gerade dieser Typ einer 2-Gefäßerkrankung scheint eine schlechtere Prognose als die 3-Gefäßerkrankung zu haben [89].

Dazu kommt, daß sowohl die medikamentöse als auch die chirurgische Behandlung in den letzten Jahren erhebliche Verbesserungen erfahren hat. Die Nitratmedikation ist noch effektiver geworden; Betablocker sind aus dem internistischen Behandlungskonzept nicht mehr wegzudenken. Andererseits wurden Operationsletalität und perioperative Infarktrate progredient gesenkt. Die Spätergebnisse haben sich verbessert, weil heute meist eine komplette Revaskularisation angestrebt wird und die Verschlußrate der Bypasses abgenommen hat.

Um den Wert der Koronarchirurgie an der Lebenserwartung beurteilen und mit der konservativen Behandlung vergleichen zu können, hat man vornehmlich 4 Untersuchungsmethoden angewandt:

1. Retrospektive Untersuchungen an vergleichbaren Gruppen
2. Prospektive Untersuchungen an vergleichbaren Gruppen
3. Prospektive randomisierte Untersuchungen
4. Vergleich von Untersuchungsgruppen mit life tables (Überlebenskurven der Normalbevölkerung).

Die jeweiligen Vorzüge und Nachteile dieser Methoden haben Hurst et al. in seiner Betrachtung über den Wert der Koronarchirurgie klar aufgezeigt [55].

Ohne Zweifel bestimmt die Qualität des Koronareingriffes entscheidend, inwieweit das chirurgische Vorgehen eine günstigere Lebenserwartung bietet als die konservative Behandlung [55, 72, 74, 126]. Die randomisierte Gemeinschaftsuntersuchung der Veterans Administration gelangte bekanntlich zu der Schlußfolgerung, daß bis 3 Jahre postoperativ nur die linksseitige Stammstenose eine eindeutig bessere Lebenserwartung habe [92]. Diese Untersuchung stieß jedoch auf erhebliche Kritik, da sie hinsichtlich der Operationsletalität, der perioperativen Infarktrate, der Vollständigkeit der Revaskularisation, der Verschlußrate und dem prozentualen Anteil der Patienten mit mindestens einem offenen Bypass unbefriedigende Ergebnisse aufwies [1].

Zahlreiche retrospektive Untersuchungen an vergleichbaren Gruppen haben bewiesen, daß bei den meisten Patienten mit gediegener Koronarchirurgie eine Verlängerung der Lebenserwartung zu erreichen ist [25, 46–48, 55, 68, 107, 125]. Anhand großer Untersuchungsgruppen konnte gezeigt werden, daß die Lebenserwartung der Operierten der Lebenserwartung einer hinsichtlich Alter, Rasse und Geschlecht vergleichbaren Allgemeinbevölkerung gleichkommt [74]. Aufgrund dieser und anderer Daten stimmen wir mit HURST et al. überein, „daß im Vergleich zur konservativen Behandlung mit dem chirurgischen Vorgehen bei richtiger Indikationsstellung und präziser Operationstechnik eine Verlängerung der Lebenserwartung bei Patienten mit linksseitiger Stammstenose und 3- oder 2-Gefäßerkrankung zu erzielen ist" [55].

Literatur

1. A debate on coronary bypass (1977) N Engl J Med 297:1464
2. Adam M, Geisler GF, Lamberg CJ, Mitchel BF Jr (1972) Reoperation following clinical failure of aorta-to-coronary-artery bypass vein grafts. Ann Thorac Surg 14:272
3. Anderson RP, Bonchek LI, Wood JA, Chapman RP, Starr A (1973) The safety of combined aortic valve replacement and coronary bypass grafting. Ann Thorac Surg 15:249
4. Banka VS, Bodenheimer MM, Helfant RH (1975) Determinants of reversible asynergy: the native coronary circulation. Circulation 52:810
5. Berg R, Kendall RW, Duviosin GE, Ganji JH, Rudy LW, Everhart FJ (1975) Acute
6. Bonchek LI (1979) Are randomized trials appropriate for evaluating new operations? N Engl J Med 301:44
7. Bonchek LI, Anderson RP, Rosch J (1973) Should coronary arteriography be performed routinely before valve replacement? Am J Cardiol 31:462
8. Brandt B III, Wright CB, Ehrenhaft JL (1979) Ventricular septal defect following myocardial infarction. Ann Thorac Surg 27:580
9. Braunwald E (1977) Coronary-artery surgery at the crossroads. N Engl J Med 297:661
10. Bruschke AVG, Proudfit WL, Sones FM (1973) Clinical course of patients with normal, and slightly or moderately abnormal coronary arteriograms: a follow-up study on 500 patients. Circulation 47:936
11. Bruschke AVG, Proudfit WL, Sones FM (1973) Progress study of 590 consecutive nonsurgical cases of coronary disease followed 5–9 years: I. Arteriographic correlations. Circulation 47:1147
12. Bruschke AVG, Proudfit WL, Sones FM (1973) Progress study of 590 consecutive nonsurgical cases of coronary disease followed 5–9 years: II. Ventriculographic and other correlations. Circulation 47:1154
13. Burggraf GW, Parker JO (1975) Prognosis in coronary artery disease: angiographic, hemodynamic, and clinical factors. Circulation 51:146
14. Burrow RD, Strauss HW, Singleton R, Pond M, Rehn T, Bailey IK, Griffith LC, Nickoloff E, Pitt B (1977) Analysis of left ventricular function from multiple gated acquisition cardiac blood pool imaging. Circulation 56:1024
15. Bussman WD, Mayer V, Kober G, Kaltenbach M (1979) Ventricular function at rest, during leg raising and physical exercise before and after aortocoronary bypass surgery. Am J Cardiol 43:488
16. Campeau L, Lesperance J, Corbara F, Hermann J, Grondin CM, Bourassa MG (1978) Aortocoronary saphenous vein bypass graft changes 5 to 7 years after surgery. Circulation 58 (Suppl I):I–170
17. Cannom DS, Miller C, Shumway NE, Fogarty TJ, Daily PO, Hu M, Brown B Jr, Harrison DC (1974) The long-term follow-up of patients undergoing saphenous vein bypass surgery. Circulation 49:77
18. Carlson RG, Kline S, Apstein C, Scheidt S, Brachfeld N, Killip T, Lillehei CW (1972) Lactate metabolism after aortocoronary artery vein bypass grafts. Ann Surg 176:680

19. Chatterjee K, Matloff JM, Swan HJC, Ganz W, Kaushik VS, Magnusson P, Henis MM, Forrester JS (1975) Abnormal regional metabolism and mechanical function in patients with ischemic heart disease: improvement after successful regional revascularization by aortocoronary bypass. Circulation 52:390
20. Chatterjee K, Swan HJC, Parmley WW, Sustaita H, Marcus H, Matloff J (1972) Depression of left ventricular function due to acute myocardial ischemia and its reversal after aortocoronary saphenous vein bypass. N Engl J Med 286:1117
21. Chatterjee K, Swan MB, Parmley WW, Sustaita H, Marcus HS, Matloff J (1973) Influence of direct myocardial revascularization on left ventricular asynergy and function in patients with coronary heart disease: with and without previous myocardial infarction. Circulation 47:276
22. Cheanvechai C, Groves LK, Reyes EA, Shirey EK, Sones FM Jr (1975) Manual coronary endarterectomy. J Thorac Cardiovasc Surg 70:524
23. Chesebro JH, Ritman EL, Frye RL, Smith HC, Rutherford BD, Fulton RE, Pluth JR, Barnhorst DA (1978) Regional myocardial wall thickening response to nitroglycerin: a predictor of myocardial response to aortocoronary bypass surgery. Circulation 57:952
24. Cohen MV, Gorlin R (1975) Main left coronary artery disease: clinical experience from 1964 to 1974. Circulation 52:275
25. Cohn LH, Boyden CM, Collins JJ (1975) Improved long-term survival after aortocoronary bypass for advanced coronary artery disease. Am J Surg 129:380
26. Cohn PF (1977) Severe asymptomatic coronary artery disease: a diagnostic, prognostic and therapeutic puzzle. Am J Cardiol 62:565
27. Conti CR (1977) Coronary arteriography. Circulation 55:227
28. Conti VR, Bertranou EG, Blackstone EH, Kirklin JW, Digerness SB (1978) Cold cardioplegia versus hypothermia for myocardial protection: randomized clinical study. J Thorac Cardiovasc Surg 76:577
29. Copeland JG, Griepp RB, Stinson EB, Shumway NE (1977) Long-term-follow-up after isolated aortic valve replacement. J Thorac Cardiovasc Surg 74:875
30. DeRouen TA, Murray JA, Owen W (1977) Variability in the analysis of coronary arteriograms. Circulation 55:324
31. Ellestad MH, Wan MKC (1975) Predictive implications of stress testing: follow-up of 2700 subjects after maximum treadmill stress testing. Circulation 51:363
32. Ellis RJ, Born M, Feit T, Ebert PA (1978) Potassium cardioplegia: early assessment by radionuclide ventriculography. Circulation 58 (Suppl I):I–57
33. Epstein SE, Kent KM, Goldstein RE, Borer JS, Rosing DR (1979) Strategy for evaluation and surgical treatment of the asymptomatic or mildly symptomatic patient with coronary artery disease. Am J Cardiol 43:1015
34. Facaloro RG (1970) Surgical Treatment of Coronary Arteriosclerosis. Baltimore, Williams & Wilkins,
35. Fitzgibbon GM, Burton JR, Leach AJ (1978) Coronary bypass graft fate: angiographic grading of 1400 consecutive grafts early after operation and of 1132 after one year. Circulation 57:1070
36. Flemma RJ, Singh HM, Tector AJ, Lepley D Jr, Frazier BL (1975) Comparative hemodynamic properties of vein and mammary artery in coronary bypass operations. Ann Thorac Surg 20:619
37. Forrester JS, Diamond G, Chatterjee K, Swan HJC (1976) Medical therapy of acute myocardial infarction by application of hemodynamic subsets. N Engl J Med 295:1356, 1404
38. Friesinger GC, Page EE, Ross RS (1970) Prognostic significance of coronary arteriography. Trans Assoc Am Physicians 83:78
39. Geisler GF, Adam M, Mitchel BF, Lambert CJ, Thiele JP (1977) Treatment of severe coronary artery disease with 5, 6, and 7 saphenous vein bypasses: review of 131 consecutive patients. Ann Thorac Surg 24:246
40. Gerbode FLA, Hetzer R, Krebber HJ (1978) Surgical management of papillary muscle rupture due to myocardial infarction. World J Surg 2:791
41. Golding LAR, Loop FD, Sheldon WC, Taylor PC, Groves LK, Cosgrove DM (1978) Emergency revascularization for unstable angina. Circulation 58:1163
42. Goldman S, Tselos S, Cohn K (1976) Marked depth of ST segment depression during treadmill exercise testing: indicator of severe coronary artery disease. Chest 69:729

43. Grondin CM, Campeau L, Lesperance J, Solymoss BC, Vouhe P, Castonguay YR, Meere C, Bourassa MG (1979) Atherosclerotic changes in coronary vein grafts six years after operation: angiographic aspect in 110 patients. J Thorac Cardiovasc Surg 77:24
44. Grondin CM, Limet R (1976) Vein grafts to left-sided coronary arteries: passage through the transverse sinus. Ann Thorac Surg 21:348
45. Grondin CM, Vouhe P, Bourassa MG, Lesperance J, Bovier M, Campeau L (1978) Optimal patency rates obtained in coronary artery grafting with circular vein grafts. J Thorac Cardiovasc Surg 75:161
46. Hammermeister KE, DeRouen TA, Dodge HT (1979) Evidence from a nonrandomized study that coronary surgery prolongs survival in patients with two-vessel coronary disease. Circulation 59:430
47. Hammermeister KE, DeRouen TA, Dodge HT (1979) Variables predictive of survival in patients with coronary disease. Circulation 59:421
48. Hammermeister KE, DeRouen TA, Murray JA, Dodge HT (1977) Effect of aortocoronary saphenous vein bypass grafting on death and sudden death. Am J Cardiol 39:925
49. Harlan BJ, Kyger ER, Reul GJ, Cooley DA (1977) Needle suction of the aorta for left heart decompression during aortic cross-clamping. Ann Thorac Surg 23:259
50. Harlan BJ, Reul GJ, Cooley DA, Sandiford FM, Wukasch DC, Kyger ER, Hallman GL (1976) Treatment of severe coronary artery disease with quadruple and quintuple saphenous vein grafts: review of 100 consecutive patients. Chest 69:29
51. Hartman CW, Kong Y, Margolis JR, Warren SG, Peter RH, Behar VS, Oldham HN (1976) Aortocoronary bypass surgery: correlation of angiographic, symptomatic and functional improvement at 1 year. Am J Cardiol 37:352
52. Heimbecker RO, McKenzie FN (1976) A new approach to left heart decompression. Ann Thorac Surg 21:456
53. Helfant RH, Pine R, Meister SG, Feldman MS, Trout RG, Banka VS (1974) Nitroglycerin to unmask reversible asynergy: correlation with postcoronary bypass ventriculography. Circulation 50:108
54. Humphries JO, Kuller L, Ross RS, Friesinger GC, Page EE (1974) Natural history of ischemic heart disease in relation to arteriographic findings. Circulation 49:489
55. Hurst JW, King SB III, Logue RB, Hatcher CR Jr, Jones EL, Craver JM, Douglas JS Jr, Franch RH, Dorney ER, Cobbs BW Jr, Robinson PH, Clements SD Jr, Kaplan JA, Bradford JM (1978) Value of coronary bypass surgery. Am J Cardiol 42:308
56. Hutchins GM, Bulkey BH, Ridolfi RL, Griffith LSC, Lohr FT, Piasio MA (1977) Correlation of coronary arteriograms and left ventriculograms with postmortem studies. Circulation 56:32
57. Irving JB, Bruce RA, DeRouen TA (1977) Variations in and significance of systolic pressure during maximal exercise (treadmill) testing. Am J Cardiol 39:841
58. Johnson WD, Flemma RJ, Lepley D Jr, Ellison EH (1969) Extended treatment of severe coronary artery disease: a total surgical approach. Ann Surg 170:460
59. Jones EL, Craver JM, Kaplan JA, King SB III, Douglas JS, Morgan EA, Hatcher CR Jr (1978) Criteria for operability and reduction of surgical mortality in patients with severe left ventricular ischemia and dysfunction. Ann Thorac Surg 25:413
60. Jones EL, Douglas JS, Craver JM, King SB, Kaplan JA, Morgan EA, Hatcher CR (1978) Results of coronary revascularization in patients with recent myocardial infarction. J Thorac Cardiovasc Surg 76:545
61. Judkins MP (1967) Selective coronary arteriography: a percutaneous transfemoral technic. Radiology 89:815
62. Kay EG, Naraghipour H, Beg RA, DeManey M, Tambe A, Zimmerman HA (1974) Internal mammary artery bypass graft: long-term patency rate and follow-up. Ann Thorac Surg 18:269
63. Kent KM, Borer JS, Green MV, Bacharach SL, McIntosh CL, Conkle DM, Epstein SE (1978) Effects of coronary artery bypass operation on global and regional left ventricular function during exercise. N Engl J Med 298:1434
64. Kitamura S, Echevarria M, Kay JH, Krohn BG, Redington JV, Mendez A, Zubiate P, Dunne EF (1972) Left ventricular performance before and after removal of the noncontractile area of the left ventricle and revascularization of the myocardium. Circulation 45:1005

65. Kloster FE, Kremkau EL, Ritzmann LW, Rahimtoola SH, Rosch J, Kanarek PH (1979) Coronary bypass for stable angina: a prospective randomized study. N Engl J Med 300:149
66. Knoebel SB, McHenry PL, Phillips JF, Lowe DK (1974) The effect of aortocoronary bypass grafts on myocardial blood flow reserve and treadmill exercise tolerance. Circulation 55:685
67. Kouchoukos NT, Karp RB, Oberman A, Russel RO Jr, Alison HW, Holt JH Jr (1978) Long-term patency of saphenous veins for coronary bypass grafting. Circulation 58 (Suppl I):I–96
68. Kouchoukos NT, Oberman A, Karp RB (1977) Results of surgery for abolishing angina pectoris. *In* Rahimtoola SD (ed): Coronary Bypass Surgery. *In* Brest AN (ed): FA Davis, Cardiovascular Clinics, Philadelphia, pp 157–166
69. Langou RA, Geha AS, Hammond GL, Cohen LS (1978) Surgical approach for patients with unstable angina pectoris: intra-aortic balloon pumping in perioperative complications after aortocoronary bypass grafting. Am J Cardiol 42:629
70. Lapin ES, Murray JA, Bruce RA, Winterscheid L (1973) Changes in maximal exercise performance in the evaluation of saphenous vein bypass surgery. Circulation 47:1164
71. Lawrie GM, Lie JT, Morris GC, Beazley HL (1976) Vein graft patency and intimal proliferation after aortocoronary bypass: early and long-term angiopathologic correlations. Am J Cardiol 38:856
72. Lawrie GM, Morris GC Jr (1978) Factors influencing late survival after coronary bypass surgery. Ann Surg 187:665
73. Lawrie GM, Morris GC, Howell JF, Ogura JW, Spencer WH III, Cashion WR, Winters WL, Beazley HL, Chapman DW, Peterson PK, Lie JT (1977) Results of coronary bypass more than 5 years after operation in 434 patients. Am J Cardiol 40:665
74. Lawrie GM, Morris GC Jr, Howell JF, Tredici TD, Chapman DW (1978) Improved survival after 5 years in 1144 patients after coronary bypass surgery. Am J Cardiol 42:709
75. Leinbach RC, Gold HK, Harper RW, Buckley MJ, Austen WG (1978) Early intraaortic balloon pumping for anterior myocardial infarction without shock. Circulation 58:204
76. Lesperance J, Bourassa MG, Campeau L, Biron P, Saltiel J (1972) Aorta to coronary artery saphenous vein grafts: preoperative angiographic criteria for successful surgery. Am J Cardiol 30:459
77. Lichtlen T, Morcetti T, Halter J (1972) Postoperative evaluation of myocardial blood flow in aorta to coronary artery vein bypass grafting using xenon-residue detection technique. Circulation 46:445
78. Linhart JW, Wheat MW (1967) Myocardial dysfunction following aortic valve replacement: the significance of coronary artery disease. J Thorac Cardiovasc Surg 54:259
79. Lown B (1979) Sudden cardiac death: the major challenge confronting contemporary cardiology. Am J Cardiol 43:313
80. McAlpine WA (1975) Heart and Coronary Arteries. Springer-Verlag, Berlin Heidelberg New York
81. McIntosh HD, Garcia JA (1978) The first decade of aortocoronary bypass grafting, 1967–1977. Circulation 57:405
82. MacGregor DC, Agarwal VK, Silver MD (1972) Changes produced in the wall of the saphenous vein of dogs by distending media and pressures. Surg Forum 23:135
83. Madigan NP, Rutherford BD, Barnhorst DA, Danielson GK (1977) Early saphenous vein grafting after subendocardial infarction: immediate surgical results and late prognosis. Circulation 56 (Suppl II):II–1
84. Madigan NP, Rutherford BD, Frye RL (1976) The clinical course, early prognosis and coronary anatomy of subendocardial infarction. Am J Med 60:634
85. Marco JD, Barner HB, Kaiser GC, Codd JE, Mudd JG, William V (1976) Operative flow measurements and coronary bypass graft patency. J Thorac Cardiovasc Surg 71:545
86. Mathur VS, Guinn GA (1979) Long-term follow-up (4–7 years) of a prospective randomized study to evaluate surgical vs medical treatment for stable angina pectoris: clinical status, exercise performance and survival. Am J Cardiol 43:382
87. Mathur VS, Guinn GA, Anastassiades LC, Chahine RA, Korompai FL, Montero AC, Luchi RJ (1975) Surgical treatment for stable angina pectoris: prospective randomized study. N Engl J Med 292:709
88. Matlof HJ, Alderman EL, Wexler L, Shumway NE, Harrison DC (1973) What is the

relationship between the response of angina to coronary surgery and anatomical success? Circulation 47 (Suppl III): III–168
89. Mittler BS, Lee KL, Rosati RE (1975) Surgical vs medical treatment in patients with totally-occluded right and subtotally-occluded left anterior descending coronary arteries (abst). Circulation 51, 52 (Suppl II): II–91
90. Moroko PR, Kjekshus JK, Sobel BE, Watanabe T, Covell JW, Ross J Jr, Braunwald E (1971) Factors influencing infarct size following experimental coronary artery occlusion. Circulation 43:67
91. Mundth ED, Buckley MJ, Leinbach RC, DeSanctis RW, Sanders CA, Kantrowitz A, Austen WG (1971) Myocardial revascularization for the treatment of cardiogenic shock complicating acute myocardial infarction. Surgery 70:78
92. Murphy ML, Hultgren HN, Detre K, Thomsen J, Takaro T (1977) Treatment of chronic stable angina: a preliminary report of survival data of the Randomized Veterans Administration Cooperative Study. N Engl J Med 297:621
93. Najafi H, Javid H, Hunter JA, Goldin MD, Serry C, Dye WS (1975) Mitral insufficiency secondary to coronary heart disease. Ann Thorac Surg 20:529
94. National Cooperative Study Group (1978) Unstable angina pectoris: National cooperative study group to compare surgical and medical therapy. II. In-hospital experience and initial follow-up results in patients with one, two and three vessel disease. Am J Cardiol 42:839
95. Oberman A, Jones WB, Riley CP, Reeves TJ, Sheffield LT, Turner ME (1972) Natural history of coronary artery disease. Bull NY Acad Med 48:1109
96. Oglietti J, Angelini P, Leachman RD, Cooley DA (1976) Myocardial revascularization: early and late results after reoperation. J Thorac Cardiovasc Surg 71:732
97. Okies JE, Macmanus Q, Starr A (1977) Myocardial revascularization and carotid endarterectomy: a combined approach. Ann Thorac Surg 23:560
98. Okies JE, Phillips SJ, Crenshaw R, Starr A (1975) "No-vent" technique of coronary artery bypass. Ann Thorac Surg 19:191
99. Olinger GN, Bonchek LI, Keelan MH, Tresch DD, Siegel R, Bamrah V, Tristani FE (1978) Unstable angina: the case for operation. Am J Cardiol 42:634
100. Olinger GN, Po J, Maloney JV, Mulder DG, Buckberg GD (1975) Coronary revascularization in "high" versus "low-risk" patients: the role of myocardial protection. Ann Surg 182:293
101. Ormand J, Piatt M, Mills L, Shapiro W, Pugh B, Blomgvist CG, Parkey RW, Willerson JT (1977) Thallium 201 scintigraphy and exercise testing in evaluating the patients prior to and after coronary bypass surgery (abstr). Circulation 55, 56 (Suppl III): III–131
102. Parsonnet V, Gilbert L, Gielchinsky I, Bahaktan EK (1976) Endarterectomy of the left anterior descending and main stem coronary arteries: a technique for reconstruction of inoperable arteries. Surgery 80:662
103. Peterson CR, Herr R, Crisera RV, Starr A, Bristow JD, Griswold HE (1967) The failure of hemodynamic improvement after valve replacement surgery: etiology, diagnosis, and treatment. Ann Int Med 66:1
104. Phillips SG, Kongtahworn C, Zeff RH, Iannone L, Brown T, Gordon DF (1979) Emergency coronary artery revascularization: a possible therapy for acute maycardial infarction. Circulation 60:241
105. Ramos JR, Berger K, Mansfield PB, Sauvage LR (1976) Histologic fate and endothelial changes of distended and nondistended vein grafts. Ann Surg 183:205
106. Rees G, Bristow JD, Kremkau EL, Green GS, Herr RH, Griswold HE, Starr A (1971) Influence of aortocoronary bypass surgery on left ventricular performance. N Engl J Med 284:1116
107. Reul GJ, Cooley DA, Wukasch DC, Kyger ER, Sandiford FM, Hallman GL, Norman JC (1975) Long-term survival following coronary artery bypass: analysis of 4,522 consecutive patients. Arch Surg 110:1419
108. Richardson JV, Kouchoukos NT, Wright JO III, Karp RB (1979) Combined aortic valve replacement and myocardial revascularization: results in 220 patients. Circulation 59:75
109. Ritchie JL, Narahara KA, Trobaugh GB, Williams DL, Hamilton GW (1977) Thallium-201 myocardial imaging before and after coronary revascularization: assessment of regional myocardial blood flow and graft patency. Circulation 56:830

110. Rösch J, Dotter CT, Antonovic R, Bonchek L, Starr A (1973) Angiographic appraisal of distal vessel suitability for aortocoronary bypass graft surgery. Circulation 48:202
111. Salerno TA, Charrette EJP (1979) Elimination of venting in coronary artery surgery. Ann Thorac Surg 27:340
112. Salerno TA, Charrette EJP (1978) The short saphenous vein: an alternative to the long saphenous vein for aortocoronary bypass. Ann Thorac Surg 25:457
113. Seides SF, Borer JS, Kent KM, Rosing DR, McIntosh CL, Epstein SE (1978) Long-term anatomic fate of coronary-artery bypass grafts and functional status of patients five years after operation. N Engl J Med 298:1213
114. Selden R, Neill WA, Ritzmann LW, Okies JE, Anderson RP (1975) Medical versus surgical therapy for acute coronary insufficiency: a randomized study. N Engl J Med 293:1329
115. Sheldon WC, Rincon G, Effler DB, Proudfit WL, Sones FM (1973) Vein graft surgery for coronary artery disease: survival and angiographic results in 1,000 patients. Circulation 47 (Suppl III):III–184
116. Siderys H (1974) The superior approach for operative decompression of the left side of the heart. Ann Thorac Surg 17:277
117. Sobel BE, Shell WE (1973) Jeopardized, blighted, and necrotic myocardium. Circulation 47:215
118. Sones F, Shirey EK (1962) Cine coronary angiography. Mod Conc Cardiovasc Dis 31:735
119. Sos TA, Baltaxe HA (1977) Cranial and caudal angulation for coronary angiography revisited. Circulation 56:119
120. Stenson RE, Flamm MD Jr, Zaret BL, Killip T (1975) Transient ST-segment elevation with postmyocardial infarction angina. Prognostic significance. Am Heart J 89:449
121. Takaro T, Hultgren HN, Lipton MJ, Detre KM (1976) The VA cooperative randomized study of surgery for coronary occlusive disease. II. Subgroup with significant left main lesions. Circulation 54 (Suppl III):III–197
122. Thomson PD, Kelemen MH (1975) Hypotension accompanying the onset of exertional angina: a sign of severe compromise of left ventricular blood supply. Circulation 52:28
123. Tice DA, Zerbino VR, Isom OW, Cunningham JN, Engleman RM (1976) Coronary artery bypass with freeze-preserved saphenous vein allografts. J Thorac Cardiovasc Surg 71:278
124. Tyras DH, Ahmad N, Kaiser GC, Barner HB, Codd JE, Willman VL (1979) Ventricular function and the native coronary circulation five years after myocardial revascularization. Ann Thorac Surg 27:547
125. Ullyot DJ, Wisneski J, Sullivan RW, Gertz EW, Roe BB (1975) Improved survival after coronary artery surgery in patients with extensive coronary artery disease. J Thorac Cardiovasc Surg 70:405
126. Ullyot DJ, Wisneski J, Sullivan RW, Gertz EW (1979) Improved survival with surgical management in patients with chronic stable angina (abstr). Am J Cardiol 43:382
127. Vlodaver Z, Frech R, Van Tassel RA, Edwards JE (1973) Correlation of the antemortem coronary arteriogram and the postmortem specimen. Circulation 47:162
128. Webster JS, Moberg C, Rincon G (1974) Natural history of severe proximal coronary artery disease as documented by coronary cineangiography. Am J Cardiol 33:195
129. Weiner DA, Ryan TJ, McCabe CH, Kennedy JW, Schloss M, Tristani F, Chaitman BR, Fisher LD (1979) Exercise stress testing: correlations among history of angina, ST-segment response and prevalence of coronary-artery disease in the coronary artery surgery study (CASS). N Engl J Med 301:230
130. Wisoff BG, Aintablian A, Harstein ML, Hamby RI (1974) Unified diagnostic and surgical approach for unstable angina. Ann Thorac Surg 18:472
131. Wolf NM, Kreulen TH, Bove AA, McDonough MT, Kessler KM, Strong M, LeMole G, Spann JF (1978) Left ventricular function following coronary bypass surgery. Circulation 58:63
132. Yokoyama T, Gharavi MA, Lee YC, Edmiston WA, Kay JH (1978) Aorta-coronary artery revascularization with an expanded polytetrafluoroethylene vascular graft. J Thorac Cardiovasc Surg 76:552
133. Zir LM, Miller SE, Dinsmore RE, Gilbert JP, Harthorne JW (1976) Interobserver variability in coronary angiography. Circulation 53:627

Kapitel 10

Linksventrikuläres Aneurysma

Nach einem Herzinfarkt entwickelt sich bei 10–38% der Patienten ein Aneurysma der linken Herzkammer [1, 7, 35]. Seit COOLEYS Bericht über eine Aneurysmaresektion mit Hilfe der Herz-Lungen-Maschine aus dem Jahre 1958 [8] hat diese Operation einen festen Platz in der Behandlung des Herzwandaneurysmas, wenn es zu Herzinsuffizienz, therapierefraktären Rhythmusstörungen oder peripheren Embolien geführt hat. Die Resektion eines Herzwandaneurysmas in Verbindung mit der Koronarrevaskularisation ist ebenfalls ein heute allgemein üblicher Eingriff.

Dieses Kapitel behandelt die Chirurgie des „echten" Herzwandaneurysmas, das vom „falschen" Aneurysma zu unterscheiden ist. Das echte Aneurysma stellt eine vollständige Narbe der Ventrikelwand dar, grenzt sich deutlich vom umgebenden vitalen Myokard ab und weist während der Systole eine paradoxe Bewegung nach außen auf. Unter einem falschen Aneurysma versteht man dagegen eine gedeckte Ruptur des linken Ventrikels [25]; die Ruptur wird dabei von epi- und perikardialen Verwachsungen abgedeckt. Falsche Aneurysmen oder Pseudoaneurysmen expandieren charakteristischerweise und können frei rupturieren [13, 15, 16]; sie stellen daher immer eine Indikation zur Operation dar. Die Diagnose eines Pseudoaneurysmas und Differenzierung vom echten Aneurysma gelingt häufig nichtinvasiv mit Hilfe der Echokardiographie [32] und der Herzbinnenraumszintigraphie [5].

Vom Kammeraneurysma ist ebenso die ausgedehnte akinetische Zone zu unterscheiden – ein fibrosiertes Myokardareal, durchsetzt von vitalem Muskelgewebe. Zur Exzision von akinetischem Myokard besteht generell keine Indikation. Der Eingriff weist eine hohe Operationsletalität und eine schlechte Überlebensrate auf; zudem führt er, wenn überhaupt, zu einer nur geringen symptomatischen Besserung [21, 39].

Resektion

Alle Aneurysmen werden offen operiert. Die Plikatur – die Inversion oder Eversion des Aneurysmas ohne Eröffnung – sollte unterlassen werden, da hierbei murale Thromben abgelöst werden und embolisieren können. Bei der offenen Technik wird von der Wand des kleinen Aneurysmas nur wenig reseziert; mit der alleinigen Übernähung der Aneurysmaränder läßt sich in diesen Fällen des Aneurysma aus dem funktionsfähigen Ventrikelcavum ausschließen.

Indikationen

Herzinsuffizienz

Ein Herzwandaneurysma beeinträchtigt die Funktion des linken Ventrikels auf mehrfache Weise [20]:

1. Das Narbengebiet beteiligt sich nicht an der Kontraktion.
2. Die Expansion des Aneurysmas verkleinert das Herzzeitvolumen und vermindert die Spannungsentwicklung im vitalen Muskel.
3. Die Sauerstoffbilanz des vitalen Myokards kann gestört werden, so daß eine ischämische Dysfunktion des linken Ventrikels resultiert. Dieser erhöhte myokardiale O_2-Bedarf ist bedingt durch eine Zunahme der Wandspannung, die mit der Größenzunahme des Ventrikels zur Erzeugung eines ausreichenden Kammerdruckes notwendig ist (Gesetz nach Laplace).

Die Herzinsuffizienz stellt bei 23–50% der Patienten die primäre Indikation zur Operation dar [6, 10]. In der Regel entwickelt sich die Herzinsuffizienz erst Monate nach dem Herzinfarkt; aber bereits innerhalb der ersten 3 Wochen nach einem Infarkt kann ein Linksventrikelaneurysma zur Herzinsuffizienz führen [3, 43].

Absolute Kontraindikationen gegen die Resektion eines Ventrikelaneurysmas konnten bisher nicht eindeutig festgelegt werden. Letalität und funktionelles Ergebnis der Aneurysmektomie können am besten anhand der Kontraktilität des Restventrikels vorhergesagt werden [2, 6, 19, 22, 28, 40, 45]. Burton et al. beschrieben eine Methode zur qualitativen Analyse der Restfunktion des linken Ventrikels [6]. Sie wiesen eine Operationsletalität von 9,8% und eine Fünfjahresüberlebensrate von 80% bei Patienten mit „guter" Kontraktilität des Restventrikels nach; bei Patienten mit schlechter Kontraktilität des Restventrikels betrug dagegen die Operationsletalität 34% und die Fünfjahresüberlebensrate 36%. In dieser Gruppe ist die Operationsletalität zu hoch und eine symptomatische Besserung unwahrscheinlich.

Eine Reihe von quantitativen Analysen der Restventrikelfunktion, wie die basale fraktionäre Flächenreduktion, die Ejektionsfraktion des noch kontraktilen Restventrikels und die Auswurffraktion der basalen Ventrikelhälfte, wurden beschrieben [19, 22, 45]. Kapelanski et al. fanden, daß bei Patienten, die einer dringlichen Aneurysmektomie mit einer basalen halben Auswurffraktion von weniger als 30% unterzogen wurden, die Operationsletalität 89% betrug; lag die basale halbe Auswurffraktion über 30%, betrug die Letalität nur 18% [19]. Watson et al. verzeichneten eine hohe Opera-

tionsletalität und unbefriedigende funktionelle Ergebnisse bei den Patienten, deren kontraktile Auswurffraktion unter 44% lag. Dagegen überlebten alle Patienten mit einer kontraktilen Auswurffraktion von über 45% und wiesen eine deutliche funktionelle Besserung auf.
Weitere Untersuchungen über die residuale Ventrikelfunktion werden die Auswahlmöglichkeiten der chirurgischen Kandidaten wahrscheinlich verbessern. Szintigraphische Untersuchungen werden dabei sicher eine große Rolle spielen [4, 12, 14, 31, 42, 46].

Angina pectoris

In den ersten Jahren der Herzchirurgie stellte die Angina pectoris eine seltene Indikation zur Aneurysmaresektion dar. Mit der Entwicklung der Koronarchirurgie werden in zunehmendem Maße nicht vermutete Aneurysmen anläßlich der Koronarangiographie diagnostiziert. Dadurch hat die Angina pectoris als primäre oder zusätzliche Indikation zur Operation an Häufigkeit deutlich zugenommen. Laut einer neueren Publikation der Cleveland-Clinic stellte bei 63% der Patienten die Angina pectoris allein oder in Verbindung mit einer Herzinsuffizienz die Indikation zur Operation dar [10]. Zufällig anläßlich einer Koronarangiographie entdeckte Aneurysmen sollten in Verbindung mit der Koronarrevaskularisation reseziert werden.

Kammerarrhythmien

Ventrikelaneurysmen können ernste Kammerarrhythmien hervorrufen. Die konservative Behandlung kann hier versagen. Therapierefraktäre Rhythmusstörungen als primäre Indikation zur Operation machen etwa 8–27% der Fälle aus [6, 10, 33]. Die Aneurysmektomie erweist sich jedoch in diesen Fällen nicht immer als erfolgreich; nur bei 50% der Patienten ist mit einer Beseitigung der Rhythmusstörungen zu rechnen [6, 10]. Mit dem intraoperativen Mapping und der endokardialen Exzision [18] oder zirkulären endokardialen Ventrikulotomie [17] in Verbindung mit der Aneurysmektomie wird möglicherweise eine Verbesserung der chirurgischen Ergebnisse zu erzielen sein. Ebenso scheint die Implantation ventrikulärer Defibrillatoren vielversprechend zu sein [26].

Systemische Embolien

Murale Thromben finden sich bei etwa 60% der Ventrikelaneurysmen [6, 11, 38]. Selten treten jedoch periphere Embolien auf; embolische Komplikationen stellen daher die seltenste Indikation zur Operation dar und machen nur etwa 2–5% der Fälle aus [6, 10, 23]. Die kontinuierliche Antikoagulation scheint keinen Effekt auf die Häufigkeit arterieller Embolien oder das Auftreten muraler Thromben zu haben [38].

Chirurgische Taktik

Myokardschutz

Zur Myokardprotektion wird die kalte Kaliuminfusionskardioplegie angewandt (Kap. 6). Dauert die Resektion des Aneurysmas weniger als 15 min, reicht der ischämische Herzstillstand in mäßiger Hypothermie aus.

Vorgehen bei zusätzlichen Koronarstenosen oder Mitralinsuffizienz

Koronare Herzerkrankung. Bei allen Patienten sollte anläßlich der Abklärung des Ventrikelaneurysmas eine Koronarangiographie vorgenommen werden. Jedes Gefäß mit einer 50%igen oder höhergradigen Stenose und gutem peripheren Abfluß wird revaskularisiert, auch wenn keine Angina pectoris besteht. Die Gründe für unser Vorgehen liegen in der Vermutung, daß die gleichzeitige Koronarrevaskularisation die Operationsletalität nicht erhöht [10, 31], sondern wahrscheinlich sogar senkt [10] und die Prognose verbessert [10, 33]. Es konnte nachgewiesen werden, daß Patienten, die wegen einer Dreigefäßerkrankung in Verbindung mit der Aneurysmektomie komplett revaskularisiert wurden, dieselbe Siebenjahresüberlebensrate aufweisen, wie Patienten, bei denen eine Eingefäßerkrankung im Bereich des Ventrikelaneurysmas bestand [10].
Die distalen Bypassanastomosen werden nach Resektion des Aneurysmas angelegt. Die proximalen Anastomosen werden über einer partiell okkludierenden Klemme am schlagenden, entlasteten und nichtarbeitenden Herzen eingenäht.

Mitralinsuffizienz. Der Mitralklappenersatz kann durch das eröffnete Aneurysma vom linken Ventrikel [9] oder vom Vorhof aus erfolgen.

Ventrikelseptumdefekt. Der Ventrikelseptumdefekt wird vom eröffneten Aneurysma aus in üblicher Weise verschlossen (Kap. 11).

Chirurgische Anatomie

Etwa 90% der Herzwandaneurysmen liegen anteroapikal [6, 33] und sind durch einen Infarkt im Versorgungsgebiet des Ramus interventricularis anterior bedingt. Die posterioren Aneurysmen – Aneurysmen der diaphragmalen Seite im Versorgungsgebiet der rechten Kranzarterie – machen dagegen nur 3–5% der Fälle aus [6, 24]. Das seltene Vorliegen eines posterioren Herzwandaneurysmas könnte durch die häufig gleichzeitig bestehende Schädigung des hinteren Papillarmuskels bedingt sein, die frühzeitig infolge massiver Mitralregurgitation zum Tode führt [24].

Operationstechnik

Das Aneurysma wird nicht eher freigelegt, bis die extrakorporale Zirkulation in Gang und das Herz stillgelegt ist. Diese Vorsichtsmaßnahme ist notwendig, um das Lösen intraventrikulärer Thromben zu vermeiden.
Beide Hohlvenen und die Aorta ascendens werden kanüliert. Eine einzelne doppelkäfige Vorhofkanüle kann benützt werden, wenn keine oder nur wenig kardioplegische Lösung verwendet wird.
Nach Abkühlung des Patienten wird auf totalen Bypass übergegangen und die Aorta abgeklemmt. Der rechte Vorhof wird inzidiert und die kardioplegische Lösung in die Aorta ascendens infundiert. Muß der linke Ventrikel dekomprimiert werden, kann dies über die rechte obere Lungenvene oder durch Inzision des Aneurysmas selbst erfolgen. Die Myokardtemperatur wird im vitalen Herzmuskel gemessen und auf 15 °C gesenkt.
Das Aneurysma wird in der Mitte eröffnet (Abb. 10.1). Intramurale Thromben werden sorgfältig ausgelöst (Abb. 10.2) und entfernt. Die Aneurysmaränder werden mit Klemmen gefaßt, um die Darstellung des Ventrikelcavums zu erleichtern.
Dann wird das Innere des Ventrikelcavums sorgfältig inspiziert und die Mitralklappe mitsamt den Papillarmuskeln beurteilt. Ebenso werden die Ausdehnung des Infarktes auf das Septum und die Festigkeit der Septumwand

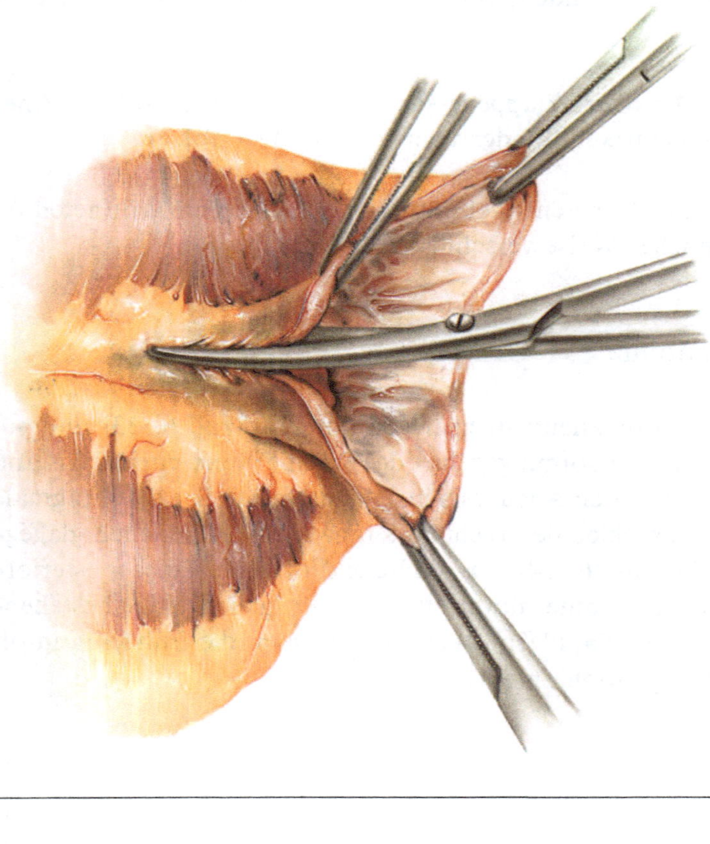

Abb. 10.1

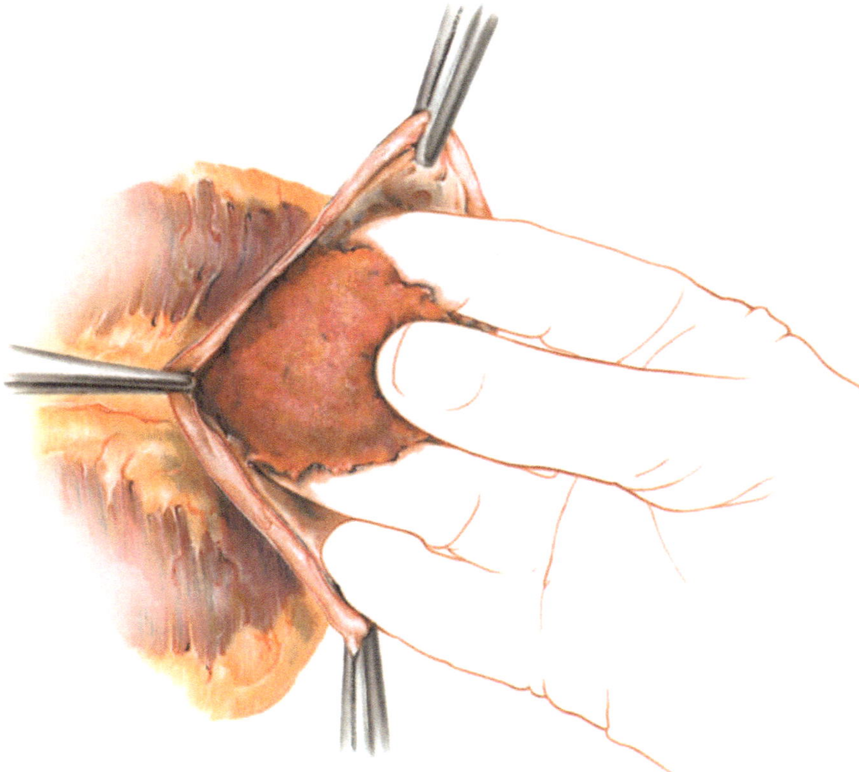

Abb. 10.2

überprüft. Einige Autoren haben die Exklusion des gesamten infarzierten Septums gefordert, wobei der laterale Rand des Aneurysmas auf das gesunde Septum heruntergenäht wird [41, 44] oder das infarzierte Septum mit prothetischem Material abgestützt wird [30]; wir verfahren jedoch im allgemeinen nicht so. Der Wert dieser technischen Modifikationen wird anhand postoperativer funktioneller Untersuchungen und der Überlebensrate beurteilt werden müssen [36].

Besonders wichtig ist die Inspektion der Mitralklappenaufhängung. Eine milde oder mäßige Mitralinsuffizienz ist häufiger durch eine laterale Verziehung des Papillarmuskels infolge eines großen Aneurysmas als durch einen Infarkt des Papillarmuskels oder Ruptur der Sehnenfäden bedingt. In solchen Fällen kann die genaue Inspektion zeigen, ob der Infarkt die Papillarmuskeln und Sehnenfäden verschont hat. Mit der Resektion des Aneurysmas läßt sich die Mitralregurgitation meist beheben, indem die Papillarmuskeln in ihre funktionelle Stellung zurückgebracht werden.

Auf jede Seite des eröffneten Aneurysmas werden 2 breite Teflonstreifen gelegt (Abb. 10.3). Durch die Filzstreifen und die fibrotischen Ränder des Aneurysmas werden Polyestermatratzennähte der Stärke 0 mit großer Nadel (45 mm) gestochen. Diese Nähte werden geknüpft. Unter der letzten Naht an der Ventrikelspitze wird eine Linksherzdrainage eingeführt.

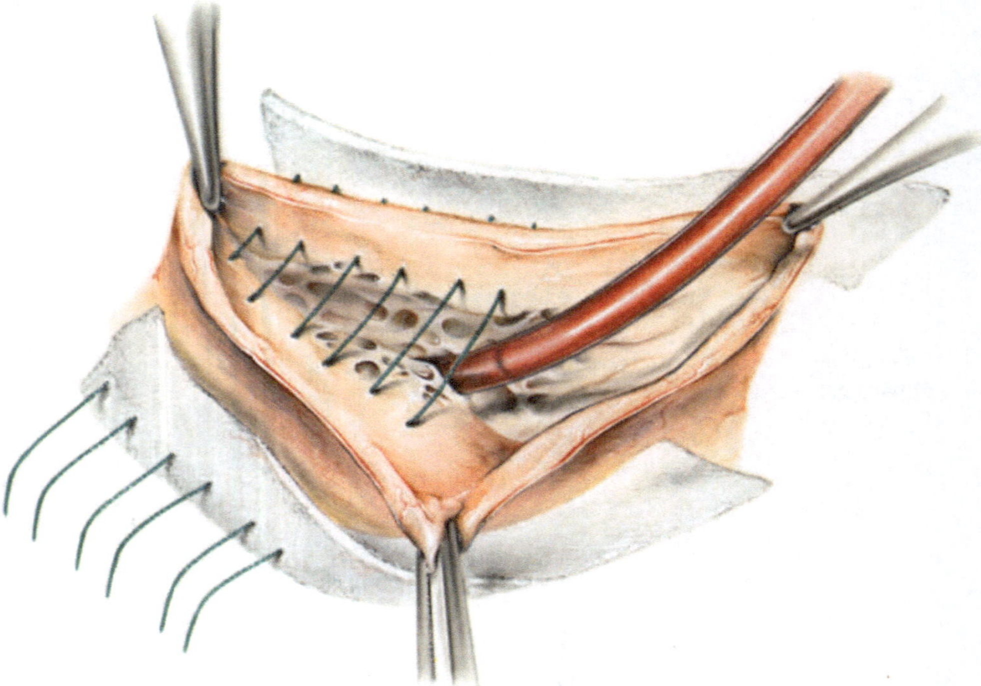

Abb. 10.3

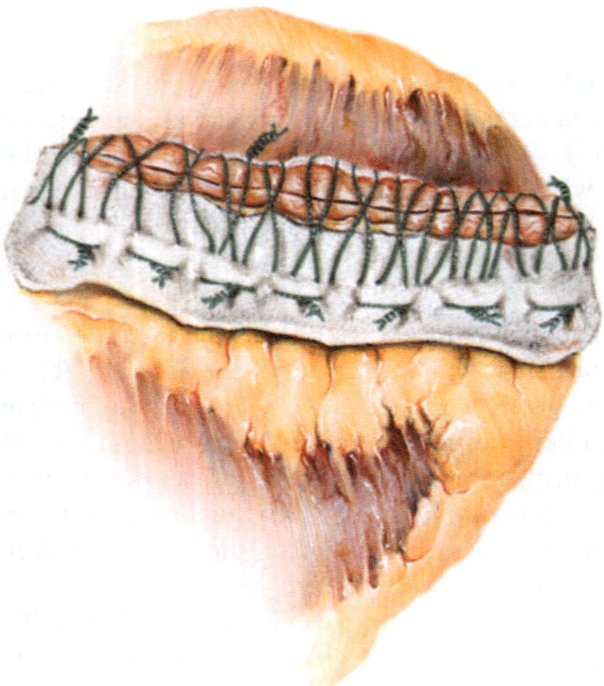

Abb. 10.4

Die über den Teflonstreifen vorstehenden Aneurysmaränder werden beschnitten. Dann wird eine weitere fortlaufende Polyesternaht der Stärke 0 hin- und rückführend gelegt. Die Aorta ascendens wird entlüftet und die Aortenklemme freigegeben. Die Herzspitze wird angehoben und der Vent zurückgezogen, um den Ventrikel zu entlüften. Falls notwendig, wird das Herz defibrilliert und unter dauernder Dekompression reperfundiert. Dann wird der Vent entfernt; zur vollständigen Hämostase werden mehrere Matratzennähte oder Einzelknopfnähte an der Ventrikelspitze gelegt (Abb. 10.4). Dann wird der Patient vom Bypass gebracht. Die Nahtlinie wird vor Entfernung der venösen Kanülen nochmals überprüft, um sich vollständiger Blutstillung bei normalen Blutdrucken zu versichern.

Ergebnisse

Operationsletalität

Laut neueren Berichten schwankt die Operationsletalität zwischen 3 und 11% [6, 10, 19, 27–29, 37]. Die Verbesserung der Operationsletalität ist wahrscheinlich mehreren Faktoren zuzuschreiben: verbesserter Myokardschutz mit kalter Infusionskardioplegie, gezieltere Patientenauswahl, gleichzeitige Koronarrevaskularisation, Resektion kleinerer Aneurysmen bei Patienten, deren Leitsymptom die Angina pectoris ist.

Symptomatische Besserung

Die überwiegende Mehrheit der Patienten erfährt eine Besserung ihrer Symptome und erreicht meist den funktionellen Grad I oder II [19]. Zahlreiche Publikationen weisen mehr als 80% der Patienten im funktionellen Stadium I oder II aus [6, 27, 33, 37].

Ventrikelfunktion

Die Untersuchungsergebnisse über die Ventrikelfunktion nach Aneurysmektomie sind widersprüchlich [14, 40]. Dies ist wahrscheinlich auf Verschiedenheiten im Krankengut (z.B. Ausmaß der koronaren Herzerkrankung), auf unterschiedliche Beurteilungsmethoden der Kammerfunktion und auf unterschiedliche Auswahlmethoden zu den postoperativen Untersuchungen zurückzuführen. Trotzdem können im Hinblick auf die postoperative Ventrikelfunktion einige allgemeine Bemerkungen gemacht werden.

Die Mehrheit der Patienten scheint postoperativ eine verbesserte diastolische Ventrikelfunktion aufzuweisen, wenngleich sich diese nicht normalisiert [40, 41]. STEPHENS et al. zeigten anhand von 12 Patienten, daß die Aneurysmektomie zu einer Senkung des mittleren linksventrikulären Füllungsdruckes von 25 auf 17 mm Hg in Ruhe und von 39 auf 32 mm Hg unter Belastung nach Gabe von Isosorbit-Dinitrat führte [40]. Die Befunde waren statistisch signifikant.

Es existieren kaum Hinweise darauf, daß die Aneurysmektomie, zumindest in Ruhe, die systolische Ventrikelfunktion verbessert. FROEHLICH et al. nahmen szintigraphische Untersuchungen über die postoperative Ejektionsfraktion vor und fanden nur bei 3 von 15 Patienten eine Verbesserung der Ventrikelfunktion um 5% [14]. STEVENS et al. wiesen mit der Thermodilutionsmethode nach, daß sich der mittlere Schlagvolumenindex in Ruhe oder unter Belastung nach Aneurysmektomie nicht signifikant änderte [40]. Der postoperative funktionelle Grad scheint besser mit dem linksventrikulären Füllungsdruck als mit dem Ventrikelvolumen oder der Auswurffraktion zu korrelieren [37].

Kammerarrhythmie

Die Aneurysmektomie allein hat bei der Behandlung von ventrikulären Tachyarrhythmien enttäuschende Ergebnisse erbracht; bei etwa 50% der Patienten bleiben behandlungsbedürftige Rhythmusstörungen bestehen [6, 10]. Je konsequenter postoperativ nach Rhythmusstörungen gesucht wird, desto häufiger werden sie gefunden. SAMI et al. unterzogen 8 Patienten nach Aneurysmektomie einer 24stündigen EKG-Überwachung und fanden wiederholt auftretende ventrikuläre Tachyarrhythmien bei 5 und polytope ventrikuläre Extrasystolen bei weiteren 3 Patienten.
Zur chirurgischen Behandlung ventrikulärer Tachykardien existiert heute ein neues chirurgisches Verfahren, die endokardiale Exzision. Mit Hilfe des intraoperativen Mappings wird das Ursprungsgebiet der Tachykardie, das meist an der Grenze zum Aneurysma liegt, aufgesucht. In diesem Gebiet wird das Endokard bis zum gesunden Muskel reseziert. JOSEPHSON et al. haben anhand von 12 Patienten über diese Technik berichtet [18]. Bei keinem dieser Patienten konnte während wiederholter elektrophysiologischer Untersuchungen eine ventrikuläre Tachykardie ausgelöst werden. Alle 10 Patienten, die die Operation überlebten, blieben über einen Zeitraum von 9–20 Monaten frei von ventrikulären Tachykardien; einer verstarb spät, allerdings nicht infolge Rhythmusstörungen.

Prognose

Die meisten Untersuchungen über den natürlichen Verlauf des Herzwandaneurysmas sind retrospektiv und beziehen sich auf über Jahrzehnte gewonnene Autopsiedaten. Sie zeichnen ein düsteres Bild über den natürlichen Verlauf dieser Erkrankung. SCHLICTER et al. fanden eine Dreijahresüberlebensrate von 27% und eine Fünfjahresüberlebensrate von nur 12%.
Die Überlebensraten chirurgisch behandelter Patienten sind zufriedenstellend. Die aktuarial errechnete Dreijahresüberlebensrate reicht von 71 bis 81% [29, 33]. BURTON et al. verzeichneten eine aktuariale Fünfjahresüberlebensrate von 60% [6]. Somit scheint die chirurgische Behandlung die Lebenserwartung symptomatischer Patienten zu verbessern.

Literatur

1. Applebaum E, Nicholson GHB (1935) Occlusive disease of the coronary arteries: analysis of pathological anatomy in 168 cases. Am Heart J 10:662
2. Arthur A, Basta L, Kioschos M (1972) Factors influencing prognosis in left ventricular aneurysmectomy. Circulation 46 (Suppl II): II–127
3. Baudet M, Rigaud M, Rocha P, Bardet J, Bourdarias JP (1979) Treatment of early postinfarction ventricular aneurysm by intra-aortic balloon pumping and surgery. J Thorac Cardiovasc Surg 78:445
4. Borer JS, Jacobstein JG, Bacharach SL, Green MV (1980) Detection of left ventricular aneurysm and evaluation of effects of surgical repair: the role of radionuclide cineangiography. Am J Cardiol 45:1103
5. Botvinick EH, Shames D, Hutchinson JC, Roe BB, Fitzpatrick M (1976) Noninvasive diagnosis of a false left ventricular aneurysm with a radioisotope gated cardiac blood pool imaging: differentiating from true aneurysm. Am J Cardiol 37:1089
6. Burton NA, Stinson EB, Oyer PE, Shumway NE (1979) Left ventricular aneurysm: preoperative risk factors and long-term postoperative results. J Thorac Cardiovasc Surg 77:65
7. Cheng TO (1971) Incidence of ventricular aneurysm in coronary artery disease: an angiographic appraisal. Am J Med 50:340
8. Cooley DA, Collins HA, Morris GC Jr, Chapman DW (1958) Ventricular aneurysm after myocardial infarction: surgical excision with use of temporary cardiopulmonary bypass. JAMA 167:557
9. Cooley DA, Norman JC (1975) Techniques in Cardiac Surgery. Houston, Texas Medical Press, p 165
10. Cosgrove DM, Loop FD, Irarrazaval MJ, Groves LK, Taylor PC, Golding LA (1978) Determinants of long-term survival after ventricular aneurysmectomy. Ann Thorac Surg 26:357
11. Dubnow MH, Burchell HB, Titus JH (1965) Postinfarction ventricular aneurysm: a clinicomorphologic and electrocardiographic study of 80 cases. Am Heart J 70:753
12. Dymond DS, Jarritt PH, Britton KE, Spurrell RAJ (1979) Detection of postinfarction left ventricular aneurysms by first pass radionuclide ventriculography using a multicrystal gamma camera. Br Heart J 41:68
13. Ersek RA, Chesler E, Korns ME, Edwards JE (1969) Spontaneous rupture of a false left ventricular aneurysm following myocardial infarction. Am Heart J 77:677
14. Froehlich RT, Falsetti HL, Doty DB, Marcus ML (1980) Prospective study of surgery for left ventricular aneurysm. Am J Cardiol 45:923
15. Gobel FL, Visudh-Arom K, Edwards JE (1971) Pseudoaneurysm of the left ventricle leading to recurrent pericardial hemorrhage. Chest 59:23
16. Gueron M, Wanderman KL, Hirsch M, Borman J (1975) Pseudoaneurysm of the left ventricle after myocardial infarction: a curable form of myocardial rupture. J Thorac Cardiovasc Surg 69:736
17. Guiraudon G, Fontaine G, Frank R, Escande G, Etievent P, Cabrol C (1978) Encircling endocardial ventriculotomy: a new surgical treatment for life-threatening ventricular tachycardias resistant to medical treatment following myocardial infarction. Ann Thorac Surg 26:438
18. Josephson ME, Harken AH, Horowitz LN (1979) Endocardial excision: a new surgical technique for the treatment of recurrent ventricular tachycardia. Circulation 60:1430
19. Kapelanski DP, Al-Sadir J, Lamberti JJ, Anagnostopoulos CE (1978) Ventriculographic features predictive of surgical outcome for left ventricular aneurysm. Circulation 58:1167
20. Klein MD, Herman MV, Gorlin R (1967) A hemodynamic study of left ventricular aneurysm. Circulation 35:614
21. Kouchoukos NT, Doty DB, Buettner LE, Kirklin JW (1972) Treatment of postinfarction cardiac failure by myocardial excision and revascularization. Circulation 45 (Suppl I): I–72
22. Lee DC, Johnson RA, Boucher CA, Wexler LF, McEnany MT (1977) Angiographic predictors of survival following left ventricular aneurysmectomy. Circulation 56 (Suppl II): II–12

23. Loop FD, Effler DB, Navia JA, Sheldon WC, Groves LK (1973) Aneurysms of the left ventricle: survival and results of a ten-year surgical experience. Ann Surg 178:399
24. Loop FD, Effler DB, Webster JS, Groves LK (1973) Posterior ventricular aneurysms: etiologic factors and results of surgical treatment. N Engl J Med 288:237
25. Malcolm ID, Fitchett DH, Stewart D, Marpole D, Symes J (1980) Ventricular aneurysm: false or true? An important distinction. Ann Thorac Surg 29:474
26. Mirowski M, Reid PR, Mower MM, Watkins L, Gott V, Schauble JF, Langer A, Heilman MS, Kolenik SA, Fischell RE, Weisfeldt ML (1980) Termination of malignant ventricular arrhythmias with an implanted automatic defibrillator in human beings. N Engl J Med 303:322
27. Moran JM, Scanlon PJ, Nemickus R, Pifarre R (1976) Surgical treatment of post-infarction ventricular aneurysm. Ann Thorac Surg 21:107
28. Mullen DC, Posey L, Gabriel R, Singh HM, Flemma RJ, Lepley D (1977) Prognostic considerations in the management of left ventricular aneurysms. Ann Thorac Surg 23:455
29. Okies JE, Dietl C, Garrison HB, Starr A (1978) Early and late results of resection of ventricular aneurysm. J Thorac Cardiovasc Surg 75:255
30. Reul GJ (1978) Discussion of Walker et al. J Thorac Cardiovasc Surg 76:830
31. Rigo P, Murray M, Strauss HW, Pitt B (1974) Scintiphotographic evaluation of patients with suspected left ventricular aneurysm. Circulation 50:985
32. Roelandt J, Van den Brand M, Vletter WB (1975) Echocardiographic diagnosis of pseudo-aneurysm of the left ventricle. Circulation 52:466
33. Rogers WJ, Oberman A, Kouchoukos NT (1978) Left ventricular aneurysmectomy in patients with single vs. multivessel coronary artery disease. Circulation 58 (Suppl I):I–50
34. Sami M, Charpin D, Chabot M, Bourassa MG (1977) Long-term follow-up of aneurysmectomy for recurrent ventricular tachycardia or fibrillation (abstr). Am J Cardiol 39:269
35. Schlicter J, Hellerstein HK, Katz LN (1954) Aneurysm of the heart. Correlative study of 102 proved cases. Medicine 33:43
36. Schmidt CA, Bailey LL, Wareham EE (1980) Septal wall motion: its significance in outcome of left ventricular scar resection. Arch Surg 115:624
37. Shaw RC, Connors JP, Hieb BR, Ludbrook PA, Krone R, Kleigher RE, Ferguson TB, Weldon CS (1977) Postoperative investigation of left ventricular aneurysm resection. Circulation 56 (Suppl II):II–7
38. Simpson MT, Oberman A, Kouchoukos NT, Rogers WJ (1980) Prevalence of mural thrombi and systemic embolization with left ventricular aneurysm: effect of anticoagulation therapy. Chest 77:4
39. Spencer FC, Green GE, Tice DA, Walsh E, Mills NL, Glassman E (1971) Coronary artery bypass grafts for congestive heart failure: a report of experience with 40 patients. J Thorac Cardiovasc Surg 62:529
40. Stephens JD, Dymond DS, Stone DL, Rees GM, Spurrell RAJ (1980) Left ventricular aneurysm and congestive heart failure: value of exercise stress and isosorbide dinitrate in predicting hemodynamic results of aneurysmectomy. Am J Cardiol 45:932
41. Stoney WS, Alford WC, Burrus GR, Thomas CS (1973) Repair of anteroseptal ventricular aneurysm. Ann Thorac Surg 15:394
42. Strauss HW, Zaret BL, Hurley PJ, Natarajan TK, Pitt B (1971) A scintiphotographic method for measuring left ventricular ejection fraction in man without cardiac catheterization. Am J Cardiol 28:575
43. Walker WE, Stoney WS, Alford WC Jr, Burrus GR, Glassford DM, Thomas CS Jr (1980) Results of surgical management of acute left ventricular aneurysms. Circulation 62 (Suppl I):I–75
44. Walker WE, Stoney WS, Alford WC Jr, Burrus GR, Frist RA, Glassford DM, Thomas CS Jr (1978) Techniques and results of ventricular aneurysmectomy with emphasis on anteroseptal repair. J Thorac Cardiovasc Surg 76:824
45. Watson LE, Dickhaus DW, Martin RH (1975) Left ventricular aneurysm: preoperative hemodynamics, chamber volume, and results of aneurysmectomy. Circulation 52:868
46. Zaret BL, Strauss HW, Hurley PJ, Natarajan TK, Pitt B (1971) A noninvasive scintiphotographic method for detecting regional ventricular dysfunction in man. N Engl J Med 284:1165

Kapitel 11

Ventrikelseptumdefekt nach Herzinfarkt

Die Ruptur des Ventrikelseptums stellt eine seltene und ausgesprochen ernste Komplikation des Herzinfarktes dar. Die Fortschritte in der perioperativen Kreislaufunterstützung, dem Myokardschutz und der Operationstechnik haben die chirurgischen Ergebnisse dieser in früheren Jahren beinahe immer tödlichen Herzerkrankung entscheidend verbessert.

Indikationen

Nur bei 1–2% der Patienten, die an einem Herzinfarkt versterben, findet sich ein Ventrikelseptumdefekt (VSD) [11, 15]. Die Ruptur des Ventrikelseptums tritt meist zwischen dem 2. und 4. Tag nach Herzinfarkt auf [14, 20]. Ihre Prognose ist düster. Etwa 25% der Patienten versterben innerhalb 24 h, 60–70% innerhalb von 2 Wochen und nur 10–20% überleben 2 Monate [18, 19].

Die schlechte Prognose der Ventrikelseptumruptur hat das chirurgische Vorgehen wesentlich stimuliert [4]. Die Frühergebnisse wiesen eine niedrigere Letalität auf, wenn der VSD später als 6 Wochen nach dem Infarkt verschlossen wurde [2]. Zu diesem Zeitpunkt ist der Defektrand fibrosiert und einfacher zu vernähen [16]. Ein mehr abwartendes Verhalten erscheint daher angezeigt zu sein.

Die guten Ergebnisse, die bei einer wenige Wochen nach dem Infarkt vorgenommenen Operation zu erzielen sind, lassen sich wahrscheinlich mit einer Selektion von Patienten erklären, die nur kleine Defekte und Infarkte aufweisen. Die meisten Patienten versterben vorher. Die Operation sollte daher nicht hinausgeschoben werden. Nur wenn der Patient keine wesentliche hämodynamische Beeinträchtigung infolge des Ventrikelseptumdefektes erfährt, kann mit der Operation zugewartet werden. Die Mehrheit der Patienten bedarf jedoch frühzeitiger pharmakologischer oder mechanischer Kreislaufunterstützung, gefolgt von der Herzkatheteruntersuchung und prompten chirurgischen Intervention innerhalb von Stunden oder Tagen nach Auftreten der Septumruptur [5, 14].

Chirurgische Taktik

Indikationen zur intraaortalen Ballonpumpe

Die mechanische Kreislaufunterstützung mit Hilfe der intraaortalen Ballonpumpe (IABP) bedeutet einen wertvollen Fortschritt in der Behandlung des VSD-bedingten Low-cardiac-output-Syndroms. Die IABP führt zur signifikanten Senkung des Pulmonalkapillardruckes, zur Anhebung des arteriellen Mitteldruckes und zur Verminderung des Shuntvolumens [3, 8]. Auch mit Nitroprussidnatrium kann die Kreislaufsituation verbessert werden [22].
Beim ersten Anzeichen einer Abnahme des Herzzeitvolumens beginnen wir mit der IABP und führen sie während des Herzkatheters und der unmittelbaren postoperativen Phase fort.

Myokardschutz

Zum Myokardschutz wenden wir die kalte Kaliuminfusionskardioplegie an (Kap. 6).

Vorgehen bei gleichzeitig bestehender koronarer Herzerkrankung oder Mitralinsuffizienz

Koronare Herzerkrankung: Ob die gleichzeitige Überbrückung stenosierter, noch vitales Myokard versorgender Koronargefäße sinnvoll ist, ließ sich bislang noch nicht schlüssig beweisen [5]. Trotzdem glauben wir, daß diese Maßnahme wahrscheinlich doch von Nutzen ist und das Operationsrisiko nicht wesentlich erhöhen sollte. Aus diesem Grunde empfehlen wir eine Revaskularisation aller Gefäße, die vitales Myokard versorgen und in über 50% stenosiert sind.

Mitralinsuffizienz: Die Ruptur oder Dysfunktion eines Papillarmuskels ist die Folge eines Hinterwandinfarktes im Versorgungsgebiet der rechten Kranzarterie [6, 14]. Der Mitralklappenersatz kann von der Ventrikulotomie aus erfolgen [14].

Chirurgische Anatomie

Etwa 70% der Defekte entstehen im vorderen Septumbereich und liegen nahe oder unmittelbar in der Ventrikelspitze [21]. Hinten gelegene Septumrupturen sind meist ausgedehnter und können sich vom Sulcus atrioventricularis bis zur Ventrikelspitze erstrecken. Sie sind in der Regel nicht so scharf abzugrenzen wie die anterioren Defekte [5, 14].

Operationstechnik

Verschluß des anteroapikalen Defektes

Cooley verschloß 1957 erstmals einen Infarkt-VSD mit der Herz-Lungen-Maschine und benützte dazu eine rechtsseitige Ventrikulotomie [4]. Über Jahre behielt man diesen Zugang bei [1, 9]. Später hat sich der linksventrikuläre Zugang durch den Infarkt mehr und mehr durchgesetzt [7, 10, 12, 13]. Der linksventrikuläre Zugang hat mehrere entscheidende Vorteile:

1. Der Defekt kann besser dargestellt und abgegrenzt werden.
2. Der Patch wird auf der linksventrikulären Seite des Septums eingenäht; dabei können sich die Kräfte besser über das Septum verteilen.
3. Die Funktion des rechten Ventrikels bleibt intakt.

Der Ventrikel wird in der Mitte des Infarktes eröffnet. Die brüchigen Defektränder werden ausgeschnitten. Dann wird ein gewebter Dacronflicken, der erheblich größer als der Defekt selbst ist, zugeschnitten.

Wir bedienen uns einer Modifikation der Doppelpatchtechnik nach Iben et al. [9]. Bei dieser Methode werden breite Teflonstreifen auf der rechtsventrikulären Seite und der Dacronflicken auf der linksventrikulären Seite eingenäht. Dieses Vorgehen ist technisch einfacher als die Doppelflickentechnik, beinhaltet jedoch dasselbe Prinzip: Eine breitbasige Verteilung der Nahtkräfte auf das Septum und Schaffung eines Widerlagers auf beiden Septumseiten.

Von der rechtsventrikulären Seite werden breite Matratzennähte über Teflonwiderlagern gelegt (Abb. 11.1). Diese sollten möglichst weit weg vom

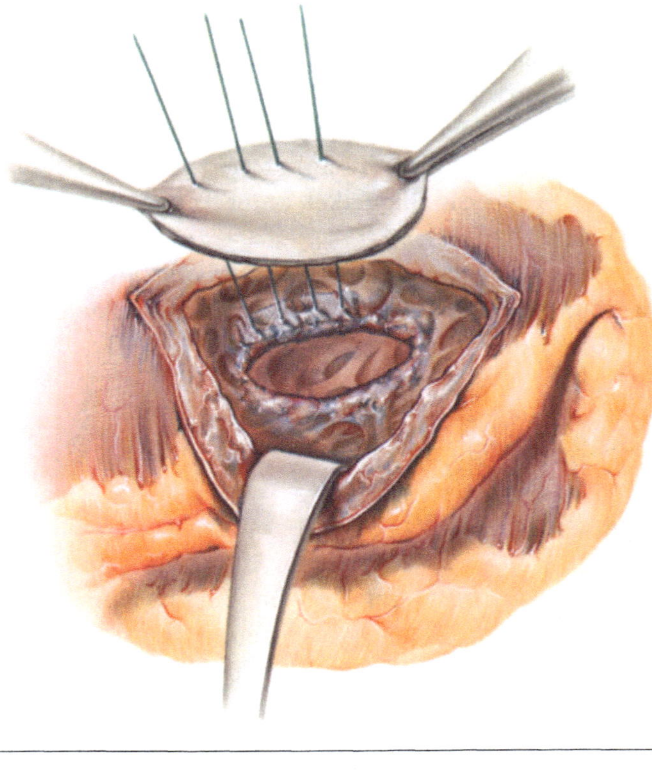

Abb. 11.1

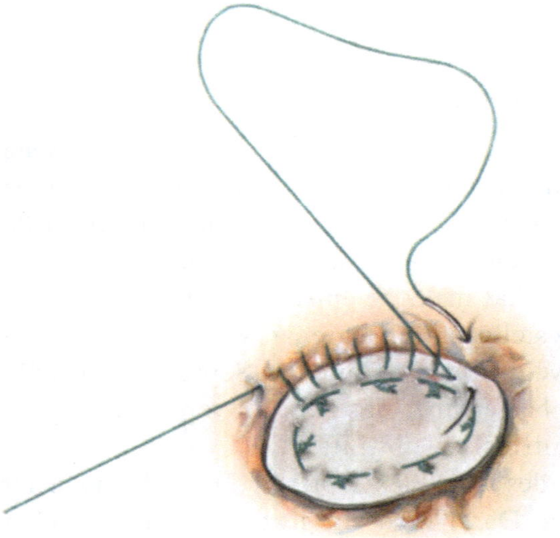

Abb. 11.2

Defektrand in vitalem Muskelgewebe liegen. Dann wird der Flicken auf den Defekt heruntergebracht und sämtliche Nähte geknüpft. Zusätzlich kann eine fortlaufende Nahtreihe rund um den Flickenrand gelegt werden (Abb. 11.2). Der Ventrikel wird wie bei der Aneurysmektomie unter Verwendung von Teflonstreifen verschlossen (Kap. 10).

Alternative Methoden zum Defektverschluß

Die zahlreichen anatomischen Varianten der Septumruptur können Abwandlungen der dargestellten Operationstechnik notwendig machen. Bei einem ganz vorn gelegenen Defekt muß ein Teil des Septumpatches in die Ventrikulotomienaht einbezogen werden. Bei der Amputation der Herzspitze werden die Ventrikel unter Einbeziehung von 4 Teflonstreifen verschlossen (Abb. 11.3).
Bei hinten gelegenen Defekten kann eine ausgedehnte Patchplastik des Septums und der Ventrikelwand notwendig werden, wie sie von Daggett et al. beschrieben wurde [5] (Abb. 11.4).

Ergebnisse

Operationsletalität

Die Operationsletalität liegt im Bereich von 40–50% [5, 14, 17]. Bei den hinten gelegenen Septumrupturen, bei zusätzlich notwendigem Klappenersatz oder bei Patienten in therapierefraktärem kardiogenem Schock liegt die Letalität noch höher.

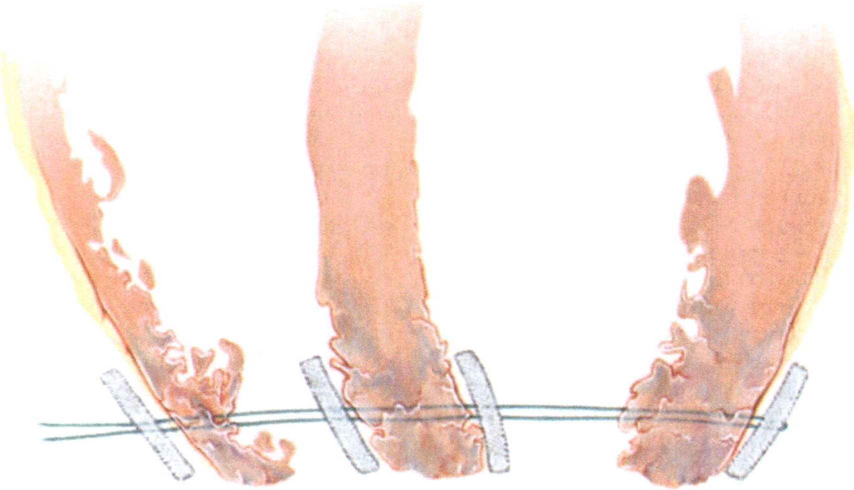

Abb. 11.3

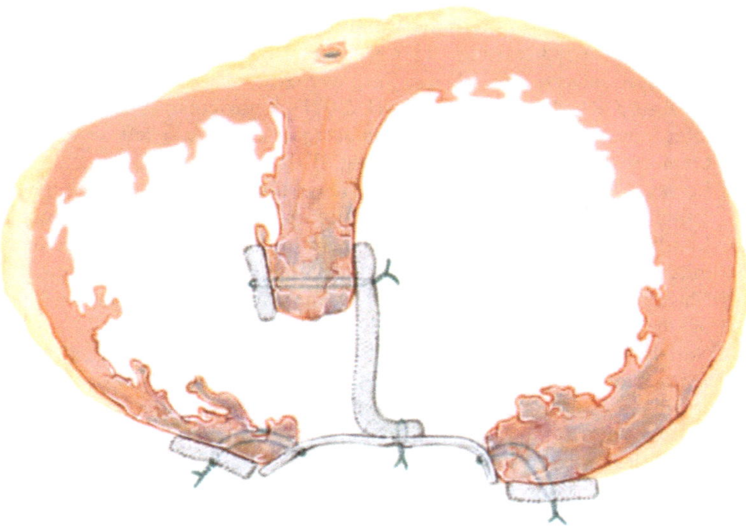

Abb. 11.4

Prognose

Die Prognose ist nach erfolgreicher Korrektur über Jahre gut. Die Überlebensrate liegt 2–3 Jahre postoperativ bei 80–90% [5, 14].

Literatur

1. Boicourt OW, Ritzmann L, Starr A, McCord CW (1962) Rupture of the infarcted interventricular septum. Circulation 26:1321
2. Brandt B III, Wright CB, Ehrenhaft JL (1979) Ventricular septal defect following myocardial infarction. Ann Thorac Surg 27:580

3. Buckley MJ, Mundth ED, Daggett WM, Gold HK, Leinbach RC, Austen WG (1973) Surgical management of ventricular septal defect and mitral regurgitation complicating acute myocardial infarction. Ann Thorac Surg 16:598
4. Cooley DA, Belmonte BA, Seis LB, Schnur S (1957) Surgical repair or ruptured interventricular septum following acute myocardial infarction. Surgery 41:930
5. Daggett WM, Guyton RA, Mundth ED, Buckley MJ, McEnany MT, Gold HK, Leinbach RC, Austen WG (1977) Surgery for post-myocardial infarct ventricular septal defect. Ann Surg 186:260
6. Daggett WM, Mundth ED, Gold HK, Leinbach RC, Buckley MJ, Austen WG (1974) Early repair of ventricular septal defect complicating inferior myocardial infarction. Circulation 50 (Suppl III):III–112
7. DuBost C (1969) Discussion of Iben AB, et al.: Surgical treatment of post-infarction ventricular septal defects. Ann Thorac Surg 8:252
8. Gold HK, Leinbach RC, Sanders CA, Buckley MJ, Mundth ED, Austen WG (1973) Intraaortic balloon pumping for ventricular septal defect or mitral regurgitation complicating acute myocardial infarction. Circulation 47:1191
9. Iben AB, Puppello DF, Stinson EB, Shumway NE (1969) Surgical treatment of postinfarction ventricular septal defects. Ann Thorac Surg 8:252
10. Javid H, Hunter JA, Najafi H, Dye WS, Julian OC (1972) Left ventricular approach for the repair of ventricular septal perforation and infarctectomy. J Thorac Cardiovasc Surg 63:14
11. Jonas V, Hyncik V, Chlumsky J, Chlumska A (1970) Eight year survival after perforation of ventricular septum in myocardial infarction. Acta Univ Carol (Med) 16:133
12. Kay JH (1969) Discussion of Iben AB, et al: Surgical treatment of post-infarction ventricular septal defects. Ann Thorac Surg 8:252
13. Kitamura S, Mendez A, Kay JH (1971) Ventricular septal defect following myocardial infarction. Experience with surgical repair through a left ventriculotomy and review of literature. J Thorac Cardiovasc Surg 61:186
14. Loisance DY, Cachera JP, Poulain H, Aubry P, Juvin AM, Galey JJ (1980) Ventricular septal defect after acute myocardial infarction. J Thorac Cardiovasc Surg 80:61
15. Lundberg S, Soderstrom J (1962) Perforation of the interventricular septum in myocardial infarction: a study based upon autopsy material. Acta Med Scand 172:413
16. Mallory GK, White PD (1939) The speed of healing of myocardial infarction: a study of the pathologic anatomy in 72 cases. Am Heart J 18:647
17. Naifeh JG, Grehl TM, Hurley EJ (1980) Surgical treatment of postmyocardial infarction ventricular septal defects. J Thorac Cardiovasc Surg 79:483
18. Oyamada A, Queen FB (1961) Spontaneous rupture of the interventricular septum following acute myocardial infarction with some clinocpathological observations on survival in five cases. Presented at Pan Pacific Pathology Congress, Tripler US Army Hospital
19. Sanders RJ, Kern WH, Blount SG Jr (1956) Perforation of the interventricular septum complicating myocardial infarction: a report of eight cases, one with cardiac catherization. Am Heart J 51:736
20. Selzer A, Gerbode F, Kerth WJ (1969) Clinical, hemodynamic, and surgical considerations of rupture of the ventricular septum after myocardial infarction. Am Heart J 78:598
21. Swithinbank JM (1959) Perforation of the interventricular septum in myocardial infarction. Br Heart J 21:562
22. Tecklenberg PL, Fitzgerald J, Allaire BI, Alderman EL, Harrison DC (1976) Afterload reduction in the management of postinfarction ventricular septal defect. Am J Cardiol 38:956

Kapitel 12

Chirurgie der Mitralklappe

Die ersten operativen Eingriffe an der Mitralklappe von SOUTTAR [47], CUTLER u. BECK [15], BAILEY [4] und anderen stellten kühne chirurgische Unterfangen dar. Seither wurden auf diesem Gebiet große Fortschritte gemacht. Die heutigen offenen Operationen erlauben unter direkter Sicht eine exakte Korrektur oder Ersatz der Mitralklappe und haben daher die früheren geschlossenen Eingriffe weitgehend verdrängt.
Die Weiterentwicklung der postoperativen Nachsorge, des intraoperativen Myokardschutzes und der Klappenprothesen selbst haben das Risiko der Mitralklappenchirurgie entscheidend gesenkt und die Langzeitergebnisse im Hinblick auf die Symptomatik und Hämodynamik wesentlich verbessert.
In diesem Kapitel werden die Indikationen, Techniken und Ergebnisse der rekonstruktiven Eingriffe an der Mitralklappe sowie des Mitralklappenersatzes beschrieben.

Kommissurotomie

Indikationen

Der rheumatische Prozeß, der schließlich zur Mitralstenose führt, beginnt mit einer progredienten Verklebung der Mitralsegel in den Kommissuren. Die Chordae tendineae fibrosieren und schrumpfen. Im weiteren Verlauf werden die Mitralsegel derber und verkalken. Bevor es dazu kommt, können durch einen klappenerhaltenden Eingriff die Kommissuren eröffnet und der subvalvuläre Apparat mobilisiert werden. Diese Kommissurotomie kann nur dann zu einem guten hämodynamischen Ergebnis führen, wenn die Mitralsegel noch ausreichend beweglich sind.
Das Risiko der Mitralkommissurotomie ist niedrig, Spätkomplikationen treten selten auf. Die offene Kommissurotomie kann daher unter gewissen Bedingungen auch dann empfohlen werden, wenn der Patient noch nicht das Stadium III der New York Heart Association erreicht hat.
Zu diesen Voraussetzungen gehören:
1. Ein lauter Mitralöffnungston,
2. im Ventrikulogramm nachweisbare gute Klappenbeweglichkeit,
3. Fehlen von Klappenkalk bei der Durchleuchtung.

Die Echokardiographie gibt weitere Hinweise auf Klappenkalk und Segelbeweglichkeit [36]. Auch die ventrikulographische Beurteilung der subvalvulären Fibrose kann die Entscheidung über rekonstruktives Vorgehen oder Klappenersatz erleichtern [1].
Bei einer schweren Mitralstenose mit einer Öffnungsfläche von weniger als 1,5 cm^2 empfehlen wir die Operation, auch wenn sich der Patient erst im funktionellen Stadium II befindet [50]. Steigt ein niedriger Ruhegradient an der Mitralklappe unter Belastung deutlich an, sollte unseres Erachtens ebenfalls die Operation angeboten werden. Es gibt eine Reihe von überzeugenden Argumenten, die für eine frühzeitige offene Kommissurotomie sprechen [48]. Eines dieser Argumente besteht darin, daß die frühzeitige Kommissurotomie die Klappenbeweglichkeit erhalten und dadurch die Fibrose der Segel, die ihre Ursache in den Turbulenzen des Blutstromes hat, verhindern kann [46]. Unsere Untersuchungen sprechen dafür. Wir konnten nämlich zeigen, daß die Häufigkeit einer Reoperation nach offener Kommissurotomie bei den Patienten am niedrigsten war, bei denen eine gute Klappenbeweglichkeit bestanden hatte [21]. Zudem schützt eine ausreichende Kommissurotomie weitgehend vor thromboembolischen Komplikationen.

Chirurgische Anatomie

Die Funktion der Mitralklappe stellt ein Zusammenspiel der Vorhofwand, des Klappenringes, der Mitralsegel, der Chordae tendineae, der Papillarmus-

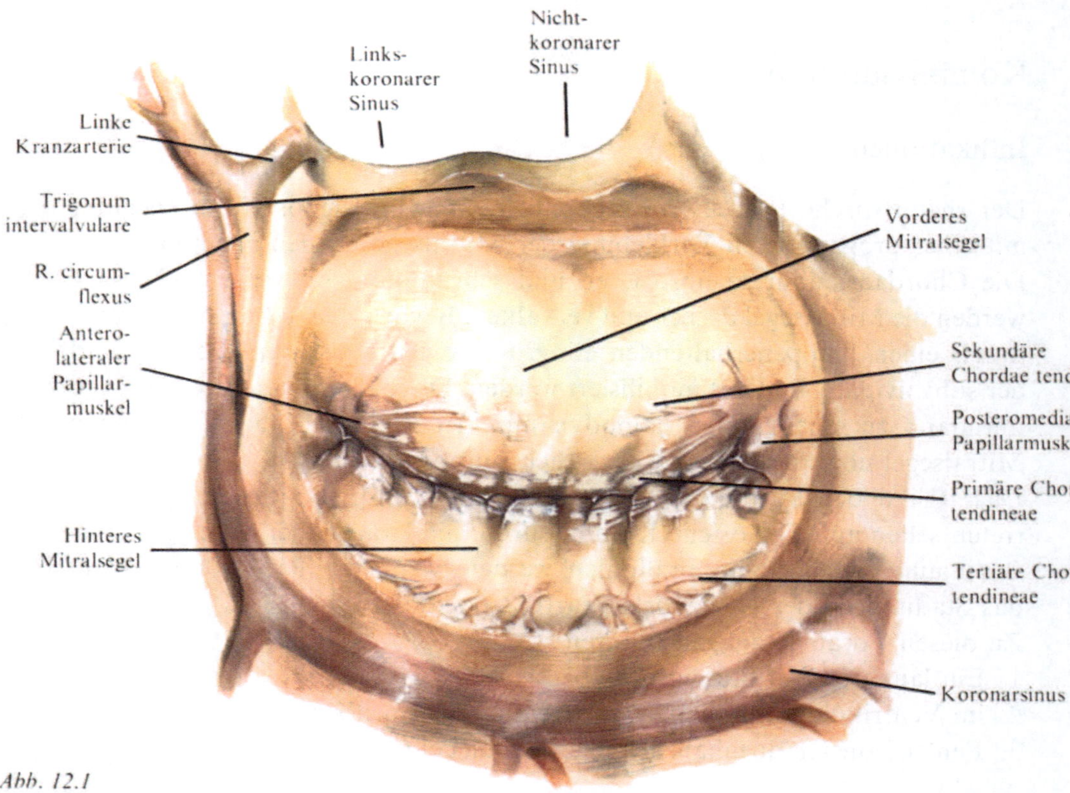

Abb. 12.1

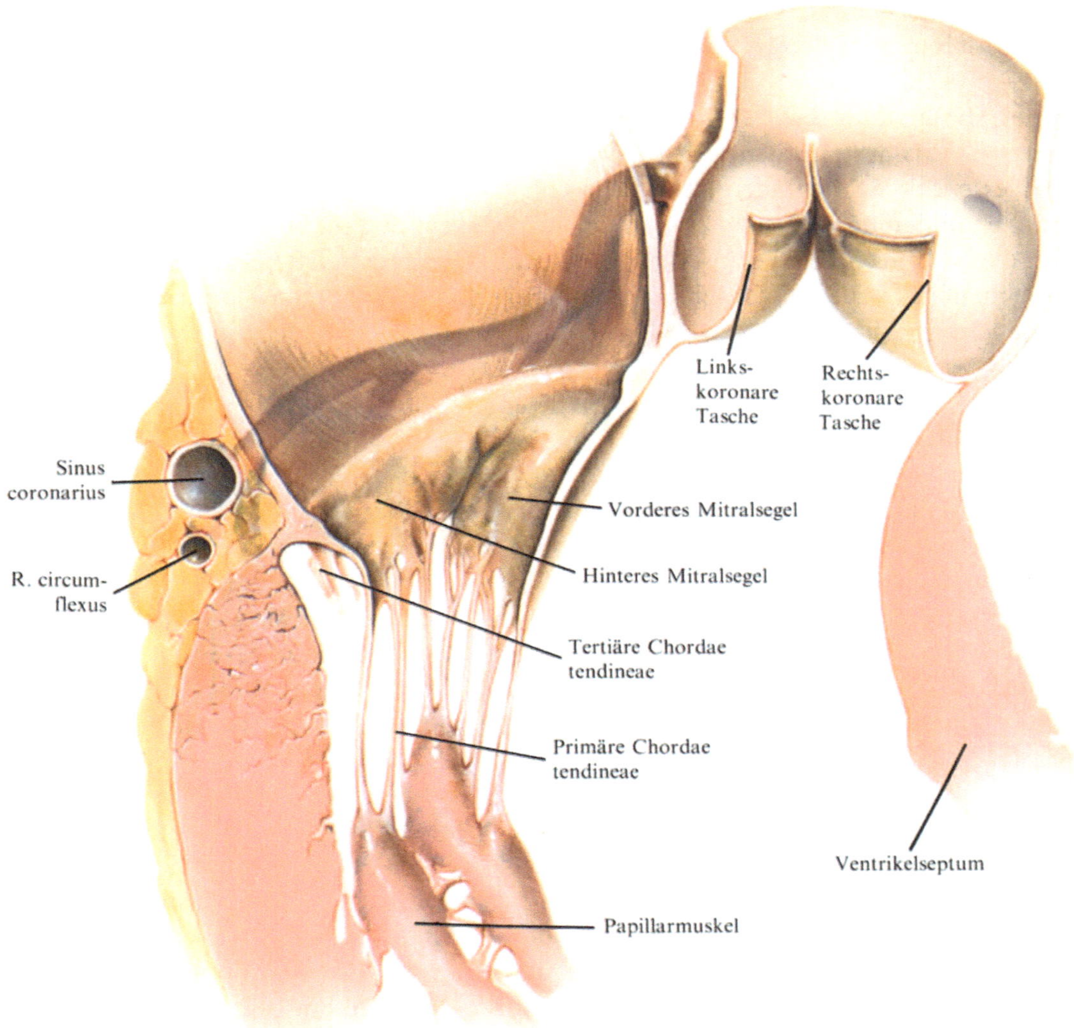

Abb. 12.2

keln und der Wand des linken Ventrikels dar [38]. Den Klappensegeln und Chordae tendineae kommt bei der Kommissurotomie die größte Bedeutung zu. Bekanntlich setzt sich die Mitralklappe aus 2 Segeln zusammen – einem großen vorderen und einem kleinen hinteren Segel (Abb. 12.1). Das hintere Segel ist meist dreizipflig, wobei der mittlere, zwischen den kommissuralen Zipfeln gelegene am größten ist [41]. Das vordere Segel kann auch als aortales, das hintere als murales Segel bezeichnet werden. Sie vereinigen sich in der medialen und lateralen Kommisur und werden vom subvalvulären Apparat, bestehend aus den anterolateralen und den posteromedialen Papillarmuskeln sowie den Sehnenfäden, gehalten (Abb. 12.2).

Tandler hat die Chordae tendineae in die primären, sekundären und tertiären Sehnenfäden unterteilt [51]. Die primären und sekundären Sehnenfäden

entspringen aus den Papillarmuskeln. Aber nur die primären Chordae tendineae inserieren an den Klappenrändern; die sekundären Sehnenfäden setzen an den Unterflächen der Mitralsegel an. Die tertiären Sehnenfäden kommen von der Hinterwand des linken Ventrikels und ziehen zur Unterfläche des basalen Anteils des muralen Segels (Abb. 12.1). Sie heißen daher auch murale oder basale Sehnenfäden [29, 31].
Die Sehnenfäden können sich so zahlreich verzweigen, daß bis zu 120 Chordae in die beiden Mitralsegel inserieren [43]. Dazu kommen noch kommissurale Sehnenfäden, die am vorderen und hinteren Segel nahe deren Kommissuren ansetzen [29].

Operationstechnik

Seit 1960 führen wir die Kommissurotomie der Mitralklappe ausschließlich offen durch. Die Mitralklappe kann von einer linksseitigen Thorakotomie, rechtsseitigen Thorakotomie oder medianen Sternotomie angegangen werden. Wir ziehen den letzteren Zugang vor, da hierbei alle Herzklappen einzusehen sind, die Aorta ascendens technisch einfach zu kanülieren ist, eine verläßliche Entlüftung durch Anhebung des linken Ventrikels möglich und die pulmonale Beeinträchtigung in der postoperativen Phase am geringsten ist.
Beide Hohlvenen und die Aorta ascendens werden kanüliert. Der Patient wird mit der Herz-Lungen-Maschine auf 26–28 °C abgekühlt. Die Drosseln an den Hohlvenen werden zugezogen. Nach Aortenabklemmung wird der linke Vorhof im Sulcus interatrialis längs eröffnet (Abb. 12.3). Kalte kardioplegische Lösung wird in die Aorta ascendens infundiert und durch eine kleine Inzision im rechten Vorhof abgesaugt (Kap. 6). Die Kardioplegie führt zum völligen Erschlaffen des linken Ventrikels, so daß die Einstellung der Mitralklappe leichter gelingt. Wird eine Aortenabklemmzeit von weniger als 10 min erwartet, bietet die alleinige Hypothermie einen ausreichenden Myokardschutz.
Die Vorhofinzision kann bis hinter die untere Hohlvene verlängert werden, um die Darstellung der Mitralklappe zu erleichtern (Abb. 12.4). Ein Vorhofhaken wird eingesetzt und beide Mitralsegel werden mit Haltenähten versehen. Durch Zug an diesen Nähten kommt die laterale verschmolzene Kommissur zum Vorschein und wird mit dem Skalpell eingeschnitten (Abb. 12.5), ohne nach Möglichkeit die kommissuralen Sehnenfäden an den Klappenrändern zu verletzen. Sind die kommissuralen Chordae verdickt und verkürzt, können sie bis in die Spitze des Papillarmuskels inzidiert werden, um die Klappenbeweglichkeit zu verbessern (Abb. 12.6 u. 12.7). Die mediale Kommissur wird zuerst nahe dem Klappenring inzidiert (Abb. 12.8). Dadurch können die medial gelegenen kommissuralen Sehnenfäden, die meist dicht beieinander stehen, besser eingesehen werden. Erst dann wird die Kommissurotomie vervollständigt.

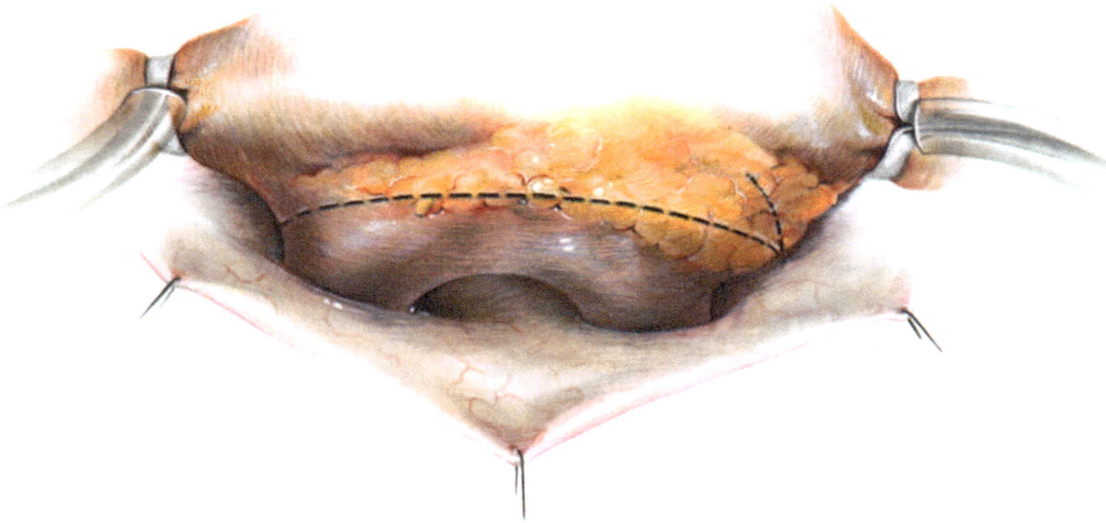

Abb. 12.3

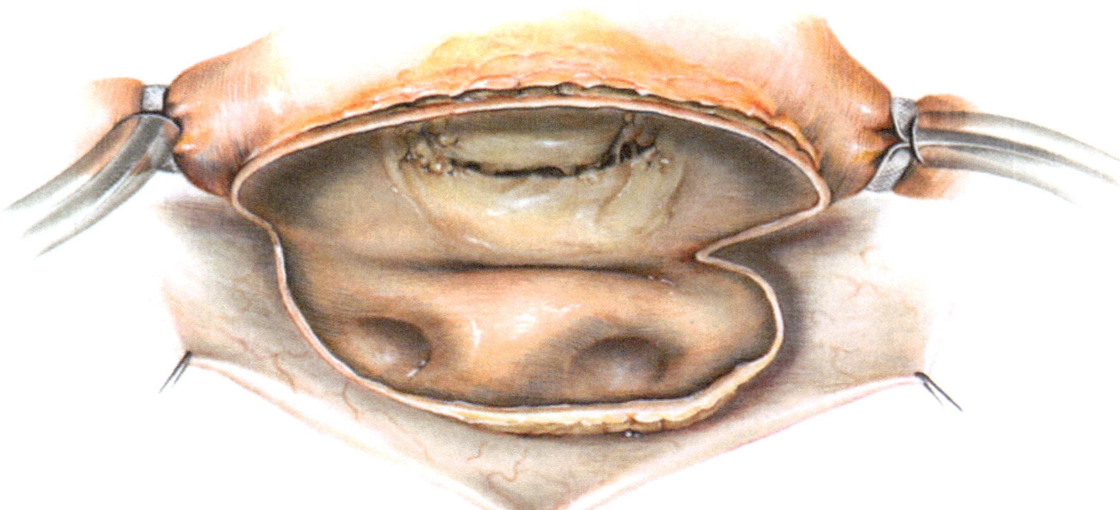

Abb. 12.4

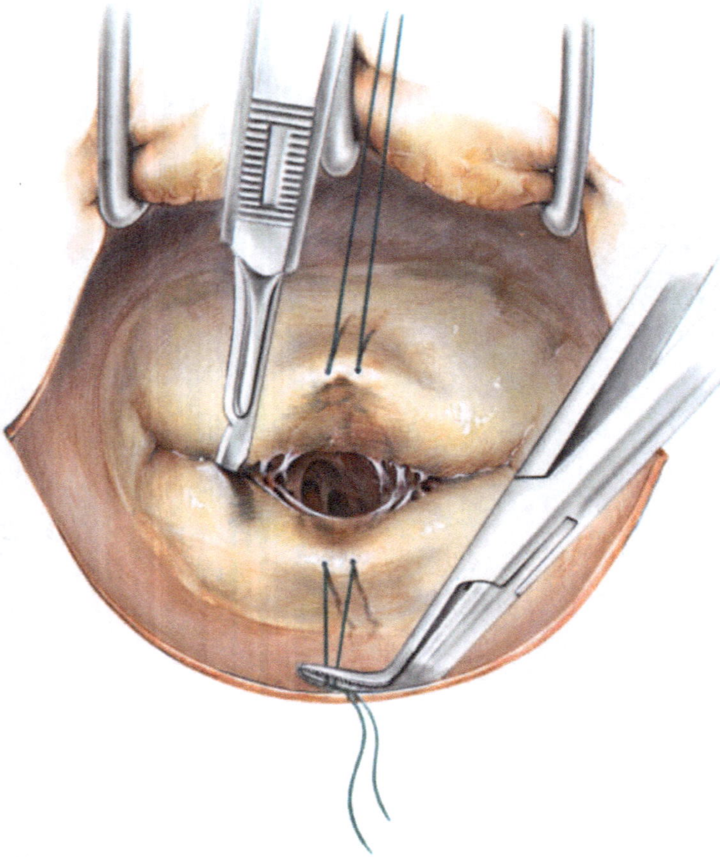

Abb. 12.5

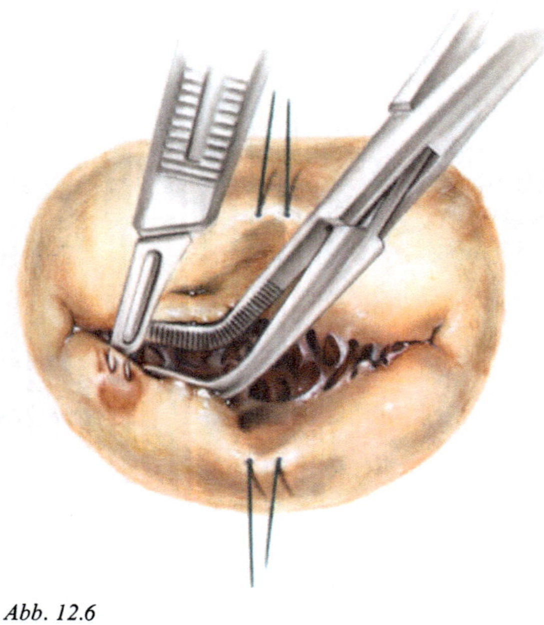

Abb. 12.6

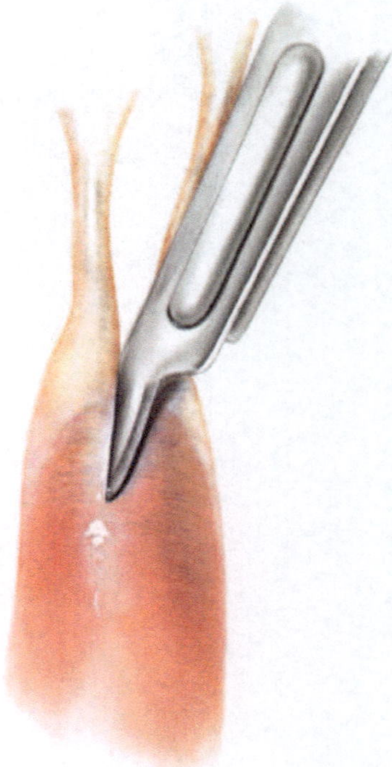

Abb. 12.7

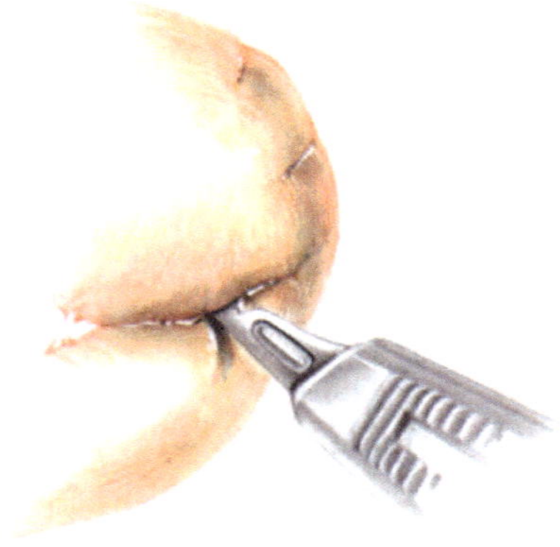

Abb. 12.8

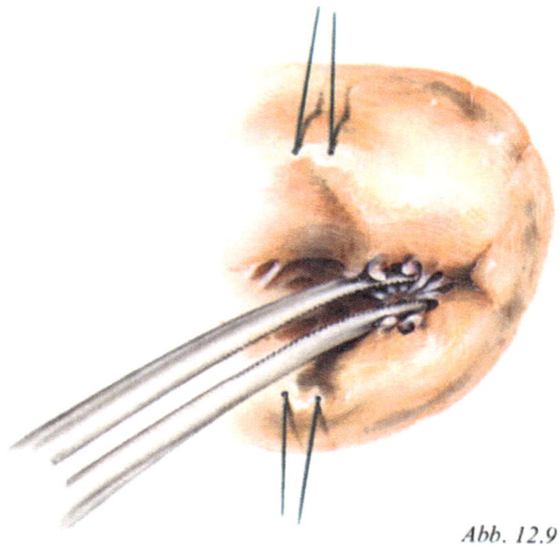

Abb. 12.9

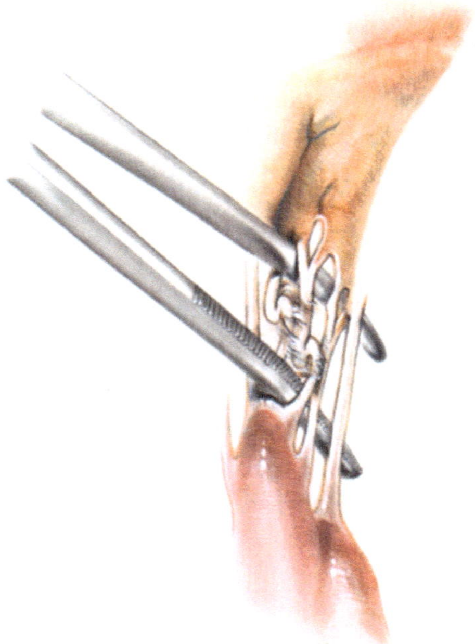

Abb. 12.10

Die Sehnenfäden können miteinander verschmolzen sein und sind dann durch stumpfe Präparation zu lösen (Abb. 12.9). Sind die Chordae in sich selbst geschlängelt und miteinander verklebt, können sie häufig durch Streckung zwischen Papillarmuskel und Klappenrand befreit werden (Abb. 12.10).

Nach erfolgter Kommissurotomie wird ein Entlüftungskatheter in die Mitralklappe eingestellt und der Vorhof verschlossen. Die Aortenklemme wird geöffnet; unter elektrisch induzierter Fibrillation wird die Luft aus allen Herzkammern aspiriert. Wenn das Herz seine Funktion wieder aufgenommen hat, wird der linke Vorhofkatheter entfernt.

Ergebnisse

Das Operationsrisiko der offenen Mitralkommissurotomie liegt unter 1% [17, 21, 23]. Beinahe alle Patienten kehren für mindestens 5 Jahre in das funktionelle Stadium I oder II zurück. Danach steigt das Risiko einer signifikanten Restenose deutlich an. Etwa 50% der Patienten müssen durchschnittlich 8 Jahre nach einer Kommissurotomie reoperiert werden [21].
Mit der offenen Mitralkommissurotomie verfügen wir über eine sichere und wirkungsvolle Operation, die gute Ergebnisse für 5–10 Jahre bietet.

Valvuloplastik — Anuloplastik

Indikationen

Nur symptomatische Patienten mit Mitralinsuffizienz sollten einer chirurgischen Behandlung zugeführt werden. Besteht allerdings aufgrund des klinischen Bildes und der Herzkatheteruntersuchung die Möglichkeit einer Valvulo- oder Anuloplastik, kann die Operation auch vor Erreichen des funktionellen Stadiums III empfohlen werden.

Chirurgische Anatomie

Pathologische Prozesse am Klappenring und den Sehnenfäden können chirurgisch angehbar sein. Dilatation und Deformation sind meist auf den Teil des Klappringes beschränkt, an dem das murale Segel ansetzt. Ein Prolaps des hinteren Segels, verursacht durch einen Sehnenfadenabriß, kann durch partielle Exzision des Segels korrigiert werden.

Operationstechnik

Anuloplastik

Frühere Operationsverfahren der Anuloplastik bestanden im wesentlichen darin, die Kommissuren durch Z-Nähte zu raffen und den Klappenring einzuengen, so daß das hintere Mitralsegel wieder in Kontakt mit dem vorderen trat [25]. Die neuere von Carpentier et al. angegebene Technik hat den Vorteil, daß der Klappenring nur in seinem hinteren Bereich gerafft wird und seine normalerweise elliptische Form wiedererhält [13].
Der linke Vorhof wird wie bei der Mitralkommissurotomie eröffnet. Die Basis des aortalen Segels bestimmt die Größe des zu wählenden Carpentier-Ringes. Die Nähte werden dann, wie in den Abb. 12.11 u. 12.12 dargestellt, gelegt. Dabei werden die Nähte, die an der Basis des aortalen Mitralsegels

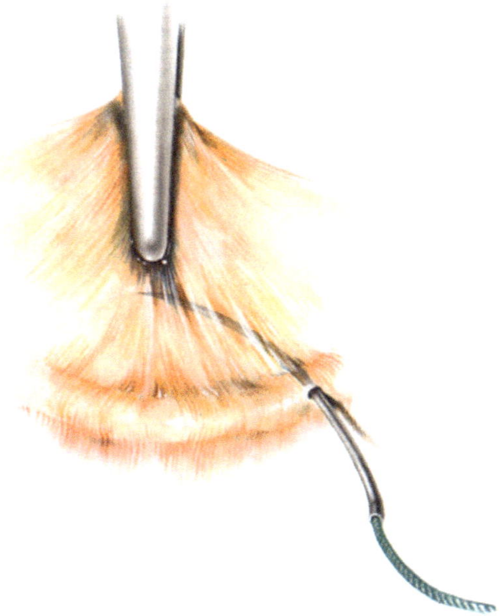

Abb. 12.11

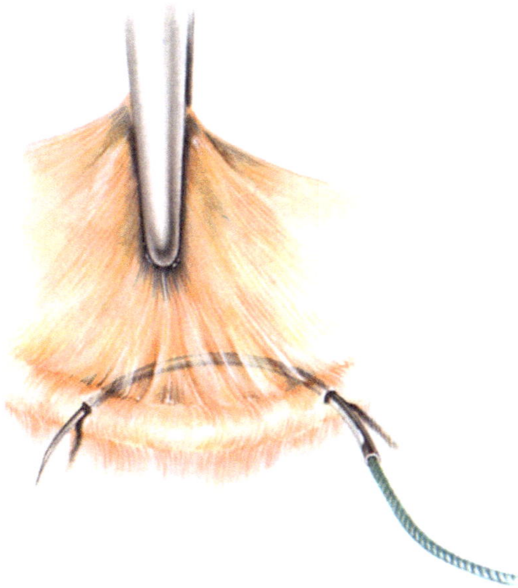

Abb. 12.12

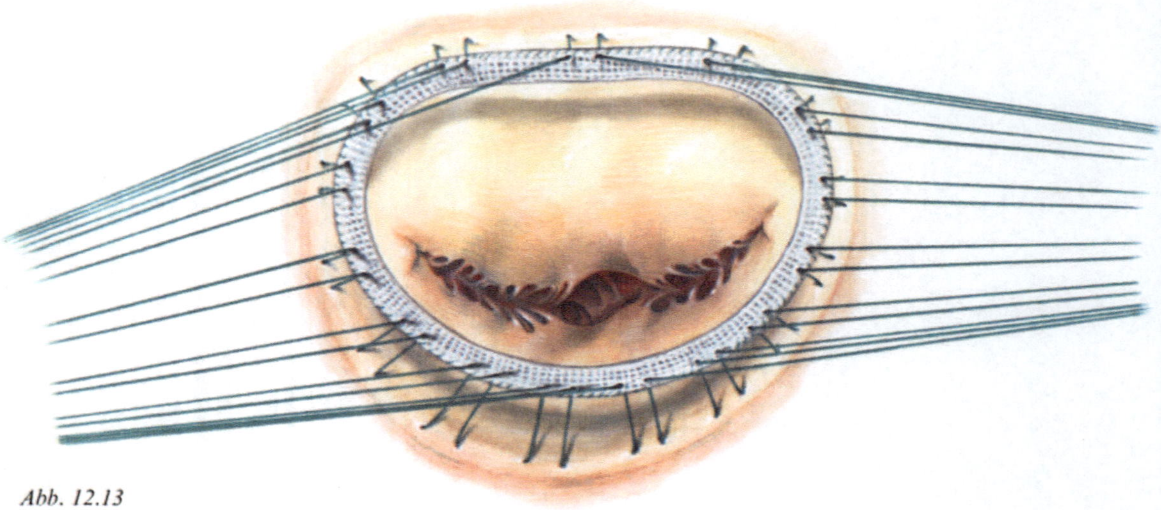

Abb. 12.13

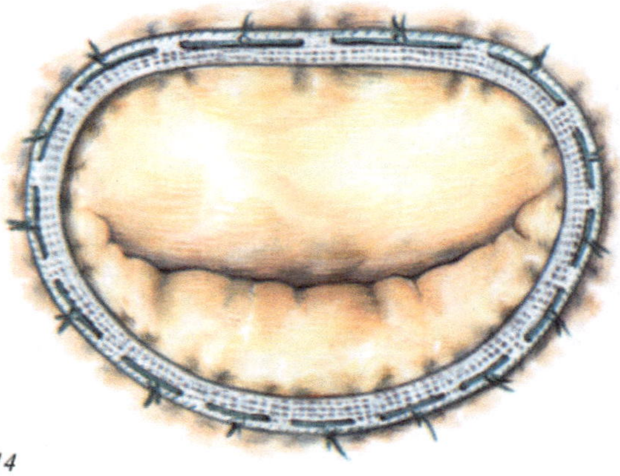

Abb. 12.14

zu liegen kommen, ohne Raffeffekt gestochen. Im Bereich der Kommissuren und des muralen Segelansatzes liegen die Nähte dichter am Carpentier-Ring als am Klappenring (Abb. 12.13). Der Prothesenring wird auf die Klappenebene heruntergebracht und die Nähte geknüpft. Es resultiert daraus eine Raffung der Kommissuren und des hinteren Anteiles des Klappenringes, so daß sich die Mitralsegel wieder berühren (Abb. 12.14). Die Klappensuffizienz kann durch Injektion von Flüssigkeit in den linken Ventrikel getestet werden.

Viereckige Exzision aus dem muralen Segel

Ein Prolaps des mittleren Anteils des hinteren Segels kann durch Sehnenfadenabrisse bedingt sein (Abb. 12.15). Durch eine viereckige Exzision des

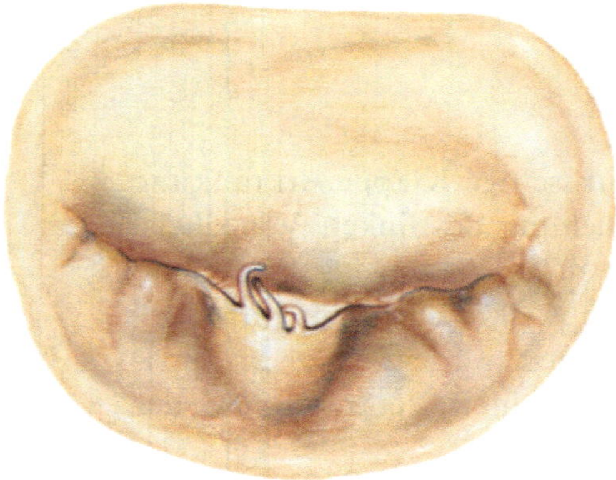

Abb. 12.15

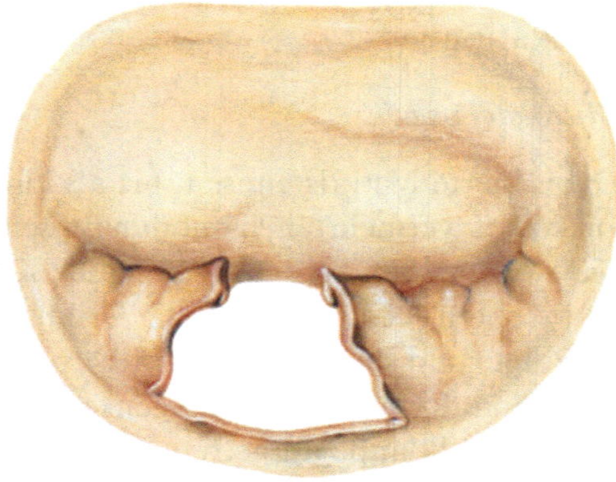

Abb. 12.16

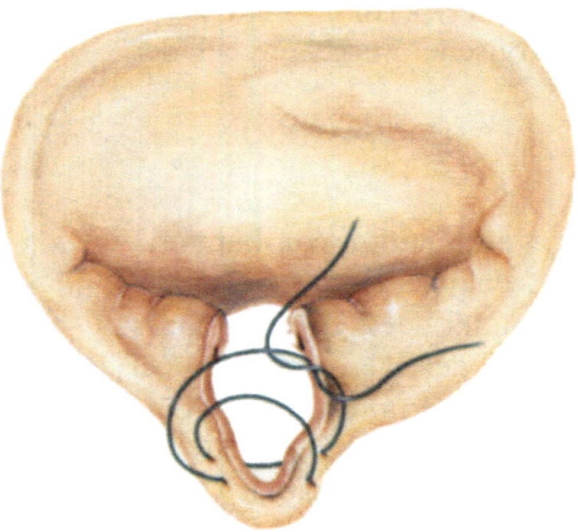

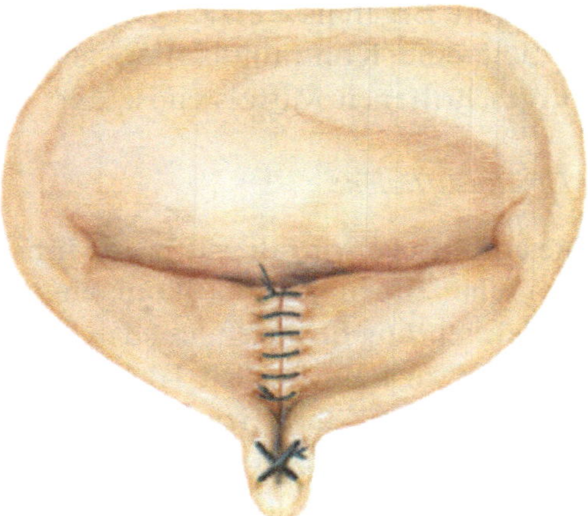

ausgerissenen Segelanteiles kann dieser Prolaps korrigiert werden (Abb. 12.16). Der Klappenring wird mit einer Z-Naht gerafft (Abb. 12.17) und das Segel mit Einzelknopfnähten vernäht (Abb. 12.18).

Ergebnisse

Eine technisch einwandfreie Valvulo- oder Anuloplastik führt zu einer anhaltenden symptomatischen und hämodynamischen Besserung. Oury et al. verzeichneten bei 86% ihrer Patienten nach einer Carpentier-Plastik gute hämodynamische Resultate [36]. Nur 3,5% der von Carpentier selbst operierten Patienten bedurften nach einer mittleren Beobachtungszeit von 3,2 Jahren einer Reoperation [12].

Klappenersatz

Indikationen

Mitralstenose

Die isolierte Mitralstenose führt als einzige linksseitige Klappenerkrankung zu keiner vermehrten hämodynamischen Belastung des linken Ventrikels. Sie stellt jedoch eine progrediente Belastung für das Lungengefäßsystem, den rechten Ventrikel und die Trikuspidalklappe dar. Eine irreparabel geschädigte und stenosierte Mitralklappe sollte ersetzt werden, bevor irreversible Veränderungen im Lungenkreislauf, dem rechten Ventrikel und der Trikuspidalklappe aufgetreten sind.
Andererseits sollte die Indikation zum Mitralklappenersatz bei Mitralstenose nicht eher gestellt werden, bevor der Patient das funktionelle Stadium III erreicht hat. Bei weniger symptomatischen Patienten kann der Klappenersatz angezeigt sein, wenn trotz Antikoagulation rezidivierende periphere Embolien auftreten. Im Stadium IV können mit dem Klappenersatz häufig noch gute Ergebnisse erzielt werden; die pulmonale Hypertonie stellt daher niemals eine Kontraindikation gegen das chirurgische Vorgehen bei der fortgeschrittenen Mitralstenose dar.

Mitralinsuffizienz

Die chronische Mitralinsuffizienz führt zu einer Kombination von hämodynamischen Störungen und kompensatorischen Mechanismen, die gesonderter Betrachtung bedürfen, um den geeigneten Zeitpunkt des Klappenersatzes erkennen zu können. Seit langem ist bekannt, daß der Klappenersatz bei chronischer Herzinsuffizienz infolge fortgeschrittener Mitralinsuffizienz eine höhere Operationsletalität und eine schlechtere Prognose aufweist als bei fortgeschrittener Mitralstenose [26, 28]. Über die pathophysiologischen Unterschiede gewinnt man in zunehmendem Maße Klarheit.
Bei der Mitralinsuffizienz pumpt der linke Ventrikel in ein System mit niedrigem Widerstand, den linken Vorhof und den venösen Anteil des Lungenkreislaufes, sowie in ein System mit hohem Widerstand, nämlich den systemischen Kreislauf. Mit zunehmendem Regurgitationsvolumen dilatiert und hypertrophiert der linke Ventrikel, um ein ausreichendes Herzzeitvolumen aufrechterhalten zu können.
Je nachdem, wie sich der linke Vorhof verhält, kann die progrediente Mitralregurgitation zum frühzeitigen oder späten Auftreten von Symptomen führen. Wenn der linke Vorhof nicht dilatiert, steigt der pulmonalvenöse Druck an und die Mitralinsuffizienz wird frühzeitig symptomatisch. Kann sich jedoch der linke Vorhof ausreichend vergrößern, müssen der atriale und pulmonalvenöse Druck nicht unbedingt zunehmen – eine schwere Mitralinsuffizienz kann somit trotz normaler Drucke im linken Vorhof bestehen [11]. Symptome geben daher keinen exakten Anhalt über das Ausmaß einer

Mitralinsuffizienz. Sie lassen auch keine Rückschlüsse auf die Schwere und Reversibilität der Ventrikelfunktionsstörung zu.
Die progrediente Dilatation des linken Ventrikels erfolgt bei der Mitralinsuffizienz mit einem geringeren myokardialen Energieaufwand als bei der durch Druckbelastung bedingten Dilatation. Der niedrigere Energiebedarf ist durch die schnellere Abnahme des linksventrikulären Volumens zu erklären, da sich ein Teil des Schlagvolumens in ein System mit niedrigem Widerstand (linker Vorhof) entleert und somit die systolische Wandspannung abnimmt [19, 52].
Dieser temporäre „Vorteil" eines Lecks mit niedrigem Widerstand muß jedoch teuer erkauft werden. Trotz normaler Auswurffraktion kann es zu einer irreversiblen Einschränkung der Ventrikelfunktion kommen. Schuler et al. konnten nachweisen, daß ab einem gewissen Grad der Ventrikeldilatation durch den Klappenersatz und damit einer Beseitigung der Leckage keine Abnahme der Ventrikelgröße mehr zu erzielen ist [45]. Vielmehr kommt es zu einer progredienten Verschlechterung der Ventrikelfunktion und zur Abnahme der Auswurffraktion.
Patienten mit chronischer Mitralinsuffizienz sollten daher einem Klappenersatz zugeführt werden, bevor die Zeichen der Herzinsuffizienz auftreten und die Auswurffraktion pathologisch wird, vielleicht sogar, bevor diese den unteren Bereich der Norm erreicht hat. Echokardiographische [54] und nuklearmedizinische [42] Untersuchungen können Aufschluß über die Ventrikelfunktion geben und die Bestimmung des richtigen Operationszeitpunktes erleichtern.
Die Beurteilung eines Patienten mit Mitralinsuffizienz kann nicht allein aufgrund der Symptome und des Ansprechens auf konservative Behandlung erfolgen; sie muß die sorgfältige Beurteilung der Ventrikelfunktion und der pathologischen kompensatorischen Veränderungen einschließen.

Wahl der Prothese

Die Argumentation, die unserer Prothesenwahl beim Mitralklappenersatz zugrunde liegt, wird in der Schrift „Cardiac Valve Prostheses" von Lefrak u. Starr ausführlich dargestellt [30]. Heute besteht die Alternative hauptsächlich zwischen zwei Prothesentypen, den mechanischen (Kugel- und Scheibenklappe) und den biologischen Klappen (Schweineklappen).
Die allgemein gebräuchlichen Größen der mechanischen und biologischen Prothesen sind hinsichtlich ihrer hämodynamischen Eigenschaften ähnlich, so daß dieser Gesichtspunkt bei der Wahl der optimalen Prothese ausscheidet. Die kleineren Größen der Schweineklappen führen jedoch eher zu einem „Patienten-Prothesen-Mißverhältnis" [5, 40]. Wir verwenden daher beim Erwachsenen nach Möglichkeit keine biologische Klappe, deren Durchmesser kleiner als 31 mm ist.
Die wichtigsten Gesichtspunkte bei der Wahl des Prothesentyps sind die Antikoagulation und die Einstellung des Patienten und Chirurgen gegenüber

einer Zweitoperation. Schweineklappen haben den Vorteil der niedrigen thromboembolischen Komplikationsrate auch bei unterlassener Antikoagulation, Sinusrhythmus vorausgesetzt. Ihr Nachteil ist die nicht erwiesene Langlebigkeit. Irgendwann muß wahrscheinlich jede Schweineklappe wegen degenerativer Veränderungen und funktionellen Versagens ausgewechselt werden. Wieviel Zeit nach der Implantation vergehen kann, bevor eine derartige Destruktion einsetzt, ist bislang nicht bekannt – zumindest über 5 Jahre ist die gute Verläßlichkeit der Schweineklappe erwiesen. Wenn die Implantation einer Schweineklappe geplant ist, sollte sich daher der Patient über die Möglichkeit der Notwendigkeit einer erneuten Klappenoperation im Klaren sein.

Alle mechanischen Prothesen bedürfen einer fortwährenden Antikoagulation. Gewisse gegen die Antikoagulation gerichtete Gesichtspunkte, wie Blutungen verschiedener Ätiologie in der Anamnese, Unfähigkeit zur oder Widerwillen gegen eine tägliche Medikamenteneinnahme und wiederholte Gerinnungsuntersuchungen, sprechen für die Anwendung von Schweineklappen. Andererseits führt ein Mitralvitium häufig zu Vorhofflimmern, so daß allein aus diesem Grunde ohne Rücksicht auf den Prothesentyp die Antikoagulation zur Vermeidung thromboembolischer Komplikationen notwendig sein kann.

Die meisten Kliniken setzen nach der Implantation einer Bioprothese die Antikoagulation unbegrenzt fort [14]. Der Einsatz von Schweineklappen erscheint dabei widersinnig, da die Antikoagulation den Hauptvorteil der biologischen Prothese wieder aufhebt.

Besteht chronisches Vorhofflimmern und ist die Antikoagulation nicht kontraindiziert, empfehlen wir eine Kugelprothese. Ist der Patient im Sinusrhythmus, wird seine Einstellung gegenüber einer Antikoagulationsbehandlung und einer möglichen Zweitoperation geklärt. Wenn der Patient eine Antikoagulation ablehnt und nur geringe Bedenken gegen einen möglichen Zweiteingriff hat, implantieren wird eine Bioprothese.

In Zukunft werden wir über neuere und bessere Prothesen verfügen; unsere Erfahrungen mit den heutigen Prothesen werden sich erweitern. Unsere bislang begrenzten Erfahrungen lassen noch keine allgemein gültigen und gesicherten Schlüsse zu. Die Wahl der am besten geeigneten Klappe wird daher bis auf weiteres von folgenden Gesichtspunkten bestimmt werden [30]:

1. Wie hoch ist bei dem jeweiligen Patienten das Risiko einer Antikoagulation?
2. Kann der Patient mit vertretbarem Risiko reoperiert werden? Wie schätzt der Patient diese Möglichkeit ein?
3. Ist eine Schwangerschaft geplant?
4. Wie groß ist die vermutliche Lebenserwartung des Patienten? Ist sie kürzer als die bekannte Haltbarkeit der Bioprothese?
5. Wird das Klappengeräusch den Patienten belästigen?
6. Sind die intraoperativen pathologisch-anatomischen Befunde für die mechanische oder die biologische Prothese besser geeignet?

Chirurgische Taktik

Myokardschutz

Der Mitralklappenersatz wird im kardioplegischen Herzstillstand vorgenommen (Kap. 6). Die hypotherme Infusionskardioplegie bietet einen hervorragenden Myokardschutz [27]; sie erlaubt eine leichtere Einstellung der Mitralklappe als andere Herzstillstandsmethoden.

Zusätzliche Eingriffe am Herzen

Aortokoronarer Bypass. Nach Eröffnung des linken Vorhofes und Infusion der kardioplegischen Lösung in die Aortenwurzel werden die distalen Bypassanastomosen angelegt. Anschließend wird die Mitralklappe ersetzt. Der linke Vorhof wird verschlossen und ein Katheter in der Mitralklappe belassen, um diese offen zu halten. Die Aortenklemme wird freigegeben und eine Satinsky-Klemme tangential an die Aorta ascendens angelegt. Die proximalen Bypassanastomosen werden am schlagenden Herzen in den exkludierten Teil der Aorta ascendens eingenäht.
Aortenklappenersatz. Aorten- und Mitralklappe werden exzidiert. Die Nähte werden durch den Mitralklappenring und den Prothesenring gelegt. Die Klappe kann zu diesem Zeitpunkt oder nach Legen der aortalen Nähte eingeknüpft werden; bei dem letzteren Vorgehen kann der Aortenring besser eingestellt werden. Die Nähte werden durch den Aorten- und Prothesenring gelegt. Dann werden die Mitral- und anschließend die Aortenklappe eingesetzt und die Nähte jeweils geknüpft.
Operationen an der Trikuspidalklappe. Eingriffe an der Trikuspidalklappe werden nach dem Mitralklappenersatz vorgenommen.

Nahttechnik

An der Mitralklappe können einfache Einzelknopfnähte, vertikal gestochene Matratzennähte, horizontal gestochene Matratzennähte mit oder ohne Widerlager (Widerlager auf der atrialen oder ventrikulären Seite des Klappenringes [23]) und die fortlaufende Nahttechnik angewandt werden [5, 34, 39]. Unsere Standardtechnik für die Starr-Edwards-Mitralklappe besteht in unterbrochenen vertikal gestochenen Matratzennähten. Ist der Klappenring zart, können horizontal gestochene Matratzennähte mit Widerlagern eingesetzt werden (Widerlager auf der atrialen Seite). Diese Technik eignet sich auch gut zur Implantation von Bioprothesen.

Chirurgische Anatomie

Die genaue Kenntnis der Mitralklappe ist Voraussetzung für das richtige Exzidieren der Klappe und das richtige Legen der Nähte. Wenngleich die

Ruptur der Ventrikelhinterwand – eine der katastrophalsten Komplikationen in der Herzchirurgie [9, 24, 56] – spontan nach Mitralklappenersatz möglich ist, hat sie ihre Ursache doch vor allem in einer falschen Klappenexzision und Nahttechnik. Im Gegensatz zur rechten Herzkammer hat der linke Ventrikel einen gemeinsamen Ein- und Ausflußtrakt, so daß Mitral- und Aortenklappe in direkter Verbindung stehen [44, 57]. Abb. 12.1 zeigt die Mitralklappe vom Vorhof aus. In Abb. 12.2 sind die enge Beziehung zwischen der Mitral- und der Aortenklappe sowie die schmale atrioventrikuläre Verbindung an der Basis des muralen Segels zu sehen.

Operationstechnik

Der linke Vorhof wird entlang dem Sulcus interatrialis eröffnet (Abb. 12.3) und die Inzision bis hinter die untere Hohlvene verlängert (Abb. 12.4), um die Einstellung der Klappe zu erleichtern.
In die Mitte des aortalen Mitralsegels wird eine Haltenaht gelegt (Abb. 12.19). Diese Naht wird angeklemmt und nach hinten gezogen. Das aortale Segel wird eingeschnitten, so daß ein etwa 5 mm breiter Klappen-

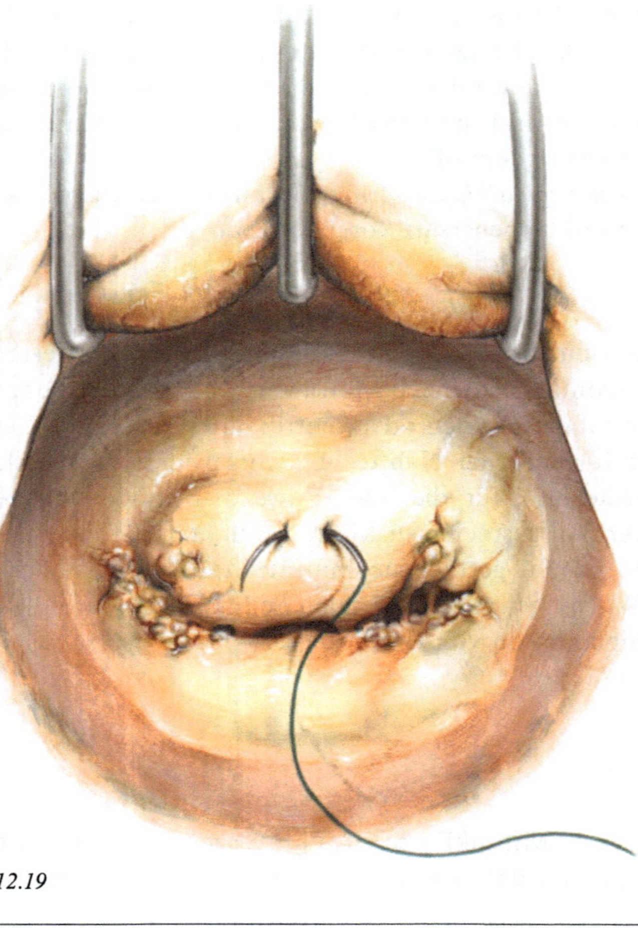

Abb. 12.19

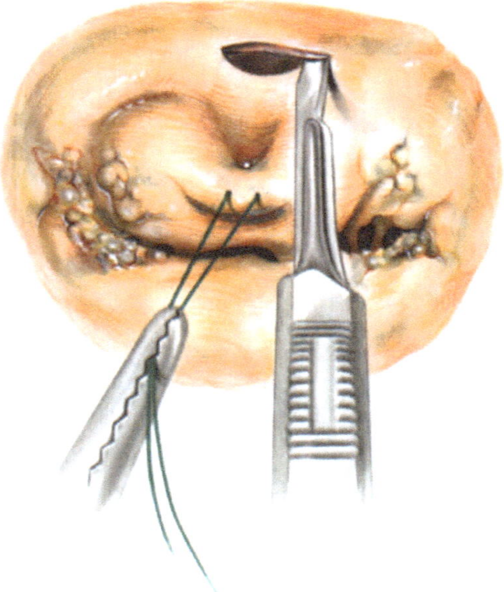

Abb. 12.20

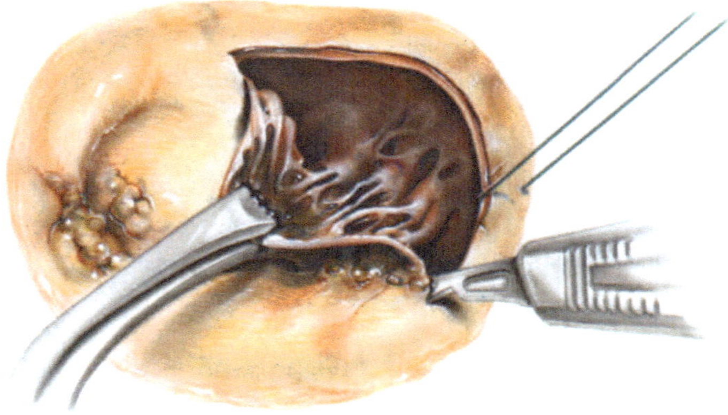

Abb. 12.21

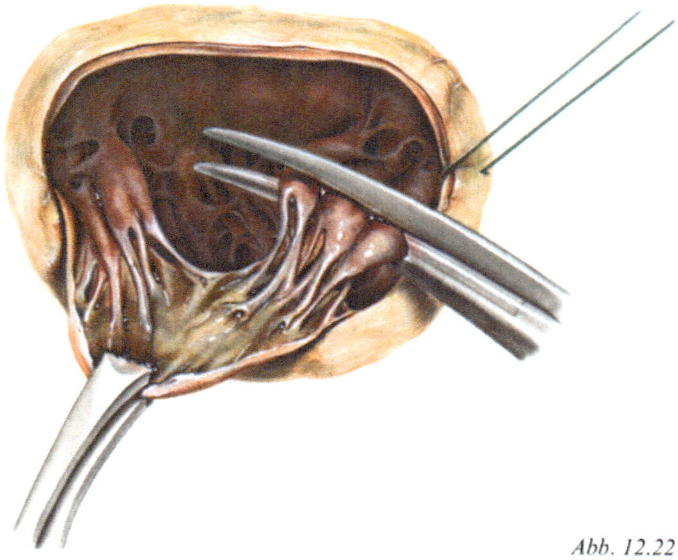

Abb. 12.22

saum erhalten bleibt (Abb. 12.20). Mit einer Allis-Klemme wird die Klappe gefaßt und die Inzision nach medial und hinten über die mediale Kommissur hinaus fortgesetzt, ohne in die Klappenöffnung selbst einzuschneiden (Abb. 12.21).

Dann wird der laterale Anteil der Klappe von subaortal beginnend ausgeschnitten. Dabei kommen die Papillarmuskeln zum Vorschein. Die Sehnenfäden werden direkt am Übergang zum Papillarmuskel abgesetzt (Abb. 12.22). Zu großzügige Resektion der Papillarmuskeln kann zur Schwächung der Ventrikelwand und Ruptur führen.

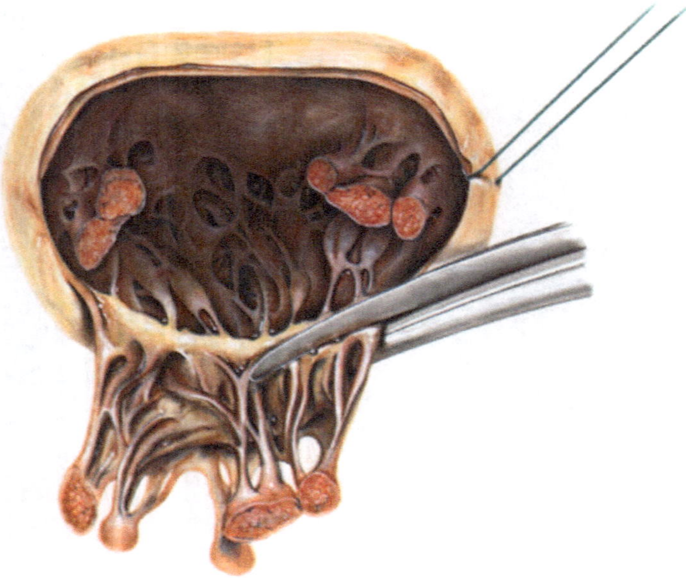

Abb. 12.23

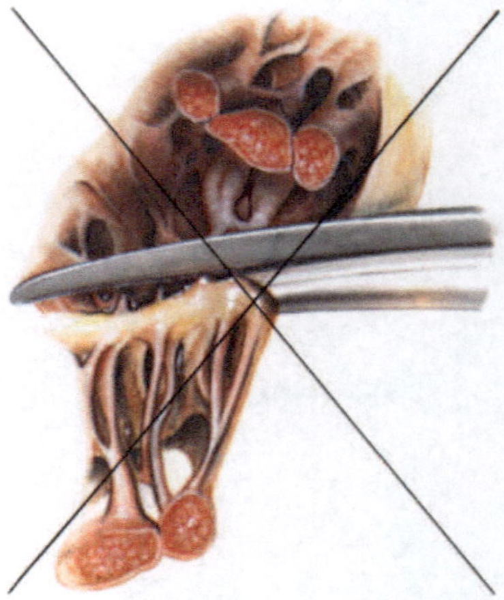

Abb. 12.24. Was man nicht tun sollte: Die zu ausgiebige Exzision des hinteren Mitralsegels im Klappenring kann zum Ausreißen des linken Vorhofs aus dem linken Ventrikel führen

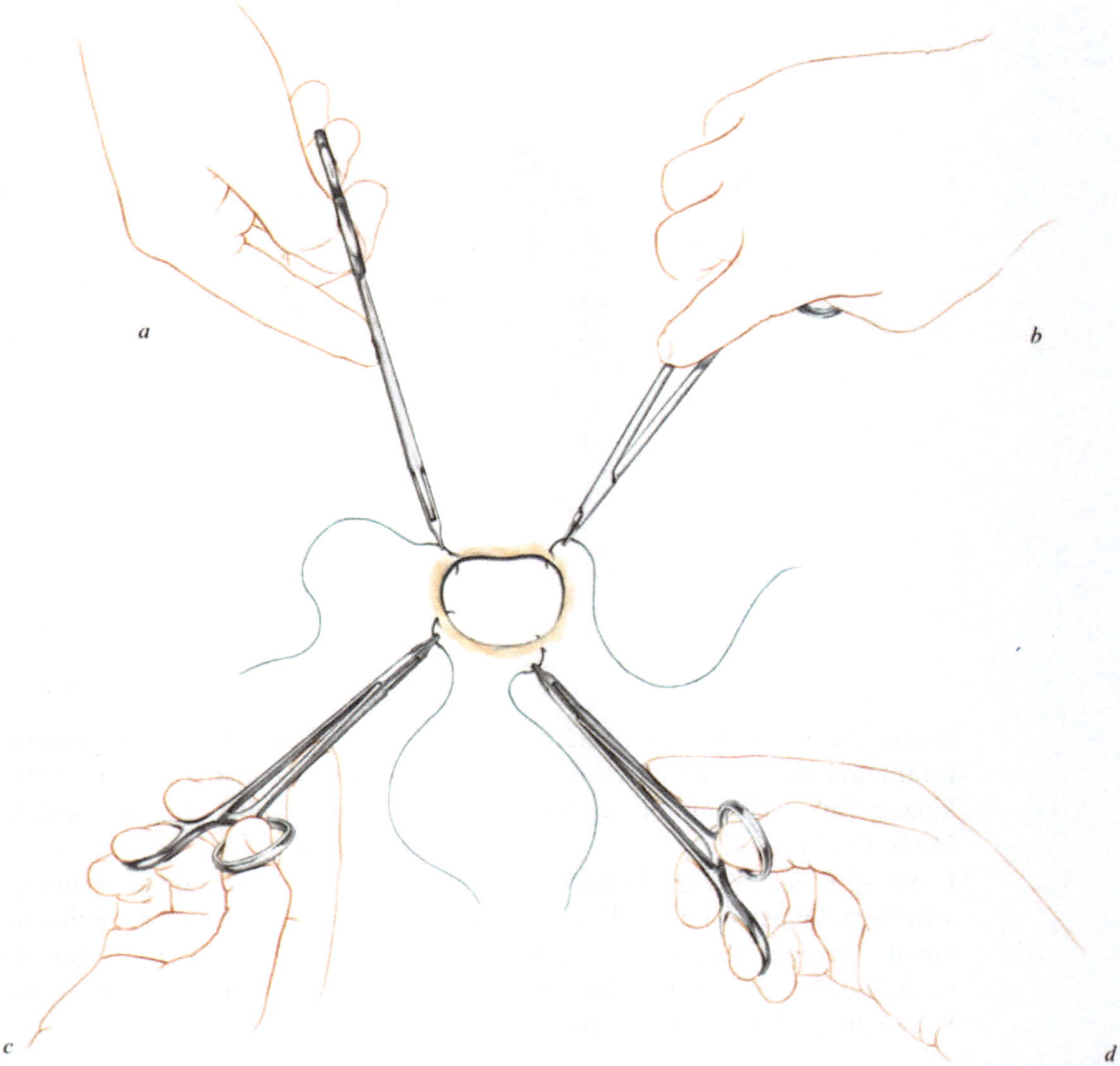

Abb. 12.25 a–d. Beim Mitralklappenersatz allgemein gebräuchliche Strichrichtungen *a* Vorhand nach unten, Ellenbogen abduziert, *b* Rückhand nach unten, *c* Rückhand nach oben, *d* Vorhand nach oben, Ellenbogen adduziert

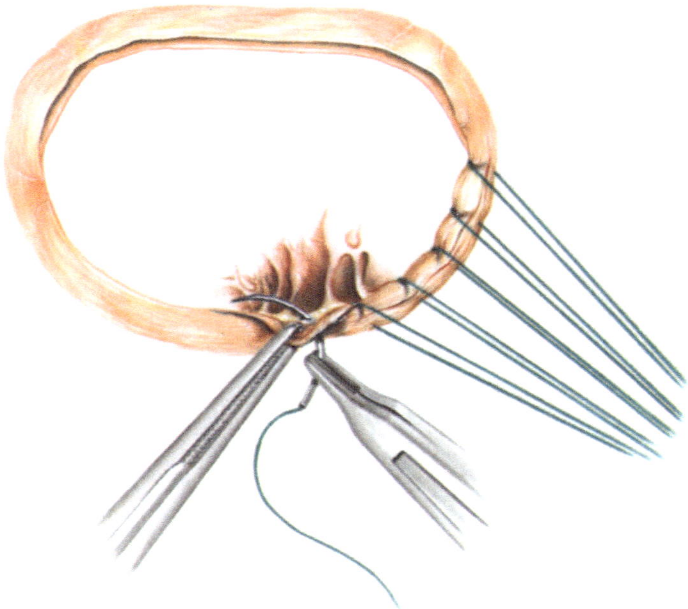

Abb. 12.26

Die Klappe wird jetzt in den Vorhof luxiert und das murale Segel ausgeschnitten. Dabei ist sorgfältig darauf zu achten, daß ausreichend Klappenringgewebe belassen wird (Abb. 12.23). Die tertiären Chordae tendineae werden nicht durchtrennt, da sie die Festigkeit des hinteren Klappenringes wesentlich erhöhen. Erfolgt die Exzision zu tief im Klappenring (Abb. 12.24), kann bei der Klappennaht ausreichend festes Gewebe fehlen oder der Vorhof aus dem Ventrikel ausreißen – beides mit katastrophalen Folgen.

Die am häufigsten benutzten Nahtbewegungen zeigt Abb. 12.25. Im posteromedialen Quadranten werden Rückhandnähte gelegt (Abb. 12.26). Diese Nähte sollten durch das fibröse Gewebe des Klappenringes (Abb. 12.27) und nicht durch das Muskelgewebe unter dem Klappenring gehen (Abb. 12.28). Wenn diese Nähte im Muskelgewebe liegen, schneiden sie beim Knüpfen ein und rufen eine Schwachstelle hervor, die als Ausgangspunkt einer Wanddissektion zur hinteren Ventrikelruptur führen kann.

Die Nahtreihe wird dann nach lateral fortgesetzt (Abb. 12.29). Sind die Operationsverhältnisse günstig, werden die Nähte gleichzeitig durch Klappen- und Prothesenring gelegt. Bei schlechter Einstellung der Klappe werden alle Nähte erst im Klappenring gelegt, auf Klemmen gestapelt und dann durch den Prothesenring gestochen.

Im anteromedialen Quadranten wird mit nach unten gerichteten Rückhandstichen genäht (Abb. 12.30). Der subaortale Saum kann durch eine anterolaterale Haltenaht leichter dargestellt werden. Hier werden die Nähte mit nach oben gerichteten Rückhandstichen gelegt (Abb. 12.31). Im anterolateralen Bereich kann mit Vorhand genäht werden (Abb. 12.32).

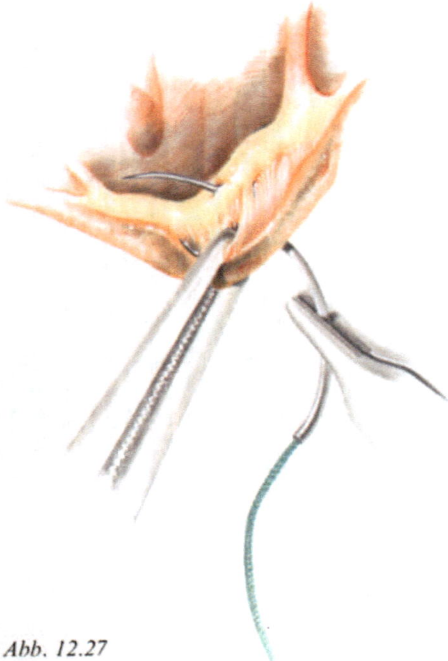

Abb. 12.27

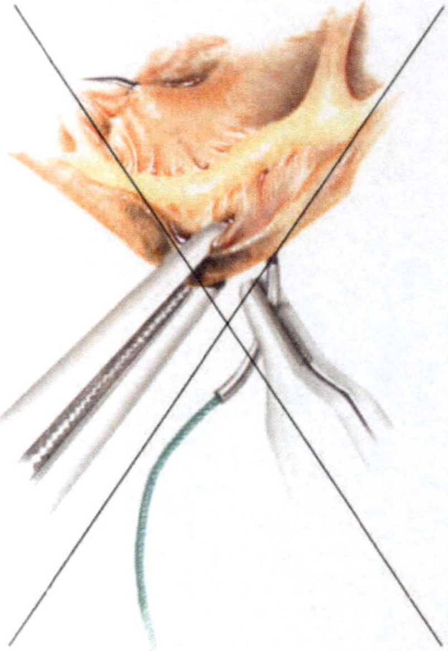

Abb. 12.28. Was man nicht tun sollte: Die Nähte sollten nicht durch den Muskel gelegt werden

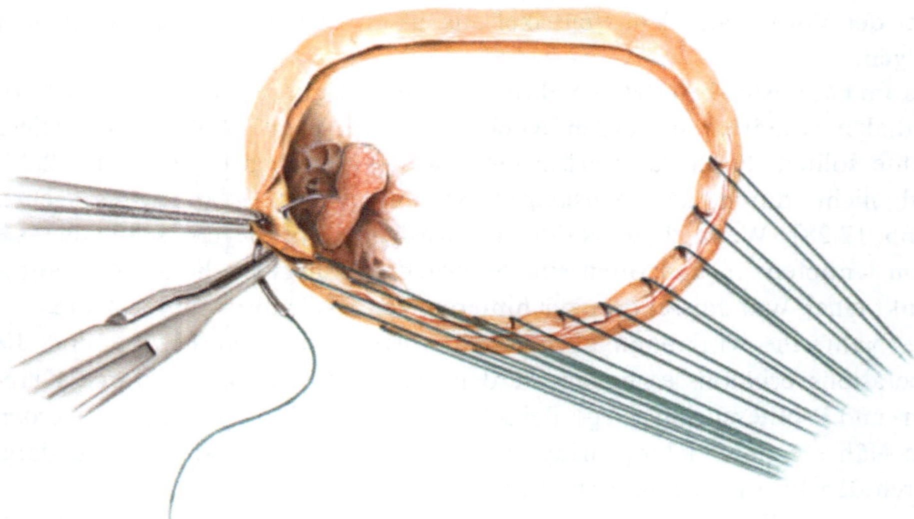

Abb. 12.29

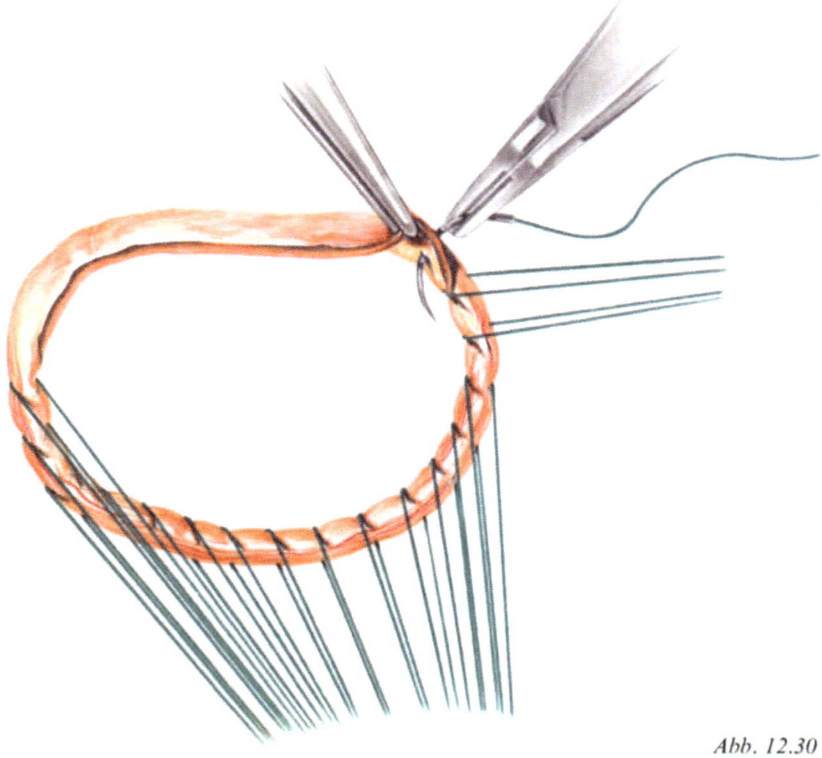

Abb. 12.30

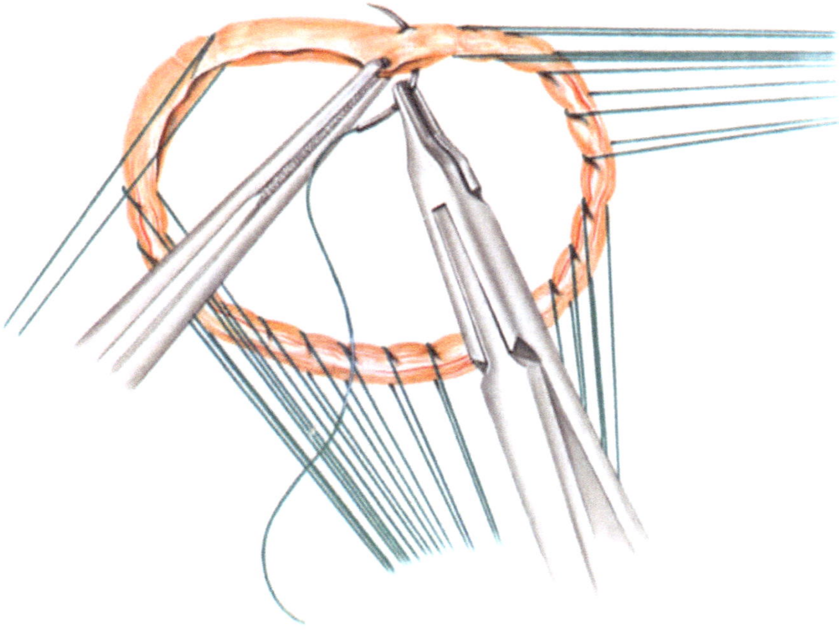

Abb. 12.31

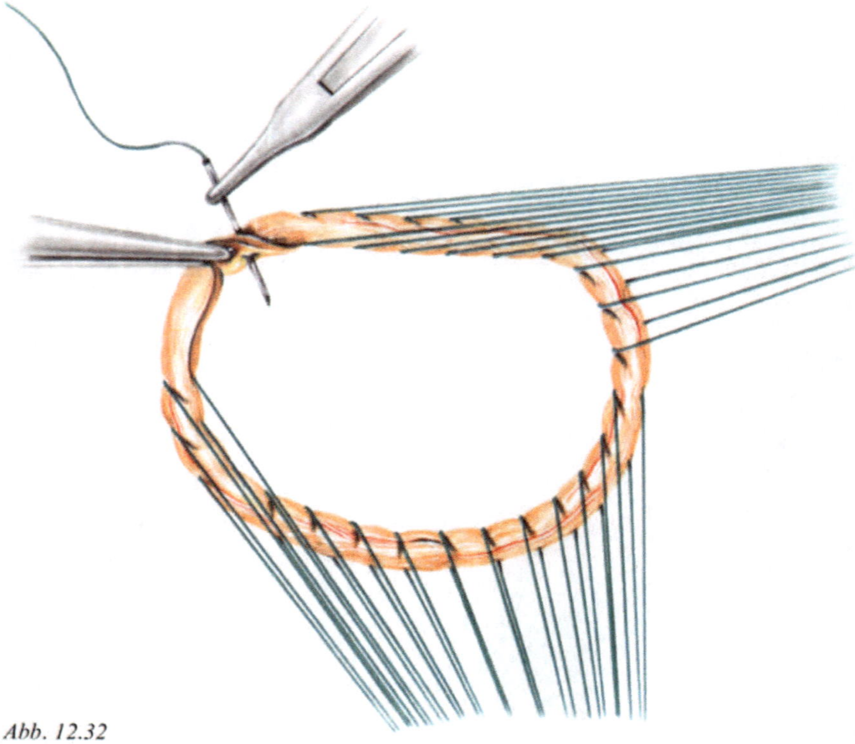

Abb. 12.32

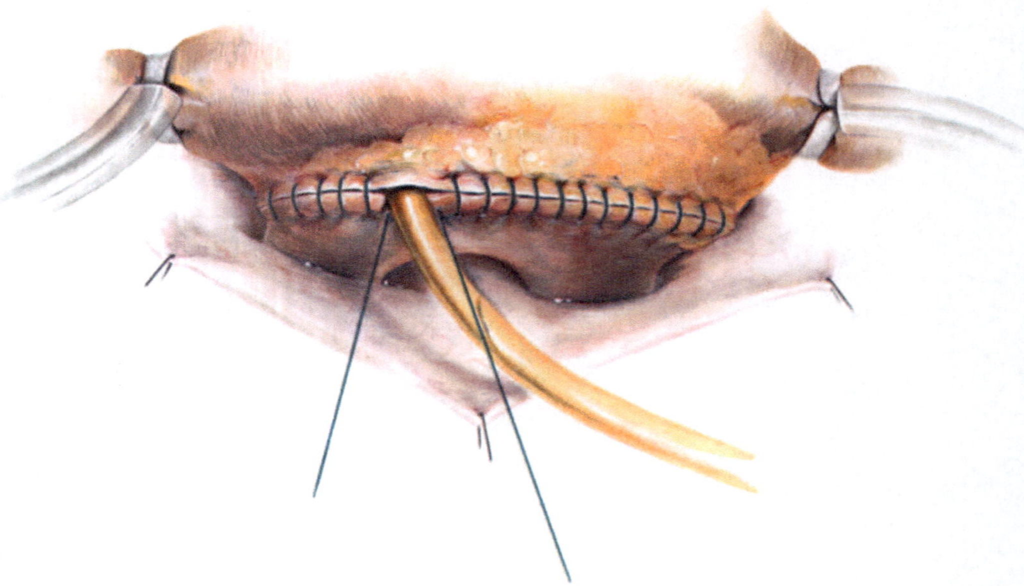

Abb. 12.33

Nach Einsetzen der Klappe und Knüpfen der Nähte wird ein Katheter durch die Prothese in den linken Ventrikel eingeführt und der linke Vorhof verschlossen (Abb. 12.33). Die Aortenklemme wird freigegeben und die Aorta ascendens entlüftet. Die Entlüftung wird durch Saugen an der aortalen Entlüftungskanüle wirkungsvoller. Das Herz wird dann im schlagenden und dekomprimierten Zustand für einige Minuten reperfundiert. Unter elektrisch induzierter Fibrillation wird der Katheter gezogen und die Luft aus dem linken Vorhof ausgedrückt, während die Vorhofnähte geknüpft werden. Die angehobene Ventrikelspitze wird zur Aspiration von Luft punktiert. Anschließend wird das Herz defibrilliert.

Ergebnisse

Operationsletalität

Im Stadium III beträgt das Operationsrisiko des elektiven Mitralklappenersatzes weniger als 2% [3, 10]. Dagegen steigt die Letalität bei Patienten im Stadium IV auf mindestens 25% [3]. Offensichtlich bestimmen besonders der präoperative Funktionsgrad des Myokards und die Methode des intraoperativen Myokardschutzes das Operationsrisiko. Verbesserungen des Myokardschutzes und Vorverlegung des Operationszeitpunktes werden wahrscheinlich das Gesamtrisiko des Mitralklappenersatzes weiter verringern.

Spätletalität

Schließt man die Operationsletalität aus, beträgt die 5-Jahres-Überlebensrate nach einem Mitralklappenersatz etwa 80–85%. Diese Überlebensrate trifft für die Scheibenprothesen ebenso wie für die Schweineklappen zu [7, 14, 49]. Die Mehrzahl der Spättodesfälle ist nicht auf prothesenbedingte Komplikationen, sondern auf myokardiale Ursachen zurückzuführen. Diese Tatsache verdeutlicht erneut, daß der präoperative strukturelle und funktionelle Status des Myokards die kritischsten Faktoren darstellen, die den Langzeiterfolg einer Klappenoperation bestimmen.

Hämodynamische Eigenschaften

Alle drei Klappentypen zeigen in den gebräuchlichen Größen von 30–32 mm ähnlich günstige hämodynamische Eigenschaften. Gewöhnlich besteht ein geringer transvalvulärer Ruhegradient von 4–6 mm Hg, der bei Belastung um 2–4 mm Hg ansteigt [6, 18, 20, 32].

Prothesenbedingte Komplikationen

Thromboembolie. Die Kugel- und Scheibenprothesen weisen trotz Antikoagulation eine Thromboembolierate von 4–5% pro Jahr auf (Tabelle 12.1). Etwa die Hälfte dieser Embolien sind geringfügiger Natur und haben keine bleibenden neurologischen Ausfälle oder periphere Komplikationen zur Folge. Bei der Björk-Shiley-Klappe kann außerdem eine Klappenthrombose mit einer Häufigkeit von 1,6% pro Jahr auftreten [8, 53].

Tabelle 12.1. Vergleich der heute gebräuchlichsten Mitralklappenprothesen

	Kugelklappe (Starr-Edwards 6210 u. 6400)	Scheibenklappe (Björk-Shiley)	Bioprothese (Hancock-Klappe)
Zahl der nachbeobachteten Patienten	401	471	642
Gesamtbeobachtungszeit in Jahren (Mittelwert; Maximum)	1327 (3,1; 14)	925 (2,0; 8)	1661 (2,6; 7)
Strukturmängel (% pro Patientenjahr)	0	0	0,7 (± 0,2)
Prothesenthrombose (% pro Patientenjahr)	0,5 (± 0,2)	1,6 (± 0,4)	0,1 (± 0.1)
Thromboembolie (% pro Patientenjahr)	5,0 (± 0,6)	4,2 (± 0,7)	2,9 (± 0,4)

Insgesamt liegt die Thromboembolierate der Schweineklappe bei 3–4% pro Jahr und ist damit der Emboliehäufigkeit der mechanischen Klappen enttäuschend ähnlich [14, 37]. Dies könnte darauf hinweisen, daß ein großer Teil dieser Embolien nach Mitralklappenersatz eher aus dem flimmernden Vorhof als von der Klappe selbst stammt. Festzuhalten ist, daß in den meisten Kliniken die Antikoagulation nach Implantation einer Bioprothese unbegrenzt fortgesetzt wird, wenn Vorhofflimmern besteht; bei Sinusrhythmus wird die Antikoagulation nach 6–12 Wochen langsam beendet. Ohne Antikoagulation ist die Thromboembolierate bei Patienten mit Sinusrhythmus äußerst niedrig; COHN et al. beobachteten nach einer mittleren Beobachtungszeit von 3 Jahren keine thromboembolischen Komplikationen [14].

Antikoagulationsbedingte Morbidität und Letalität. Bei Langzeitantikoagulation besteht für den Patienten ein dauerndes Blutungsrisiko. Ernstere und geringfügige Blutungen treten mit etwa der gleichen Häufigkeit auf und haben jeweils eine Wahrscheinlichkeit von 1,5% pro Jahr [2, 22]. Das Risiko einer tödlichen Antikoagulationsblutung beträgt etwa 0,5% pro Jahr.

Strukturbedingte Versager. Bei dem nicht bezogenen Typ der Starr-Edwards-Prothese wurden keine konstruktionsbedingten Versager beobachtet [49]. Ebenso wurden keine Konstruktionsmängel an der Björk-Shiley-Klappe beschrieben [8, 53]. Bis zu 5 Jahren postoperativ treten bei der Schweineklappe nur selten Versager auf [14, 37]. Allerdings beziehen sich die meisten Berichte auf eine durchschnittliche Nachbeobachtungszeit von 3 Jahren.

Die Haltbarkeit der biologischen Prothesen muß jedoch für längere Zeitabschnitte bestimmt werden. Elektronenoptische Untersuchungen implantierter Schweineklappen haben gezeigt, daß Veränderungen in direkter Abhängigkeit zur Implantationsdauer auftreten [16]. Diese Veränderungen bestehen in progredienter Zerreißung der kollagenen Fasern, Erosion der Klappenoberfläche, Lipideinlagerung und Bildung von Thrombozytenaggregaten. Inwieweit diese Prozesse die Haltbarkeit der Prothese beeinflussen, ist noch nicht hinreichend bekannt. Gesicherte Schlußfolgerungen darüber werden erst möglich sein, wenn Langzeitergebnisse über 10 Jahre oder länger vorliegen.

Literatur

1. Akins CW, Kirklin JK, Block PC, Buckley MJ, Austen MG (1979) Preoperative evaluation of subvalvular fibrosis in mitral stenosis: a predictive factor in conservative vs replacement surgical therapy. Circulation 60 (Suppl I): I–71
2. Allen WB, Karp RB, Kouchoukos NT (1975) Mitral valve replacement: Starr-Edwards cloth-covered composite-seat prosthesis. Arch Surg 109:642
3. Appelbaum A, Kouchoukos NT, Blackstone EH, Kirklin JW (1976) Early risks of open heart surgery for mitral valve disease. Am J Cardiol 37:201
4. Bailey CP (1949) The surgical treatment of mitral stenosis (mitral commissurotomy). Dis Chest 15:377
5. Berger RL, Saini VK (1973) A continuous suture technic for mitral valve replacement. Ann Thorac Surg 16:505
6. Bjork VO, Book K, Holmgren A (1974) The Bjork-Shiley mitral valve prosthesis: a comparative study with different prosthesis orientations. Ann Thorac Surg 18:379
7. Bjork VO, Henze A (1976) Experience of more than 1000 implanted Bjork-Shiley heart valves over a six and a half year period. *In* Stalpert G, Suy R, Vermeulen F (eds): Late Result of Valvular Replacements and Coronary Surgery. Ghent, Belgium, European Press
8. Bjork VO, Henze A (1977) Isolated mitral valve replacement with the Bjork-Shiley tilting disc valve prosthesis. Scand J Thor Cardiovasc Surg 11:181
9. Bjork VO, Henze A, Rodriguez L (1977) Left ventricular rupture as a complication of mitral valve replacement: surgical experience with eight cases and a review of the literature. J Thorac Cardiovasc Surg 73:14
10. Bonchek LI, Anderson RP, Starr A (1974) Mitral valve replacement with cloth-covered composite-seat prostheses. J Thorac Cardiovasc Surg 67:93
11. Braunwald E, Awe NC (1963) The syndrome of severe mitral regurgitation with normal left atrial pressure. Circulation 27:29
12. Carpentier A (1976) Plastic and reconstructive mitral valve surgery. *In* Kalmanson D (ed): The Mitral Valve, Acton, Mass, Publishing Sciences Group
13. Carpentier A, Deloche A, Dauptain J, Soyer R, Prigent CL, Blondeau P, Piwnica A, Dubost C, McGoon DC (1971) A new reconstructive operation for correction of mitral and tricuspid insufficiency. J Thorac Cardiovasc Surg 61:1
14. Cohn LH, Koster JK, Mee RBB, Collins JJ (1979) Long-term follow-up of the Hancock bioprosthetic heart valve: a 6-year review. Circulation (Suppl I): I–87
15. Cutler EC, Beck CS (1929) The present status of surgical procedures in chronic valvular disease of the heart. Arch Surg 18:403
16. Ferrans VJ, Spray TL, Billingham ME, Roberts WC (1978) Structural changes in glutaraldehyde-treated porcine heterografts used as substitute cardiac valves. Am J Cardiol 41:1159
17. Gerami S, Messmer BJ, Hallman GL, Cooley DA (1971) Open mitral commissurotomy. J Thorac Cardiovasc Surg 62:366

18. Glancy DL, O'Brien KP, Reis RL, Epstein SE, Morrow AG (1969) Hemodynamic studies in patients with 2M and 3M Starr-Edwards prostheses: evidence of obstruction to left atrial emptying. Circulation 39 (Suppl I): I–113
19. Hood WP Jr, Rackley CE, Rolett EL (1968) Wall stress in the normal and hypertrophied human left ventricle. Am J Cardiol 22:550
20. Horowitz MS, Goodman DJ, Fogarty TJ, Harrison DC (1974) Mitral valve replacement with glutaraldehyde-preserved porcine heterograft: clinical, hemodynamic, and pathological correlations. J Thorac Cardiovasc Surg 67:885
21. Housman L, Boncheck LI, Lambert LE, Grunkemeier GL, Starr A (1977) Prognosis of patients after open mitral commissurotomy: analysis of late results in 100 patients. J Thorac Cardiovasc Surg 73:742
22. Isom OW, Spencer FC, Glassman E, Teiko P, Boyd AD, Cunningham JN (1977) Long-term results in 1,375 patients undergoing valve replacement with the Starr-Edwards cloth-covered composite-seat protheses: a six-year appraisal. Ann Surg 186:310
23. Isom OW, Williams CD, Falk EA, Glassman E, Spencer FC (1972) Long-term evaluation of cloth-covered metallic ball prostheses. J Thorac Cardiovasc Surg 64:354
24. Katske G, Golding LR, Tubbs RR, Loop FD (1979) Posterior midcentricular rupture after mitral valve replacement. Ann Thorac Surg 27:130
25. Kay JH, Zubiate P, Mendez AM, Carpena C, Watanabe K, Magidson O (1976) Mitral valve repair for patients with pure mitral insufficiency. JAMA 236:1584
26. Kirklin JW (1972) Replacement of the mitral valve for mitral incompetence. Surgery 72:827
27. Kirklin JW, Conti VR, Blackstone EH (1979) Prevention of myocardial damage during cardiac operations. N Engl J Med 301:135
28. Kirklin JW, Pacifico AD (1973) Surgery for acquired valvular heart disease. Part 2. N Engl J Med 288:194
29. Lam JHC, Ranganathan N, Wigle ED, Silver MD (1970) Morphology of the human mitral valve. I. Chordae tendineae: a new classification. Circulation 41:449
30. Lefrak EA, Starr A (1979) Cardiac Valve Prostheses. Appleton-Centrury-Crofts, New York
31. McAlpine WA (1975) Heart and Coronary Arteries. Springer-Verlag, New York
32. McAnulty JH, Morton M, Rahimtoola SH, Kloster FE, Ahuja N, Starr A (1978) Hemodynamic characteristics of the composite strut ball valve prostheses (Starr-Edwards Track Valves) in patients on anticoagulants. Circulation (Suppl I): I–159
33. Mullin MJ, Engelman RM, Isom OW, Boyd AD, Glassman E, Spencer FC (1974) Experience with open mitral commissurotomy in 100 consecutive patients. Surgery 76:974
34. Murtra M, Castells E, Puig-Massana M, Martinez F, Simon J, Petit M (1975) Continuous sutures in replacement of mitral and tricuspid valves with prostheses. J Thorac Cardiovasc Surg 69:132
35. Nanda NC, Gramiak R, Shah PM, DeWeese JA (1975) Mitral commissurotomy versus replacement: preoperative evaluation by echocardiography. Circulation 51:263
36. Oury JH, Folkerth TL, Hagan AD, Albert JS, Angell WW (1976) Indications and late results of reconstructive mitral surgery – hemodynamic evaluation of the Carpentier ring. *In* Kalmanson D (ed): The Mitral Valve. Acton, Mass, Publishin Sciences Group
37. Oyer PE, Stinson EB, Reitz BA, Miller DO, Rossiter S, Shumway NE (1979) Longterm evaluation of the porcine xenograft bioprosthesis. J Thorac Cardiovasc Surg 78:343
38. Perloff JK, Roberts WC (1972) The mitral apparatus: functional anatomy of mitral regurgitation. Circulation 46:227
39. Pluth JR, Curtis JJ (1978) Modified continuous suture technique for mitral valve replacement. Ann Thorac Surg 25:459
40. Rahimtoola SH (1978) The problem of valve prosthesis-patient mismatch. Circulation 58:20
41. Ranganathan N, Lam JHC, Wigle ED, Silver MD (1970) Morphology of the human mitral valve. II. The valve leaflets. Circulation 41:459
42. Rigo P, Alderson PO, Robertson RM, Becker LC, Wagner HN Jr (1979) Measurement of aortic and mitral regurgitation by gated cardiac blood pool scans. Circulation 60:306
43. Roberts CW, Cohen LS (1972) Left ventricular papillary muscle. Description of the normal and a survey of conditions causing them to be abnormal. Circulation 46:138

44. Rosenquist GC, Clark EB, Sweeney LJ, McAllister HA (1976) The normal spectrum of mitral and aortic valve discontinuity. Circulation 54:298
45. Schuler G, Peterson KL, Johnson A, Francis G, Dennish G, Utley J, Daily PO, Ashburn W, Ross J Jr (1979) Temporal response of left ventricular performance to mitral valve surgery. Circulation 59:1218
46. Selzer A, Cohn KE (1972) Natural history of mitral stenosis: a review. Circulation 45:878
47. Souttar HS (1925) The surgical treatment of mitral stenosis. Brit Med J 2:603
48. Spencer FC (1978) A plea for early, open mitral commissurotomy. Am Heart J 95:668
49. Starr A, Grunkemeier G, Lambert L, Okies JE, Thomas D (1976) Mitral valve replacement: a 10-year follow-up of noncloth-covered vs cloth-covered caged-ball prostheses. Circulation 54 (Suppl III):III–47
50. Starr A, Macmanus Q (1978) Acquired valvular heart disease. *In* Effler D (ed): Blades' Surgical Diseases of the Chest, 4th ed, St Louis CV Mosby
51. Tandler J (1913) Anatomie des Herzens. Fischer G, Jena
52. Urschel CW, Covell JW, Sonnenblick EH, Ross J Jr, Braunwald E (1968) Myocardial mechanics in aortic and mitral regurgitation. The concept of instantaneous impedance as a determinant of the performance of the intact heart. J Clin Invest 47:867
53. Walter P, Schwarz F, Scheld H, Hehrlein FW (1979) Eight years experience with the Bjork-Shiley tilting disc valve prosthesis in 833 patients. Thorac Cardiovasc Surg 27:178
54. Wanderman KL, Goldberg MJ, Stack RS, Weissler AM (1976) Left ventricular perfomance in mitral regurgitation assessed with systolic time intervals and echocardiography. Am J Cardiol 38:831
55. Wiltrakis MG, Rahimtoola SH, Harlan BJ, DeMots H (1978) Diastolic rumbles with porcine heterograft prosthesis in the atrioventricular position. Chest 74:411
56. Wolpowitz A, Barnard MS, Sanchez H, Barnard CN (1978) Intraoperative posterior left ventricular wall rupture associated with mitral valve replacement. Ann Thorac Surg 25:551
57. Zimmerman J, Bailey CP (1962) The surgical significance of the fibrous skeleton of the heart. J Thorac Cardiovasc Surg 44:701

Kapitel 13

Chirurgie der Aortenklappe

Die Chirurgie der Aortenklappe betrifft alle Altersgruppen; sie umspannt ein breites Spektrum der pathologischen Anatomie und chirurgischen Technik. In diesem Kapitel stellen wir die Valvotomie und den Ersatz der Aortenklappe dar; außerdem besprechen wir kurz die chirurgische Behandlung anderer Obstruktionsformen der linksventrikulären Ausflußbahn.

Valvotomie

Indikationen

Die Indikationen zur aortalen Valvotomie unterscheiden sich von Altersgruppe zu Altersgruppe. Die Herzinsuffizienz stellt im Säuglingsalter die Hauptindikation zum operativen Vorgehen dar; dagegen hat die Operation im Kindesalter die Verhinderung des plötzlichen Herztodes und Beseitigung von Symptomen zum Hauptziel [5, 41, 64]. Die Valvotomie sollte bei jedem herzinsuffizienten Kleinkind ebenso wie bei jedem Kind mit kritischer Aortenstenose ungeachtet der Symptome vorgenommen werden. Eine schwere Aortenstenose ist bei einem systolischen Druckgradienten von mehr als 75 mm Hg, normales Herzzeitvolumen vorausgesetzt, oder einer Klappenöffnungsfläche von weniger als 0,5 cm/m^2 anzunehmen. Diese Kriterien sollten jedoch nicht zu starr gehandhabt werden.

Chirurgische Anatomie

Bei der angeborenen Aortenstenose ist die rechtskoronare Klappentasche meist unterentwickelt und mit den benachbarten Taschen an den Kommissuren verschmolzen. Das Orificium besteht meist in einer schlitzförmigen Öffnung zwischen der links- und nichtkoronaren Tasche, die entsprechende Kommissur ist meist weit offen. Eine verschmolzene Kommissur der rechtskoronaren Tasche ist in der Regel gut entwickelt, während die andere unterschiedlich ausgebildet sein und nur in einer rudimentären Falte bestehen kann. Meist kann zumindest eine Kommissur der rechtskoronaren Tasche bedenkenlos inzidiert werden. Ob die zweite Kommissur eröffnet werden kann, hängt davon ab, inwieweit sie und die rechtskoronare Tasche selbst ausgebildet sind.

Operationstechnik

Nach querer Eröffnung der Aorta ascendens wird die Klappe mit einem kleinen Haken eingestellt. Die Klappentaschen werden mit Pinzetten gehalten und die gut entwickelte Kommissur bis in den Klappenring inzidiert (Abb. 13.1, 13.2). Dann wird die rechte Klappentasche hinsichtlich Ausbildungsgrad und Aufhängung untersucht. Nur dann, wenn eine Insuffizienz der rechten Koronartasche ausgeschlossen werden kann, wird auch die andere Kommissur inzidiert. Nach Valvotomie sollte immer nach einer subvalvulären Stenose gesucht werden.

Ergebnisse

Die Valvotomie hat in der Neugeborenenphase zwar eine hohe Operationsletalität, bei erfolgreicher Korrektur ist jedoch die Prognose gut [33]. Die Todesfälle sind zum großen Teil einer Übergangsform des hypoplastischen Linksherzsyndroms zuzuordnen [33].
Im Kindesalter hat die Valvotomie ein niedrigeres Operationsrisiko; allerdings wird der Druckgradient an der Klappe nicht immer völlig beseitigt

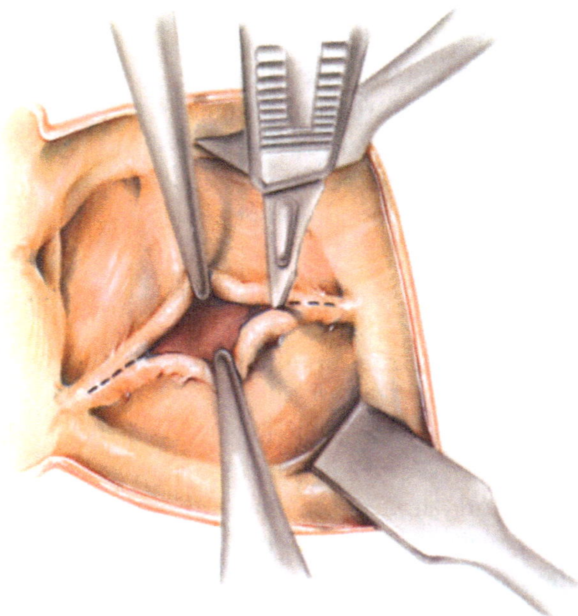

Abb. 13.1

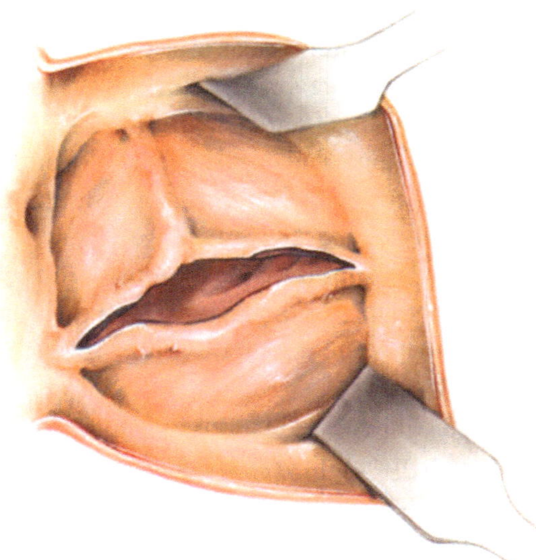

Abb. 13.2

[24, 55, 65]. CONKLE et al. berichteten über 38 Patienten, die zwischen dem ersten und 21. Lebensjahr operiert worden waren [24]. 90% der Patienten waren asymptomatisch. Der Druckgradient war von durchschnittlich 91 auf 27 mm Hg gefallen. LAWSON et al. untersuchten 44 Patienten, die im durchschnittlichen Alter von 10 Jahren operiert worden waren [65]. 92% der Patienten überlebten 10 Jahre, 18% mußten innerhalb dieses Zeitraumes reoperiert werden. 10 Jahre postoperativ nimmt die Rate der Reoperationen wegen Restenosierung oder progredienter Klappeninsuffizienz deutlich zu.

Aortenklappenersatz

Indikationen

Aortenstenose

Die schwere Aortenstenose hat im Erwachsenenalter eine sehr schlechte Prognose, die Letalität beträgt 8–9% pro Jahr [39, 92]. Bei Auftreten einer Angina pectoris beträgt die mittlere Lebenserwartung 5 Jahre, bei Synkopen noch 3 Jahre. Kommt es zur kardialen Dekompensation, liegt die mittlere Lebenserwartung bei weniger als 2 Jahren [100]. Nur durch den rechtzeitigen Aortenklappenersatz können Prognose und funktioneller Status verbessert, eine normale Ventrikelfunktion erhalten oder eine gestörte Ventrikelfunktion normalisiert werden. Die Entscheidung, wann ein Aortenklappenersatz durchzuführen ist, setzt die Kenntnis voraus, inwieweit der natürliche Verlauf der Aortenklappenstenose durch eine rechtzeitige und technisch einwandfreie Operation günstig beeinflußt werden kann.

Die Aortenstenose ist meist eine progrediente Erkrankung. Der zunehmende Widerstand gegen den linksventrikulären Auswurf wird durch eine Steigerung des linksventrikulären Druckes kompensiert, um so einen ausreichenden Systemdruck und ein genügendes Herzzeitvolumen zu gewährleisten. Diese linksventrikuläre Drucksteigerung wird durch eine konzentrische Ventrikelhypertrophie erzielt, die zur Verdickung der Kammerwand und zur Gewichtszunahme des linken Ventrikels führt [36, 49, 84]. Dank dieser Hypertrophie normalisiert sich die Wandspannung, und es bleibt, zumindest anfangs, eine normale Pumpfunktion des linken Ventrikels erhalten [34, 47, 48].

Die konzentrische Hypertrophie des linken Ventrikels ist jedoch nur begrenzt möglich. Im weiteren Verlauf beginnt der linke Ventrikel zu dilatieren. Diese Dilatation stellt eine kritische Entwicklung zur Dekompensation der Ventrikelfunktion dar. Anfangs können die Auswurffraktion und die mittlere Geschwindigkeit der zirkumferentiellen Faserverkürzung noch im normalen Bereich liegen [99], später verschlechtern sie sich, so daß es schließlich zur Dekompensation und Herzinsuffizienz kommt.

Hämodynamische und metabolische Veränderungen sind die Folge dieser progredienten linksventrikulären Kompensation und späteren Dekompensation; sie bedingen die für die Aortenstenose charakteristischen Symptome. Mit der Abnahme der linksventrikulären Compliance erhöhen sich der enddiastolische und pulmonalvenöse Druck. Dies bedingt die progrediente Kurzatmigkeit. Die zunehmende Wandspannung erhöht den myokardialen Sauerstoffbedarf und führt zu einem Mißverhältnis der myokardialen Sauerstoffbilanz, so daß es zur myokardialen Ischämie und zum Auftreten der Angina pectoris kommt. Eine gleichzeitig bestehende koronare Herzerkrankung beschleunigt das Auftreten der myokardialen Ischämie.
Schwindelerscheinungen oder Synkopen sind die Folge von kurzfristig auftretenden Blutdruckabfällen. Ein plötzlicher Herztod kann wahrscheinlich als Folge von Rhythmusstörungen aufgrund der myokardialen Ischämie eintreten. Mit der Dekompensation des linken Ventrikels kommt es zur chronischen Herzinsuffizienz, die wiederum in einem Circulus vitiosus zur Verschlechterung der Ventrikelfunktion und schließlich zum Tod führt, falls nicht vorher chirurgisch interveniert wird.
Auf die Wahl des richtigen Operationszeitpunktes kommt es an, wenn die Symptome gebessert, eine ventrikuläre Dysfunktion vermieden oder normalisiert und die Prognose der Aortenstenose verbessert werden sollen. Dieser Zeitpunkt kann heute sicher bestimmt werden, da die Langzeitergebnisse des Aortenklappenersatzes weit günstiger sind als der natürliche Verlauf [4, 84, 109, 112]. Bei den meisten Patienten wird durch den Aortenklappenersatz eine Besserung der Symptomatik und Ventrikelfunktion erzielt. Auch bei Patienten mit fortgeschrittener Herzinsuffizienz und erheblich eingeschränkter Ventrikelfunktion kann meist eine symptomatische und funktionelle Besserung erzielt werden [109], weil offensichtlich die durch die Aortenstenose bedingte Ventrikelfunktionsstörung zum gewissen Grade reversibel ist. Allerdings ist die Prognose dieser Patienten trotz erfolgreicher Klappenersatzoperation ungünstiger.
Die schlechte Prognose der hochgradigen Aortenstenose und die guten chirurgischen Ergebnisse rechtfertigen die Operation ohne Rücksicht auf die Häufigkeit oder Schwere der Symptome auch dann, wenn eine schwere Aortenstenose allein durch die Herzkatheteruntersuchung erwiesen ist. Die hämodynamische Beurteilung einer Aortenstenose erfolgt bei uns aufgrund des transvalvulären Druckgradienten und der Berechnung der Klappenöffnungsfläche und des Klappenöffnungsflächenindex. Bei normaler Auswurffraktion und normalem Herzzeitvolumen entspricht ein Druckgradient von 50 mm Hg einer schweren Aortenstenose (Klappenöffnungsflächenindex kleiner als 0,75 cm^2/m^2). Bei niedrigem Herzzeitvolumen kann trotz Fehlens eines hohen Druckgradienten eine hochgradige Aortenstenose bestehen. Das ist auch der Grund, warum wir den Index der Klappenöffnungsfläche bestimmen.

Aorteninsuffizienz

Die Aorteninsuffizienz, wie sie bei der akuten Endokarditis oder Dissektion der Aorta ascendens zu beobachten ist, kann zu einer schlagartigen Beeinträchtigung des Kreislaufes führen [92, 116, 119], so daß eine dringliche Operation notwendig wird. Die Indikationen zur Operation angesichts einer akuten Kreislaufinsuffizienz sind klar und allgemein anerkannt.
Dagegen sind die Indikationen zur Operation einer chronischen Aorteninsuffizienz heftig umstritten [51, 82, 88, 91, 105]. Denn einerseits sind die bisherigen Indikationen – Auftreten schwerer Symptome, Herzinsuffizienz oder deutliche Herzvergrößerung – heute nicht mehr absolut verläßlich und ausreichend, andererseits wurden klar definierte und allgemein gültige neue Indikationen bislang nicht erarbeitet.
Der Aortenklappenersatz bei chronischer Aorteninsuffizienz hat im Hinblick auf die Besserung der Symptome, der Ventrikelfunktion und der Spätprognose nicht die gleichen zufriedenstellenden Ergebnisse erbracht wie bei der Aortenstenose [4, 13, 17, 22, 36, 37, 44, 60]. Offensichtlich bestehen mehrere Gründe für diese Diskrepanz:

1. Die Aorteninsuffizienz führt meist erst dann zu Symptomen, wenn eine erhebliche Ventrikelfunktionsstörung besteht [36, 42].
2. Die gestörte Ventrikelfunktion bei Auftreten von Symptomen normalisiert sich trotz eines erfolgreichen Klappenersatzes selten vollständig [13, 44].
3. Die schwere Ventrikelfunktionsstörung schreitet häufig trotz erfolgreichem Klappenersatz fort und bedingt den Spättod [11, 50, 53].

Die linksventrikuläre Hypertrophie und Kammerdilatation sind die hauptsächlichen Kompensationsmechanismen der Aorteninsuffizienz [84]. Damit kann der Volumenüberlastung mit einer Vergrößerung des Schlagvolumens begegnet werden, so daß die Auswurffraktion und der enddiastolische Ventrikeldruck über lange Zeit normal bleiben. Schließlich verschlechtert sich die Auswurffraktion, anfangs nur unter Belastung, später auch in Ruhe [12]. Der enddiastolische Ventrikeldruck steigt und damit auch der pulmonalvenöse Druck, so daß Dyspnoe und Orthopnoe auftreten. Aus diesem Grunde machen sich bei der Aorteninsuffizienz im Gegensatz zur Aortenstenose Symptome erst dann bemerkbar, wenn eine erhebliche Ventrikelfunktionsstörung eingetreten ist [36]. Auch die strukturellen und funktionellen Veränderungen des linken Ventrikels sind bei der Volumenüberlastung schwerwiegender und weniger reversibel als bei der Druckbelastung [71, 84, 101].
Maron et al. gaben eine Beschreibung der Herzmuskeldegeneration, wie sie bei Patienten mit reiner Aorteninsuffizienz und kombiniertem Aortenvitium zu beobachten ist [71]. Diese morphologischen Charakteristika bestehen in Abnahme der Zellgröße, Verlust an Myofibrillen und vornehmlich Myosinfilamenten, Streifung und Verklumpung der Z-Bänder, Zunahme des interstitiellen Bindegewebes, Auseinanderrücken der Zellen, Dilatation

und Proliferation des sarkoplasmatischen Retikulums und Verdickung der Basalmembran. Wenngleich die Anzahl von nur 16 Patienten sehr klein ist, beobachtete diese Arbeitsgruppe keine dieser degenerativen Veränderungen bei 6 Patienten mit überwiegender Aortenstenose.
Experimentelle Untersuchungen von Ross et al. haben gezeigt, daß eine chronische linksventrikuläre Volumenüberlastung zu einem Auseinandergleiten der Myofibrillen mit Verlust der normalen Z-Linien-Anordnung führt [101]. Vermutlich ist diese grundlegende qualitative Veränderung der Mikroarchitektur der Kammerwand z.T. oder sogar völlig irreversibel [36].
Die Unzulänglichkeit der herkömmlichen Indikationsstellung zum Klappenersatz bei der chronischen Aorteninsuffizienz hat die Suche nach verläßlichen Parametern stimuliert, um den günstigsten Operationszeitpunkt besser abschätzen zu können. Diesem Ziel versuchte man mit invasiven und nichtinvasiven Untersuchungsmethoden der Ventrikelfunktion in Ruhe und unter Belastung näher zu kommen.
Die Erhöhung der Nachlast mit Angiotensin führte bei etwa 50% der Patienten mit Aorteninsuffizienz zu einem Abfall der Auswurffraktion [8]. Diese belastungsinduzierte Dysfunktion korrelierte mit einer Regurgitationsfraktion von über 0,5 und einem linksventrikulären enddiastolischen Volumenindex von über 160 ml/m^2.
Die Herzbinnenraumszintigraphie wies eine abnorme Auswurffraktion unter Belastung bei beinahe allen Patienten mit Aorteninsuffizienz und bei annähernd 50% der asymptomatischen Patienten auf [12]. Die Messung der linksventrikulären Funktion unter Belastung könnte sich als wertvoll in der Bestimmung des optimalen Operationszeitpunktes erweisen.
Auch echokardiographische Untersuchungen über die linksventrikulären Dimensionen wurden mit den postoperativen Ergebnissen korreliert [50]. Bei Patienten mit einem linksventrikulären endsystolischen Durchmesser von weniger als 55 mm ist meist mit einem guten Operationsergebnis zu rechnen. Man hat daher empfohlen, asymptomatische Patienten mit einem endsystolischen Ventrikeldurchmesser von 50–54 mm alle 4–6 Monate echokardiographisch zu beobachten und die Operation trotz Fehlens von Symptomen dann durchzuführen, wenn der endsystolische Durchmesser über 55 mm ansteigt [51].
Rahimtoola empfiehlt den Aortenklappenersatz bei asymptomatischen Patienten erst dann, wenn eine hochgradige Aorteninsuffizienz zu verminderter Auswurffraktion des linken Ventrikels in Ruhe geführt hat. Seiner Ansicht nach ist unser Wissen über die Aorteninsuffizienz noch zu begrenzt, als daß klare Empfehlungen für Patienten mit normaler Ruhe-, jedoch beeinträchtigter Belastungsauswurffraktion des linken Ventrikels gegeben werden könnten.
Wir empfehlen einen Klappenersatz bei schwerer Aorteninsuffizienz und in Ruhe gestörter linksventrikulärer Auswurffraktion ohne Rücksicht auf die Symptomatik. Alle symptomatischen Patienten mit schwerer Aorteninsuffizienz sollten operiert werden. Die Indikationen zum operativen Vorge-

hen werden weitere Abwandlungen erfahren; letztlich bestimmend werden die verbesserten chirurgischen Ergebnisse, die erweiterten Kenntnisse und neue technische Möglichkeiten zur präziseren präoperativen Beurteilung der Aorteninsuffizienz sein [97, 110]. Das Ziel des Aortenklappenersatzes sollte immer darin bestehen, dem Auftreten einer irreversiblen linksventrikulären Dysfunktion zuvorzukommen.

Kombiniertes Aortenvitium

Patienten mit einem kombinierten Aortenvitium umfassen ein breites Spektrum pathophysiologischer Veränderungen und müssen besonders sorgfältig untersucht werden, denn bei diesen Patienten kann, wahrscheinlich infolge einer frühzeitigen Kammerdilatation bei bestehender Obstruktion des Ausflußtraktes, die Krankheit einen progredienteren und maligneren Verlauf nehmen. Symptomatische Patienten mit normaler Ventrikelfunktion sollten ebenso operiert werden wie asymptomatische Patienten mit bereits in Ruhe gestörter Ventrikelfunktion.

Endokarditis

Die Behandlung der Endokarditis ist primär konservativ. Die Indikationen zur Operation sind vielfältiger Natur und hängen vom Erreger, seinem Ansprechen auf antibiotische Behandlung, den Auswirkungen auf den Kreislauf und anderen Faktoren ab [14, 75, 77, 81, 89, 95, 108, 113, 117]. Die Operation sollte vorgenommen werden, wenn die Infektion nicht zu beherrschen ist, sich eine therapierefraktäre Herzinsuffizienz entwickelt und septische Embolien oder ein kompletter AV-Block auftreten.
Die Indikation zur Operation sollte auch vom Erregertyp abhängen.
Bei einer Pilzendokarditis und den meisten gramnegativen Erregern sollte die Operation frühzeitig und ohne Rücksicht auf die Kreislaufsituation geplant werden [14, 95, 117]. Eine Staphylococcus-aureus-Infektion kann zur Herzinsuffizienz, zu anulären und myokardialen Abszessen, Herzblock und Koronarembolien führen. Auch bei diesem Erregertyp wurde daher unabhängig vom Kreislaufzustand die Frühoperation empfohlen [95]. Die chirurgische Exzision des Infektionsherdes, bevor sich dieser weiter ausdehnen oder zum Abszeß führen kann, stellt einen entscheidenden Vorteil der frühzeitigen Operation bei konservativ widerspenstigen Fällen dar.

Kombination mit Koronarchirurgie

Der Klappenersatz bei unbehandelter Koronarerkrankung hat eine höhere Früh- und Spätletalität als der Klappenersatz bei fehlender Koronarerkrankung [29, 67, 86]. Darüber wurde bereits im Kap. 9 gesprochen. Copeland et al. wiesen bei 129 Patienten mit isoliertem Aortenklappenersatz und unbehandelter koronarer Herzerkrankung eine Dreijahresüberlebensrate von 60% nach. Dagegen betrug die Dreijahresüberlebensrate von 213 Patienten

ohne koronare Herzerkrankung 85%, ein statistisch signifikanter Unterschied.
Es ist hinreichend erwiesen, daß die gleichzeitige Koronarrevaskularisation beim Aortenklappenersatz die Überlebensrate derartiger Patienten verbessert, wenn die Operationsletalität unter 6% liegt [96]. Wir nehmen grundsätzlich bei allen Patienten mit einem Klappenfehler, die älter als 40 Jahre sind, eine Koronarangiographie vor [3, 9].
Jedes Gefäß mit einer mehr als 50%igen Stenose wird auch dann revaskularisiert, wenn keine Angina pectoris besteht.

Wahl der Prothese

Unsere Grundsätze zur Wahl des Prothensentypes beim Aortenklappenersatz sind detailliert in *Cardiac Valve Prosthesis* von Lefrak u. Starr dargestellt [66]. Im Augenblick entscheiden wir uns entweder für die zwei allgemein geläufigen mechanischen Prothesen, die Kugel- oder Kippscheibenklappe oder die Bioprothese (Schweineklappe).
Mechanische und biologische Klappen weisen im Hinblick auf ihre Hämodynamik ähnliche Eigenschaften auf, so daß diese die Wahl in den meisten Fällen nicht beeinflussen dürften. Die kleineren Größen der Schweineklappen können jedoch eher zu einem „Prothesen-Patienten-Mißverhältnis" führen [90]. Wir vermeiden es daher nach Möglichkeit, bei Erwachsenen eine aortale Schweineklappe kleiner als 25 mm zu implantieren.
Die hauptsächlichen Gesichtspunkte bei der Wahl der Prothese sind die Antikoagulation und die Einstellung von Patient und Operateur gegenüber einer Reoperation. Schweineklappen haben den Vorteil, ohne Antikoagulation eine niedrige Embolierate aufzuweisen, solange ein Sinusrhythmus besteht; ihre Haltbarkeit über 5 Jahre hinaus ist jedoch noch nicht gesichert. Nach dieser Zeitspanne kommt es zunehmend zur Funktionsstörung der Klappentaschen [63]. Irgendwann müssen wahrscheinlich alle Schweineklappen wegen struktureller und degenerativer Veränderungen ausgewechselt werden. Nach welchem Zeitraum diese degenerativen Veränderungen auftreten, ist bislang nicht hinreichend bekannt. Wir sind daher der Ansicht, daß der Patient sich über die mögliche Notwendigkeit einer erneuten Operation voll im Klaren sein sollte, bevor er eine Schweineklappe bejaht.
Alle mechanischen Prothesen bedürfen ununterbrochener Antikoagulation. Kontraindikationen gegen die Antikoagulation (Blutungsanamnese, Unfähigkeit und Widerwillen gegen tägliche Tabletteneinnahme und periodische Blutuntersuchungen) sprechen daher für die Schweineklappe. Besteht keine Kontraindikation gegen die Antikoagulation und beträgt die wahrscheinliche Lebenserwartung des Patienten mehr als 10 Jahre, empfehlen wir im allgemeinen eine mechanische Kugelklappe (Starr-Edwards-Modell 1260). Lehnt der Patient eine Antikoagulation ab und hat er nur wenige Bedenken gegen eine mögliche Reoperation, entscheiden wir uns für die Bioprothese.

In den nächsten Jahren werden wir über neue Klappenprothesen verfügen; unsere Kenntnisse über die heute gebräuchlichen Prothesen werden sich erweitern. Da wir bislang zu wenig wissen, können zum jetzigen Zeitpunkt keine gesicherten Schlüsse gezogen werden. Folgende Frage bestimmen daher heute und in naher Zukunft die Entscheidung zwischen mechanischer und biologischer Klappe:

1. Wie hoch ist das Risiko der Antikoagulation bei dem jeweiligen Patienten?
2. Kann der Patient mit vernünftigem Risiko einer Reoperation unterzogen werden? Wie steht Patient dieser Möglichkeit gegenüber?
3. Ist eine Schwangerschaft geplant?
4. Was ist die wahrscheinliche Lebenserwartung des Patienten? Ist sie kürzer als die bislang bekannte Haltbarkeit der Bioprothese?
5. Bestehen, nach einer vorläufigen Auswahl, anatomische Verhältnisse (Größe des Klappenringes), die eher für die eine oder die andere Prothese sprechen?

Chirurgische Taktik

Myokardschutz

Zum Aortenklappenersatz setzen wir immer die kalte Kaliuminfusionskardioplagie ein (Kap. 6).

Linksherzdrainage

Der linke Ventrikel wird meist durch die Ventrikelspitze drainiert. Die Linksherzdrainage erfolgt bei abgeklemmter Aorta nach der Schwerkraft und bei offener Aortenklemme mit Saugung.

Zusätzliche Eingriffe am Herzen

1. Aortokoronarer Bypass. Nach Eröffnung der Aorta ascendens und Injektion der kardioplegischen Lösung in die Koronarostien werden zuerst die distalen Anastomosen angelegt. Die Spaltung des Epikards im Bereich der geplanten Koronaranastomosen vor Beginn der Infusionskardioplegie erleichtert die exakte Inzision der blassen und kollabierten Koronararterie. Nach Herstellung aller distalen Anastomosen werden die Klappennähte gelegt, die Klappe eingeknüpft und die Aortotomie verschlossen. Dann wird die Aortenklemme freigegeben; die proximalen Bypassanastomosen werden über einer partiell okkludierenden Klemme am leerschlagenden und sich wiedererwärmenden Herzen angelegt.

2. Mitralklappenersatz. Mitral- und Aortenklappe werden exzidiert. Die Nähte werden in den Mitral- und den Prothesenring gelegt. Die Klappe kann entweder jetzt oder nach Einnähen der Aortenklappennähte in den Klappenring eingeknüpft werden. Bei letzterem Vorgehen kann die Darstellung des Aortenklappenringes einfacher sein. Die Nähte werden in den Aortenklappenring und die Prothese gelegt. Dann wird die Mitralklappe eingeknüpft, schließlich die Aortenklappe.

Nahttechnik

Beim Aortenklappenersatz können folgende Nahttechniken angewandt werden:

1. einfache Einzelknopfnähte,
2. unterbrochene Matratzennähte,
3. unterbrochene Matratzennähte mit Widerlager [42, 62],
4. fortlaufende Naht [27].

Unsere Standardtechnik für die Starr-Edwards-Kugelprothese ist die unterbrochene Matratzennaht. Die Schweineklappe wird mit Einzelknopfnähten eingenäht.

Vorgehen bei engem Aortenring

Grundsätzlich gibt es beim engen Aortenring 2 Methoden:

1. Wird eine nur mäßige Vergrößerung des Ringdurchmessers angestrebt (2–6 mm), wird der Aortenring an der Basis des vorderen Mitralsegels durchtrennt und mit einem Flicken plastisch erweitert.
2. Ist eine erhebliche Vergrößerung des Klappendurchmessers erwünscht, kann der Aortenring in der rechtskoronaren Tasche gespalten und die Inzision bis in das muskuläre Ventrikelseptum und den rechtsventrikulären Ausflußtrakt verlängert werden. Dazu müssen das Ventrikelseptum und die rechtsventrikuläre Ausflußbahn mit einem jeweiligen Flicken verschlossen werden.

Bei der Vergrößerung des Aortenklappenringes an der Basis des Mitralsegels sind folgende Abwandlungen möglich:

1. der Punkt, in dem der Klappenring gespalten wird,
2. die Verlängerung der Ringinzision bis zum Mitralklappenansatz oder in die Mitralklappe hinein,
3. die Eröffnung des linken Vorhofes,
4. die Ebene, in der der Prothesenring zu liegen kommt [7, 56, 70, 87, 98].

Unsere bevorzugte Technik wird in dem Abschnitt zur Operationstechnik dargestellt.

Eine radikalere Methode zur Erweiterung des Klappenringes kann vor allem beim Kind mit angeborener Aortenstenose und hypoplastischem Klappenring notwendig werden. Konno beschrieb eine Operationstechnik, bei der der Klappendurchmesser um das 2fache vergrößert werden kann [61]. Dabei wird der Aortenklappenring in der rechtskoronaren Tasche links vom rechtskoronaren Ostium eingeschnitten. Diese Inzision wird in das Ventrikelseptum und die rechtsventrikuläre Ausflußbahn verlängert. Zum Verschluß des Ventrikelseptumdefektes wird ein doppelblättriger Dacronflicken eingenäht. Anschließend wird die Klappe eingesetzt und am Flicken fixiert. Das eine Blatt des Flickens wird in die rechtsventrikuläre Ausflußbahn eingenäht, das andere in die Aortotomie. Diese Technik der Aortoventrikuloplastik verspricht, eine effektive und sichere Operation in einer schwierigen anatomischen Situation zu sein [93].

Vorgehen bei anulärer Erosion oder Abszeß

Die Zerstörung der Aortenwurzel stellt eine der gefürchtetsten Situationen in der Herzchirurgie dar. Sie ist meist auf eine Staphylococcus-aureus-Endokarditis zurückzuführen. Die Auswirkungen sind ähnlich wie bei den mykotischen Aneurysmen [45]. Die Erosion oder Abszeßhöhle kann zum Ventrikelseptum hin unter der rechtskoronaren Tasche, zwischen der links- oder nichtkoronaren Tasche und der Mitralklappe, aber auch an der Verbindung zur linken Vorhofwand auftreten. Sie können in den rechten Ventrikel, den rechten Vorhof oder das Perikard perforieren [18, 21].
Zur Beherrschung dieser schwierigen Situation wurden zahlreiche Methoden beschrieben. So wurde die Übernähung der Aushöhlung mit Teflonstreifen als Widerlager empfohlen, wobei sich die Ränder beim Einsetzen der Klappe aneinander legen [19, 107, 117]. DANIELSON et al. beschrieben die Implantation einer Aortenklappe in die Aorta ascendens, Anastomosierung der rechten und linken Koronararterie an Saphenabypasses, proximale Anastomosierung der Bypasses oberhalb der Aortenklappe und Übernähung der Koronarostien [31]. FRANTZ et al. berichteten über 2 Patienten, bei denen nach bakterieller Endokarditis eine Diskontinuität zwischen linkem Ventrikel und Aorta ascendens aufgetreten war und mit einem klappentragenden Dacrongraft behoben wurde. Der Konduit wurde dazu in den verbliebenen Aortenring, die Ventrikelmuskulatur und die Basis des aortalen Mitralsegels eingenäht. Die Koronarostien wurden seitlich an das Konduit anastomosiert.
Bislang ist uns noch kein derartiger Fall von Klappendestruktion begegnet, bei dem eine so umfangreiche Operation nach DANIELSON oder FRANTZ notwendig gewesen wäre. Wir legen entweder tiefe Stiche mit großer Nadel durch jede Lippe der Aushöhlung und den Prothesenring oder verwenden zum Verschluß der Höhlen Teflonstreifen als Widerlager und fassen mit den gleichen Nähten den Prothesenring. Eine solide Verankerung der Nähte ist in dieser Situation besonders wichtig. Dazu können tiefgreifende Stiche in den Mitralklappenring oder das Ventrikelseptum notwendig sein; gelegentlich muß das Reizleitungssystem wissentlich geopfert werden, um eine sichere Klappenverankerung zu erzielen.

Chirurgische Anatomie

Die Anatomie der Aortenklappe wird in Abb. 13.3 und 13.4 dargestellt. Abbildung 13.3 zeigt die Klappe von oben, wie sie von einer queren Aortotomie aus einzusehen ist. Abbildung 13.4 zeigt die subvalvuläre Anatomie.

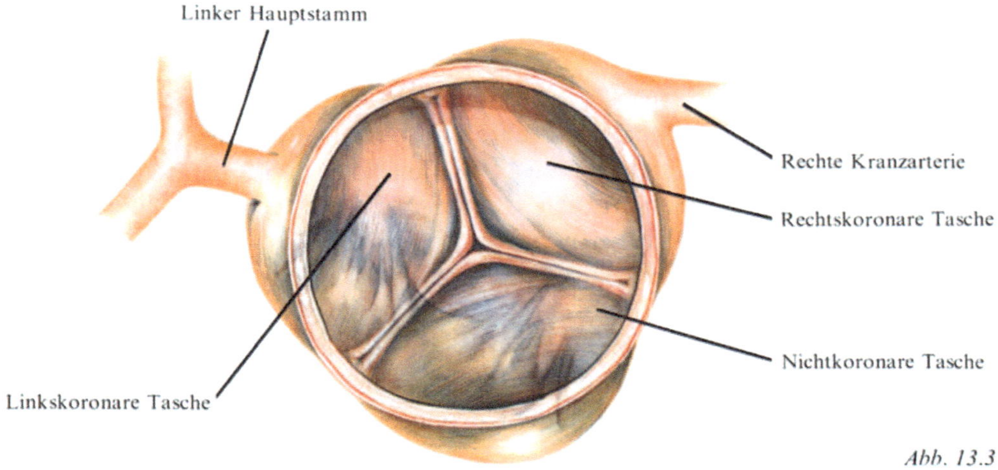

Abb. 13.3

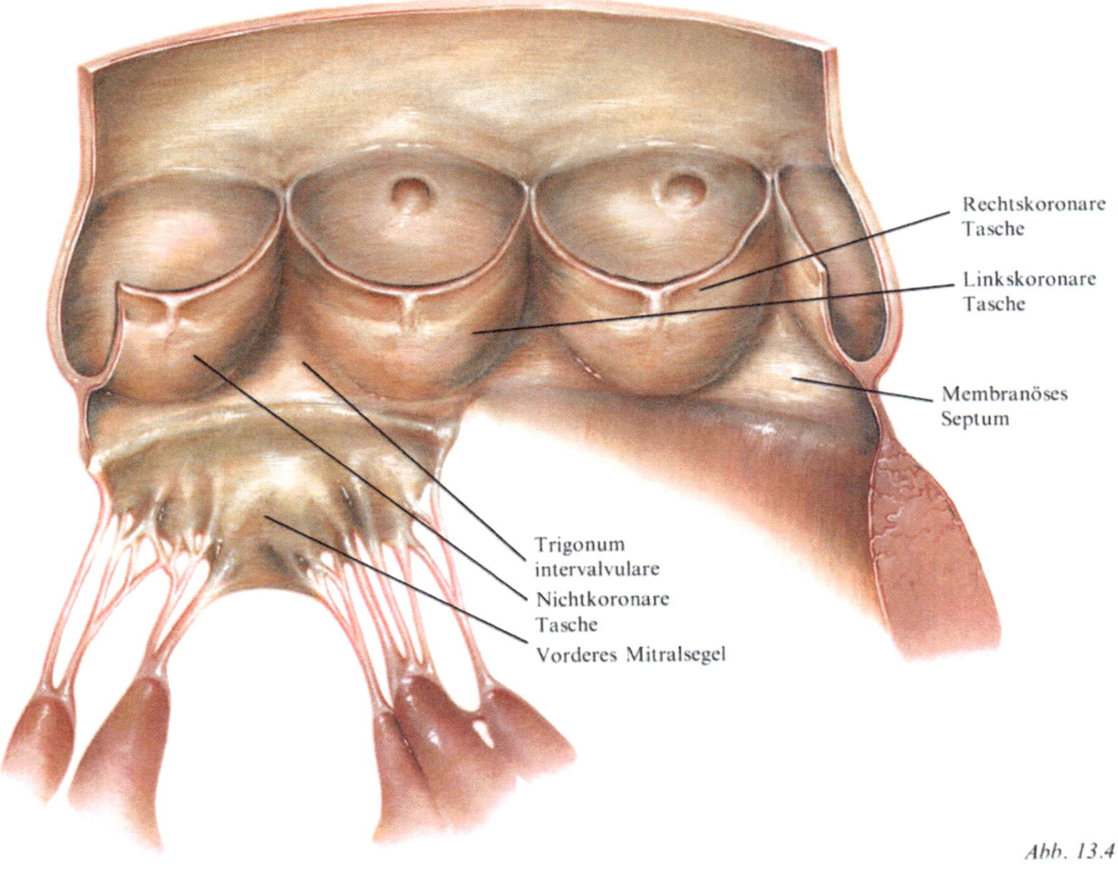

Abb. 13.4

Mit Ausnahme der Bezeichnung der Taschen entspricht die Nomenklatur der von McAlpine [74]. Da der linke Ventrikel einen gemeinsamen Ein- und Ausflußtrakt aufweist, stehen Aorten- und Mitralklappe in enger anatomischer Beziehung zueinander.

Operationstechnik

Die Aorta wird quer eröffnet (Abb. 13.5, 13.6). Die Inzision sollte etwa 15 mm oberhalb des Abganges der rechten Koronararterie liegen. Sie darf nicht zu tief geraten, da sonst die rechte Koronararterie gefährdet werden kann und technische Schwierigkeiten beim Einsetzen der Klappe und dem Verschluß der Aortotomie auftreten können. Wird die Aorta zu weit oben eröffnet, kann die Aortotomie nach unten abgewinkelt werden; die vordere „Lippe" kann dann einfach nach vorn gezogen werden. Die Aortotomie sollte bis etwa 10 mm oberhalb der Kommissur zwischen der links- und rechtskoronaren Tasche und in ähnlicher Weise bis zur Kommissur zwischen der linkskoronaren und der nichtkoronaren Tasche verlängert werden. Dann wird die kardioplegische Lösung in die Koronarostien über Koronarkanülen infundiert.

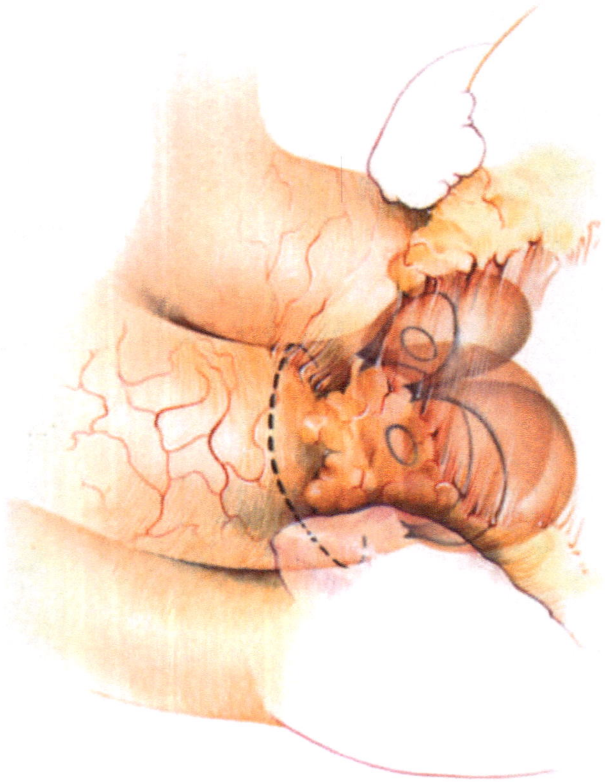

Abb. 13.5

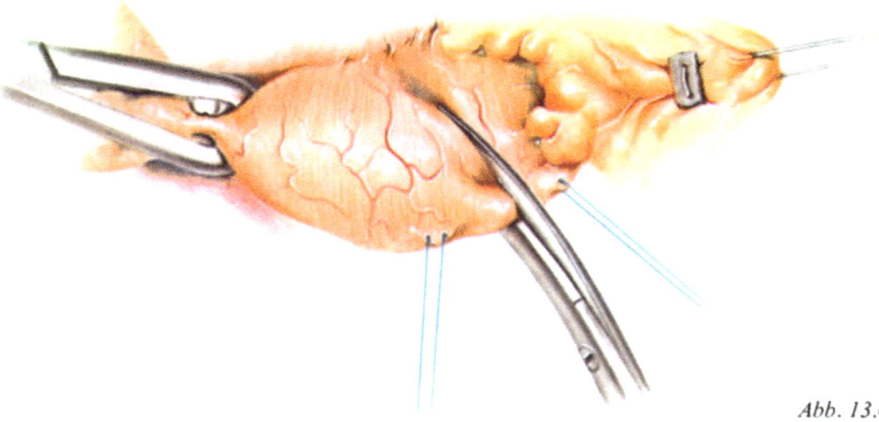

Abb. 13.6

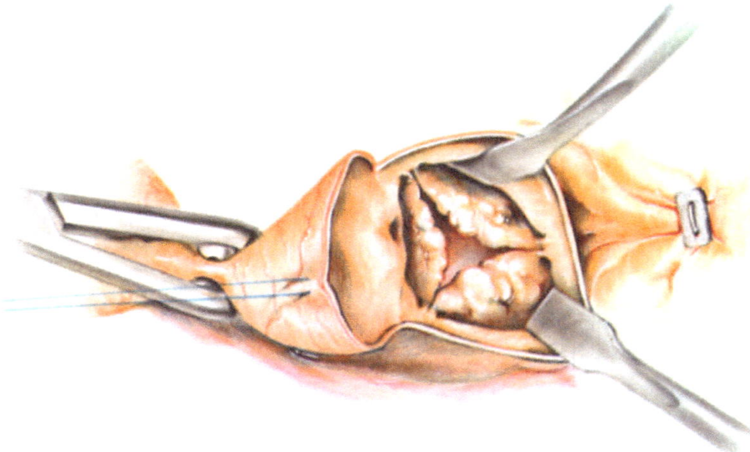

Abb. 13.7

Dann wird mit einem Haken die Aortenklappe eingestellt (Abb. 13.7) und der günstigste Weg zur Exzision der Klappe bestimmt. Das Ziel der Exzision besteht darin, den Klappenring möglichst weitgehend von Kalk zu befreien, ohne die Aortenwand und das His-Bündel zu verletzen. Häufig ist die Verkalkung auf die Klappentaschen selbst beschränkt, so daß ein schmaler kalkfreier Rand zur Aortenwand bestehen bleibt. In jenen Fällen kann man aus dieser morphologischen Besonderheit Nutzen ziehen und die Exzision der Klappe mit dem Skalpell in der kalkfreien Zone nahe dem Klappenring beginnen. Die Klappentaschen werden dadurch mobiler, so daß das subvalvuläre Gebiet leichter eingesehen und die Exzision mit der Schere erleichtert wird.

Geht der Klappenkalk in die Aortenwand über, wird die Exzision mit einer starken Schere begonnen (Abb. 13.8). In diesen Fällen erfolgt die Inzision *nicht* nahe dem Klappenring, da derartig schwere Verkalkungen die Abgrenzung der Klappentaschen erschweren und Anteile des Klappenringes versehentlich exzidiert werden können.
Nach Ausschneiden der Klappentaschen werden die Kalkreste mit einer Kneifzange entfernt (Abb. 13.9). Kalkfragmente werden mit dem scharfen

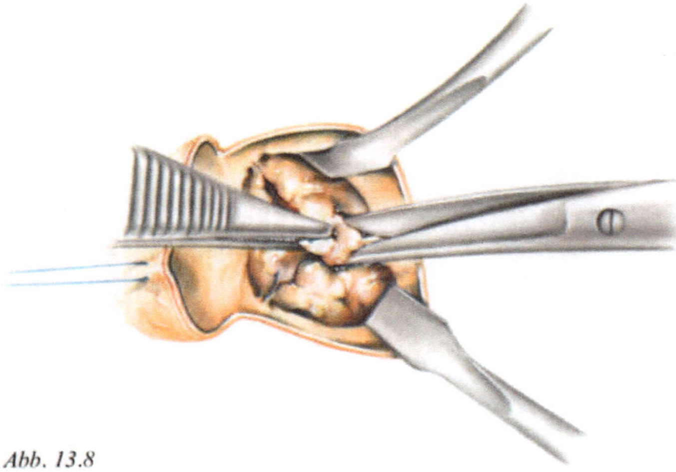

Abb. 13.8

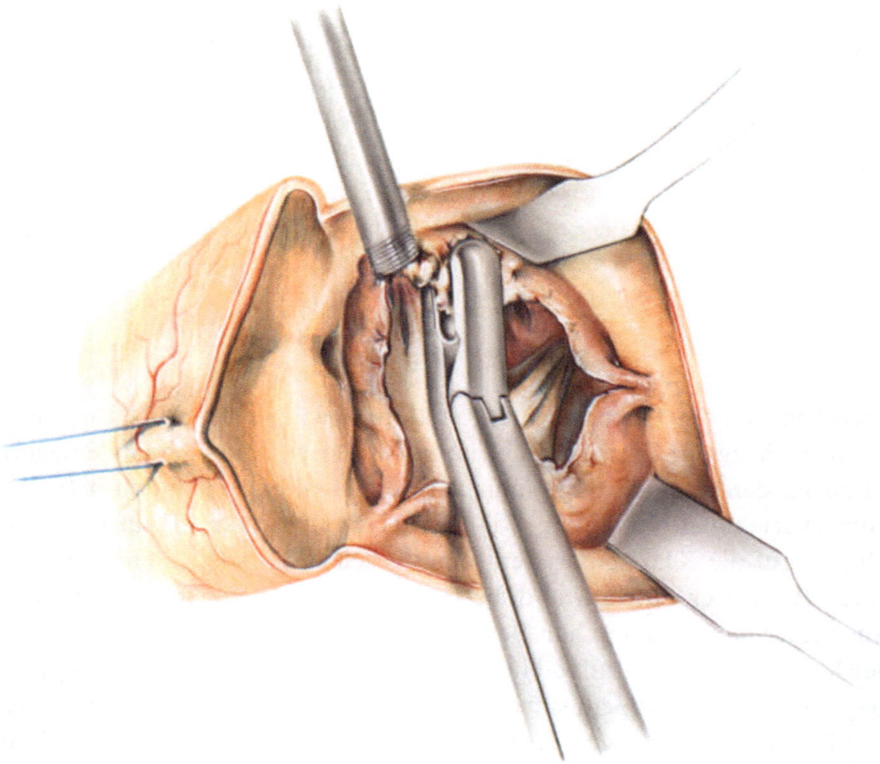

Abb. 13.9

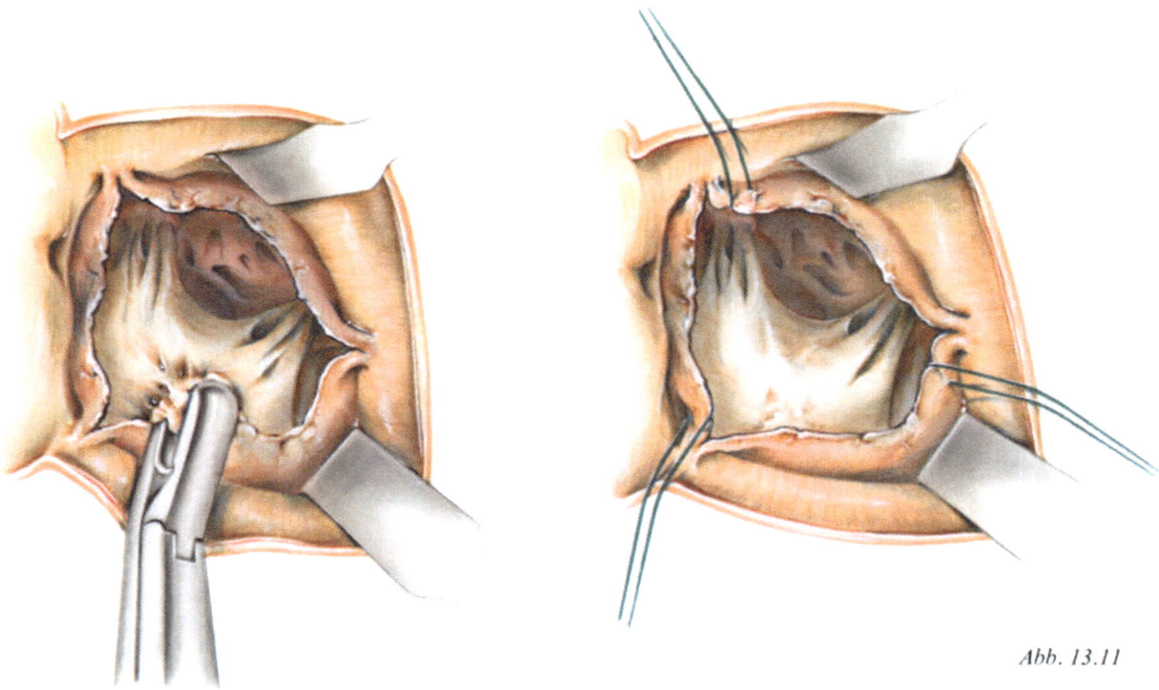

Abb. 13.11

Sauger ausgesaugt. Kalkplaques lassen sich mit einer Kneifzange zertrümmern und aus dem Klappenring ausstreifen oder ausschälen. Dabei muß sorgfältig verfahren werden, um den Klappenring nicht zu verletzen.
Mitunter kann die Verkalkung bis zur Basis des vorderen Mitralsegels reichen. Meist ist eine Gewebsschicht zwischen dem Kalk und dem Mitralsegel auszumachen, so daß der Kalk abgeschält werden kann (Abb. 13.10). Nach ausgiebigem Debridement ist der Klappenring flexibel, leicht zu durchstechen und legt sich eng und vollständig um den Prothesenring.
3-0- oder 2-0-teflonbezogene Dacronfäden werden nahe jeder Kommissur als Haltefäden angelegt (Abb. 13.11). Diese Nähte dienen ebenso zur Fixation der Prothese. Sie können auch während des Debridements gelegt werden, falls es zur Darstellung der Klappe notwendig ist.
Dann wird der Klappenring Größe für Größe mit Phantomen ausgemessen (Abb. 13.12). Der richtige Sitz einer Starr-Edwards Klappe ist in Abb. 13.12 dargestellt. Welche Klappe auch immer implantiert wird, sie sollte *im* und nicht *auf* dem Ring sitzen. Der Versuch, eine zu große Klappe in den Ring „hineinzustopfen", kann zur Verlegung der Koronarostien oder Zerreißung des Klappenringes mit verheerenden Folgen führen.

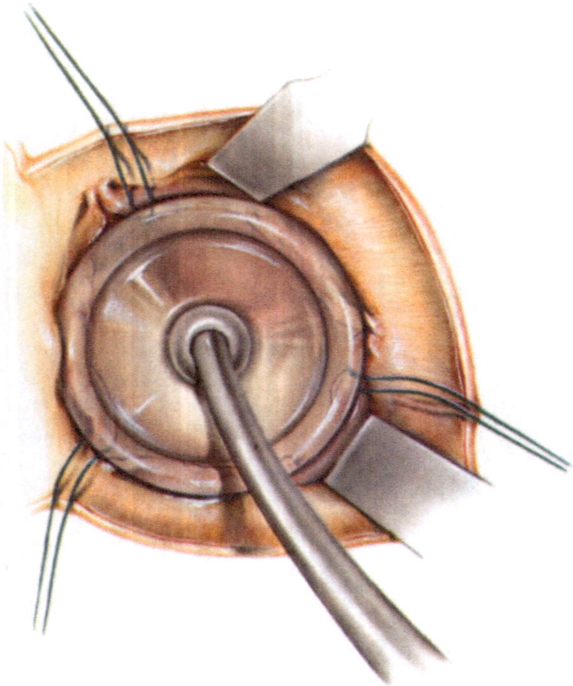

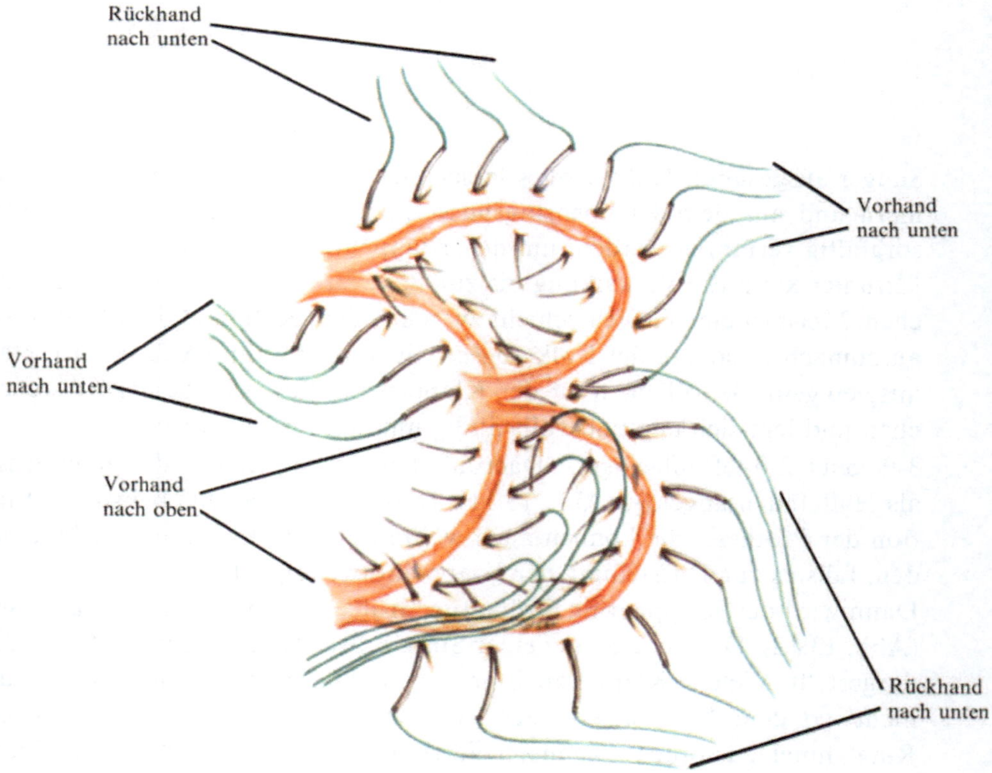
Rückhand
nach unten
Vorhand
nach unten
Vorhand
nach unten
Vorhand
nach oben
Rückhand
nach unten

Abb. 13.13

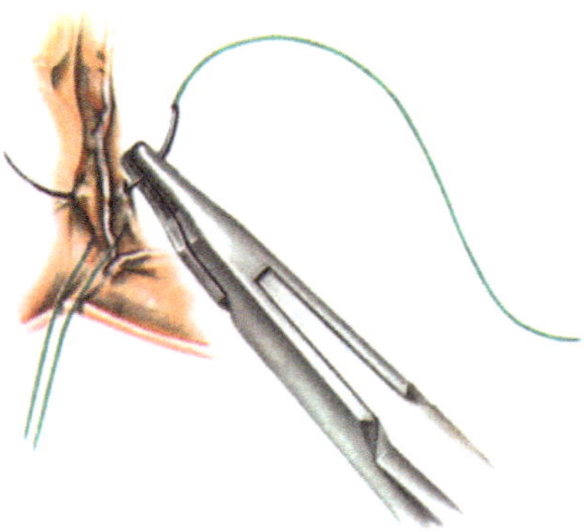

Abb. 13.14

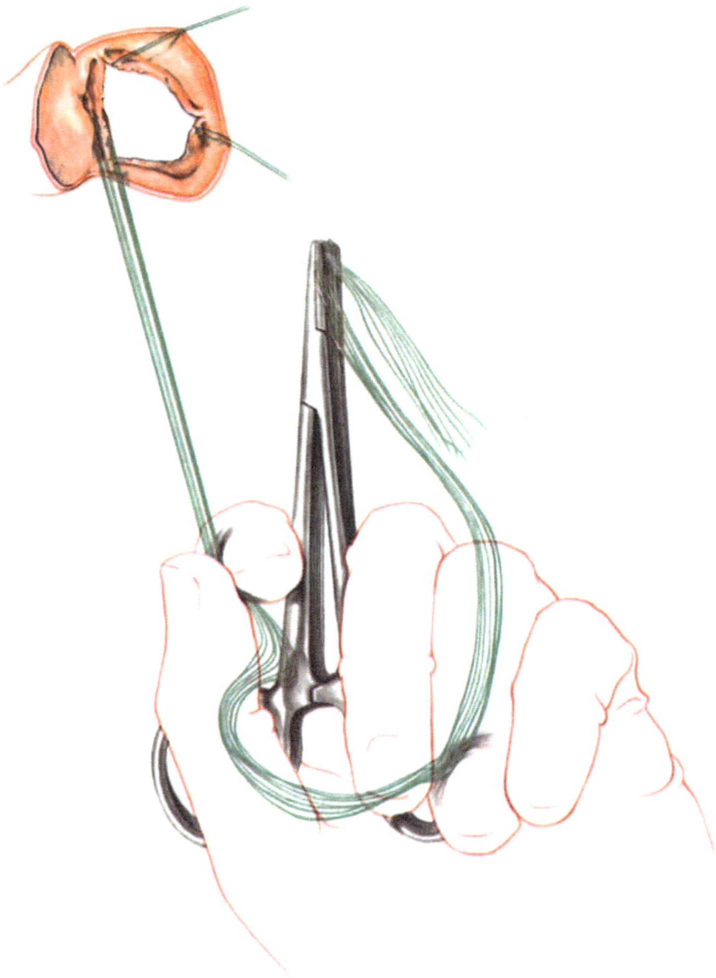

Abb. 13.15

Die Standardnähte zum Aortenklappenersatz sind in Abb. 13.13 dargestellt. Die Nähte werden an der linkskoronaren Tasche und nahe der nichtkoronaren Kommissur mit Vorhandstichen begonnen (Abb. 13.14). Die Fäden können dabei direkt in den Prothesenring oder an Klemmen (Abb. 13.15) und später in den Prothesenring gelegt werden. Durch Zug nach der rechten Seite des Patienten wird die Einstellung der Klappe erleichtert.

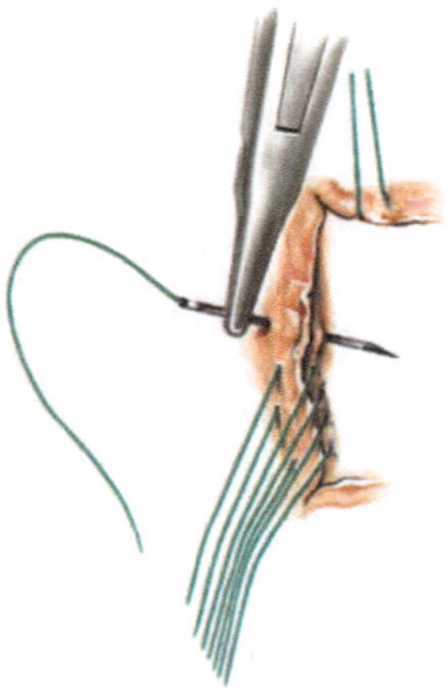

Abb. 13.16

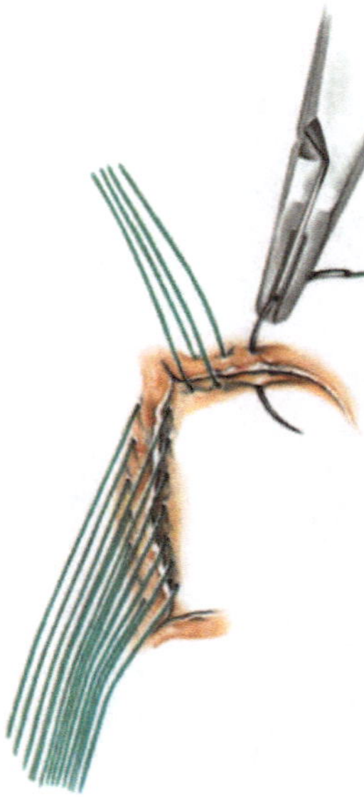

Abb. 13.17

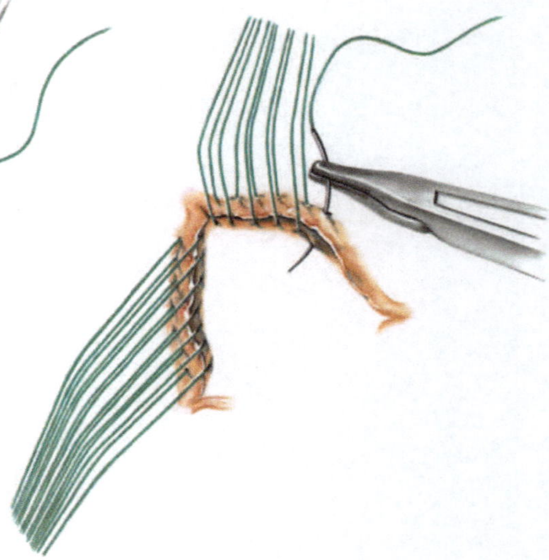

Abb. 13.18

Wenn der tiefste Punkte der linkskoronaren Tasche in Richtung zur rechtskoronaren Kommissur überschritten wird, lassen sich die Nähte am einfachsten als nach unten gerichtete Vorhandstiche legen (Abb. 13.16), wobei der Ellenbogen entweder dicht am Körper oder quer über den Operationstisch gehalten wird.

Die ersten Nähte in der rechtskoronaren Tasche werden mit nach unten gerichteter Rückhand und abduziertem Ellenbogen gelegt (Abb. 13.17). Vom tiefsten Punkt bis zur nichtkoronaren Kommissur werden die Nähte mit Vorhand gestochen (Abb. 13.18).

Die Nahtreihe der nichtkoronaren Tasche wird mit nach unten gerichteter Rückhand gelegt (Abb. 13.19). Unterhalb der Kommissur zwischen nicht- und rechtskoronarer Tasche liegt das membranöse Septum. Hier sollten die Nähte nicht zu tief gestochen werden (Abb. 13.20), da sonst das Reizleitungssystem verletzt werden kann. Durch Zug an den Fäden der nichtkoronaren Tasche nach unten läßt sich die Einstellung des Klappenringes erleichtern.

Die Fäden werden nach Art vertikaler Matratzennähte durch den Klappenring gelegt; dabei wird der Faden, der aus der ventrikulären Seite austritt, tief durch den Prothesenring gestochen, der zweite Faden auf der aortalen Seite nur oberflächlich durch den Klappenring (Abb. 13.21). Mit dieser Technik wird der Klappenring in den Prothesenring hineingezogen, so daß Aorten- und Prothesenring eng aneinander zu liegen kommen. Die Fäden werden unter leichter Kompression des Nahtringes geknüpft (Abb. 13.22).

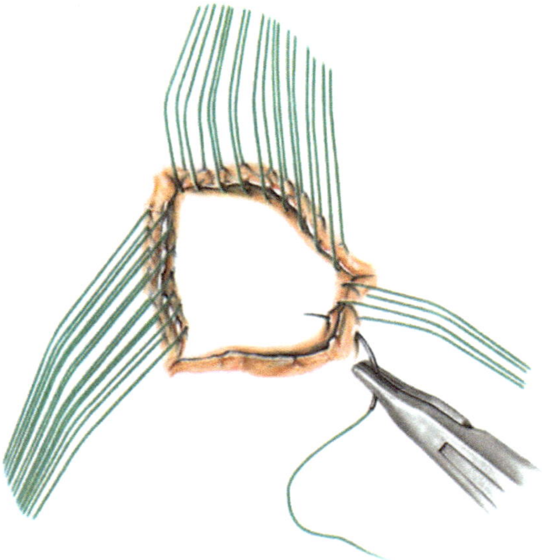

Abb. 13.19

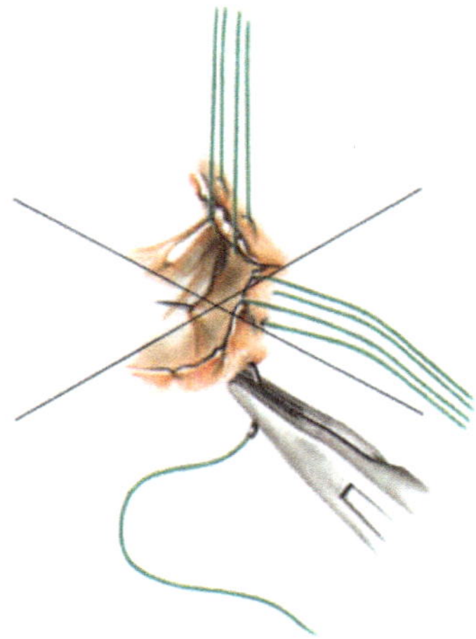

Abb. 13.20. Tiefe Stiche sind zu vermeiden

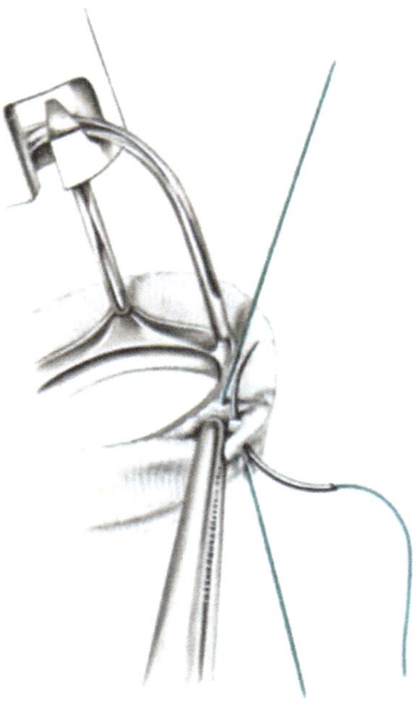

Abb. 13.21

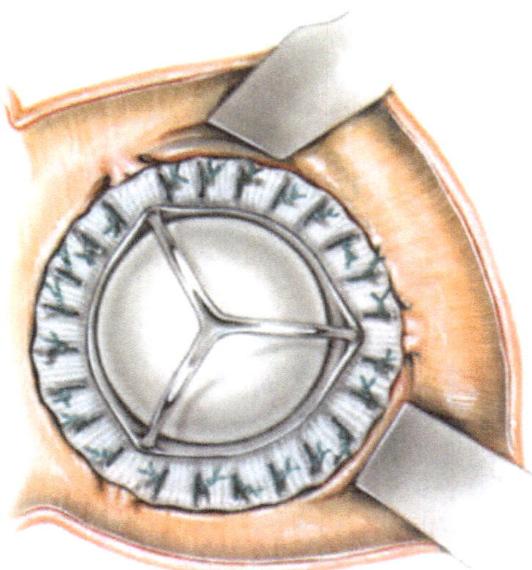

Abb. 13.22

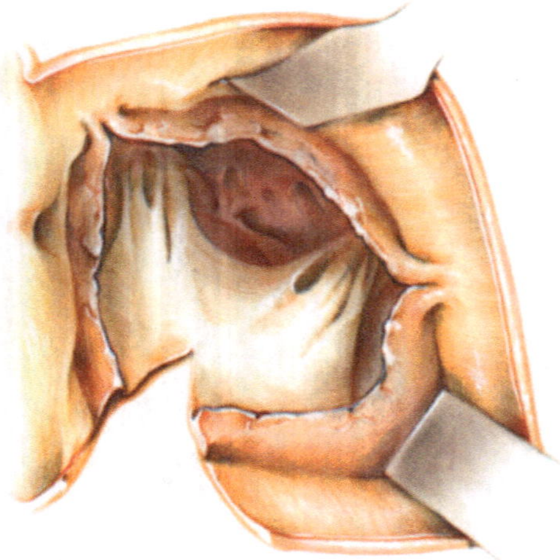

Abb. 13.23

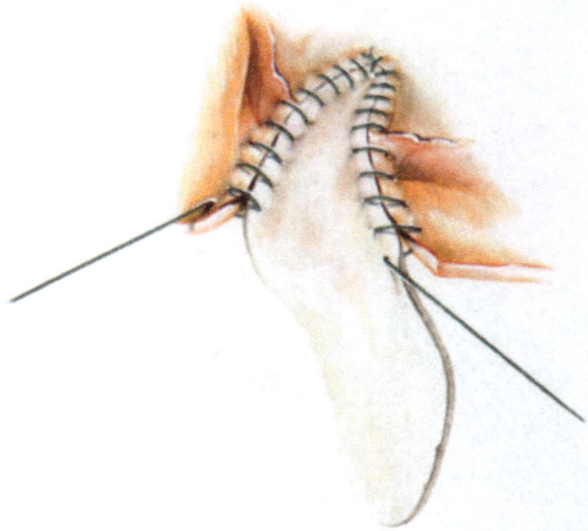

Abb. 13.24

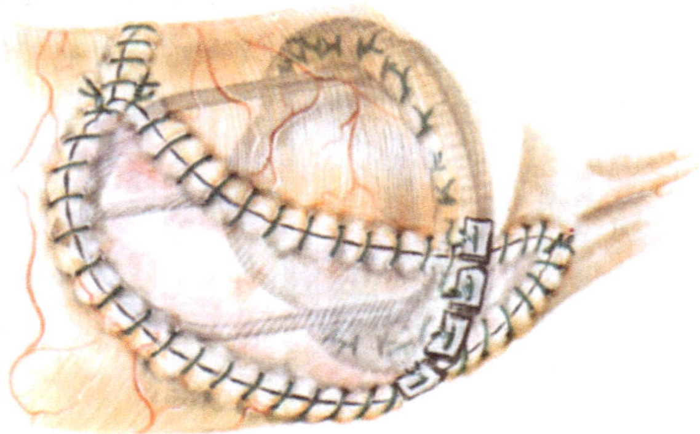

Abb. 13.25

Ringvergrößerung

Zur Vergrößerung des Aortenringes wird die Aortotomie in die Kommissur zwischen der links- und nichtkoronaren Tasche verlängert und 10–15 mm weiter bis in das aortale Mitralsegel fortgesetzt (Abb. 13.23). Der linke Vorhof wird dabei nicht immer eröffnet. Dann wird ein gewebter Dacronflicken in das Mitralsegel bis herauf in den durchtrennten Klappenring und die Aortotomie eingenäht (Abb. 13.24). Die Prothese wird in die normale Klappenebene eingesetzt. Im Bereich des Flickens werden die Matratzennähte durch den Prothesenring und den Flicken gestochen und über Teflonfilz geknüpft. Dann wird der Patch nach vorn gelegt und in die Aortotomie eingenäht (Abb. 13.25).

Ergebnisse

Operationsletalität

Beim isolierten Aortenklappenersatz ist eine Operationsletalität von 0–2% möglich [1, 46, 103]. Ähnlich gute Ergebnisse können auch beim Aortenklappenersatz kombiniert mit Koronarrevaskularisation erzielt werden [96]. Mit der Vorverlegung des Operationszeitpunktes und weiterer Verbesserung des Myokardschutzes wird sich wahrscheinlich das Gesamtrisiko des Aortenklappenersatzes noch vermindern lassen.

Ventrikelfunktion

Aortenstenose. Eine präoperativ normale linksventrikuläre Auswurffraktion bleibt nach einem erfolgreichen unkomplizierten Klappenersatz normal [59, 84, 85, 115]. Die linksventrikuläre Masse nimmt ab und die mittlere Faserverkürzungsgeschwindigkeit nimmt zu [84]. Eine eingeschränkte Ventrikelfunktion bildet sich in den meisten Fällen weitgehend zurück [20, 30, 109]. SMITH et al. wiesen bei 10 Patienten eine Zunahme der Auswurffraktion von 34 auf 63% nach [109]. CROKE et al. verzeichneten bei 7 Patienten eine Zunahme der durchschnittlichen Auswurffraktion von 13 auf 45% [30]. Bei allen herzinsuffizienten Patienten kann mit einer Zunahme der Auswurffraktion gerechnet werden, wenn kein perioperativer Herzinfarkt auftritt [109].
Die Funktionsstörung des linken Ventrikels kann reversibel sein, weil sie nicht so sehr durch eine verminderte Kontraktilität, sondern vor allem durch die exzessiv gesteigerte Wandspannung bedingt ist [20, 48, 99]. FIFER et al. konnten nachweisen, daß die Kontraktilität, charakterisiert durch die isovolumische Spannungsentwicklung, bei druckinduzierter Hypertrophie nicht unbedingt eingeschränkt sein muß. Die Spannungsentwicklung war vielmehr bei Gesunden und Patienten mit Aortenstenose annähernd identisch [35]. GUNTHER et al. zeigten bei Patienten mit druckinduzierter Ventrikelhypertrophie, daß die linksventrikuläre Wanddicke und Geometrie eng mit der Ventrikelfunktion korrelierten [48]. Sie vermuten, daß die schlechte Ventrikelfunktion häufig eher auf eine unzureichende Hypertrophie (oder unzulängliche Geometrie) als auf eine Einschränkung der myokardialen Kontraktilität zurückzuführen ist.

Aorteninsuffizienz. Wie bei der Aortenstenose bleibt auch bei der Aorteninsuffizienz eine präoperativ normale Auswurffraktion postoperativ normal [59, 84, 115]. Eine eingeschränkte Ventrikelfunktion verbessert sich jedoch postoperativ nicht immer. CLARK et al. untersuchten eine Patientengruppe, bei der präoperativ die linksventrikuläre Auswurffraktion bei durchschnittlich 43% lag. Nur bei 50% der Patienten verbesserte sich postoperativ die Pumpfunktion der linken Herzkammer. Ungeachtet der präoperativen Ventrikelfunktion führt der erfolgreiche Klappenersatz meist zu einer Abnahme der linksventrikulären Masse, des diastolischen und systolischen Volumens und des enddiastolischen Druckes [22, 84].

Prognose

Die Hauptdeterminante der Überlebensrate nach Aortenklappenersatz ist die präoperative Ventrikelfunktion [10, 11, 49, 53, 102, 106, 109]. Aufgrund großer Patientenkollektive mit unterschiedlichen Aortenvitien ist eine Fünfjahresüberlebensrate von etwa 75–85% (die Operationsletalität nicht mit einberechnet) erwiesen; diese Überlebensrate gilt für Kugelklappen, Kippscheibenklappen und Schweineklappen in gleicher Weise [6, 68, 69, 82, 112]. Die Mehrzahl der Spättodesfälle ist nicht durch prothesenbedingte Komplikationen bedingt, sondern durch myokardiale Faktoren – daraus ist wiederum ersichtlich, daß der präoperative funktionelle und strukturelle Status des Myokards den Erfolg der Klappenchirurgie entscheidend beeinflußt. Greves et al. publizierten die Früh- und Spätletalität ihrer Patienten, die zwischen 1973 und 1978 wegen schwerer Aorteninsuffizienz einem Aortenklappenersatz unterzogen wurden. Bei den Patienten mit einer Auswurffraktion von über 50% betrug die Operationsletalität 0% und die Fünfjahresüberlebensrate nach einer mittleren Beobachtungszeit von 5 Jahren 100%.

Hämodynamik der Prothesen

Alle 3 Prothesentypen haben in ihren allgemein gebräuchlichen Größen (23–25 mm) ähnliche hämodynamische Eigenschaften. Meist besteht ein geringer Druckgradient von 10–20 mm Hg in Ruhe und von 20–30 mm Hg unter Belastung [16, 56, 104].

Prothesenbezogene Komplikationen (Tabelle 13.1)

Thromboembolien. Unter kontinuierlicher Antikoagulation beträgt die Thromboembolierate bei der Kugelklappe 3,3%/Patientenjahr [68, 69] und bei der Kippscheibenklappe 0,5%/Patientenjahr [6, 118]. Eine Veröffentlichung verzeichnet für die Kippscheibenklappe eine bemerkenswerte niedrige Thromboembolierate von 0,0%/Patientenjahr [118]. Etwa die Hälfte der thromboembolischen Komplikationen sind harmloser Natur, d.h. die neurologischen Ausfälle bilden sich zurück, periphere oder koronarembolische Komplikationen treten nicht auf. Die Björk-Shiley-Klappe birgt allerdings die katastrophale Komplikation der Prothesenthrombose; ihre Häufigkeit beträgt etwa 0,3%/Patientenjahr [6]. Bei der neuen konvexkonkaven Björk-Shiley-Klappe könnte diese Rate niedriger liegen [6].
Alles in allem ist die Thromboembolierate der Schweineklappe der mechanischen Prothesen enttäuschend ähnlich: Sie liegt bei etwa 1,2%/Patientenjahr [23, 83]. Allerdings bedürfen die meisten Patienten keiner dauernden Antikoagulation und sind daher diesem Risiko nicht ausgesetzt.

Tabelle 13.1. Vergleich der heute gebräuchlichen Aortenklappenprothesen

	Kugel-Käfig-Klappe (Starr-Edwards 1200/60 und 2400) [68, 69][a]	Kippscheibenklappe (Björk-Shiley-Klappe) [6, 118]	Bioprothese (Hancock-Schweineklappe) [23, 83]
Zahl der untersuchten Patienten	449	376	739
Gesamte Nachuntersuchungszeit in Jahren (Mittel, Maximum)	992 (2,2, 7)	1318 (3,5, 10)	1710 (2,3, 6)
Materialschaden (%/Patientenjahr)	0	0	0,2 (±0,1)
Klappenthrombose (%/Patientenjahr)	0,1 (±0,1)	0,3 (±0,1)	0,2 (±0,1)
Thromboembolierate (%/Patientenjahr)	3,3 (±0,6)	0,5 (±0,2)	1,2 (±0,3)

[a] Diese Daten stammen von Patienten, die nach 1973 operiert wurden

Antikoagulationsbezogene Morbidität und Letalität. Unter Antikoagulation sind die Patienten einem konstanten Risiko hämorrhagischer Komplikationen ausgesetzt. Die Wahrscheinlichkeit einer schwerwiegenden Blutung beträgt etwa 1,5%/Patientenjahr; in der gleichen Größenordnung liegt die Wahrscheinlichkeit einer geringfügigen Blutung [54]. Eine tödliche Blutung tritt nach unserer Erfahrung zu etwa 0,1%/Patientenjahr auf.

Materialbedingte Versager. Ein materialbedingter Schaden wurde bei der nichtbezogenen Kugelklappe mit Silastik-Ball nicht beobachtet [69]; auch bei einer großen Serie von Björk-Shiley-Kippscheibenklappen trat kein Materialschaden auf [6]. Bei Schweineklappen ist ein Materialschaden bis 5 Jahre postoperativ selten [23, 83].

Bioprothesen ist eine gewisse Gewebsschwäche und traumatische Anfälligkeit eigen; ihre Haltbarkeit muß daher noch sehr sorgfältig eruiert werden. Ultrastrukturelle Untersuchungen an Schweineklappen haben gezeigt, daß proportional zur Implantationsdauer Veränderungen auftreten können [34]. Wie bereits im Kap. 12 dargestellt, bestehen diese Veränderungen in einer progredienten Zerreißung der Kollagenfasern, Erosion der Klappenoberflächen, Lipideinlagerungen und Bildung von Plättchenaggregaten. Inwieweit sich diese Veränderungen auf die Haltbarkeit auswirken, ist bislang nicht bekannt. Gesicherte Kenntnisse über die Haltbarkeit der Schweineklappen werden wir erst in den nächsten Jahren erhalten. Bislang können wir annehmen, daß die Schweineklappe in ihrer heutigen Herstellungsform etwa 10 Jahre hält [78].

Chirurgische Behandlung anderer Formen von Obstruktionen der linksventrikulären Ausflußbahn

Supravalvuläre Stenose

Eine supravalvuläre Aortenstenose ist selten zu beobachten. Die häufigste Form besteht in einer Einengung der Aorta ascendens direkt oberhalb der Kommissuren [94]. Die chirurgische Behandlung besteht in einer Flickenerweiterungsplastik bis in den nichtkoronaren Sinus hinein [76, 94, 111]. Auch die Flickenerweiterungsplastik in den rechten und nichtkoronaren Sinus hinein wurde empfohlen [32]. Bei einer langstreckigen Einengung der gesamten Aorta ascendens ist die Implantation eines Konduits von der linken Ventrikelspitze zur Aorta häufig die beste Behandlungsmethode [28].

Membranöse subvalvuläre Aortenstenose

Eine membranöse subvalvuläre Aortenstenose wird durch eine bindegewebige, unmittelbar unterhalb der Aortenklappe gelegene und von dieser völlig getrennten Membran verursacht [57, 58, 80]. Sie umfaßt meist die gesamte Zirkumferenz und geht in das aortale Mitralklappensegel über.
Die Membran wird vollständig exzidiert, vorausgesetzt, daß die Basis der aortalen Klappentaschen mit dem membranösen Ring nicht in Verbindung steht. Dazu werden die Aortentaschen mit einem Haken vorsichtig zur Seite gehalten; die Membran wird mit der Pinzette gefaßt und nach hinten gezogen. Die Inzision beginnt vorn direkt unterhalb der rechtskoronaren Tasche und wird im Uhrzeigersinn unter sorgfältiger Beachtung der benachbarten Strukturen fortgesetzt. Im Bereich des His-Bündels und des vorderen Mitralsegels muß mit besonderer Vorsicht vorgegangen werden. Häufig kann die Membran in einem Stück exzidiert werden. Besteht außerdem eine hochgradige Septumhypertrophie, kann mit einer zusätzlichen Myotomie die Ausflußbahn erweitert werden.

Idiopathische hypertrophe Subaortenstenose

Die idiopathische hypertrophe Subaortenstenose (IHSS) weist im Hinblick auf Anatomie, Physiologie und klinischen Verlauf ein breites Spektrum auf [15, 52, 72]. Die Behandlung der IHSS ist primär konservativ [38]. Bei in Ruhe und nach Provokation nachgewiesenen hohen Druckgradienten sollte die chirurgische Behandlung empfohlen werden [79].
Zur chirurgischen Behandlung der IHSS wurden mehrere Operationstechniken vorgeschlagen. Zu diesen gehören

1. die linksseitige Ventrikulomyotomie und Myektomie durch die Aortenklappe [79, 114],

2. die Myektomie von der Aorta und dem linken Ventrikel aus [2],
3. die septale Myektomie vom rechten Ventrikel aus [25],
4. der Mitralklappenersatz [26].

Unser Vorgehen der Wahl besteht in einer transaortalen Myektomie nach MORROW [79]. Bei den meisten Patienten kann damit eine langanhaltende klinische Besserung erzielt werden [72].

Literatur

1. Adams PX, Cunningham JN, Trehan NK, Brazier JR, Reed GE, Spencer FC (1978) Clinical experience using potassium-induced cardioplegia with hypothermia in aortic valve replacement. J Thorac Cardiovasc Surg 75:564
2. Agnew TM, Barratt-Boyes BG, Brandt PWT, Roche AHG, Lowe JB, O'Brien KP (1977) Surgical resection in idiopathic hypertrophic subaortic stenosis with a combined approach through aorta and left ventricle. J Thorac Cardiovasc Surg 74:307
3. Anderson RP, Bonchek LI, Wood JA, Chapman RP, Starr A (1973) The safety of combined aortic valve replacement and coronary bypass grafting. Ann Thorac Surg 15:249
4. Barnhorst DA, Oxman HA, Connolly DC, Pluth JR, Danielson GK, Wallace RB, McGoon DC (1975) Long-term follow-up of isolated replacement of the aortic or mitral valve with the Starr-Edwards prosthesis. Am J Cardiol 35:228
5. Bernhard WF, Keane JF, Fellows KE, Litwin SB, Gross RE (1973) Progress and problems in the surgical management of congenital aortic stenosis. J Thorac Cardiovasc Surg 66:404
6. Bjork VO, Henze A (1979) Ten years' experience with the Bjork-Shiley tilting disc valve. J Thorac Cardiovasc Surg 78:331
7. Blank RH, Pupello DF, Bessone LN, Harrison EE, Sbar S (1976) Method of managing the small aortic annulus during valve replacement. Ann Thorac Surg 22:356
8. Bolen JL, Holloway EL, Zener JC, Harrison DC, Alderman EL (1976) Evaluation of left ventricular function in patients with aortic regurgitation using afterload stress. Circulation 53:132
9. Bonchek LI, Anderson RP, Rosch J (1973) Should coronary arteriography be performed routinely before valve replacement? Am J Cardiol 31:462
10. Bonchek LI, Starr A (1975) Ball valve prostheses: Current appraisal of late results. Am J Cardiol 35:843
11. Bonow RO, Henry WL, Kent KM, Ware JW, Glancy DL, Redwood DR, Itscoitz SB, McIntosh CL, Conkle DM, Morrow AG, Epstein SE (1978) Predictors of late death due to congestive heart failure following operation for aortic regurgitation (abstr). Am J Cardiol 41:382
12. Borer JS, Bacharach SL, Green MV, Kent KM, Henry WL, Rosing DR, Seides SF, Johnston GS, Epstein SE (1978) Exercise-induced left ventricular dysfunction in symptomatic and asymptomatic patients with aortic regurgitation: assessment with radionuclide cineangiography. Am J Cardiol 42:351
13. Borer JS, Rosing DR, Kent KM, Bacharach SL, Green MV, McIntosh CJ, Morrow AG, Epstein SE (1979) Left ventricular function at rest and during exercise after aortic valve replacement in patients with aortic regurgitation. Am J Cardiol 44:1297
14. Boyd AD, Spencer FC, Isom W, Cunningham JN, Reed GE, Acinapura AJ, Tice DA (1977) Infective endocarditis: an analysis of 54 surgically treated patients. J Thorac Cardiovasc Surg 73:23
15. Braunwald E, Lambrew CT, Rockoff SD, Ross J Jr, Morrow AG (1964) Idiopathic hypertrophic subaortic stenosis: I. A description of the disease based upon an analysis of 64 patients. Circulation 30:3
16. Bristow JD, Kremkau EL (1975) Hemodynamic changes after valve replacement with Starr-Edwards prostheses. Am J Cardiol 35:716
17. Bristow JD, McCord CW, Starr A, Ritzmann LW, Griswold HE (1964) Clinical and hemodynamic results of aortic valvular replacement with a ball valve prosthesis. Circulation 29:36

18. Bristow JD, Parker BM, Haug WA (1960) Hemopericardium following rupture of a bacterial aortic sinus aneurysm. Am J Cardiol 6:355
19. Buckley MJ, Mundth ED, Daggett WM, Austen WG (1971) Surgical management of the complications of sepsis involving the aortic valve, aortic root, and ascending aorta. Ann Thorac Surg 12:391
20. Carabello BA, Green LH, Grossman W, Cohn LH, Koster JK, Collins JJ (1980) Hemodynamic determinants of prognosis of aortic valve replacement in cirtical aortic stenosis and advanced congestive heart failure. Circulation 62:42
21. Chesler E, Korns ME, Porter GE, Reyes CN, Edwards JE (1968) False aneurysm of the left ventricle secondary to bacterial endocarditis with perforation of the mitral-aortic intervalvular fibrosa. Circulation 37:518
22. Clark DG, McAnulty JH, Rahimtoola SH (1980) Valve replacement in aortic insufficiency with left ventricular dysfunction. Circulation 61:411
23. Cohn LH, Koster JK, Mee RBB, Collins JJ (1979) Long-term follow-up of the Hancock bioprosthetic heart valve. Circulation 60 (Suppl I):I–87
24. Conkle DM, Jones M, Morrow AG (1973) Treatment of congenital aortic stenosis. Arch Surg 107:649
25. Cooley DA, Bloodwell RD, Hallman GL, LaSorte AF, Leachman RD, Chapman DW (1967) Surgical treatment of muscular subaortic stenosis: results from septectomy in twenty-six patients. Circulation 35, 36 (Suppl I):I–124
26. Cooley DA, Leachman RD, Hallman GL, Gerami S, Hall RJ (1971) Idiopathic hypertrophic subaortic stenosis: surgical treatment including mitral valve replacement. Arch Surg 103:606
27. Cooley DA, Norman JC (1975) Techniques in Cardiac Surgery. Houston, Texas Medical Press, p 130
28. Cooley DA, Norman JC, Mullins CE, Grace RR (1975) Left ventricle to abdominal aorta conduits for relief of aortic stenosis. Cardiovasc Dis, Bull Texas Heart Inst 2:376
29. Copeland JG, Griepp RB, Stinson EB, Shumway NE (1977) Long-term follow-up after isolated aortic valve replacement. J Thorac Cardiovasc Surg 74:875
30. Croke RP, Pifarre R, Sullivan H, Gunnar R, Loeb H (1977) Reversal of advanced left ventricular dysfunction following aortic valve replacement for aortic stenosis. Ann Thorac Surg 24:38
31. Danielson GK, Titus JL, DuShane JW (1974) Successful treatment of aortic valve endocarditis and aortic root abscesses by insertion of prosthetic valve in ascending aorta and placement of bypass grafts to coronary arteries. J Thorac Cardiovasc Surg 67:443
32. Doty DB, Polansky DB, Jenson CB (1971) Supravalvular aortic stenosis. Repair by extended aortoplasty. J Thorac Cardiovasc Surg 74:362
33. Edmunds LH Jr, Wagner HR, Heymann MA (1980) Aortic valvulotomy in neonates. Circulation 61:421
34. Ferrans VJ, Spray TL, Billingham ME, Roberts WE (1978) Structural changes in glutaraldehyde-treated porcine heterografts used as substitute cardiac valves. Am J Cardiol 41:1159
35. Fifer MA, Gunther S, Grossman W, Mirsky I, Carabello B, Barry WH (1979) Myocardial contractile function in aortic stenosis as determined from the rate of stress development during isovolumic systole. Am J Cardiol 44:1318
36. Fischl SJ, Gorlin R, Herman MV (1977) Cardiac shape and function in aortic valve disease: physiologic and clinical implications. Am J Cardiol 39:170
37. Forman R, Firth BG, Barnard MS (1980) Prognostic significance of preoperative left ventricular ejection fraction and valve lesion in patients with aortic valve replacement. Am J Cardiol 45:1120
38. Frank MJ, Abdulla AM, Canedo MI, Saylors RE (1978) Long-term medical management of hypertrophic obstructive cardiomyopathy. Am J Cardiol 42:993
39. Frank S, Johnson A, Ross J Jr (1973) Natural history of valvular aortic stenosis. Br Heart J 35:41
40. Frantz PT, Murray GF, Wilcox BR (1980) Surgical management of left ventricular-aortic discontinuity complicating bacterial endocarditis. Ann Thorac Surg 29:1
41. Friedman WF, Pappelbaum SJ (1971) Indications for hemodynamic evaluation and surgery in congenital aortic stenosis. Pediatr Clin North Am 18:1207
42. Girardet RE, Wheat MW (1976) Technique of aortic valve replacement. J Thorac Cardiovasc Surg 71:446

43. Goldschlager N, Pfeifer J, Cohn K, Popper R, Selzer A (1973) The natural history of aortic regurgitation. A clinical and hemodynamic study. Am J Med 54:577
44. Gault JH, Covell JW, Braunwald E, Ross J (1970) Left ventricular performance following correction of free aortic regurgitation. Circulation 42:773
45. Gonzalez-Lavin L, Scappatura E, Lise M, Ross ND (1970) Mycotic aneurysms of the aortic root: a complication of aortic valve endocarditis. Ann Thorac Surg 9:551
46. Greves J, Clark D, Greenberg B, McAnulty J, Starr A, Rahimtoola S (1980) Late survival after valve replacement for severe isolated aortic incompetence (abstr). Am J Cardiol 45:440
47. Grossmann W, Jones D, McLaurin LP (1975) Wall stress and patterns of hypertrophy in the human left ventricle. J Clin Invest 56:56
48. Gunther S, Grossman W (1979) Determinants of ventricular function in pressure-overload hypertrophy in man. Circulation 59:679
49. Henry WL, Bonow RO, Borer JS, Kent KM, Ware JH, Redwood DR, Itscoitz SB, McIntosh CL, Morrow AG, Epstein SE (1980) Evaluation of aortic valve replacement in patients with valvular aortic stenosis. Circulation 61:814
50. Henry WL, Bonow RO, Borer JS, Ware JH, Kent KM, Redwood DR, McIntosh CL, Morrow AG, Epstein SE (1980) Observations on the optimum time for operative intervention for aortic regurgitation: I. Evaluation of the results of aortic valve replacement in symptomatic patients. Circulation 61:471
51. Henry WL, Bonow RO, Rosing DR, Epstein SE (1980) Observations on the optimum time for operative intervention for aortic regurgitation: II. Serial echocardiographic evaluation of asymptomatic patients. Circulation 61:484
52. Henry WL, Clark CE, Epstein SE (1973) Asymmetric septal hypertrophy (ASH): the unifying link in the IHSS disease spectrum. Circulation 47:827
53. Hirshfield JW, Epstein SE, Roberts AJ, Glancy DL, Morrow AG (1974) Indices predicting long-term survival after valve replacement in patients with aortic regurgitation and patients with aortic stenosis. Circulation 50:1190
54. Isom OW, Spencer FC, Glassman E, Teiko P, Boyd AD, Cunningham JN (1977) Long-term results in 1,375 patients undergoing valve replacement with the Starr-Edwards cloth-covered composite-seat prosthesis: a six-year appraisal. Ann Surg 186:310
55. Jack WD II, Kelly DT (1976) Long-term follow-up of valvulotomy for congenital aortic stenosis. Am J Cardiol 38:231
56. Jones EL, Craver JM, Morris DC, King SB III, Douglas JS Jr, Franch RH, Hatcher CR Jr, Morgan EA (1978) Hemodynamic and clinical evaluation of the Hancock xenograft bioprosthesis for aortic valve replacement (with emphasis on management of the small aortic root). J Thorac Cardiovasc Surg 75:300
57. Katz NM, Buckley MJ, Liberthson RR (1977) Discrete membranous subaortic stenosis. Circulation 56:1034
58. Kelly DT, Wulfsberg E, Rowe RD (1972) Discrete subaortic stenosis. Circulation 46:309
59. Kennedy JW, Doces J, Stewart DK (1977) Left ventricular function before and following aortic valve replacement. Circulation 56:944
60. Kirklin JW, Pacifico AD (1973) Surgery for acquired valvular heart disease. N Engl J Med 288:133, 194
61. Konno S, Imai Y, Iida Y, Nakajima M, Tatsuno K (1975) A new method for prosthetic valve replacement in congenital aortic stenosis associated with hypoplasia of the aortic ring. J Thorac Cardiovasc Surg 70:910
62. Kouchoukos NT, Karp RB, Lell WA (1977) Replacement of the ascending aorta and aortic valve with a composite graft: results in 25 patients. Ann Thorac Surg 24:140
63. Lakier JB, Khaja F, Magilligan DJ Jr, Goldstein S (1980) Porcine xenograft valves: long-term (60–89 month) follow-up. Circulation 62:313
64. Lakier JB, Lewis AB, Heymann MA, Stanger P, Hoffman JIE, Rudolph AM (1974) Isolated aortic stenosis in the neonate. Natural history and hemodynamic considerations. Circulation 50:801
65. Lawson RM, Bonchek LI, Menashe V, Starr A (1976) Late results of surgery for left ventricular outflow tract obstruction in children. J Thorac Cardiovasc Surg 71:334
66. Lefrak EA, Starr A (1979) Cardiac Valve Prostheses. New York, Appleton-Century-Crofts
67. Linhart JW, Wheat MW (1967) Myocardial dysfunction following aortic valve replacement: the significance of coronary artery disease. J Thorac Cardiovasc Surg 54:259

68. Macmanus Q, Grunkemeier G, Housman L, Maloney C, Harlan BJ, Starr A (1980) Early results with composite-strut caged-ball prostheses. Am J Cardiol 46:566
69. Macmanus Q, Grunkemeier GL, Lambert LE, Teply JF, Harlan BJ, Starr A (1980) Year of operation as a risk factor in the late results of valve replacement. J Thorac Cardiovasc Surg 80:834
70. Manouguian S, Seybold-Epting W (1979) Patch enlargement of the aortic valve ring by extending the aortic incision into the anterior mitral leaflet. J Thorac Cardiovasc Surg 78:402
71. Maron BJ, Ferrans VJ, Roberts WC (1975) Myocardial ultrastructure in patients with chronic aortic valve disease. Am J Cardiol 35:725
72. Maron BJ, Lipson LC, Roberts WC, Savage DD, Epstein SE (1978) "Malignant" hypertrophic cardiomyopathy: identification of a subgroup of families with unusually frequent premature death. Am J Cardiol 41:1133
73. Maron BJ, Merrill WH, Freier PA, Kent KM, Epstein SE, Morrow AG (1978) Longterm clinical course and symptomatic status of patients after operation for hypertrophic subaortic stenosis. Circulation 57:1205
74. McAlpine WA (1975) Heart and Coronary Arteries. Berlin Heidelberg New York, Springer-Verlag
75. McAnulty JH, Rahimtoola SH (1979) Surgery for infective endocarditis. JAMA 242:77
76. McGoon DC, Mankin HT, Vlad P, Kirklin JW (1961) The surgical treatment of supravalvular aortic stenosis. J Thorac Cardiovasc Surg 41:125
77. Mills J, Utley J, Abbott J (1974) Heart failure in infective endocarditis: predisposing factors, course, and treatment. Chest 66:2
78. Morrow AG (1980) Personal communication
79. Morrow AG, Reitz BA, Epstein SE, Henry WL, Conkle DM, Itscoitz SB, Redwood DR (1975) Operative treatment in hypertrophic subaortic stenosis: techniques and the results of pre- and postoperative assessment in 83 patients. Circulation 52:88
80. Newfeld EA, Muster AJ, Paul MH, Idriss FS, Riker WL (1976) Discrete subvalvular aortic stenosis in childhood. Am J Cardiol 38:53
81. Okies JE, Bradshaw MW, Wiliams TW (1973) Valve replacement in bacterial endocarditis. Chest 63:898
82. O'Rourke RA, Crawford MH (1980) Timing of valve replacement in patients with chronic aortic regurgitation. Circulation 61:493
83. Oyer PE, Stinson EB, Reitz BA, Miller DC, Rossiter SJ, Shumway NE (1979) Longterm evaluation of the porcine xenograft bioprosthesis. J Thorac Cardiovasc Surg 78:343
84. Pantely G, Morton M, Rahimtoola SH (1978) Effects of successful, uncomplicated valve replacement on ventricular hypertrophy, volume, and performance in aortic stenosis and in aortic incompetence. J Thorac Cardiovasc Surg 76:383
85. Parker FB, Thomas FD, Poirier RA, Markowitz AHM, Eich RH (1980) Left ventricular function following aortic valve replacement. J Thorac Cardiovasc Surg 79:121
86. Peterson CR, Herr R, Crisera RV, Starr A, Bristow JD, Griswold HE (1967) The failure of hemodynamic improvement after valve replacement surgery: etiology, diagnosis, and treatment. Ann Int Med 66:1
87. Pupello DF, Blank RH, Bessone LN, Harrison E, Sbar S (1978) Surgical management of the small aortic annulus: hemodynamic evaluation. Chest 74:163
88. Rahimtoola SH (1977) Early valve replacement for preservation of ventricular function? Am J Cardiol 40:472
89. Rahimtoola SH (ed) (1978) Infective Endocarditis. New York, Grune & Stratton
90. Rahimtoola SH (1978) The problem of valve prosthesis-patient mismatch. Circulation 58:20
91. Rahimtoola SH (1980) Valve replacement should *not* be performed in all asymptomatic patients with severe aortic imcompetence. J Thorac Cardiovasc Surg 79:163
92. Rapaport E (1975) Natural history of aortic and mitral valve disease. Am J Cardiol 35:221
93. Rastan H, Koncz J (1976) Aortoventriculoplasty. J Thorac Cardiovasc Surg 71:920
94. Rastelli GB, McGoon DC, Ongley PA, Mankin GT, Kirklin JW (1966) Surgical treatment of supravalvular aortic stenosis. Report of 16 cases and review of the literature. J Thorac Cardiovasc Surg 51:873

95. Richardson JV, Karp RB, Kirklin JW, Dismukes WE (1978) Treatment of infective endocarditis: a 10-year comparative analysis. Circulation 58:589
96. Richardson JV, Kouchoukos NT, Wright JO III, Karp RB (1979) Combined aortic valve replacement and myocardial revascularization: results in 220 patients. Circulation 59:75
97. Rigo P, Alderson PO, Robertson RM, Becker LC, Wagner HN (1979) Measurement of aortic and mitral regurgitation by gated cardiac blook pool scans. Circulation 60:306
98. Rittenhouse EA, Sauvage LR, Stamm SJ, Mansfield PB, Hall DG, Herndon PS (1979) Radical enlargement of the aortic root and outflow tract to allow valve replacement. Ann Thorac Surg 27:367
99. Ross J Jr (1976) Afterload mismatch and preload reserve: a conceptual framework for the analysis of ventricular function. Prog Cardiovasc Dis 18:255
100. Ross J Jr, Braunwald E (1968) Aortic stenosis. Circulation 38 (Suppl V):V–61
101. Ross J Jr, Sonnenblick EH, Taylor RR, Spotnitz HM, Covell JW (1971) Diastolic geometry and sarcomere lengths in the chronically dilated canine left ventricle. Circ Res 28:49
102. Samuels DA, Cureman GD, Friedlich AL, Buckley MU, Austen WG (1979) Valve replacement for aortic regurgitation: long-term follow-up with factors influencing the results. Circulation 60:647
103. Sapsford RN, Blackstone EH, Kirklin JW, Karp RB, Kouchoukos NT, Pacifico AD, Roe CR, Bradley EL (1974) Coronary perfusion versus cold ischemic arrest during aortic valve surgery: a randomized study. Circulation 49:1190
104. Schwarz F, Flameng W, Langebartels F, Sesto M, Walter P, Schlepper M (1979) Impaired left ventricular function in chronic aortic valve disease: survival and function after replacement by Bjork-Shiley prosthesis. Circulation 60:48
105. Selzer A (1976) Cardiac valve replacement: an unanswered question. Am J Cardiol 37:322
106. Shean FC, Austen WG, Buckley MJ, Mundth ED, Scannell JG, Daggett WM (1971) Survival after Starr-Edwards aortic valve replacement. Circulation 44:1
107. Shumacker HB Jr (1972) Aneurysms of the aortic sinuses of Valsalva due to bacterial endocarditis, with special reference to their operative management. J Thorac Cardiovasc Surg 63:896
108. Slaughter L, Morris JE, Starr A (1973) Prosthetic valvular endocarditis: a 12-year review. Circulation 47:1319
109. Smith N, McAnulty JH, Rahimtoola SH (1978) Severe aortic stenosis with impaired left ventricular function and clinical heart failure: results of valve replacement. Circulation 58:255
110. Sorensen SG, Groves BM, O'Rourke RA, Chaudhuri T (1979) Noninvasive quantitation of valvular regurgitation by gated radionuclide angiography. J Nucl Med 20:629
111. Starr A, Dotter C, Griswold HE (1961) Supravalvular aortic stenosis: diagnosis and treatment. J Thorac Cardiovasc Surg 81:134
112. Starr A, Grunkemeier G, Lambert LE, Thomas DR, Sugimura S, Lefrak EA (1977) Aortic valve replacement: a ten-year followup of noncloth-covered vs cloth-covered caged ball prosthesis. Circulation 56 (Suppl II):II–133
113. Stinson EB, Griepp RB, Vosti K, Copeland JG, Shumway NE (1976) Operative treatment of active endocarditis. J Thorac Cardiovasc Surg 71:659
114. Syracuse DC, Gaudiani VA, Kastl DG, Henry WL, Morrow AG (1978) Intraoperative, intracardiac echocardiography during left ventriculotomy and myectomy for hypertrophic subaortic stenosis. Circulation 58 (Suppl I):I–23
115. Thompson R, Yacoub M, Ahmed M, Seabra-Gomes R, Rickards A, Towers M (1979) Influence of preoperative left ventricular function on results of homograft replacement of the aortic valve for aortic stenosis. Am J Cardiol 43:929
116. Tompsett R, Lubash GD (1961) Aortic valve perforation in bacterial endocarditis. Circulation 23:662
117. Utley JR (1972) Annular erosion and pericarditis: complications of endocarditis of the aortic root. J Thorac Cardiovasc Surg 64:76
118. Walter P, Schwarz F, Scheld H, Hehrlein FW (1979) Eight years of experience with the Bjork-Shiley tilting disc valve prosthesis in 833 patients. Thorac Cardiovasc Surg 27:178
119. Wigle ED, Labrosse CJ (1965) Sudden, severe aortic insufficiency. Circulation 32:708

Kapitel 14

Chirurgie der Trikuspidalklappe

Die Entwicklung der Trikuspidalklappenchirurgie während der vergangenen 2 Jahrzehnte bewegt sich stetig vom Klappenersatz zu den konservativen klappenerhaltenden Eingriffen hin. Heute macht der Klappenersatz nur noch 5% der Eingriffe an der Trikuspidalklappe aus. Über die konservativen klappenerhaltenden Eingriffe – Anuloplastik, gelegentlich in Verbindung mit der Kommissurotomie – bestehen, was die Indikationen zur Operation, die Wahl des plastischen Verfahrens und die technischen Details angeht, einige Gegensätzlichkeiten. In diesem Kapitel stellen wir die zwei geläufigsten Methoden der Anuloplastik nach CARPENTIER und DE VEGA und die Kommissurotomie dar; außerdem gehen wir auf den Klappenersatz ein.

Anuloplastik

Indikationen

Die Chirurgie der Trikuspidalklappe stellte lange Zeit eine besondere Herausforderung dar [10, 11]. Die Beurteilung des Schweregrades einer Trikuspidalinsuffizienz – ob klinisch, hämodynamisch oder intraoperativ – ist zu einem gewissen Grade auch immer subjektiv bestimmt. Die unterschiedlichen Frühergebnisse der Klappenrekonstruktion oder des Klappenersatzes führten zu unterschiedlichen Empfehlungen, was mit der Trikuspidalklappe anläßlich einer Mitral- oder Mitral- und Aortenklappenoperation zu tun sei. Die einen empfahlen, die Klappe unberührt zu lassen [3], andere neigten eher zu rekonstruktiven Eingriffen an der Klappe [5, 22], andere Autoren sprachen sich überwiegend für den Trikuspidalklappenersatz aus [2, 4, 21, 26, 27]. Je offensichtlicher die schlechten Langzeitergebnisse des Trikuspidalklappenersatzes wurden [16], desto mehr gewann die Anuloplastik an Bedeutung; sie kann heute als Methode der Wahl zur Behandlung der mäßigen und schweren Trikuspidalinsuffizienz angesehen werden.
Eine Schlußunfähigkeit der Trikuspidalklappe hat meist ihre Ursache in einer Hypertonie des rechten Ventrikels, einer Dilatation des rechten Ventrikels und einer Dilatation des Klappenringes, bedingt durch ein Mitral- und/oder Aortenvitium; man bezeichnet sie dann als „funktionelle" Regur-

gitation. Hat sie ihre Ursache in einer rheumatischen Herzerkrankung, bezeichnet man sie als „organische" Regurgitation.
Der Grad der Regurgitation kann von der sehr milden Form, bei der lediglich ein leises Geräusch bei normalem rechten Vorhofdruck nachzuweisen ist, bis zur schweren Form mit pulsierenden Halsvenen, vergrößerter und pulsierender Leber und Druckerhöhung im rechten Vorhof reichen. Die hochgradige Regurgitation muß operiert werden, die milde nicht. Schwierigkeiten bereitet die Abgrenzung der mäßigen Regurgitation, bei der die klinischen Zeichen fehlen oder nur minimal ausgeprägt sind und der Druck im rechten Vorhof nur leicht erhöht ist. In dieser Situation ist die intraoperative Beurteilung des Schweregrades der Trikuspidalinsuffizienz hilfreich.
Dazu wird vor Einführen der Hohlvenenkanüle der rechte Vorhof vom Herzohr aus digital exploriert. Dabei werden das Ausmaß und die Stärke des Regurgitationsjet beurteilt; außerdem wird die Klappe ausgetastet. Diese intraoperativen Befunde können allerdings durch Schwankungen des rechtsventrikulären Druckes und des Herzzeitvolumens, bedingt durch die Anästhesie und die Eröffnung des Brustkorbes, beeinflußt werden und müssen im Zusammenhang mit den präoperativen klinischen und hämodynamischen Daten gesehen werden.

Chirurgische Taktik

Myokardschutz

Im allgemeinen wenden wir zum Myokardschutz die kalte Kaliuminfusionskardioplegie an (Kap. 6). Damit wird ein ruhiges, trockenes Operationsfeld erzielt. Es ist aber auch die Koronarperfusion über die Aortenwurzel bei schlagendem oder fibrillierendem Herzen möglich.

Zusätzliche Eingriffe

Jeglicher Eingriff an der Mitral- oder Aortenklappe wird vor der Operation an der Trikuspidalklappe vorgenommen.

Wahl der plastischen Technik

Man kann unter mehreren anuloplastischen Techniken wählen [30]:
1. Die laterale Anuloplastik mit Raffung des hinteren Segels, so daß eine bikuspide Klappe entsteht [17, 18];
2. die semizirkuläre Anuloplastik nach De Vega [8] und deren Modifikationen [1];
3. die Ringanuloplastik nach Carpentier [5, 6] und deren Modifikationen [9, 14].

Mit all diesen Techniken sind hervorragende Früh- und mittelfristige Ergebnisse zu erzielen. Es ist zu früh, eine dieser Methoden über die anderen

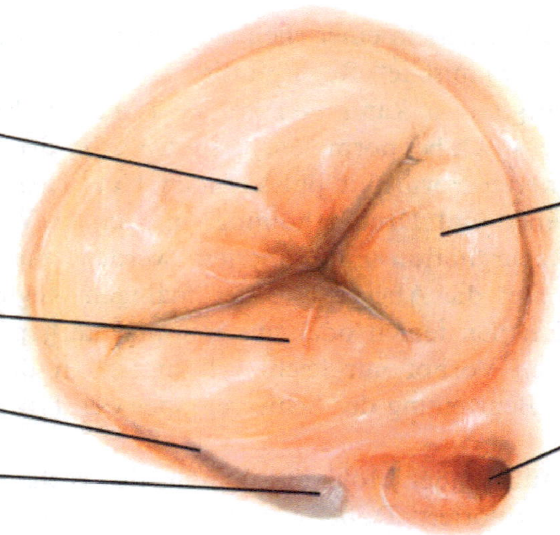

Abb. 14.1

hervorzuheben. Augenblicklich neigen wir zur De Vega- oder Carpentier-Technik.

Chirurgische Anatomie

Die Trikuspidalklappe besteht aus einem vorderen, einem hinteren und einem septalen Trikuspidalsegel (Abb. 14.1). Im wesentlichen halten 2 Papillarmuskeln die Klappe: der anterolaterale Papillarmuskel, dessen Sehnenfäden im vorderen und hinteren Trikuspidalsegel inserieren, und der posteromediale Papillarmuskel, dessen Sehnenfäden im septalen Segel inserieren.
Der AV-Knoten liegt unmittelbar medial vom Koronarsinus. Aus ihm entspringt das His-Bündel und zieht rechts vom Trigonum fibrosum, das auch als fibröser Zentralkörper bezeichnet wird: In diesem Punkt gehen die AV-Klappen, das Vorhofseptum, das membranöse Ventrikelseptum und der Aortenklappenring ineinander über. Das His-Bündel durchbricht das membranöse Ventrikelseptum oder zieht um dieses ringförmig nach hinten, wo es in den Gipfel des muskulären Ventrikelseptums eintritt und mehrere Äste zum linken Ventrikel abgibt [15, 29].

Operationstechnik

Anuloplastik nach De Vega

Eine doppelendige 2-0-Polypropylennaht wird durch ein Teflonstück gestochen; die Naht beginnt nahe der Kommissur zwischen dem anterioren

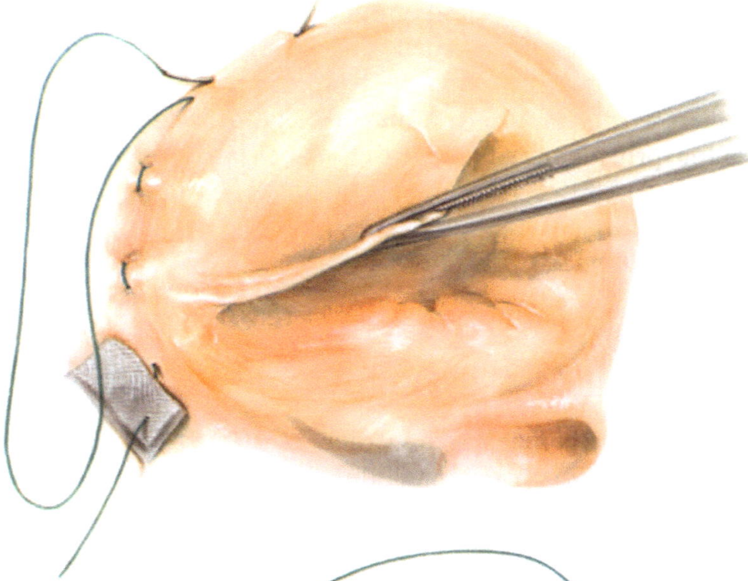

Abb. 14.2

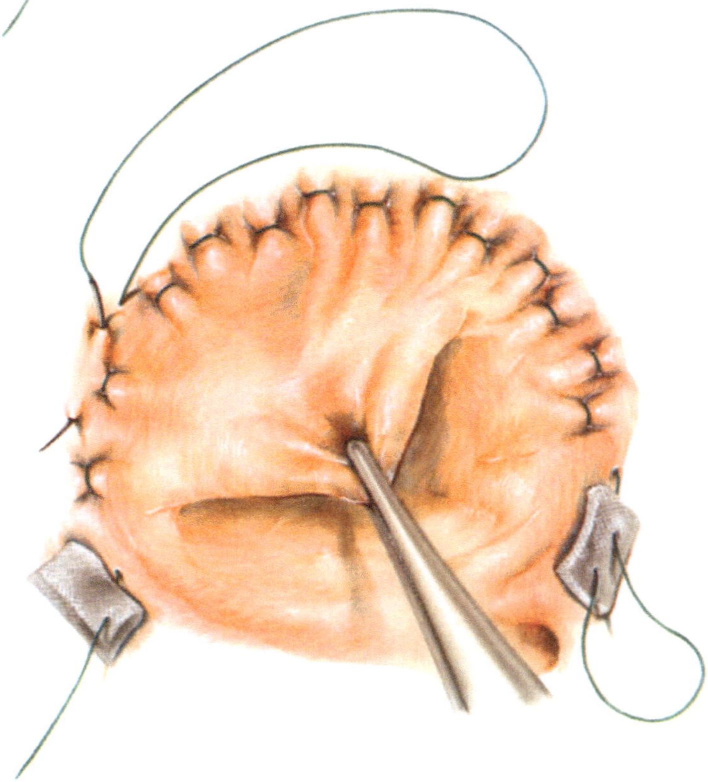

Abb. 14.3

und septalen Trikuspidalsegel (Abb. 14.2). Die Stiche werden direkt in oder nahe dem Anulus gelegt; die Nahtlinie verläuft dabei nach lateral um das anteriore Segel.

Nahe der Kommissur zwischen dem hinteren und septalen Trikuspidalsegel wird die Naht durch ein zweites Teflonstückchen gestochen; die Nahtlinie verläuft dann entgegengesetzt zu ihrem Ausgangspunkt, wobei die Stiche knapp außerhalb der inneren Nahtlinie liegen (Abb. 14.3).

Dann wird ein Klappenphantom entsprechender Größe in den Klappenring eingelegt. Die Fäden werden über dem medialen Filzstück geknüpft, wobei die Naht gerafft und damit der Klappenring an das Klappenphantom approximiert wird. Zur Überprüfung des Klappenschlusses wird mit einer großen Ballonspritze kalte physiologische Kochsalzlösung in den rechten Ventrikel injiziert.

Ringplastik nach Carpentier

Unter Mitarbeit von ALAIN CARPENTIER

Das Prinzip der Ringplastik nach CARPENTIER besteht in einer Wiederherstellung des Klappenringes, denn sowohl die Dilatation als auch die Deformation des Klappenringes werden korrigiert. Die rechtsventrikuläre Volumen- und Drucküberlastung führen zu einer Formveränderung des Trikuspidalringes und der Ringgröße, so daß der Anulus seine normale ovale Form verliert und zirkulär wird [6, 7, 13]. Infolge dieser Formveränderung verlieren vorderes und hinteres Segel ihren Kontakt zueinander und mit dem septalen Segel. Mit der Implantation des Carpentier-Ringes normalisiert sich die Form des Trikuspidalringes. Das Ziel besteht also darin, die Trikuspidalinsuffizienz nicht durch eine Einengung des Orificiums, sondern durch Schaffung einer normalen Ringform wiederherzustellen.

Mit dem Ring ist es möglich, den Anulus dort zu raffen, wo die Dilatation sich am meisten bemerkbar macht, nämlich an den Kommissuren. Der Ring ist flexibel und weist eine große Öffnung an der anteroseptalen Kommissur und dem septalen Segel auf, um eine Verletzung des His-Bündels zu vermeiden.

Die Ringgröße wird entweder durch Messung an der Basis des septalen Segels, das der Ringdilatation nicht unterliegt, oder durch anpassen des Ringes an die Größe des anterioren Segels bestimmt (Abb. 14.4). Dann

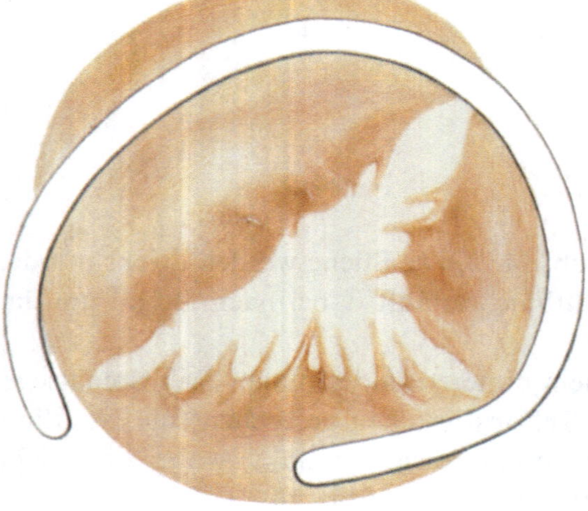

Abb. 14.4

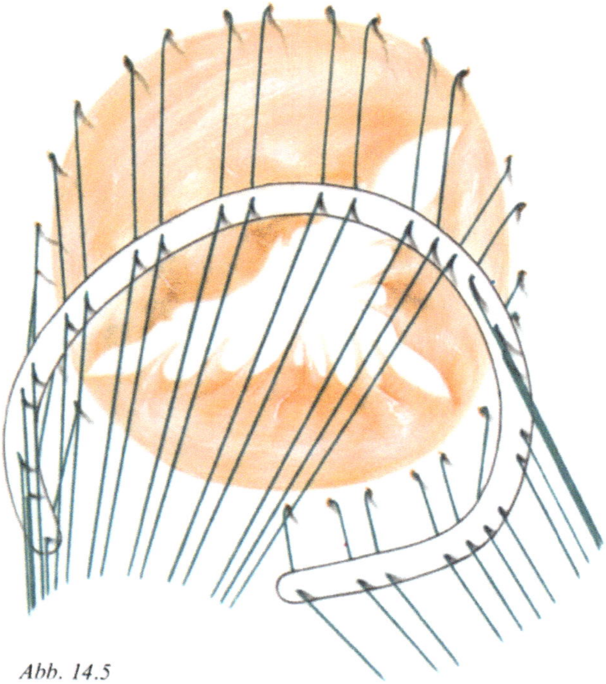

Abb. 14.5

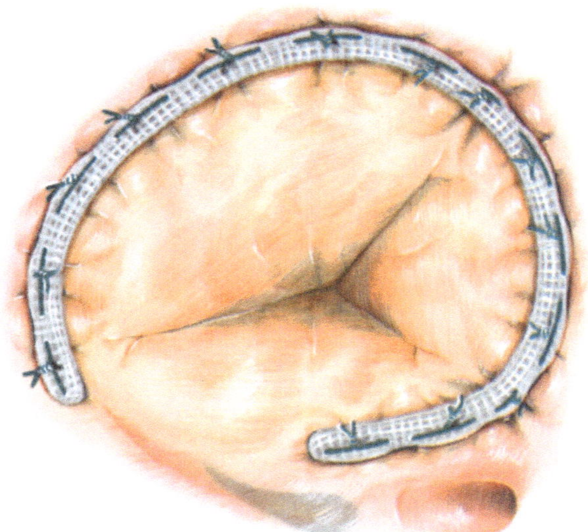

Abb. 14.6

werden Matratzennähte in den Klappenring und den Stoffbezug des Carpentier-Ringes gelegt (Abb. 14.5). Die Raffung erfolgt an den Kommissuren. Der Ring wird auf Klappenebene heruntergebracht und die Nähte geknüpft (Abb. 14.6). Die Schlußfähigkeit wird durch Injektion von physiologischer Kochsalzlösung in den rechten Ventrikel überprüft.

Ergebnisse

Die Operationsletalität liegt augenblicklich im Bereich von 5–15% [8, 18]. Gute funktionelle und hämodynamische Ergebnisse wurden für zahlreiche Techniken angegeben [5, 8, 9, 11, 14, 17, 18]. Grondin et al. untersuchten 17 Patienten nach einer De Vega-Plastik und 32 Patienten nach einer Carpentier-Ringplastik. Bei 75% der Patienten war die Trikuspidalinsuffizienz verschwunden oder nur noch minimal vorhanden, selbst bei erhöhten rechtsventrikulären Drucken. Die De-Vega-Technik ist schwieriger zu graduieren als die Ring-Technik und kann zur Trikuspidalstenose führen [12, 20].

Kommissurotomie

Indikationen

Das organische Trikuspidalvitium wird in den Vereinigten Staaten und vielen europäischen Ländern immer seltener. In anderen Ländern ist es wiederum sehr häufig. Eine organische Klappenerkrankung kann zur Stenose infolge Fusion der Kommissuren führen. Die Stenose tritt meist als kombiniertes Trikuspidalvitium auf. In den meisten Fällen kann die Klappe durch Kommissurotomie in Verbindung mit einer Anuloplastik rekonstruiert werden. Bei einem Druckgradienten von mehr als 5 mm Hg halten wir die Exploration der Klappe immer für indiziert.

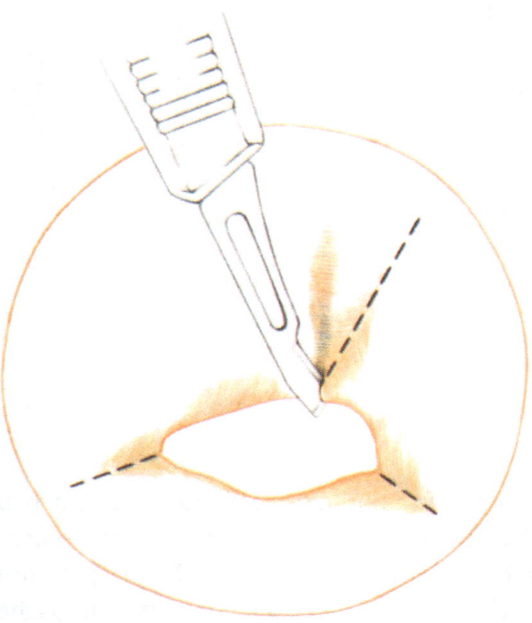

Abb. 14.7

Operationstechnik

Die Kommissuren werden mit einem Skalpell bis 3 mm vor dem Ring inzidiert (Abb. 14.7). An den Sehnenfäden ist meist kein Eingriff notwendig. Zur Behebung der Schlußunfähigkeit sollte eine Anuloplastik zusätzlich vorgenommen werden. In diesen Fällen ist die Verwendung eines Prothesenringes besonders wichtig, um eine Einengung des Orificiums zu vermeiden.

Trikuspidalklappenersatz

Indikationen

Die traumatische Zerstörung der Trikuspidalklappe stellt häufig eine Indikation zum Klappenersatz dar [28]. Nur in seltenen Fällen können Klappenrisse vernäht werden. Symptome können erst Jahre nach dem Trauma auftreten. Ein Trikuspidalklappenersatz kann auch bei Patienten mit einem Morbus Ebstein angezeigt sein [19]. Ebenso kann er bei symptomatischen Patienten, bei denen die Trikuspidalklappe wegen einer Endokarditis exzidiert worden war, indiziert sein.

Ein organisches oder funktionelles Trikuspidalvitium stellt selten eine Indikation zum Klappenersatz dar. Eine, wenn auch unvollständige Rekonstruktion ist einem Ersatz immer vorzuziehen. Eine schlußunfähige Klappe sollte nur dann ersetzt werden, wenn mehrere Sehnenfäden rupturiert sind oder andere irreparable Schäden bestehen. Bei einem kombinierten Vitium sollte die Klappe nur ersetzt werden, wenn die chronischen Entzündungs- und Narbenprozesse zur Schrumpfung und Einrollung der Klappensegel sowie zur Verkürzung und Verdickung der Sehnenfäden geführt haben.

Chirurgische Taktik

Wahl der Prothese

Mechanische Prothesen thrombosieren in der Trikuspidalposition sehr leicht [16, 23, 24]. Die Balken der Kugelprothese wühlen sich häufig in das rechtsventrikuläre Endokard ein, so daß die Ballbeweglichkeit eingeschränkt wird. Dieser Vorgang tritt meist allmählich auf. Bei der Kippscheibenklappe kann die Scheibenbeweglichkeit durch Thromben behindert werden; dies kann zur katastrophalen Malfunktion führen. Die Keilform des rechten Ventrikelcavums ist für beide mechanische Klappentypen schlecht geeignet.

Wir ziehen daher die Bioprothese vor. Die Bioprothese weist einen zentralen Fluß auf und neigt weniger zur Bildung von Thromben; sie scheint sich daher zum Trikuspidalklappenersatz, zumindest über einen relativ kurzen Beobachtungszeitraum von 3–8 Jahren, besser zu eignen.

Operationstechnik

Die Klappe wird exzidiert, wobei etwa ein 4 mm breiter Rand des septalen Trikuspidalsegels belassen wird. Mit Teflon armierte Matratzennähte werden in den Klappenring des anterioren und posterioren Segels gelegt. Im Bereich des septalen Segels werden die Nähte nur durch das belassene Klappengewebe gestochen, um eine Verletzung des His-Bündels zu vermeiden. Ein kompletter AV-Block kann als Früh- oder Spätkomplikation auftreten; wir nähen daher bei jedem Trikuspidalklappenersatz epikardiale Myokardelektroden ein.

Ergebnisse

Der Trikuspidalklappenersatz hat in Verbindung mit einem Mitral- und/ oder Aortenklappenersatz eine Letalität von 10–15% [4, 27]. 85–95% der Patienten werden funktionell gebessert [16, 23]. Die Überlebensrate wird mit bis zu 70% nach 3 Jahren angegeben [23].

Literatur

1. Alonso-Lej F (1976) Discussion of Duran et al.: Clinical and hemodynamic performance of a totally flexible prosthetic ring for atrioventricular valve reconstruction. Ann Thorac Surg 22:463
2. Boyd AD, Engelman RM, Isom OW, Reed GE, Spencer FC (1974) Tricuspid annuloplasty: five and one-half years' experience with 78 patients. J Thorac Cardiovasc Surg 68:344
3. Braunwald NS, Ross J Jr, Morrow AG (1967) Conservative management of tricuspid regurgitation in patients undergoing mitral valve replacement. Circulation 35 (Suppl I):I–63
4. Breyer RH, McClenathan JH, Michaelis LL, McIntosh CL, Morrow AG (1976) Tricuspid regurgitation: a comparison of nonoperative management, tricuspid annuloplasty, and tricuspid valve replacement. J Thorac Cardiovasc Surg 72:867
5. Carpentier A, Deloche A, Hanania G, Forman J, Sellier P, Piwnica A, Dubost C (1974) Surgical management of acquired tricuspid valve disease. J Thorac Cardiovasc Surg 67:53
6. Carpentier A, Relland J (1979) Carpentier rings and tricuspid insufficiency (letter). Ann Thorac Surg 27:95
7. Deloche A, Guerinon J, Fariani JM, Morillo F, Caramanian M, Carpentier A, Maurice P, Dubost C (1974) Etude anatomique des valvuloplasties rheumatismales tricuspidiennes. Arch Mal Coeur 67:5
8. De Vega NG (1972) La anuloplastia selectiva, reguable y permanente. Rev Esp Cardiol 25:6
9. Duran CG, Ubago JLM (1976) Clinical and hemodynamic performance of a totally flexible prosthetic ring for atrioventricular valve reconstruction. Ann Thorac Surg 22:458
10. Grondin P, Lepage G, Castongnay Y, Meere C (1967) The tricuspid valve: a surgical challenge. J Thorac Cardiovasc Surg 53:7
11. Grondin P, Meere C, Limet R, Lopez-Bescos L, Delcan JL, Rivera R (1975) Carpentier's annulus und DeVega's annuloplasty: the end of the tricuspid challenge. J Thorac Cardiovasc Surg 70:852

12. Haerten K, Seipel L, Loogen F, Herzer J (1978) Hemodynamic studies after DeVega's tricuspid anuloplasty. Circulation 58 (Suppl I):I–28
13. Hansing CE, Rowe GG (1972) Tricuspid insufficiency. A study of hemodynamics and pathogenesis. Circulation 45:793
14. Hecart J, Blaise C, Bex JP, Bajolet A (1980) Technique for tricuspid annuloplasty with a flexible linear reducer. J Thorac Cardiovasc Surg 79:689
15. James TN (1961) Morphology of the humen atrioventricular node, with remarks pertinent to its electrophysiology. Am Heart J 62:756
16. Jugdutt BI, Fraser RS, Lee SJK, Rossall RE, Callaghan JC (1977) Long-term survival after tricuspid valve replacement. J Thorac Cardiovasc Surg 74:20
17. Kay JH, Masselli-Campagna G, Tusju HK (1965) Surgical treatment of tricuspid insufficiency. Ann Surg 162:53
18. Kay JH, Mendez AM, Zubiate P (1976) A further look at tricuspid annuloplasty. Ann Thorac Surg 22:498
19. Melo J, Saylam A, Knight R, Starr A (1979) Long-term results after surgical correction of Ebstein's anomaly. J Thorac Cardiovasc Surg 78:233
20. Meyer J, Bircks W (1977) Predictable correction of tricuspid insufficiency by semicircular annuloplasty. Ann Thorac Surg 23:574
21. Pluth JR, Ellis FH Jr (1969) Tricuspid insufficiency in patients undergoing mitral valve replacement: conservative management, annuloplasty, or replacement. J Thorac Cardiovasc Surg 58:484
22. Reed GE, Boyd AD, Spencer FC, Engelman RM, Isom OW, Cunningham JN (1976) Operative management of tricuspid regurgitation. Circulation 54 (Suppl III):III–96
23. Sanfelippo PM, Giuliani ER, Danielson GK, Wallace RB, Pluth JR, McGoon DC (1976) Tricuspid valve prosthetic replacement: early and late results with the Starr-Edwards prosthesis. J Thorac Cardiovasc Surg 71:441
24. Schoevaerdts JC, Jaumin P, Piret L, Kremer R, Ponlot R, Chalant CH (1977) Tricuspid valve surgery. J Cardiovasc Surg 18:397
25. Silver MD, Lam JHC, Ranganathan N, Wigle ED (1971) Morphology of the human tricuspid valve. Circulation 43:333
26. Starr A (1976) Acquired disease of the tricuspid valve. *In* Sabiston DC Jr, Spencer FC (eds): Gibbon's Surgery of the Chest. Philadelphia, WB Saunders Co, p 1176
27. Starr A, Herr RH, Wood JA (1966) Tricuspid replacement for acquired valve disease. Surg Gynecol Obstet 122:1295
28. Tachovsky TJ, Giuliani ER, Ellis FH Jr (1970) Prosthetic valve replacement for traumatic tricuspid insufficiency. Am J Cardiol 26:196
29. Titus JL (1973) Normal anatomy of the human cardiac conductive system. Mayo Clin Proc 48:23
30. West PN, Weldon CS (1978) Reconstructive valve surgery. Ann Thorac Surg 25:167

Kapitel 15

Persistierender Ductus arteriosus

GROSS hat einmal gesagt, daß seine erste Unterbindung eines persistierenden Ductus arteriosus im Jahre 1938 „die chirurgische Attacke auf angeborene kardiovaskuläre Anomalien eingeleitet hat" [9]. Die Unterbindung oder Durchtrennung des Ductus arteriosus ist inzwischen zu einer einfachen Operation mit sehr niedriger Morbidität und Letalität geworden. Die Komplikation einer intraoperativen Blutung infolge eines eingerissenen oder unzulänglich vernähten Ductus ist jedoch so schwerwiegend, daß der Eingriff immer mit großer Umsicht, guter Vorbereitung und exakter Operationstechnik durchgeführt werden sollte.

Indikationen zur Operation

Indikationen im Säuglingsalter

Der persistierende Ductus arteriosus (PDA) ist bei Frühgeborenen häufig. Bei fast allen Frühgeborenen mit einem Geburtsgewicht unter 1000 g und beinahe zwei Dritteln der Säuglinge unter 1750 g besteht der klinische Hinweis auf einen PDA [20]. Innerhalb der ersten Lebenswochen verschließt sich der Ductus bei diesen Frühgeborenen meist.

Das Ausbleiben des spontanen Ductusverschlusses kann zu einem großen Links-rechts-Shunt und zur Herzinsuffizienz führen, die auf konservativem Wege nicht zu beherrschen ist. Die Indikation zum operativen Verschluß ist bei diesen Säuglingen gegeben. Zum Nachweis des großen Links-rechts-Shunts verfügen wir mit der Echokardiographie über eine neue nichtinvasive Methode [2, 21].

Häufig ist das Atemnotsyndrom des Frühgeborenen mit einem PDA assoziiert. Inwieweit der PDA zu der respiratorischen Insuffizienz beiträgt, ist schwer abzugrenzen. Es gibt keinen physiologischen oder klinischen Parameter, der eine Voraussage über den chirurgischen Erfolg erlaubt.

Die Einführung des „medikamentösen" Ductusverschlusses mit dem Prostaglandinantagonisten Indometacin könnte die Notwendigkeit des operativen Vorgehens in dieser schwierigen Patientengruppe einschränken [8]. Obgleich sich Indometacin bei einigen Patienten als wirksam erwiesen hat, sind jedoch weder der prozentuale Anteil der Dauererfolge noch das Ausmaß der bleibenden Nebenwirkungen, insbesondere der Nephrotoxizität, bekannt [7]. Wir konnten mit Indometacin keinen dauernden Ductusverschluß erzielen [22]. Selbst bei diesen schwerkranken Säuglingen ist die Operation das sicherere Verfahren, zumal verschiedene Autoren über erfolgreiche Operationen ohne Letalität berichtet haben [5, 15, 23]. Weitere Untersuchungen werden notwendig sein, um den Standort der Chirurgie in der Behandlung des PDA beim Atemnotsyndrom des Frühgeborenen zu bestimmen.

Indikationen im Kindesalter

Ein im Kindesalter diagnostizierter offener Ductus arteriosus wird trotz Fehlens von Symptomen operiert. Verschiedene Untersuchungen haben gezeigt, daß ein PDA mit einer verkürzten Lebenserwartung verbunden ist. Das Durchschnittsalter von 92 Patienten mit PDA, die 1936 von ABBOTT seziert wurden, betrug 24 Jahre [1]. In einer ähnlichen Untersuchung wiesen KEYS u. SHAPIRO 1943 eine durchschnittliche Lebenserwartung von 35 Jahren nach [12]. CAMPBELLS Untersuchungen über den natürlichen Verlauf des PDA zeigten, daß ein Drittel der Patienten vor dem 40. Lebensjahr verstarb [4]. Herzinsuffizienz und Endokarditis stellen die häufigsten Todesursachen dar.

Die ungünstige Prognose und das sehr niedrige Operationsrisiko rechtfertigen auch bei Fehlen von Symptomen das chirurgische Vorgehen. Über die Indikation zur Operation bei großem Links-rechts-Shunt mit pulmonaler Hypertonie besteht kein Zweifel.

Indikationen im Erwachsenenalter

Ein Links-rechts-Shunt stellt auch im Erwachsenenalter die Indikation zum operativen Verschluß dar. Ein pulmonaler Hochdruck bedeutet keine Kontraindikation, solange ein Links-rechts-Shunt nachzuweisen ist [3]. Ist der Shunt bereits ausgeglichen, verbietet sich die Operation.

Chirurgische Taktik

Unterbindung oder Durchtrennung

Das Ziel der chirurgischen Behandlung eines PDA ist die völlige und anhaltende Unterbrechung des Blutflusses von der Aorta in die Pulmonalarterie. Dieses Ziel kann sowohl mit der Ligatur als auch der Durchtrennung erreicht werden.

In den ersten Jahren der Ductuschirurgie stellte die Unterbindung des Ductus die Methode der Wahl dar. Dieses Vorgehen wurde wegen seiner unannehmbar hohen Rezidivrate verlassen. GROSS verzeichnete mit dieser Technik bei 10% von 43 Patienten ein Persistieren und bei weiteren 10% ein späteres Ductusrezidiv [9]. Ein Persistieren des aortopulmonalen Shunts infolge unzureichender Unterbindung hatte seine Ursache vor allem in der Angst der Chirurgen, den Ductus mit den damals gebräuchlichen dünnen Seidennähten zu durchschneiden. Das Ductusrezidiv war wahrscheinlich eine Folge der gleichen dünnen Seidennähte, die allmählich durch das Ductusgewebe durchschnitten, so daß sich schließlich eine Fistel zwischen Aorta und A. pulmonalis bildete. Die Verwendung eines Baumwoll- oder Seidenbändchens zur Unterbindung hat diese Probleme gelöst. Die Unterbindung ist nach unserer und anderer Autoren Erfahrung ebenso wirksam und rezidivfrei wie die Ductusdurchtrennung [18]. Zudem ist dieses Verfahren meist einfacher und sicherer durchzuführen. Die Unterbindung sollte jedoch nicht beim sehr kurzen oder verkalkten Ductus vorgenommen werden. Für diese Fälle sind spezielle Techniken notwendig.

Der schwierige Ductus

Der verkalkte oder erneut aufgetretene Ductus kann besondere Schwierigkeiten bieten. Eine sichere Durchtrennung ist zu erzielen, wenn die pulmonale Seite des Ductus sowie die Aorta ober- und unterhalb des Ductus abgeklemmt werden. Dann kann die aortale Basis des Ductus ausgeschnitten und der ovale Defekt der Aorta mit einem Dacronflicken vernäht werden [6]. Die aortale Ductusöffnung kann auch mit einem Dacronflicken von einer lateralen Aorteninzision aus verschlossen werden [16, 19]. Der komplizierte Ductus kann auch durch die A. pulmonalis mit Hilfe der extrakorporalen Zirkulation in tiefer Hypothermie oder im Kreislaufstillstand angegangen werden [14, 17].

Intraperikardiale Unterbindung

Zieht man die Pulmonalarterie nach kaudal, kann der Ductus dargestellt und ligiert werden [13]. Für gewöhnlich unterbinden wir den Ductus nach Beginn der extrakorporalen Zirkulation während der Abkühlungsphase. Wenn im Kreislaufstillstand der rechte Ventrikel oder die Pulmonalarterie eröffnet werden, sollte bei jeglichem Verdacht auf einen persistierenden Ductus die Unterbindung vorgenommen werden, da auch über die kleinste offene Verbindung Luft in die Aorta gelangen kann.

Chirurgische Anatomie

Die genaue Kenntnis der anatomischen Lageverhältnisse ist die Voraussetzung dafür, den Ductus ohne Gefährdung der benachbarten Gefäße und Nerven zu durchtrennen (Abb. 15.1). Die obere Begrenzung des Ductus bildet häufig einen spitzen Winkel mit dem distalen Aortenbogen, wobei die Gewebsschicht zwischen Ductus und Aortenbogen sehr schmal sein kann. Vor allem bei Säuglingen können diese beiden Gebilde leicht verwechselt werden.

Das Perikard legt sich faltenartig über den vorderen Anteil des Ductus. Durch vorsichtiges Präparieren läßt sich die richtige Gewebsschicht eröffnen. Der N. vagus verläuft unter der Pleura parietalis. Aus ihm zweigt der N. recurrens ab, zieht um den Ductus arteriosus und steigt hinter dem Aortenbogen zum Kehlkopf auf. Das Bindegewebe an der Hinterwand des Ductus sollte scharf durchtrennt werden, bevor dieser mit einer Klemme umfahren wird. Ausgedehntes stumpfes Präparieren kann hier zur Verletzung der Ductushinterwand und zur lebensbedrohlichen Blutung führen.

Normalerweise liegt der intraperikardiale Anteil des Ductus direkt an der Bifurkation der A. pulmonalis und weist nach links oben. Bei der Transposi-

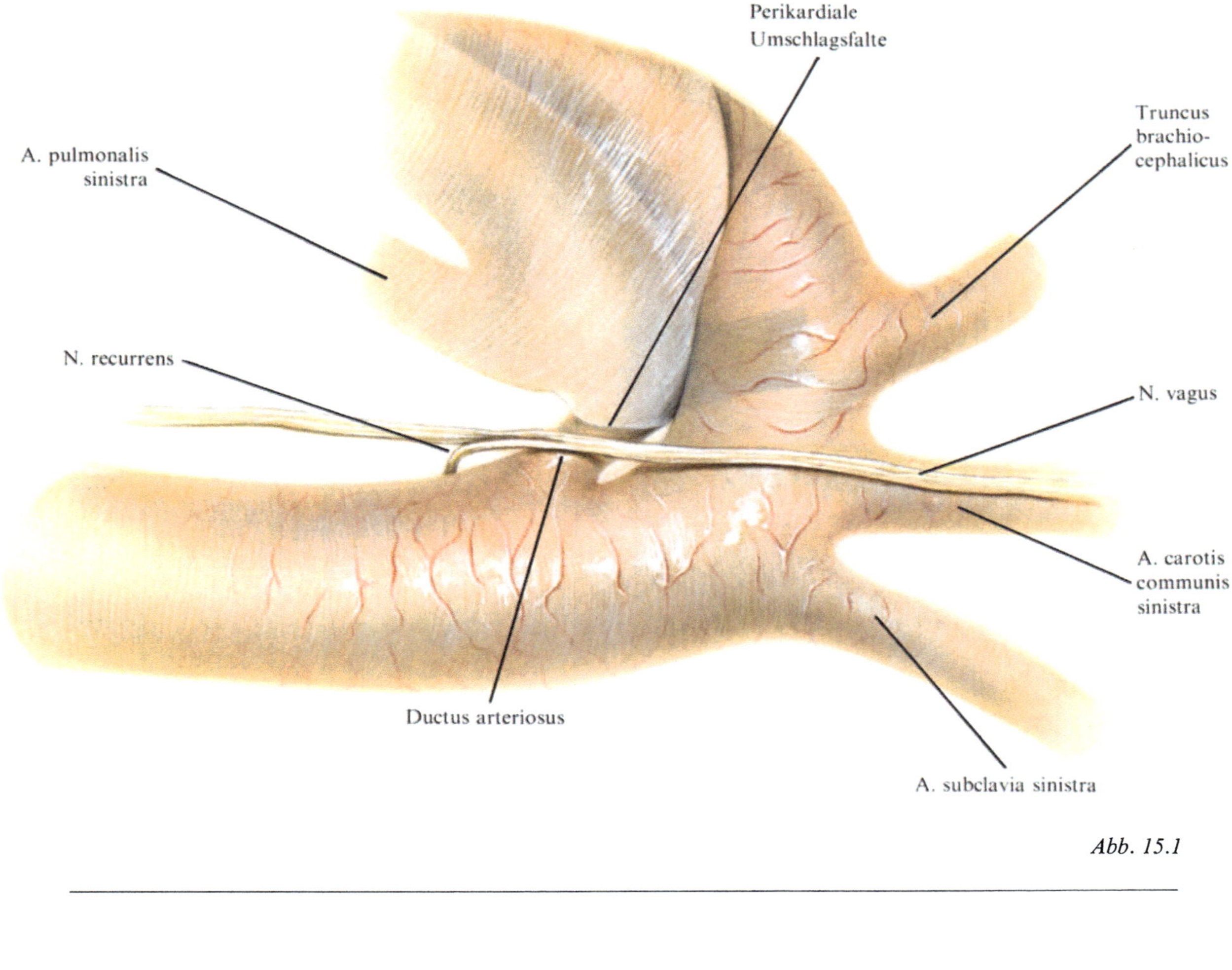

Abb. 15.1

tion der großen Gefäße liegen die Verhältnisse etwas anders. Der Ductus liegt dann mehr medial unter dem Aortenbogen, so daß das Umfahren schwieriger als bei normaler Lage der Gefäße sein kann.

Operationstechnik

Thorakotomie

Obgleich der Ductus von vorn, wie ursprünglich von GROSS u. HUBBARD angegeben [10], angegangen werden kann, ziehen wir die von JONES beschrie-

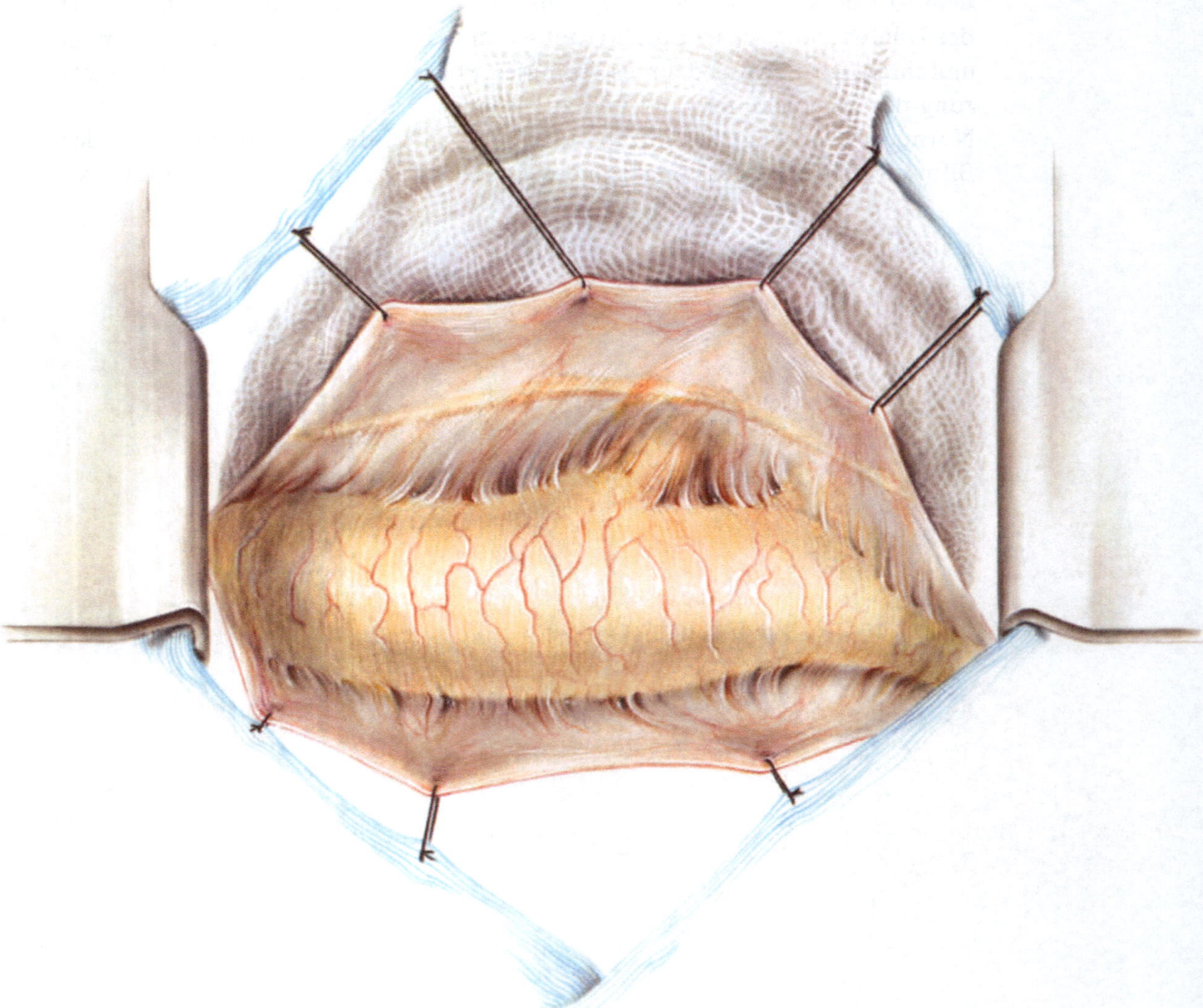

Abb. 15.2

bene posterolaterale Thorakotomie durch den 4. oder 3. Interkostalraum vor [11]. Dabei muß der M. serratus anterior nur wenig, wenn überhaupt, gespalten werden.

Präparation des Ductus

Die Pleura parietalis wird hinter dem N. vagus bis zur A. subclavia eröffnet, um den distalen Aortenbogen ausreichend darzustellen (Abb. 15.2). Die Nn. vagus und recurrens werden nach vorn geschlagen, ohne die pulmonalen Vagusäste zu durchtrennen. Die Pleuraränder werden mit Haltenähten fixiert. Mit scharfer Präparation werden die Gewebsschichten ober- und unterhalb des Ductus (Abb. 15.3 u. 15.4) sowie hinter der Aorta ober- und unterhalb des Ductus eröffnet (Abb. 15.5). Dabei ist vor allem bei Säuglingen nicht der Ductus selbst, sondern nur periduktales Bindegewebe mit der Pinzette zu fassen. Die Aorta wird ober- und unterhalb des Ductus angeschlungen (Abb. 15.6). Mit den Bändern kann die Aorta seitwärts gezogen werden, um die Präparation der Ductushinterwand zu erleichtern. Außerdem läßt sich damit im Fall einer Ductusverletzung die Aorta einfach abklemmen.

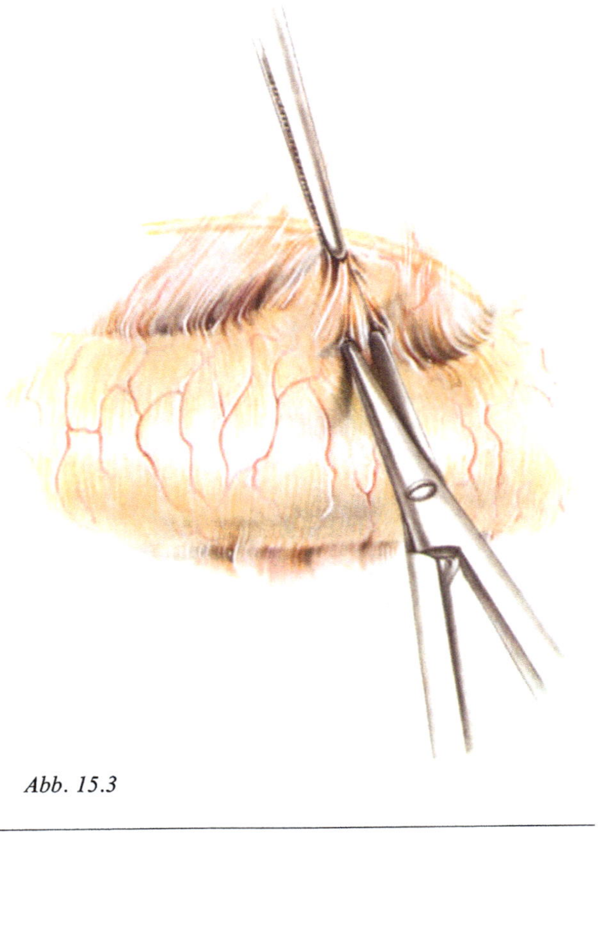

Abb. 15.3

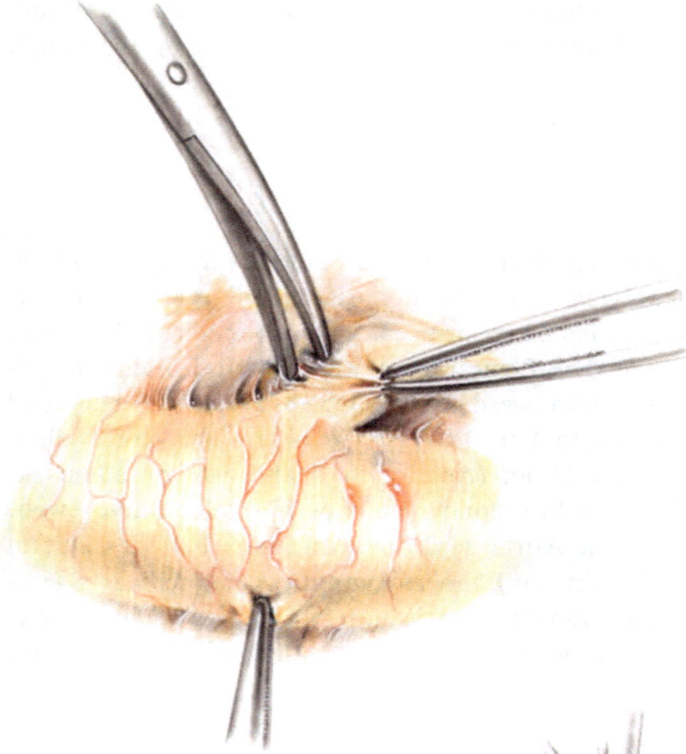

Abb. 15.4

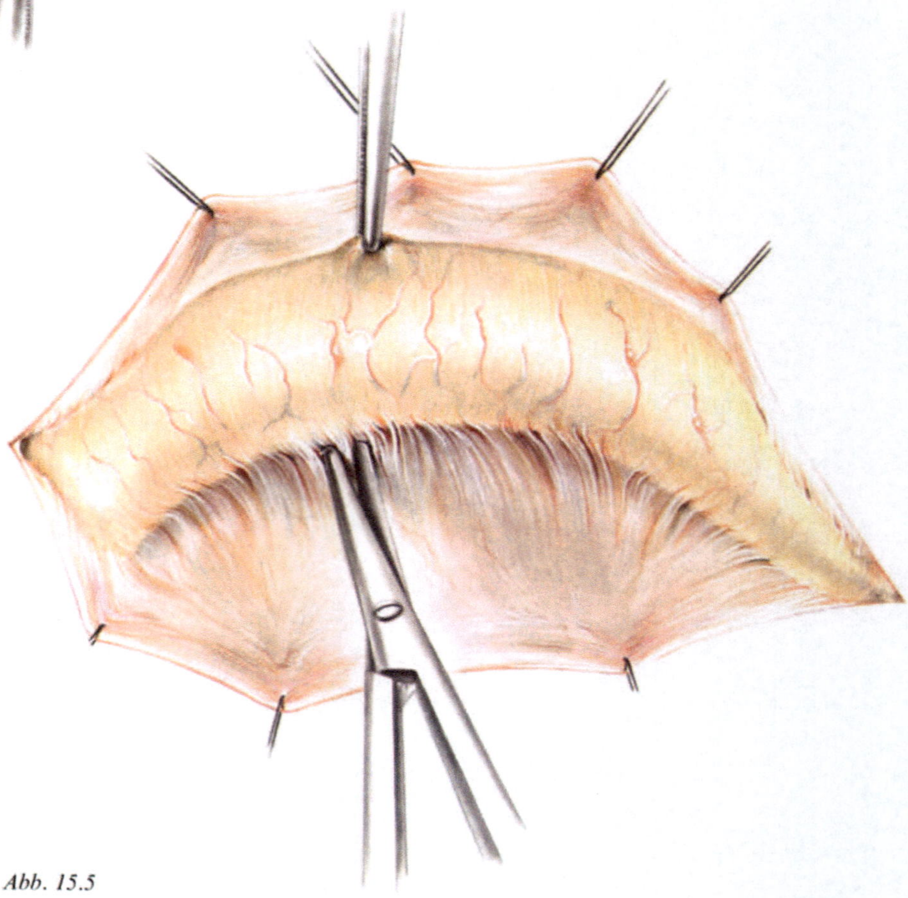

Abb. 15.5

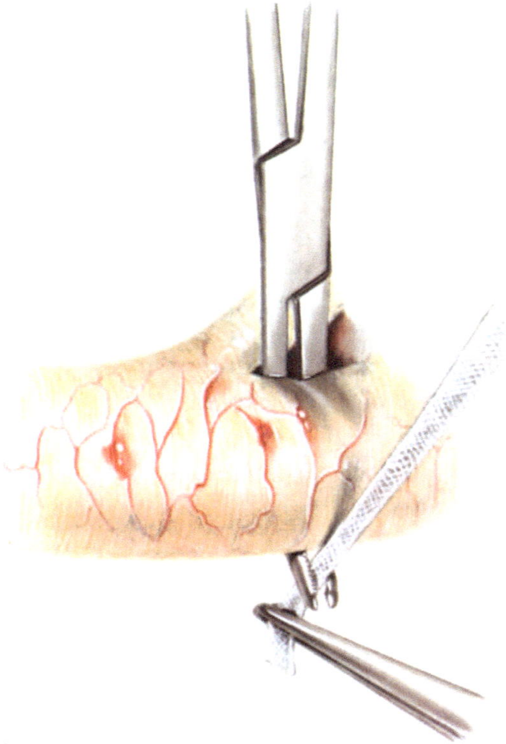

Abb. 15.6

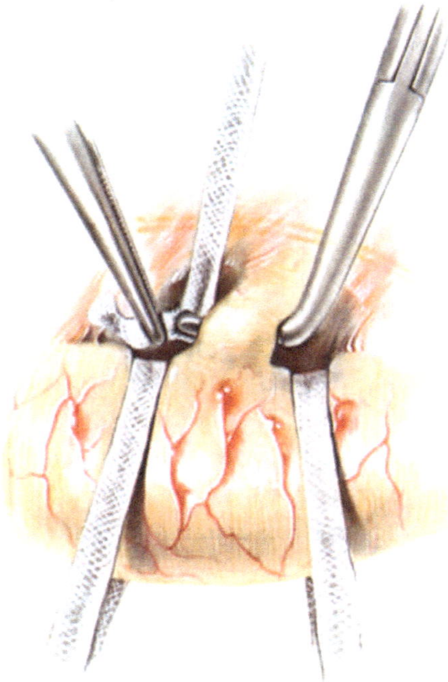

Abb. 15.7

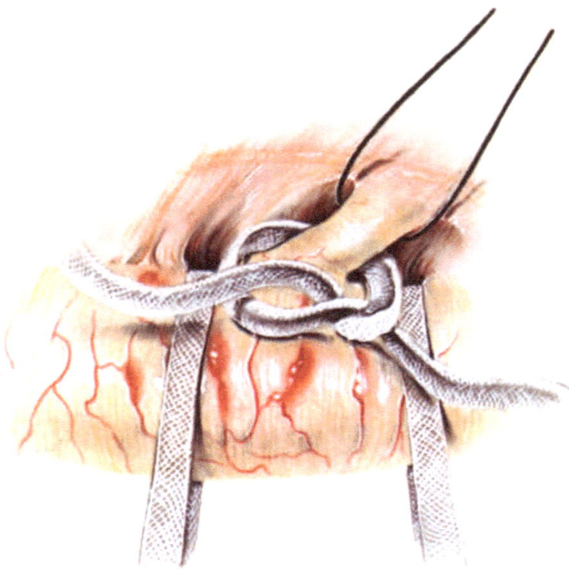

Abb. 15.8

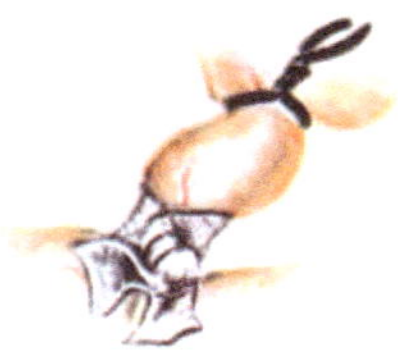

Abb. 15.9

Unterbindung

Nach vollständiger Präparation wird der Ductus mit einem Baumwollbändchen oder einem dicken Seidenfaden umfahren (Abb. 15.7) und doppelt ligiert (Abb. 15.8 u. 15.9).

Durchtrennung

Nach vollständiger Präparation wird der Ductus am aortalen und pulmonalen Ende abgeklemmt und quer durchschnitten (Abb. 15.10). Die Ductusstümpfe werden dann mit hin- und rückführender Polypropylen-Naht übernäht (Abb. 15.11 u. 15.12).

Intraperikardiale Unterbindung

Der Assistent zieht mit Hilfe einer Haltenaht das pulmonale Infundibulum nach kaudal, so daß die Pulmonalarterie gestreckt wird. Die Präparation beginnt am Ursprung der linken Pulmonalarterie und wird zu beiden Seiten des Ductus fortgeführt (Abb. 15.13). Dann wird mit einer Klemme eine Ligatur um den Ductus geschlungen und geknüpft (Abb. 15.14).

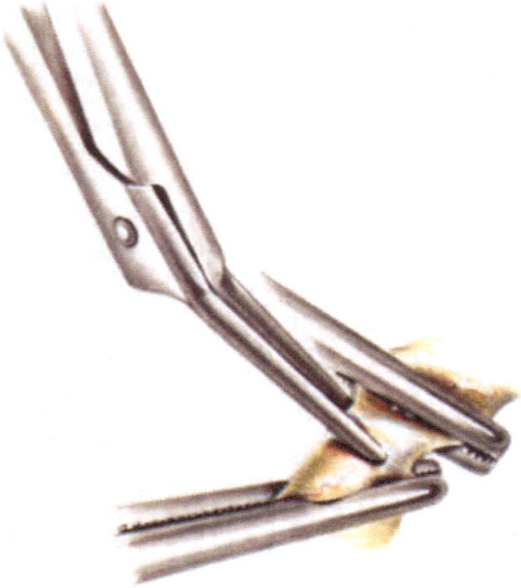

Abb. 15.10

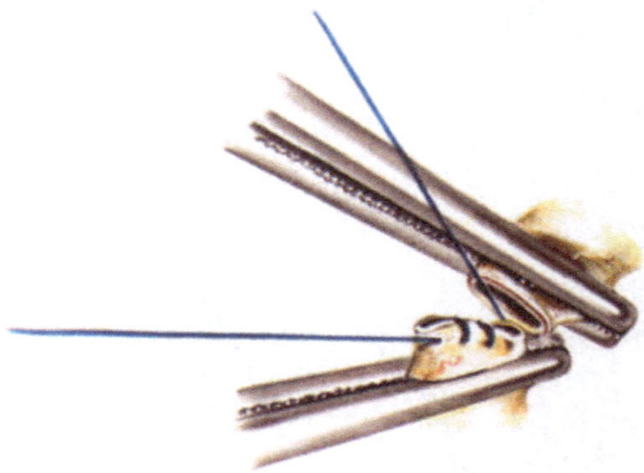

Abb. 15.11

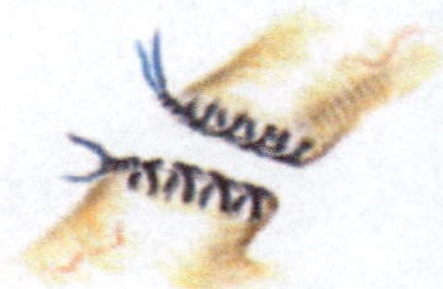

Abb. 15.12

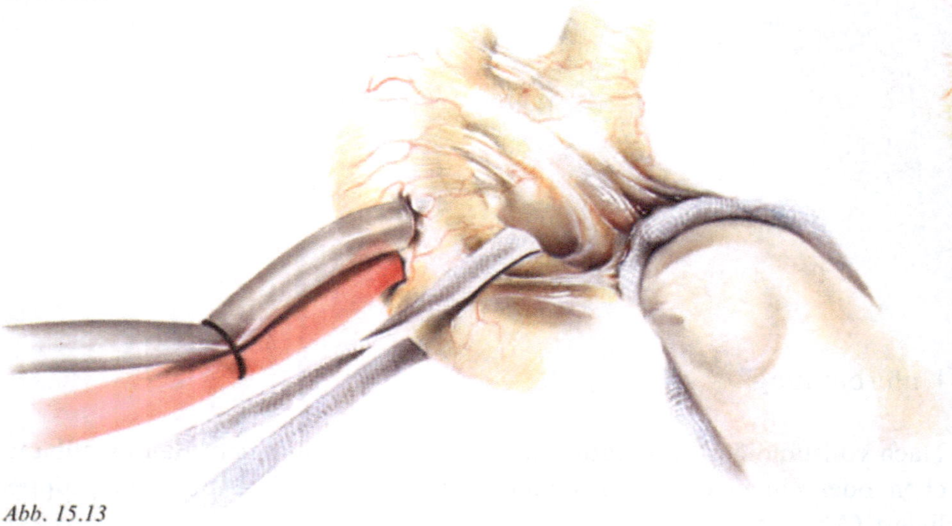

Abb. 15.13

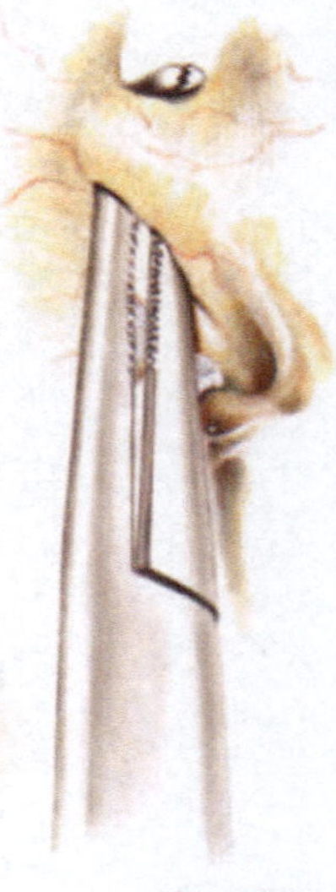

Abb. 15.14

Literatur

1. Abbott ME (1936) Atlas of Congenital Cardiac Disease. American Heart Association, New York, p 61
2. Allen HD, Sahn DJ, Goldberg SJ (1978) New serial contrast technique for assessment of the left to right shunting patent ductus arteriosus in the neonate. Am J Cardiol 41:288
3. Black LL, Goldman BS (1972) Surgical treatment of the patent ductus arteriosus in the adult. Ann Surg 175:290
4. Campbell N (1968) Natural history of persistent ductus arteriosus. Brit Heart J 30:4
5. Clark DR, Paton BC, Way GL, Stewart JR (1976) Patent ductus arteriosus ligation and respiratory distress syndrome in premature infants. Ann Thorac Surg 22:138
6. Cooley DA, Norman JC (1975) Techniques in Cardiac Surgery. Medical Press, Houston, Texas, p 14
7. Edmunds LH Jr (1978) Operation or indomethacin for the premature ductus. Ann Thorac Surg 26:586
8. Friedman WF, Hirschklau MJ, Printz MP, Pitlick PT, Kirkpatrick SE (1976) Pharmacologic closure of patent ductus arteriosus in the premature infant. N Engl J Med 295:526
9. Gross RE (1952) The patent ductus arteriosus: observation on diagnosis and therapy in 525 surgically treated cases. Am J Med 12:472
10. Gross RE, Hubbard JP (1939) Surgical ligation of a patent ductus arteriosus. Report of first successful case. JAMA 112:729
11. Jones JC (1965) Twenty-five years' experience with surgery of patent ductus arteriosus. J Thorac Cardiovasc Surg 50:149
12. Keys A, Shapiro MJ (1943) Patency of the ductus arteriosus in adults. Am Heart J 25:158
13. Kirklin JW, Silver AW (1958) Technique of exposing the ductus arteriosus prior to establishing extracorporeal circulation. Mayo Clin Proc 33:423
14. Lam CR (1976) A safe technique for closure of the recurrent patent ductus arteriosus. J Thorac Cardiovasc Surg 72:232
15. Levitsky S, Fisher E, Vidyasagar D, Hastreiter AR, Bennett EJ, Raju TNK, Roger K (1976) Interruption of patent ductus arteriosus in premature infants with respiratory distress syndrome. Ann Thorac Surg 22:131
16. Morrow AG, Clark WD (1964) Closure of calcified patent ductus arteriosus: a new operative method utilizing cardiopulmonary bypass. J Thorac Cardiovasc Surg 51:534
17. O'Donovan TG, Beck W (1978) Closure of the complicated patent ductus arteriosus. Ann Thorac Surg 25:464
18. Panagopoulos PG, Tatooles CJ, Aberdeen E, et al (1971) Patent ductus arteriosus in infants and children. A review of 936 operations. Thorax 26:137
19. Pifarre R, Rice PL, Nemickas R (1973) Surgical treatment of calcified patent ductus arteriosus. J Thorac Cardiovasc Surg 65:635
20. Rudolph AM (1974) Congenital Diseases of the Heart. Year Book, Chicago
21. Silverman NH, Lewis AB, Heymann MA, et al (1974) Echocardiographic assessment of ductus arteriosus shunt in premature infants. Circulation 50:821
22. Sunderland C: Personal communication
23. Williams WH, Gelband H, Boncalari E, Bauer C, Garcia O, Tamer D, Kaiser GA (1976) The ductus debate: ligation in prematurity? Ann Thorac Surg 22:151

Kapitel 16

Aortenisthmusstenose

1944 nahm Crafoord die erste erfolgreiche Resektion einer Aortenisthmusstenose vor [7]. Die Resektion der Koarktation stellt nach wie vor die Methode der Wahl dar; zur Korrektur der anatomischen Varianten der Aortenisthmusstenose wurden jedoch eine Reihe weiterer Operationstechniken entwickelt. Das Ziel all dieser Verfahren ist es, den Druckgradienten der Isthmusstenose auf Dauer zu beseitigen und einen normalen, pulsatilen Blutfluß zur unteren Körperhälfte herzustellen.
Die Blutung stellt die häufigste intraoperative Komplikation dar. Sie kann nur bei genauer Kenntnis der anatomischen Varianten, vorsichtiger Präparation und präziser Nahttechnik, richtiger Wahl des Operationsverfahrens und sorgfältiger Narkoseleitung vermieden werden. Die seltene, aber gefürchtete Komplikation einer Paraplegie kann beinahe völlig ausgeschaltet werden, wenn aufgrund der prä- und intraoperativen Beurteilung des Kollateralkreislaufes das am besten geeignete Operationsverfahren gewählt wird.

Indikationen zur Operation

Indikationen im Säuglingsalter

Das Leitsymptom der Aortenisthmusstenose im Säuglingsalter ist die globale Herzinsuffizienz. Ein kleiner Anteil dieser Säuglinge kann erfolgreich durch intensive konservative Behandlung rekompensiert werden, so daß die Operation Monate oder Jahre hinausgeschoben werden kann. Die Säuglinge, die wegen einer Aortenisthmusstenose herzinsuffizient werden, weisen jedoch meist zusätzliche extra- und intrakardiale Defekte auf (persistierender Ductus arteriosus, Ventrikelseptumdefekt, Anomalien der Aortenklappe) und sprechen daher kaum auf eine konservative Behandlung an [27]. Kann bei diesen Säuglingen trotz intensiver medikamentöser Behandlung keine Besserung der Herzinsuffizienz erzielt werden, ist angesichts der sehr schlechten Prognose ein notfallmäßiges chirurgisches Eingreifen angezeigt.
Ein optimales Vorgehen bei zusätzlichen intrakardialen Defekten zum Zeitpunkt der Resektion der Aortenisthmusstenose ist nicht bekannt. Der Ven-

trikelseptumdefekt, der häufigste assoziierte intrakardiale Defekt, wurde bislang in gleicher Sitzung palliativ durch Bändelung der Pulmonalarterie behandelt. Die Bandage der Pulmonalarterie ist jedoch bei diesen Säuglingen mit einer hohen Letalität belastet [12, 17]. Die Fortschritte in der offenen Herzchirurgie der Neugeborenen und Säuglinge, insbesondere die Technik des Kreislaufstillstandes in tiefer Hypothermie, haben uns veranlaßt, die Bändelung der Pulmonalarterie aufzugeben. Jetzt korrigieren wir die Aortenisthmusstenose durch eine Gefäßplastik mit der A. subclavia und unterbinden den Ductus arteriosus. Persistiert die Herzinsuffizienz in der postoperativen Phase, sehen wir die Indikation zum Verschluß des Ventrikelseptumdefektes für gegeben.

Indikationen im Kindes- und Erwachsenenalter

Das Leitsymptom der Aortenisthmusstenose im Kindes- und Erwachsenenalter ist die Hypertonie der oberen Körperhälfte. Wegen der schlechten Prognose dieser Mißbildung ist die operative Behandlung immer indiziert. Eine Untersuchung von REIFENSTEIN et al. im Jahre 1947 zeigte, daß das Durchschnittsalter von 104 sezierten Patienten mit dem „Erwachsenentyp" einer Aortenisthmusstenose 35 Jahre betragen hatte [22]. Die Mehrzahl der Todesursachen war auf Aortenruptur, intrakranielle Blutungen, Herzversagen und bakterielle Endokarditis zurückzuführen.

Chirurgische Taktik

Wahl des Operationsverfahrens

Die Anatomie der Aortenisthmusstenose und das Alter des Patienten bestimmen unsere Wahl des Operationsverfahrens. Bei Neugeborenen und Kleinkindern bevorzugen wir die Subklaviagefäßplastik, bei der die linke A. subclavia als vitaler Gewebsflicken über die Isthmusstenose genäht wird [33]. Laut neueren Berichten kann mit dieser Technik das Auftreten eines Rezidivs, das in dieser Altersgruppe bei 30–60% der Fälle beobachtet wird [2, 8], vermieden oder deutlich vermindert werden [11, 30]. Die Gefäßplastik mit der A. subclavia ist einfacher und schneller durchzuführen als die Resektion. Sie ist zur Behebung einer mäßigen Isthmusstenose ebenso geeignet wie zur Beseitigung einer langstreckigen präduktalen Koarktation.
Resektion und End-zu-End-Anastomose stellen unser Operationsverfahren der Wahl bei der umschriebenen Aortenisthmusstenose im Kindesalter dar. Sind die proximale und distale Aorta nicht ausreichend zu mobilisieren, wie das bei älteren Kindern oder Erwachsenen der Fall sein kann, wird die Flickenplastik mit Dacron [32] oder die Resektion mit Interposition einer Gefäßprothese vorgezogen. Bei langstreckigen Koarktationen, Re-

zidivisthmusstenosen oder Koarktationen im Aortenbogen können Gefäßprothesen von der A. subclavia oder der Aorta ascendens an die Aorta descendens angeschlossen werden [9, 34]. Bei Rezidiven oder ungewöhnlichen Formen der Aortenisthmusstenose kann die mediane Sternotomie und Laparatomie der linksseitigen Thorakotomie vorgezogen werden, um eine Gefäßprothese von der Aorta ascendens zur Aorta abdominalis zu implantieren [6].

Abschätzung des Kollateralkreislaufs

Die Abschätzung des Kollateralkreislaufs ist unabdingbar, um sich einer ausreichenden Durchblutung des Rückenmarkes während der Aortenabklemmung zu versichern und das Risiko einer postoperativen Paraplegie zu vermeiden [3]. Die A. spinalis anterior kann sich in verschiedenen Ebenen in ihre Endarterien aufteilen. Zweigt sich die A. spinalis anterior unterhalb der Koarktation in ihre Endarterien auf, hängt die Blutversorgung des Rückenmarkes während der Aortenabklemmung vom Kollateralfluß ab. Ist der Kollateralfluß ausreichend, tritt eine Rückenmarkischämie äußerst selten auf, gleichgültig, wie viele Interkostalarterien ligiert werden oder wie lange die Aorta abgeklemmt bleibt [3].
Sind präoperativ an der unteren Extremität Pulse vorhanden, besteht an den oberen Extremitäten keine Hypertonie und kommen im Angiogramm keine Kollateralen zur Darstellung, muß ein unzulänglicher Kollateralkreislauf angenommen werden. Eine Rezidivisthmusstenose sollte immer den Verdacht auf einen fehlenden Kollateralfluß erwecken. Wir haben nur einen Fall von Paraplegie erlebt, der nach Resektion einer Rezidivisthmusstenose auftrat.
Die Qualität des Kollateralkreislaufes kann intraoperativ beurteilt werden, indem man die Aorta oberhalb der Isthmusstenose abklemmt und den Blutdruck in der distalen Aorta palpatorisch oder durch direkte Messung bestimmt. Ein distaler Aortendruck von über 50 mm Hg soll einen ausreichenden Kollateralkreislauf anzeigen [3, 14]. Ist der Kollateralfluß inadäquat, sollte die Resektion mit Hilfe der Herz-Lungen-Maschine oder eines Shunts erfolgen. Man kann aber auch eine Gefäßprothese vom prästenotischen Bereich nach distal verlegen; dabei wird die partiell okkludierende Klemme so an die Aorta gelegt, daß der Durchfluß durch den stenosierten Bereich nicht behindert wird [9, 34].

Chirurgische Anatomie

Normale Anatomie

Bei der Aortenisthmusstenose handelt es sich um eine angeborene Einengung oder Striktur der thorakalen Aorta distal vom Abgang der linken A. subclavia (Abb. 16.1). Die Koarktation kann auch zwischen der linken A. carotis und der A. subclavia oder in Höhe des Abganges der A. subclavia mit Einbeziehung ihres Ursprunges bestehen. Diese Varianten treten bei weniger als 5% der Fälle auf [5, 28].

KEITH et al. haben die Koarktation aufgrund ihrer Lokalisation in „präduktale" und „postduktale" Aortenisthmusstenosen unterteilt [16]. Beide Typen unterscheiden sich in ihrer Anatomie. Die präduktale Aortenisthmusstenose tritt sehr häufig mit intrakardialen Mißbildungen auf.

Bei der präduktalen Aortenisthmusstenose besteht häufig eine Hypoplasie des Aortenbogens und des Aortenisthmus, die bis zum membranösen Anteil der Stenose reicht. Die Striktur selbst liegt direkt oberhalb der Verbindung zwischen Ductus arteriosus und Aorta descendens. Der Ductus arteriosus

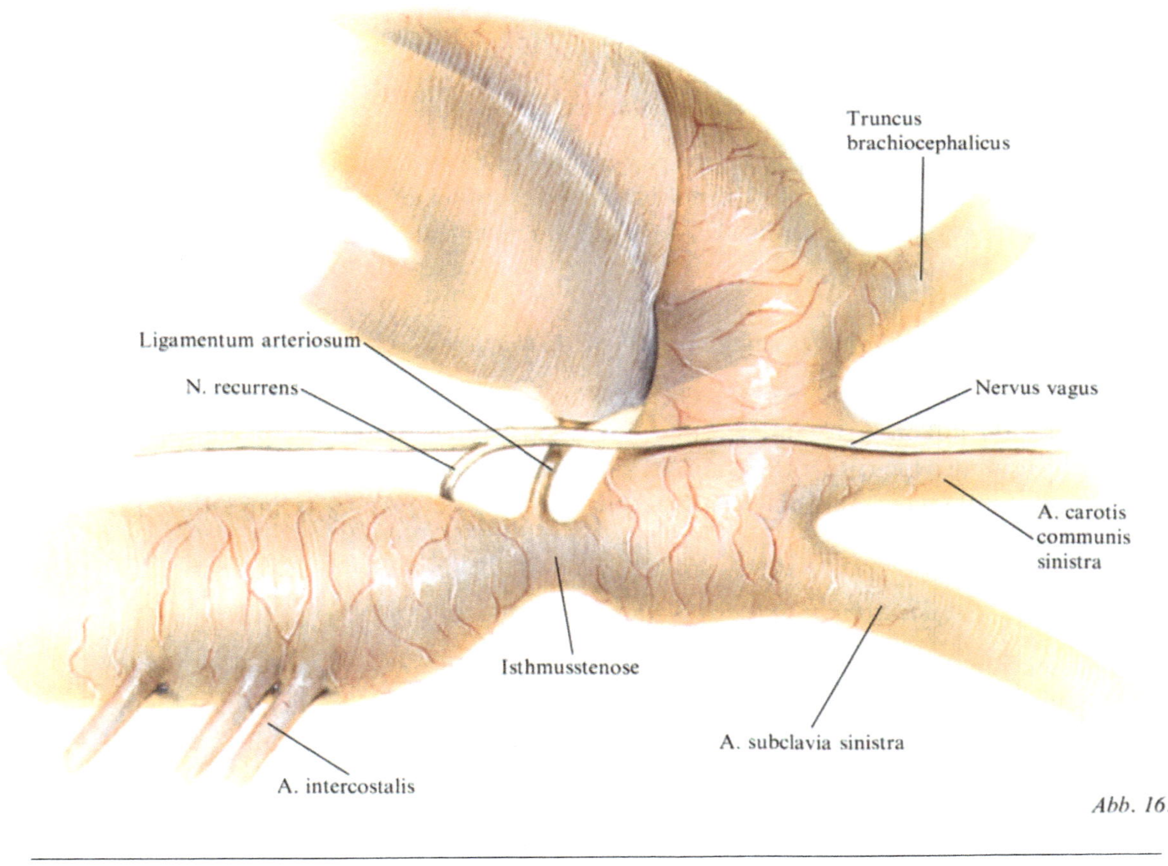

Abb. 16.1

kann dabei einen größeren Durchmesser als der Aortenbogen aufweisen. Die Interkostalarterien sind normal angelegt. Die präduktale Isthmusstenose wird meist im Säuglingsalter klinisch manifest und bedarf dann einer dringlichen chirurgischen Intervention.

Im Kindes- und Erwachsenenalter ist der postduktale Typ der Aortenisthmusstenose am häufigsten; er kann jedoch bereits im Neugeborenenalter symptomatisch werden. Die Einengung liegt direkt an der Vereinigung mit dem Ductus bzw. Ligamentum arteriosum oder knapp distal davon. Der Abstand zur A. subclavia beträgt beim Kind oder Jugendlichen etwa 1–2 cm. Im Bereich der Stenose ist der äußere Durchmesser der Aorta beträchtlich größer als der des Lumens. Denn die Isthmusstenose selbst wird von einer membranartigen Verdickung und Einstülpung der Media gebildet, die eine Öffnung von nur 1 mm oder überhaupt kein Lumen (Aortenisthmusatresie) aufweisen kann.

Distal der Stenose besteht häufig eine aneurysmatische Dilatation der Aorta, die mit dem Alter zunimmt. Die Interkostalarterien entspringen meist 1–2 cm unterhalb der Einengung und gehören zum Kollateralnetz. Sie können um das mehrfache ihres normalen Kalibers vergrößert, gewunden, dünnwandig und äußerst zerreißlich sein. Auch die Bronchialarterien entspringen hier.

Anatomische Varianten

Starre Aorta oder langstreckige Aortenisthmusstenose

In diesen Fällen empfiehlt sich die Resektion und Interposition einer Gefäßprothese. Die Erweiterungsplastik mit einem Dacronflicken wird mit guten Ergebnissen in einigen Zentren als Methode der Wahl angewandt [20, 23, 32].

Aortenisthmusstenose im Ursprung der linken A. subclavia

Diese Variante tritt in weniger als 5% der Fälle auf und fällt durch Fehlen der Pulse am linken Arm auf [5, 28]. Die Angiographie bestätigt den klinischen Befund. Nach Resektion der Isthmusstenose kann die A. subclavia direkt oder mit einer interponierten Dacronprothese in die Aorta reimplantiert werden.

Koarktation zwischen linker A. carotis und linker A. subclavia

Die Resektion dieser Stenose ist schwierig. Wir bevorzugen in diesen ungewöhnlichen Fällen einen Prothesenbypass von der Aorta ascendens zur Aorta descendens, wobei die distale Anastomose von einer linksseitigen Thorakotomie, die proximale Anastomose von einer medianen Sternotomie aus vorgenommen wird.

Ursprung der rechten A. subclavia unterhalb der Isthmusstenose

Diese seltene anatomische Variante ist klinisch am Fehlen der Pulse des rechten Armes zu erkennen. Die präoperative Kenntnis dieser Anomalie hat zwar keine grundsätzliche Änderung der Operationstechnik zur Folge, aber Präparation und Anlegen der Klemmen müssen der jeweiligen Lagebeziehung zwischen Aorta und A. subclavia angepaßt werden.

Rezidivierende Aortenisthmusstenose

Reoperationen von rezidivierenden Aortenisthmusstenosen sind mit einem höheren Morbiditäts- und Letalitätsrisiko belastet, insbesondere, wenn Reresektionen vorgenommen werden. Die Präparation des voroperierten Gebietes bereitet Schwierigkeiten. Die Aortenwand kann im Bereich der früheren Anastomosen sehr leicht zerreißbar sein, so daß die Nähte ausreißen und die Branchen der Klemmen die Aorta verletzen können. Die Kollateralen können sich bei einer unzureichenden Korrektur der Aortenisthmusstenose zurückgebildet haben, so daß das Risiko einer ischämischen Schädigung des Rückenmarkes während der Aortenabklemmung zunimmt. Aus diesem Grunde bevorzugen wir bei Rezidiven Bypassverfahren. Mit diesen werden unnötige Präparationen im voroperierten Gebiet vermieden und die Blutversorgung des Rückenmarkes während der Aortenabklemmung nicht gefährdet. Die Gefäßprothese kann dabei als Bypass vom proximalen Aortensegment oder der Aorta ascendens zur Aorta descendens verlegt werden [6, 9, 34].

Operationstechnik

Subklaviagefäßplastik

Der Zugang erfolgt über eine linksseitige Thorakotomie im 3. oder 4. Interkostalraum. Die Pleura parietalis wird über der Aorta bis zur A. subclavia eröffnet. Die mediale Pleuralefze wird mitsamt den Nn. vagus und recurrens nach medial geklappt und mit Haltenähten fixiert (Abb. 16.2). Ductus, distale Aorta, Isthmusstenose, linke A. subclavia und der Aortenbogen werden bis zum Abgang der linken A. carotis freigelegt. Der Ductus wird ligiert. Die Äste der A. subclavia einschließlich der A. vertebralis werden ligiert, um ein späteres Subklaviaentzugssyndrom zu vermeiden. Der Aortenbogen wird mit einer Gefäßklemme zwischen der linken A. carotis und A. subclavia abgeklemmt. Eine weitere Klemme wird an die Aorta descendens distal der Isthmusstenose gelegt. Auf die Heparinisierung wird verzichtet. Die A. subclavia wird distal ihrer Äste ligiert und durchtrennt. Die laterale Wand der Aorta wird unterhalb der Stenose längs inzidiert (Abb. 16.3).

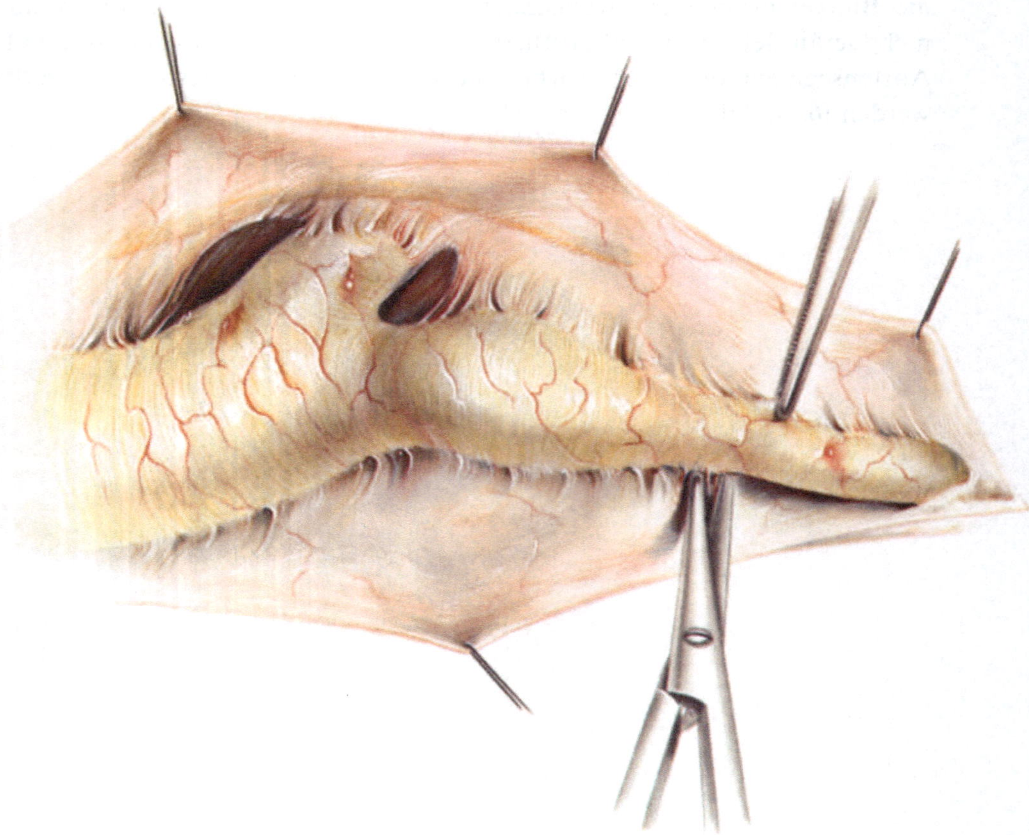

Abb. 16.2

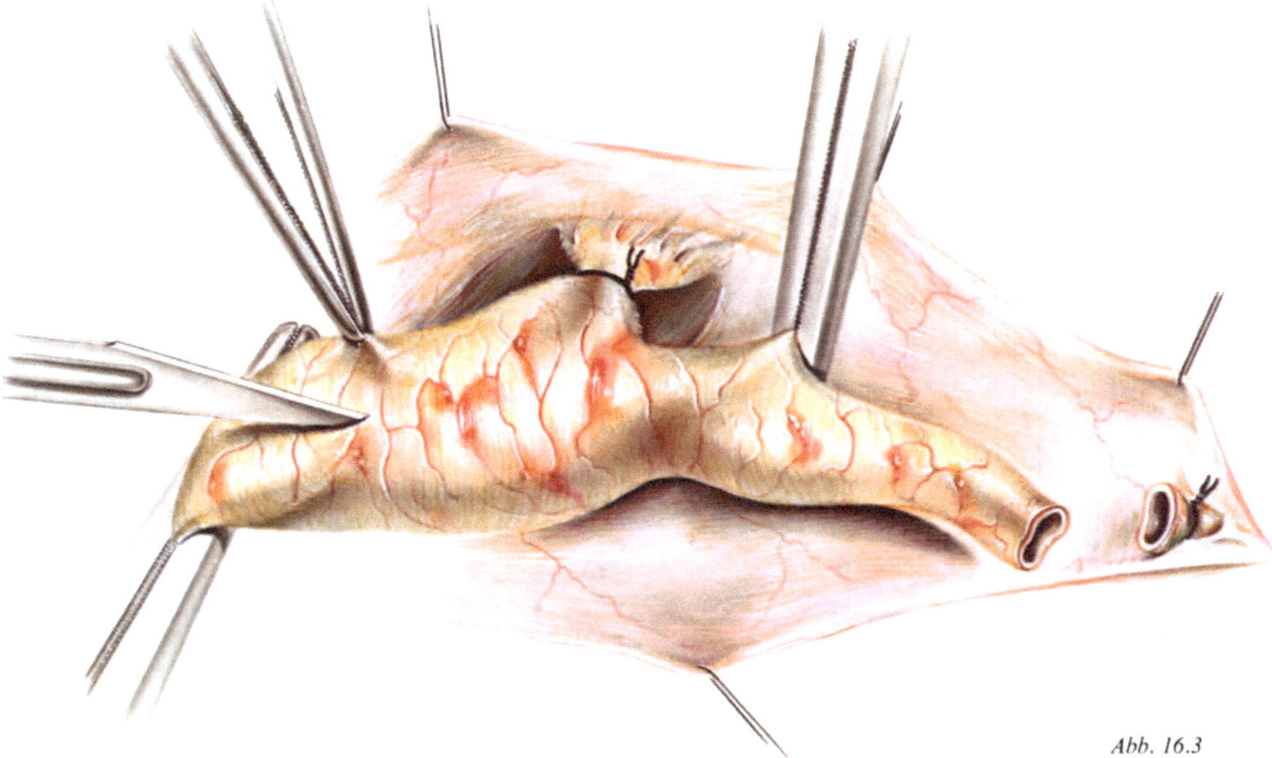

Abb. 16.3

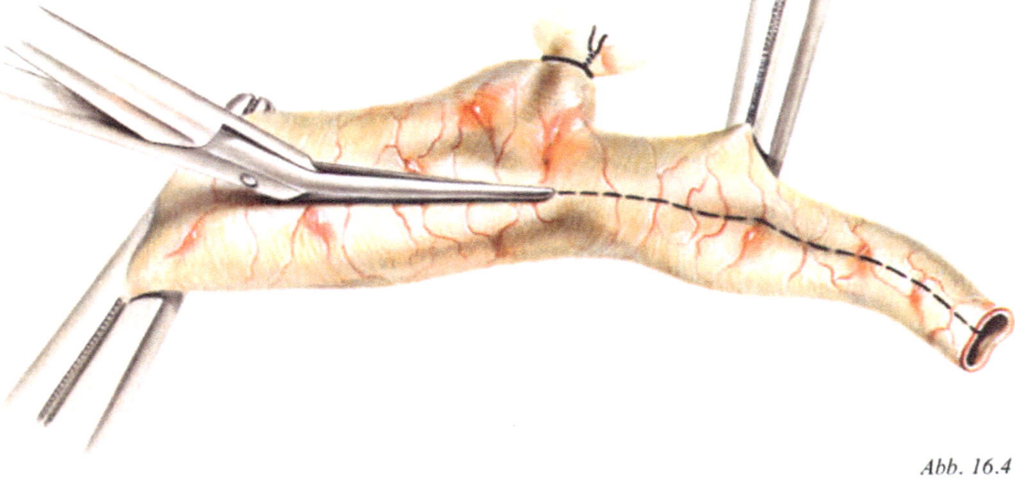

Abb. 16.4

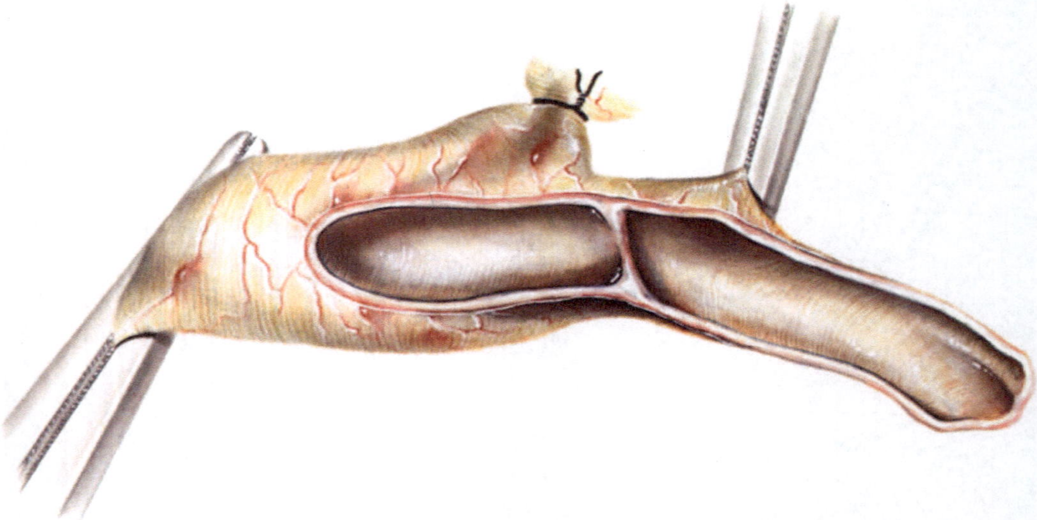

Abb. 16.5

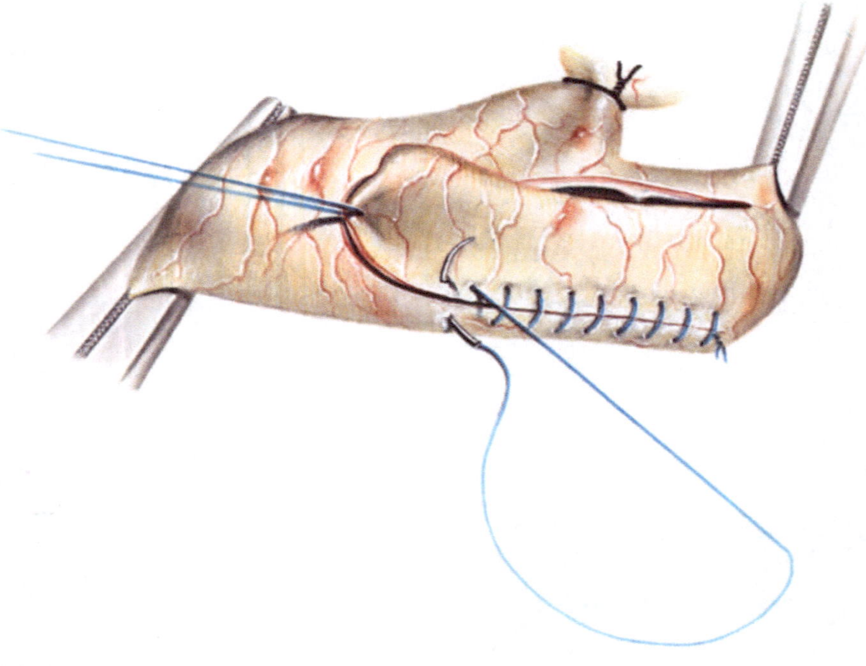

Abb. 16.6

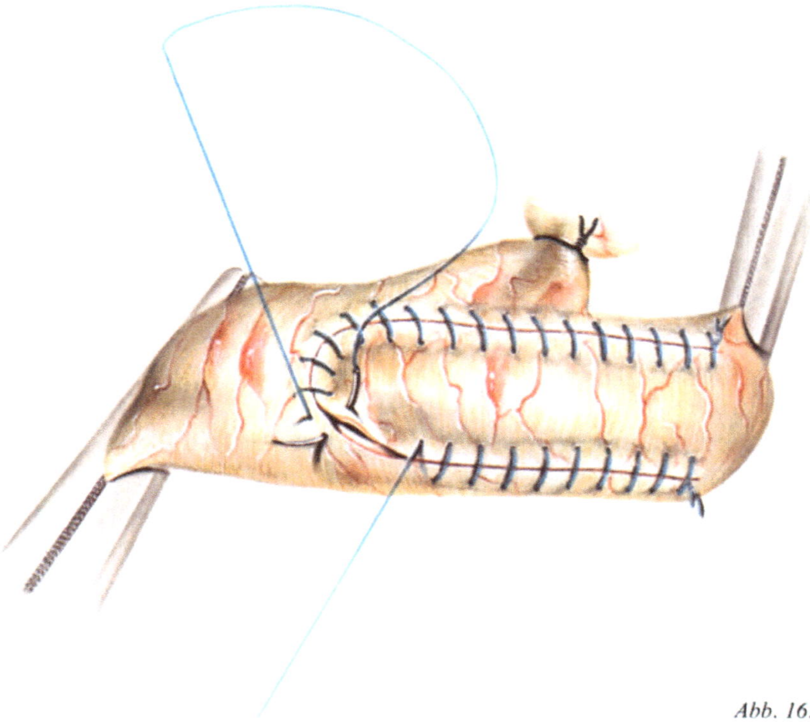

Abb. 16.7

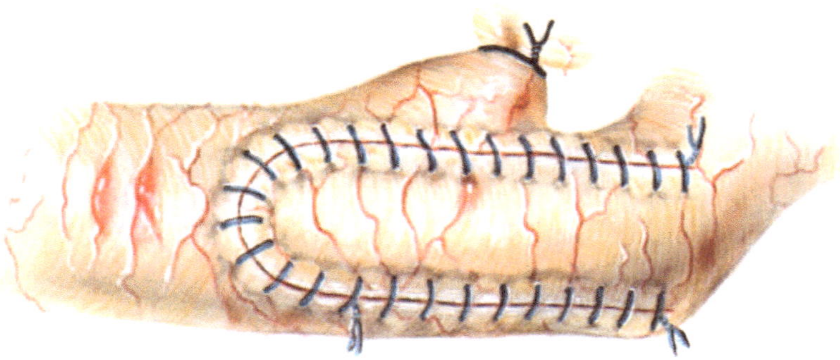

Abb. 16.8

Die Inzision wird durch den Stenosebereich bis in die A. subclavia fortgesetzt (Abb. 16.4 u. 16.5). Die intraluminale Membran der Isthmusstenose wird reseziert. Eine Naht wird durch das Ende der A. subclavia und den distalen Winkel der Aorteninzision gelegt, um den Gefäßlappen der A. subclavia an die Aorta descendens anzulegen (Abb. 16.6). Dann wird die A. subclavia mit fortlaufender 7–0–Polypropylen-Naht in die Aorta descendens eingenäht (Abb. 16.7 u. 16.8).

Resektion und End-zu-End-Anastomose

Linksseitige Thorakotomie im 4. Interkostalraum. Die Mm. latissimus dorsi und trapezius werden sorgfältig durchtrennt und die zahlreichen und großen Kollateralen identifiziert. Diese werden durchtrennt und ligiert. Die alleinige Elektrokoagulation genügt nicht und kann zur späteren Blutung führen.

Die Pleura parietalis wird wie beschrieben eröffnet. Die proximale A. subclavia, distaler Aortenbogen, Isthmusstenose, Ligamentum arteriosum, Aorta descendens und die Interkostalarterien werden freigelegt (Abb. 16.9). An der Hinterwand des proximalen Anteils der A. subclavia kann eine Arterie entspringen. Diese Arterie, die bei Gesunden nicht existiert, heißt nach ihrem Entdecker Abbott-Arterie [1].

Die Interkostalarterien müssen mit größter Sorgfalt präpariert werden, da eine Blutung aus diesen schwerwiegende Folgen haben kann. Die lateralen Interkostalarterien können meist einfach identifiziert werden. Die medialen Interkostalarterien sind dagegen hinter der Aorta verborgen und bei blinder Dissektion oder zu starkem Zug an der Aorta leicht zu verletzen.

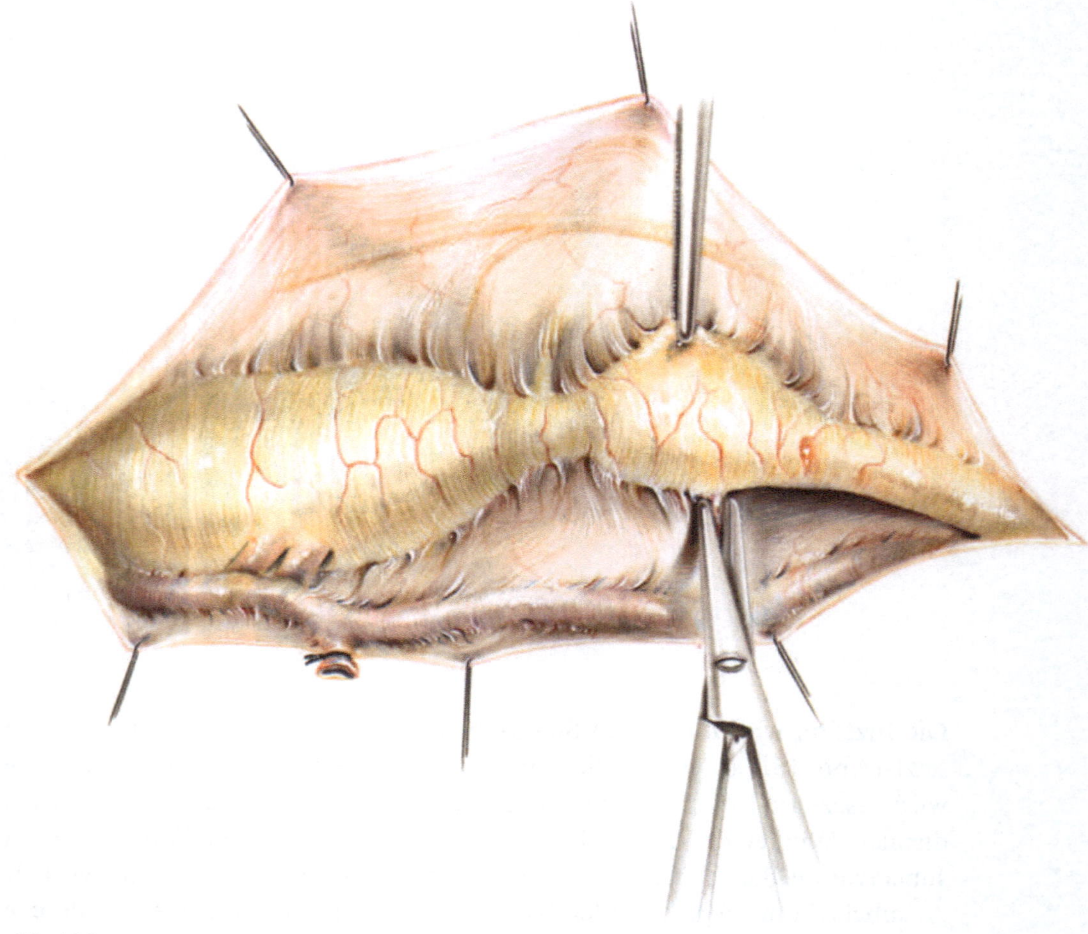

Abb. 16.9

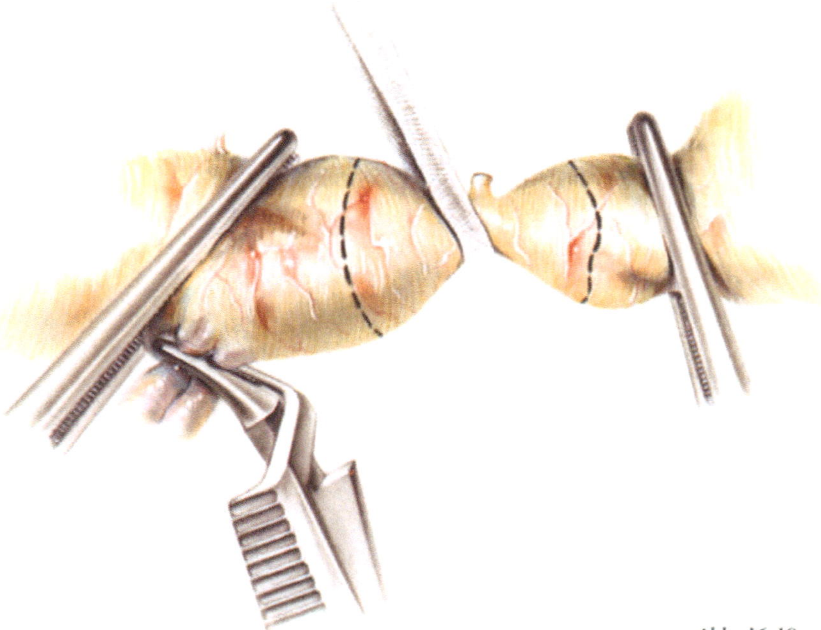

Abb. 16.10

Eine ausgiebige Mobilisation des Aortenbogens und der Aorta descendens ermöglicht nach Resektion der Aortenisthmusstenose eine Reapproximation und spannungsfreie Anastomosierung der Gefäßstümpfe. Nach entsprechender Präparation kann beim Kind ein etwa 2 cm langes Aortensegment reseziert werden.
Die Lage der proximalen Aortenklemme wird vom Abstand zwischen der A. subclavia und der Isthmusstenose bestimmt (Abb. 16.10). Ist der proximale Anteil der Aorta zu kurz, kann der Aortenbogen distal der linken A. carotis mitsamt der A. subclavia abgeklemmt werden.
Die distale Aortenklemme sollte so angelegt werden, daß nach Resektion eine mindestens 1 cm breite Manschette für die Naht zur Verfügung steht. Es ist möglich, daß dabei die Klemme unterhalb von ein oder zwei Paaren von Interkostalarterien liegen muß. Wir ziehen es dann vor, die Kollateralen mit kleinen Bulldogklemmen zu blockieren. Man kann sie auch durchtrennen, riskiert aber dann unangenehme Blutungen durch Verletzung der zerreißlichen Gefäßwände.
Oberhalb der Koarktation sollte die Aorta dort reseziert werden, wo ihr Durchmesser dem des distalen Aortenbogens oder des Segmentes distal des Abganges der A. subclavia entspricht. Eine Lumenweite von 14 mm ist für einen Erwachsenen ausreichend [4]. Häufig genügt die Resektion eines 1–2 cm langen Aortensegmentes. Entspricht der Durchmesser der hergestellten Anastomose dem des distalen Aortenbogens, ist mit keinem postoperativen Druckgradienten zu rechnen. Übertriebenes Zuschneiden des proximalen Segmentes oder ausgedehnte Resektion in die dilatierte distale

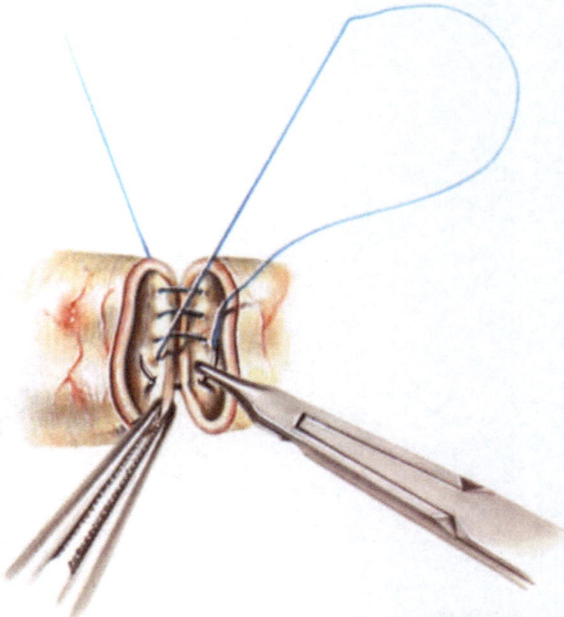

Abb. 16.11

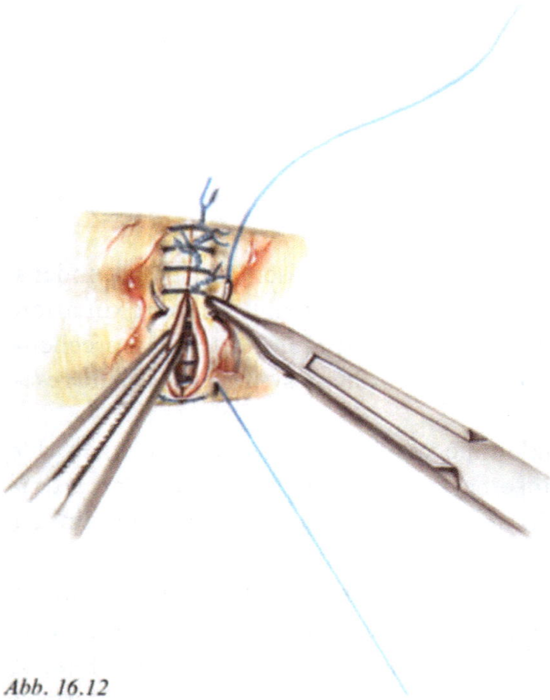

Abb. 16.12

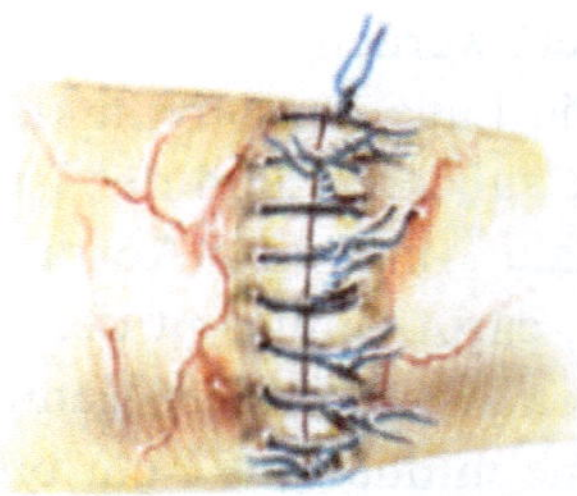

Abb. 16.13

Aorta hinein bringt keine hämodynamischen Vorteile. Es können jedoch erhebliche technische Nachteile erwachsen, vor allem eine übermäßige Spannung an der Anastomose.

Die End-zu-End-Anastomose wird mit feinem Polypropylen-Nahtmaterial hergestellt, an der Hinterwand in fortlaufender Nahttechnik (Abb. 16.11), an der Vorderwand mit Einzelknopfnähten (Abb. 16.12). Experimentelle Untersuchungen von SAUVAGE u. HARKINS haben gezeigt, daß die Wachstumsfähigkeit einer Gefäßanastomose am besten erhalten bleibt, wenn ein Teil der Anastomose mit Einzelknopfnähten angelegt wird [25]. Die fertiggestellte Anastomose zeigt Abb. 16.13.

Weitere Operationstechniken

Protheseninterposition

Langstreckige Aortenisthmusstenosen können durch Resektion und Interposition einer Dacronprothese korrigiert werden (Abb. 16.14).

Flickenplastik

Das proximale Aortensegment wird seitlich inzidiert. Die Inzision wird durch die Isthmusstenose in die distale Aorta fortgesetzt. Die Membran der Isthmusstenose wird ausgeschnitten; ein rautenförmiger Patch wird so in die Aortotomie eingenäht, daß dessen breitester Anteil in die Isthmusstenose zu liegen kommt. Dabei paßt sich ein Flicken, der aus einer gestrickten und abgedichteten Dacronprothese ausgeschnitten wurde, besser ein als ein glatter Dacronpatch (Abb. 16.15).

Umgehungsverfahren

Langstreckige Isthmusstenosen oder Rezidive können mit Gefäßprothesen von der Aorta und dem Ursprung der A. subclavia zur distalen Aorta überbrückt werden (Abb. 16.16). Gefäßprothesen können auch von der

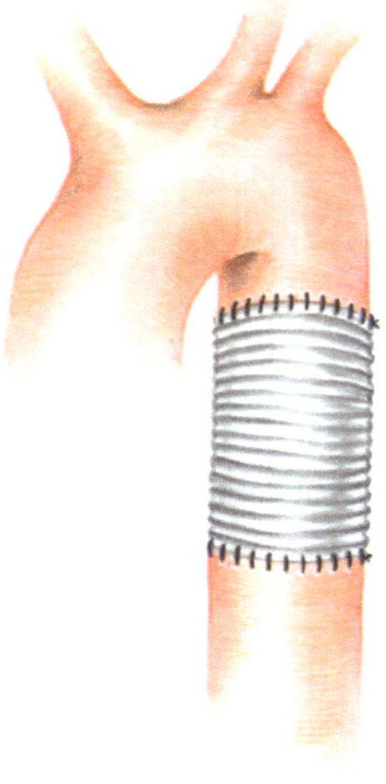

Abb. 16.14

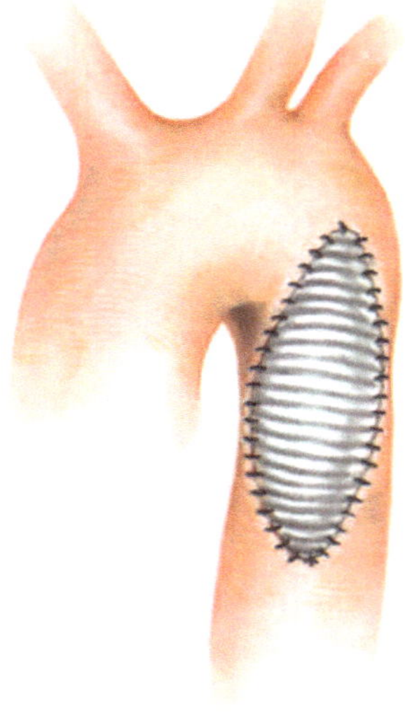

Abb. 16.15

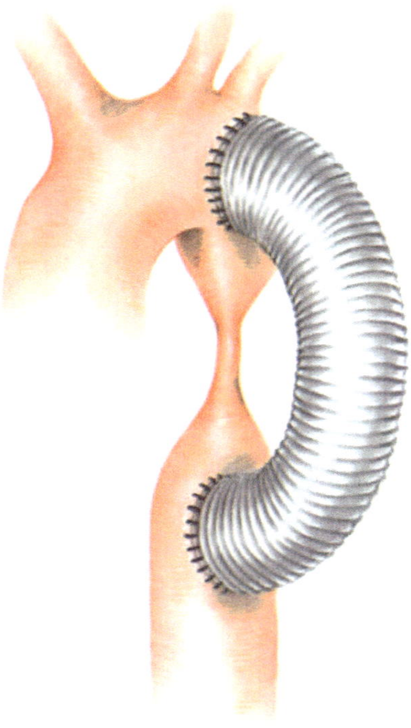

Abb. 16.16

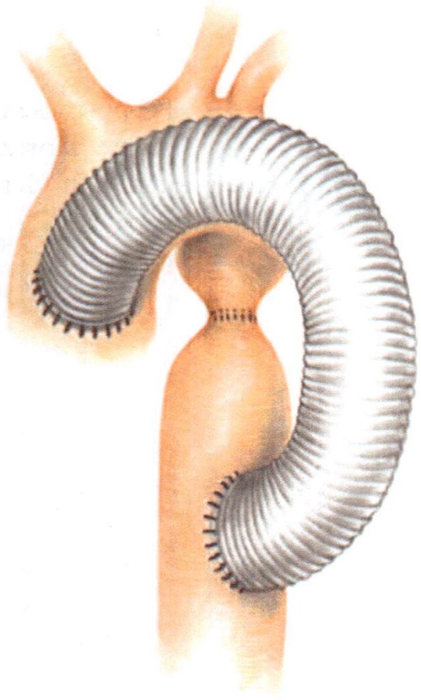

Abb. 16.17

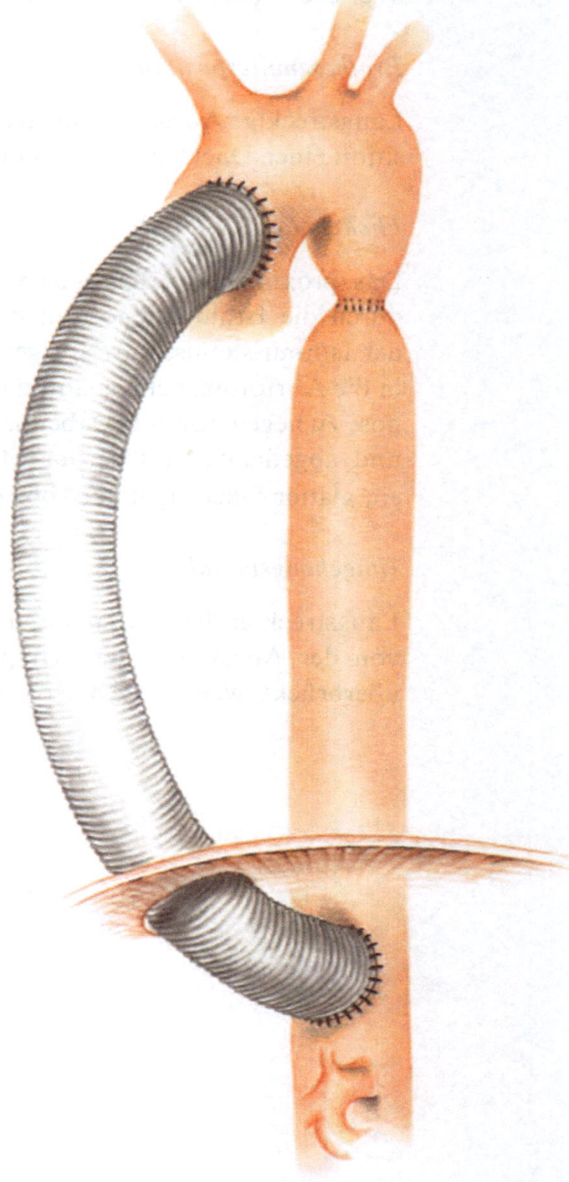

Abb. 16.18

Aorta ascendens zur Aorta descendens verlegt werden (Abb. 16.17). Wir anastomosieren dazu von einer posterolateralen Thorakotomie aus die Aorta descendens mit einer Gefäßprothese. Die Gefäßprothese wird mit einem durch eine Ligatur fixierten Ballonkatheter verschlossen und in die obere Pleurahöhle medial von der Lunge verlegt. Die Thorakotomie wird verschlossen und der Patient umgelagert. Nach medianer Sternotomie wird die linke Pleurahöhle eröffnet und die Gefäßprothese aufgesucht. Das Perikard wird eröffnet und die Prothese mit der Aorta ascendens anastomosiert.

Die Überbrückung von der Aorta ascendens zur Aorta abdominalis stellt ein weiteres Umgehungsverfahren dar (Abb. 16.18).

Postoperative paradoxe Hypertonie

Häufigkeit

Eine Hypertonie tritt nach Korrektur einer Aortenisthmusstenose häufig auf. Zahlenangaben darüber schwanken je nachdem, wie die Hypertonie definiert und wie engmaschig der Blutdruck gemessen wurde, und reichen bis zu 100% der Fälle [24]. Zwei hypertone Phasen werden beschrieben. Die Frühphase tritt unmittelbar oder wenige Stunden nach dem Eingriff, die zweite am 2. oder 3. postoperativen Tag auf [26]. Sie kann zu mesenterialer Arteriitis und sogar zur Dünndarmnekrose, aber auch zu Nachblutungen im Operationsgebiet führen.

Physiologie

Die postoperative paradoxe Hypertonie hat man mit einer erhöhten Katecholaminausschüttung, einer Umstellung der Karotisdruckrezeptoren und einer vermehrten Reninproduktion zu erklären versucht. Neuere Untersuchungen lassen vermuten, daß das sympathische Nervensystem für das frühe Auftreten der paradoxen Hypertonie verantwortlich sein könnte, während das Renin-Angiotensin-System eine entscheidende Rolle bei der sekundären Hypertoniephase und der Entstehung der mesenterialen Arteriitis spielt [24].

Mäßige abdominelle Schmerzen können nach Korrektur einer Aortenisthmusstenose trotz Fehlens einer Hypertonie auftreten. Die mesenteriale Arteriitis besteht dagegen fast immer bei schwerer persistierender Hypertonie. Zu ihren typischen Symptomen gehören Bauchschmerzen, Erbrechen, Abwehrspannung, Atonie, Intestinalblutung, Fieber und Leukozytose [13]. Als pathologisches Substrat findet sich eine nekrotisierende Arteriitis in den Gefäßen unterhalb der Isthmusstenose, vor allem in den Ästen der A. mesenterica superior [19]. Die mesenteriale Arteriitis kann zu Darmnekrosen führen und eine Laparatomie notwendig machen.

Behandlung

Die postoperative paradoxe Hypertonie sollte energisch behandelt werden, um das Auftreten einer mesenterialen Arteriitis zu vermeiden. Während früher Reserpin und Trimetaphan eingesetzt wurden, wenden wir heute Nitroprussidnatrium als Medikament der Wahl ein, da es am leichtesten zu steuern ist. Propranolol wurde zusätzlich zu Nitroprussidnatrium empfohlen [35]. Normalerweise hält die paradoxe Hypertonie nur wenige Tage an und verschwindet vor dem 6. postoperativen Tage [24].

Ergebnisse

Ergebnisse im Neugeborenen- und Säuglingsalter

Bei Säuglingen unter 12 Monaten hat die Korrektur der Aortenisthmusstenose in Verbindung mit weiteren Eingriffen eine Letalität von 20–40% [8, 17, 29]. MacManus et al. verzeichneten in unserer Abteilung bei 44 bis zu 3 Monate alten Säuglingen eine kombinierte operative und Spätletalität von 50% [17]. Diese hohe Letalität war vor allem durch korrektive oder palliative Zweiteingriffe zur Behandlung zusätzlicher Defekte bedingt. Die Säuglinge waren vor Einführung der Subklaviagefäßplastik und der Frühkorrektur intrakardialer Defekte operiert worden. Verbesserte Operationstechniken und Frühkorrektur zusätzlicher intrakardialer Mißbildungen scheinen die Früh- und Spätergebnisse zu verbessern.
Die Herzinsuffizienz dieser schwerkranken Säuglinge ist meist reversibel. Ebenso normalisieren sich postoperativ die Ejektionsfraktion des linken Ventrikels und das Herzzeitvolumen [10].
Nach Resektion einer Aortenisthmusstenose im Säuglingsalter muß trotz mikrochirurgischer und Einzelknopfnahttechnik mit einer Rezidivrate von 30% gerechnet werden [8, 21]. Nach einer mittleren Beobachtungszeit von 3 Jahren wurde bei 45 Säuglingen des Royal Liverpool Children's Hospital kein Rezidiv nach einer Subklaviagefäßplastik beobachtet [11]. Möglicherweise ist dieses Verfahren hinsichtlich der Rezidivrate den anderen Operationstechniken überlegen.

Ergebnisse im Kindes- und Erwachsenenalter

Im Kindesalter hat die Korrektur der Aortenisthmusstenose eine sehr niedrige Letalität. Wir hatten in den letzten 20 Jahren bei den Patienten im Alter von 1–30 Jahren keinen Todesfall nach derartigen Operationen. Jenseits des 40. Lebensjahres erhöht sich das Operationsrisiko deutlich [2].
Inwieweit sich die Hypertonie nach Korrektur einer Aortenisthmusstenose zurückbilden kann, scheint vom Alter zum Zeitpunkt der Operation abzuhängen. Stansel et al. beobachteten ein Verschwinden der Hypertonie bei fast allen Patienten, die jünger als 10 Jahre waren [28]. Maron et al. berichteten über 59 Patienten, die im Durchschnittsalter von 22 Jahren operiert worden waren [18]. 31% dieser Patienten behielten ihre Hypertonie, obwohl kein klinischer Anhalt für ein Stenoserezidiv bestand. Auch wenn in Ruhe kein Druckgradient an der Aorta descendens nachzuweisen ist, kann bei

Belastung eine Hypertonie auftreten [15]. Die Tatsache, daß die Hypertonie mit zunehmendem Alter irreversibel wird, unterstreicht die Forderung, Aortenisthmusstenosen im Kindesalter möglichst unter 10 Jahren zu operieren.

Literatur

1. Abbott ME (1928) Coarctation of the aorta of the adult type. Am Heart J 3:574
2. Braimbridge MV, Yen A (1965) Coarctation in the elderly. Circulation 31:209
3. Brewer LA, Fosburg RG, Mulder GA, Verska JJ (1972) Spinal cord complications following surgery for coarctation of the aorta. J Thorac Cardiovasc Surg 64:368
4. Brom AG (1965) Narrowing of the aortic isthmus and enlargement of the mind. J Thorac Cardiovasc Surg 50:166
5. Clagett OT, Kirklin JW, Edwards JE (1954) Anatomic variations and pathologic changes in coarctation of the aorta. A study of 124 cases. Surg Gynecol Obstet 98:103
6. Cooley DA, Norman JC (1975) Techniques in Cardiac Surgery. Medical Press, Houston Texas, p 24
7. Crafoord C, Nylin G (1945) Congenital coarctation of the aorta and its surgical treatment. J Thorac Surg 14:347
8. Connors JP, Hartmann AF, Weldon CS (1975) Considerations in the surgical management of infantile coarctation of the aorta. Am J Cardiol 36:489
9. Edie RN, Janani J, Attai LA, Malm JR, Robinson G (1975) Bypass grafts for recurrent or complex coarctations of the aorta. Ann Thorac Surg 20:558
10. Graham TP, Atwood GF, Boerth RC, Boucek RJ, Smith CW (1977) Right and left heart size and function in infants with symptomatic coarctation. Circulation 56:641
11. Hamilton DI, Di Eusanio G, Sandrasagra FA, Connelly RJ (1978) Early and late results of aortoplasty with a left subclavian flap for coarctation of the aorta in infancy. J Thorac Cardiovasc Surg 75:699
12. Herrmann VM, Laks H, Fagan L, Terschluse D, Willman VL (1978) Repair of aortic coarctation in the first year of life. Ann Thorac Surg 25:57
13. Ho ECK, Moss AJ (1972) The syndrome of "mesenteric arteritis" following surgical repair of aortic coarctation. Pediatrics 49:40
14. Hughes RK, Remmtsma K (1971) Correction of coarctation of the aorta: manometric determination of safety during test occlusion. J Thorac Cardiovasc Surg 62:31
15. James FW, Kaplan S (1974) Systolic hypertension during submaximal exercise after correction of coarctation of aorta. Circulation 49, 50 (Suppl II): II–27
16. Keith JD, Rowe RD, Vlad P (1967) Heart Disease in Infancy and Childhood, 2nd ed. Macmillan, New York, p 216
17. Macmanus Q, Starr A, Lambert LE, Grunkemeier GL (1977) Correction of aortic coarctation in neonates: mortality and late results. Ann Thorac Surg 24:544
18. Maron BJ, Humphries JO, Rowe RD, Mellits ED (1973) Prognosis of surgically corrected coarctation of the aorta. Circulation 47:119
19. Mays ET, Sergeant CK (1965) Postcoarctectomy syndrome. Arch Surg 91:58
20. Moor GF, Ionescu MI, Ross DN (1972) Surgical repair of coarctation of the aorta by patch grafting. Ann Thorac Surg 14:626
21. Patel R, Singh SP, Abrams L, Roberts KD (1977) Coarctation of aorta with special reference to infants. Brit Heart J 39:1246
22. Reifenstein GH, Levine SA, Gross RE (1947) Coarctation of the aorta: a review of 104 autopsied cases of the "adult type," 2 years of age or older. Am Heart J 33:146
23. Reul GJ, Kabbani SS, Sandiford FM, Wukasch DA, Cooley DA (1974) Repair of coarctation of the thoracic aorta by patch graft aortoplasty. J Thorac Cardiovasc Surg 68:696
24. Rocchini AP, Rosenthal A, Barger AC, Castaneda AR, Nadas AS (1976) Pathogenesis of paradoxical hypertension after coarctation resection. Circulation 54:382

25. Sauvage LR, Harkins HN (1952) Growth of vascular anastomoses: an experimental study of the influence of suture type and suture method with a note on certain mechanical factors involved. Bull Johns Hopkins Hosp 91:276
26. Sealy WC (1967) Coarctation of the aorta and hypertension. Ann Thorac Surg 3:15
27. Sinha SN, Kardatzke ML, Cole RB, Muster AJ, Wessel JU, Paul MH (1969) Coarctation of the aorta in infancy. Circulation 40:385
28. Stansel HC, Tabry IF, Poirier RA, Berman MA, Hellenbrand WE (1977) One hundred consecutive coarctation resections followed from one to thirteen years. J Pediat Surg 12:279
29. Tawes RL, Aberdeen E, Waterston DJ, Bonham Carter RE (1969) Coarctation of the aorta in infants and children. Circulation 39, 40 (Suppl I):I–173
30. Thibault WN, Sperling DR, Gazzaniga AB (1975) Subclavian artery patch angioplasty. Arch Surg 110:1095
31. Verska JJ, De Quattro V, Woolley MM (1969) Coarctation of the aorta. J Thorac Cardiovasc Surg 58:746
32. Vossschulte K (1956) Isthmusplastik zur Behandlung der Aortenisthmusstenose. Thoraxchirurgie 4:443
33. Waldhausen JA, Nahrwold DL (1966) Repair of coarctation of the aorta with a subclavian flap. J Thorac Cardiovasc Surg 51:532
34. Weldon CS, Hartmann AF, Steinhoff NG, Morrissey JD (1973) A simple, safe and rapid technique for the management of recurrent coarctation of the aorta. Ann Thorac Surg 15:510
35. Will RJ, Walker OM, Trougott RC, Treasure RL (1978) Sodium nitroprusside and propranolol therapy for management of postcoarctectomy hypertension. J Thorac Cardiovasc Surg 75:722

Kapitel 17

Aortopulmonale Anastomosen

Am 29. November 1944 legte BLALOCK zum ersten Mal eine Anastomose zwischen der linken A. subclavia und der linken A. pulmonalis an und wurde damit zum Wegbereiter in der Behandlung zyanotischer Herzfehler [5]. Den Anstoß zu dieser Operation hatte Helen Taussig nach Forschungsarbeiten in Blalocks Labor gegeben. In den folgenden Jahrzehnten wurden weitere Operationen entwickelt, die die Lungendurchblutung über eine Verbindung zwischen systemischem und pulmonalem Kreislauf verbessern sollten.

Dieses Kapitel beschreibt die geschichtliche Entwicklung der Shuntoperationen, die Vor- und Nachteile der einzelnen Operationsverfahren sowie die Indikationen, Techniken und Ergebnisse der drei wichtigsten Shunts: Blalock-Taussig-Anastomose, Waterston-Anastomose und Shunts unter Verwendung von Polytetrafluoräthylen-Prothesen.

Geschichte

Obwohl Blalocks erste Operation an einem 15 Monate alten Mädchen erfolgreich war, mußte man bald erkennen, daß die Thrombose das Hauptproblem dieser Anastomose im Kleinkindesalter darstellt. Die chirurgischen Instrumente, Nahtmaterialien und Operationstechniken waren damals für kleine Gefäßanastomosen schlecht geeignet. Es wurden daher andere Operationsverfahren entwickelt, die zwar hinsichtlich der Verschlußrate verläßlicher waren, aber dafür Komplikationen zur Folge hatten, wie sie bei der Blalock-Taussig-Anastomose nicht bekannt waren.

POTTS, SMITH und GIBSON publizierten 1946 die Anastomose zwischen der Aorta descendens und der linken Pulmonalarterie [30]. Obwohl dieser Shunt nur sehr selten thrombosiert, wird er heute kaum mehr angewandt, da er häufig zu exzessivem Lungendurchfluß und pulmonaler Hypertonie infolge obstruktiver Vaskulopathie führt. Außerdem läßt sich die Potts-Anastomose bei der Korrekturoperation nur unter Schwierigkeiten verschließen [22].

1958 beschrieb GLENN eine Anastomose zwischen der V. cava superior und der rechten Pulmonalarterie [16]. Dieser Shunt wird heute nur noch selten angewandt, da er ineffektiv werden kann und bei der Korrektur schwierig zu beseitigen ist [3, 29].

1962 beschrieb WATERSTON die nach ihm benannte Anastomose zwischen der Aorta ascendens und der rechten A. pulmonalis in einer nichtenglischen Zeitschrift [36]. COOLEYS und HALLMANS Publikation im Jahre 1966 führte zur weit verbreiteten Anwendung der Waterston-Anastomose, die nach wie vor ihren festen Platz in der Herzchirurgie hat [8].

Die Entwicklung einer feinporigen Polytetrafluoräthylenprothese hat weitere Möglichkeiten zur Herstellung von systemisch-pulmonalen Anastomosen geschaffen [15, 21, 26]. Allerdings lassen die kurzen Nachbeobachtungszeiten dieser Prothesen noch kein sicheres Urteil über deren Verläßlichkeit zu. Die Vielseitigkeit dieser Prothesen sowie eine Reihe anderer möglicher Vorteile berechtigen jedoch zur weiteren Anwendung.

Der ideale systemisch-pulmonale Shunt sollte

1. für alle anatomischen Anomalien geeignet sein,
2. schnell und einfach anzulegen sein,
3. keine Früh- und Spätmorbidität und -letalität aufweisen,
4. nicht zu exzessivem Lungendurchfluß mit sekundärer Herzinsuffizienz und pulmonaler Vaskulopathie führen,
5. einen dem Wachstum des Kindes entsprechenden Lungendurchfluß aufrechterhalten,
6. bei der Korrekturoperation leicht zu schließen sein,
7. ohne Fehlbildungen zu beseitigen sein.

Keiner der heute gebräuchlichen Shunts erfüllt alle diese Wünsche. Die Wahl der Anastomose wird daher sowohl von den anatomischen Gegebenheiten als auch den kurz- und langfristigen Behandlungszielen und -möglichkeiten des jeweiligen Herzfehlers bestimmt.

Blalock-Taussig-Anastomose

Indikationen

Folgende Vorteile zeichnen die Blalock-Taussig-Anastomose aus:

1. Sie führt sehr selten zu Herzinsuffizienz und pulmonaler Hypertonie,
2. Sie ist bei der Korrekturoperation einfach zu schließen.
3. Sie hat nach der Beseitigung keine Fehlbildung zur Folge.
4. Sie kann mit dem Wachstum Schritt halten.

Ihre wichtigsten Nachteile, nämlich der Früh- und Spätverschluß besonders im Neugeborenen- und Säuglingsalter, wurden dank der mikrochirurgischen Nahttechnik weitgehend überwunden. Der mögliche Nachteil einer längeren Operationszeit – besonders schwerwiegend bei Hypoxie und Azidose – läßt sich vielleicht mit der „medikamentösen Dilatation“ des Ductus arteriosus durch Prostaglandin E_1 und der damit verbesserten intraoperativen Oxygenation ausgleichen [6, 19, 27]. Das Horner-Syndrom und Wachstumsstörun-

gen des Armes stellen weitere mögliche Komplikationen der Blalock-Taussig-Anastomose dar. Eine bedrohliche Ischämie des Armes nach Durchtrennung der A. subclavia ist äußerst selten [2].
Verbesserte operative Techniken und ihr unbestrittener Wert haben in den 70er Jahren zur Renaissance der Blalock-Taussig-Anastomose geführt. Zahlreiche Berichte über erfolgreiche Operationen im Neugeborenen- und Säuglingsalter zeigen, daß eine einwandfrei angelegte Blalock-Taussig-Anastomose in jedem Alter zufriedenstellend funktionieren kann [2, 7, 24, 25, 34]. Diese Anastomose könnte daher vor allem bei den zyanotischen Säuglingen, deren Herzfehler für eine primäre Korrektur nicht geeignet sind, der Shunt der Wahl werden.
Augenblicklich wird die Blalock-Taussig-Anastomose für die Fallot-Tetralogie bei Hypoplasie der Pulmonalarterie, die Trikuspidalatresie und andere anatomisch geeignete Herzfehler, für die eine spätere Korrekturmöglichkeit besteht, bevorzugt [13].

Operationstechnik

Eine Blalock-Taussig-Anastomose kann im Neugeborenen- und Säuglingsalter nur dann erfolgreich angelegt werden, wenn folgende Punkte beachtet werden:

1. Nur der proximal von ihren Ästen gelegene Anteil der A. subclavia sollte verwendet werden.
2. Der Truncus brachiocephalicus und die rechte A. carotis communis sollten möglichst weit präpariert werden, um die A. subclavia ausreichend mobilisieren zu können.
3. Zur Vergrößerung der Anastomose sollte die A. subclavia schräg zugeschnitten werden.
4. Die Anastomose sollte in präziser Nahttechnik mit feinem Nahtmaterial (6–0- oder 7–0–Polypropylen) hergestellt werden.

Die Anastomose sollte nach Möglichkeit auf der dem Aortenbogen gegenüberliegenden Seite angelegt werden, um ein Abknicken der A. subclavia an ihrem Ursprung zu vermeiden. Wenn die ipsilaterale A. subclavia benutzt werden muß, kann mit Hilfe der von Laks u. Castaneda angegebenen Gefäßplastik die Gefahr des Abknickens vermieden werden [23].
Während Blalock zu dieser Anastomose eine anterolaterale Thorakotomie benutzte, ziehen wir eine streng laterale Thorakotomie im 4. Interkostalraum vor. Die ipsilaterale Pulmonalarterie wird mitsamt ihren Ästen dargestellt und angeschlungen (Abb. 17.1). Die Durchtrennung der V. azygos kann die Mobilisation der Pulmonalarterie erleichtern.
Die mediastinale Pleura wird zwischen N. vagus und N. phrenicus längs eröffnet. Die A. subclavia wird bis zu ihren Ästen A. vertrebralis und A. thoracica interna präpariert. Dabei ist besonders auf die Nn. phrenicus, recurrens und die Ansa subclavia zu achten. Besonders wichtig ist die Präpa-

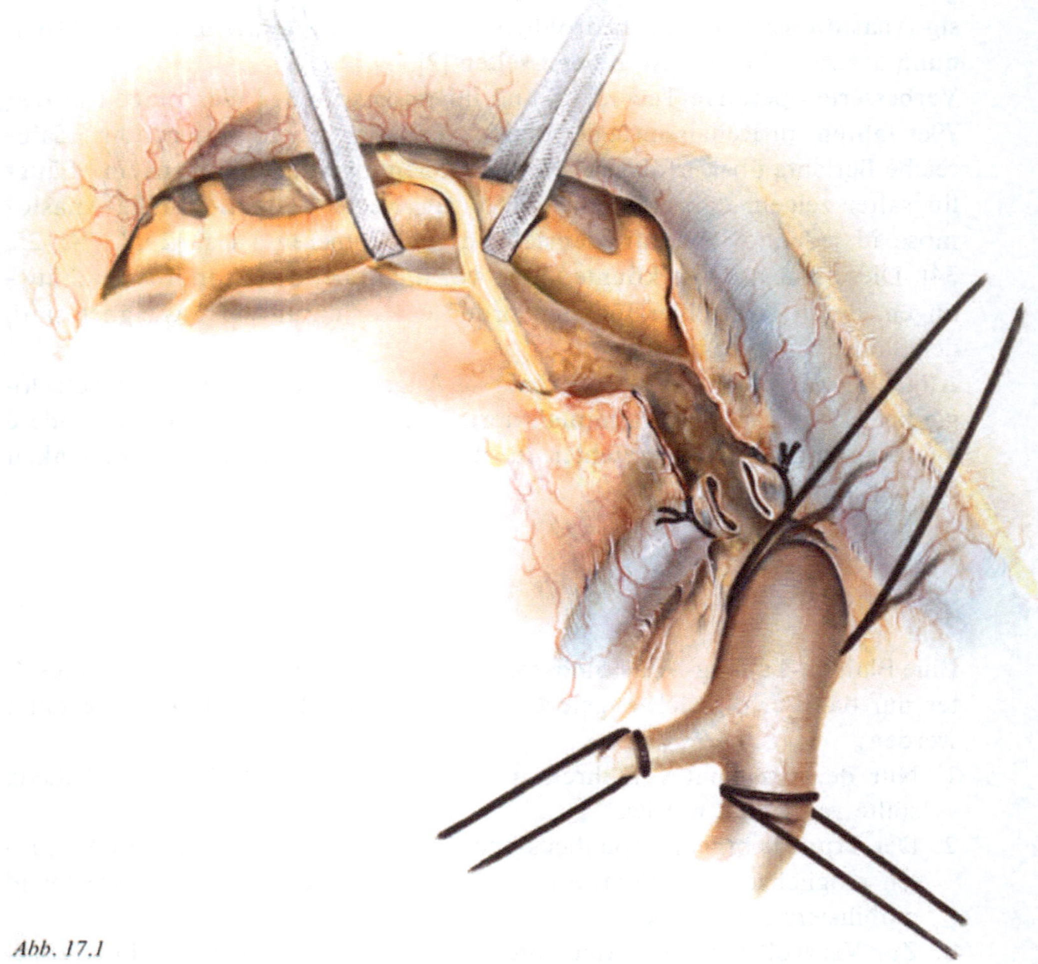

Abb. 17.1

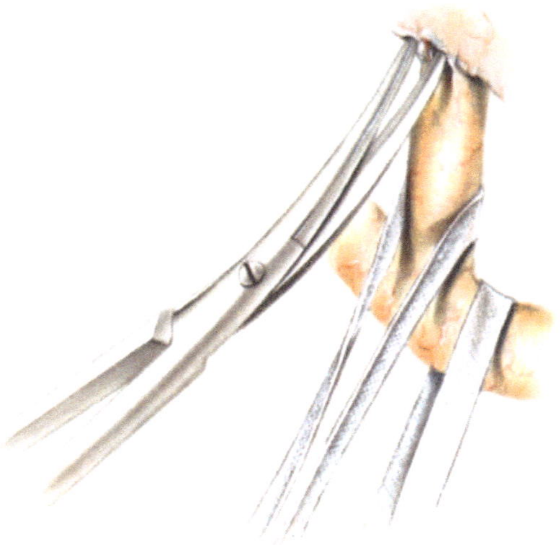

Abb. 17.2

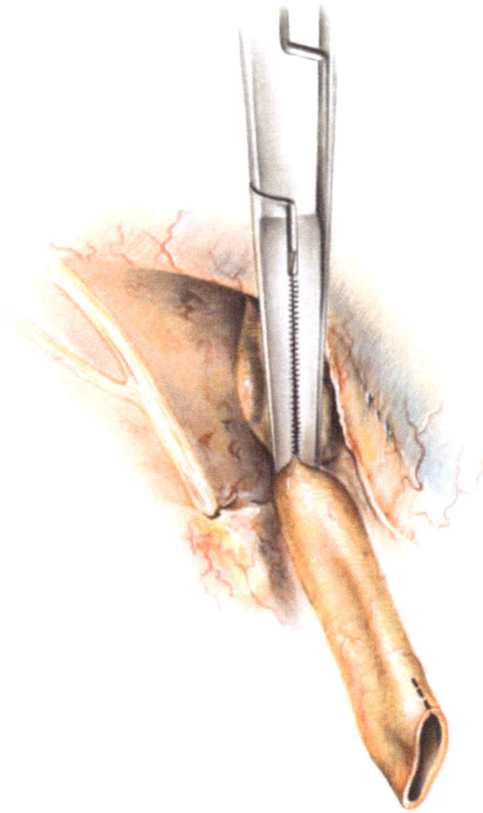

Abb. 17.3

ration des Truncus brachiocephalicus und der rechten A. carotis communis (Abb. 17.2); damit kann die A. subclavia spannungsfrei hiluswärts mobilisiert werden. Die A. subclavia wird an ihrem Ursprung abgeklemmt, distal im Bereich ihrer Äste unterbunden und durchtrennt. Sie wird dann vorsichtig durch die Schlinge des N. recurrens gezogen und an ihrem Ende schräg zugeschnitten (Abb. 17.3).

Die rechte Pulmonalarterie wird proximal und distal abgeklemmt. Nach querer oder longitudinaler Eröffnung der Pulmonalarterie wird die Hinterwand der Anastomose in fortlaufender Nahttechnik vernäht (Abb. 17.4). Die Vorderwand wird meist mit Einzelknopfnähten hergestellt (Abb. 17.5). Der Durchmesser der Anastomose ist dabei größer als der der A. subclavia (Abb. 17.6).

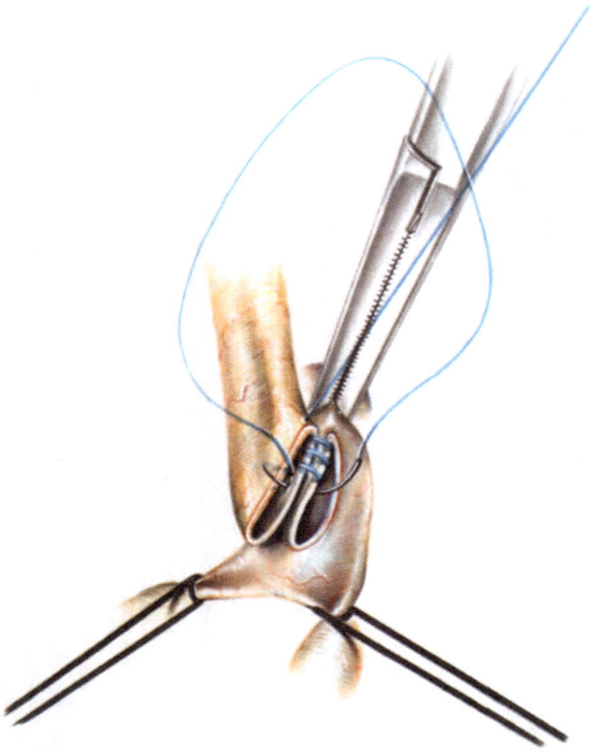

Abb. 17.4

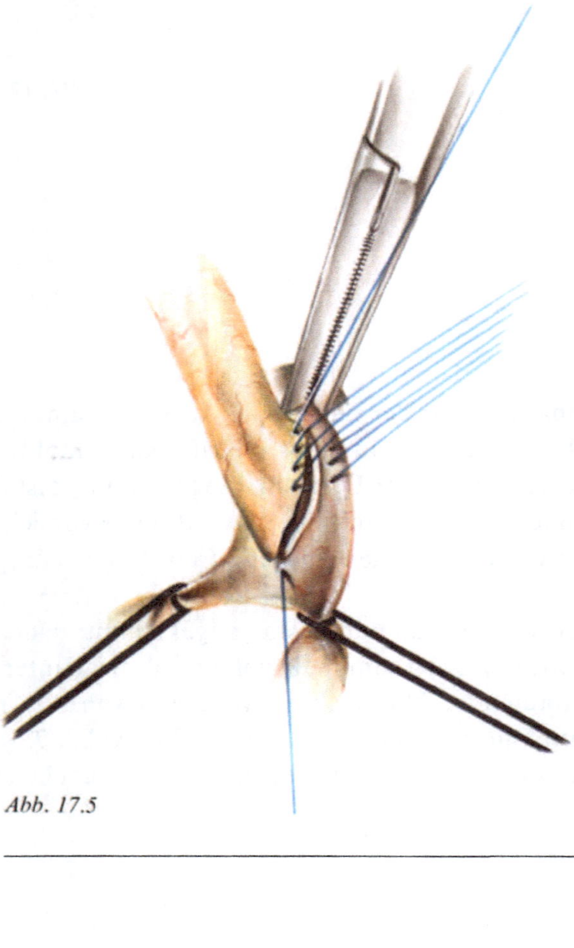

Abb. 17.5

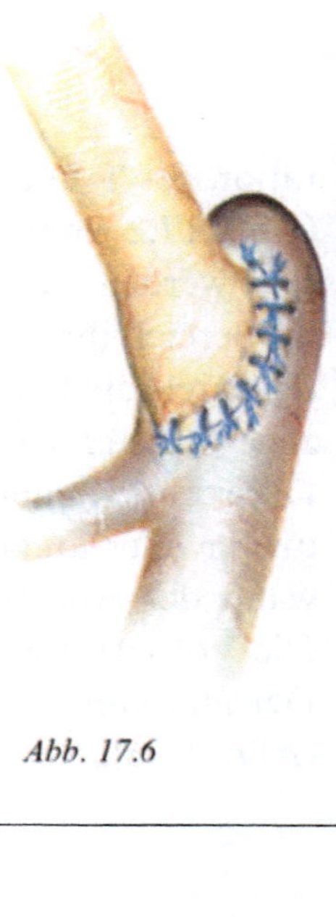

Abb. 17.6

Ergebnisse

Im Kindesalter hat sich die Blalock-Taussig-Anastomose immer bewährt. Die Einführung der Frühkorrektur der meisten zyanotischen Herzfehler hat jedoch die Indikation zu dieser Anastomose im Kindesalter beträchtlich eingeschränkt.

Heute sind derartige Shunts nur bei jenen zyanotischen Vitien angezeigt, die einer Frühkorrektur nicht zugänglich sind; dazu gehören die Trikuspidalatresie und die Fallot-Tetralogie mit Pulmonalatresie und Hypoplasie der Pulmonalarterien. Diese Patienten müssen häufig bereits im Neugeborenen- oder Säuglingsalter operiert werden. Auch in dieser Altersgruppe bietet die Blalock-Taussig-Anastomose gute Ergebnisse. ARCINIEGAS et al. berichteten über 63 derartige Operationen im frühen Säuglingsalter. Nur 4,2% der Überlebenden mußten vor Vollendung des 3. Lebensjahres einer weiteren Palliativoperation unterzogen werden [2]. TYSON et al. verzeichneten bei 12 Patienten, die im ersten Lebensjahr operiert wurden, keinen Shuntverschluß [34]. Mit zunehmender Erfahrung und weiterer Verfeinerung der Operationstechnik könnte daher die Blalock-Taussig-Anastomose die bevorzugte Shuntoperation im Neugeborenen- und Säuglingsalter werden [25].

Waterston-Anastomose

Indikationen

Die Vorteile der Waterston-Anastomose liegen in ihrer relativen Einfachheit und der niedrigen Versagerrate. Ihre Nachteile können jedoch beträchtlich sein. Zu hoher Lungendurchfluß kann zur Herzinsuffizienz und pulmonalen Hypertonie mit obstruktiver Vaskulopathie führen [4, 28]. Um die Anastomose bei der Korrektur zu verschließen, kann die Auftrennung der Anastomose mit Flickenplastik der Pulmonalarterien notwendig sein [10, 11, 14, 38]. Die richtige Versorgung der Anastomose bei der Totalkorrektur vermag jedoch die durch den Shunt selbst bedingte Morbidität und Letalität entscheidend zu senken [1, 32, 33]. Interessanterweise stellten WATERSTON et al. 1972 fest: „Wegen des seltenen Auftretens einer kardialen Dekompensation bevorzugen wir im allgemeinen die Blalock-Taussig-Anastomose immer dann, wenn Anatomie und Größe der A. subclavia es zulassen" [37].

Wir legen eine Waterston-Anastomose bei solchen Patienten an, deren klinischer Zustand eine zügige Operation verlangt, oder wenn deren Anatomie für eine Blalock-Taussig-Anastomose nicht geeignet ist. Der Waterston-Shunt ist unseres Erachtens vor allem dann sinnvoll, wenn die definitive Operation nur um relativ kurze Zeit und nicht um Jahre hinausgeschoben werden soll.

Operationstechnik

Bei der ursprünglich von WATERSTON angegebenen Operation wurde eine posteriore Thorakotomie und der retrokavale Zugang zur Aorta gewählt [37]. COOLEY u. HALLMAN empfahlen die anterolaterale Thorakotomie und den intraperikardialen Zugang zur Aorta vor der oberen Hohlvene [9, 18]. Wir gehen die Aorta von einer lateralen Thorakotomie und intraperikardial vor der oberen Hohlvene an. Wir glauben, damit den Vorteil des Zuganges von WATERSTON, der das exakte Anlegen der Anastomose an der Hinterwand der Aorta ohne Abknicken der Pulmonalarterie erleichtert, und den Vorzug der Cooley-Technik, den wir in der einfacheren Präparation und Darstellung von Aorta und rechter Pulmonalarterie sehen, vereinigen zu können.

Das Perikard wird vor dem N. phrenicus längs eröffnet und mit Haltenähten fixiert. Die rechte Pulmonalarterie wird medial von der oberen Hohlvene sowie hinter der Aorta freigelegt und peripher angeschlungen. Um die richtige Lage der Anastomose kennzeichnen zu können, werden die rechte Pulmonalarterie und die Hinterwand der Aorta mit Haltenähten markiert. Dann werden mit einer kleinen Cooley-Klemme die Aorta ascendens tangential und die rechte Pulmonalarterie quer abgeklemmt (Abb. 17.7). Die periphere Anschlingung der Pulmonalarterie wird zugezogen. Mit feinem monofilem Nahtmaterial werden dann Hinter- und Vorderwand der Anastomose in fortlaufender Nahttechnik angelegt (Abb. 17.8 u. 17.9). Die Anastomose sollte an der Hinterwand der Aorta ascendens liegen, ohne die rechte Pulmonalarterie abzuknicken, und beim Säugling einen Durchmesser von 4 mm haben (Abb. 17.10).

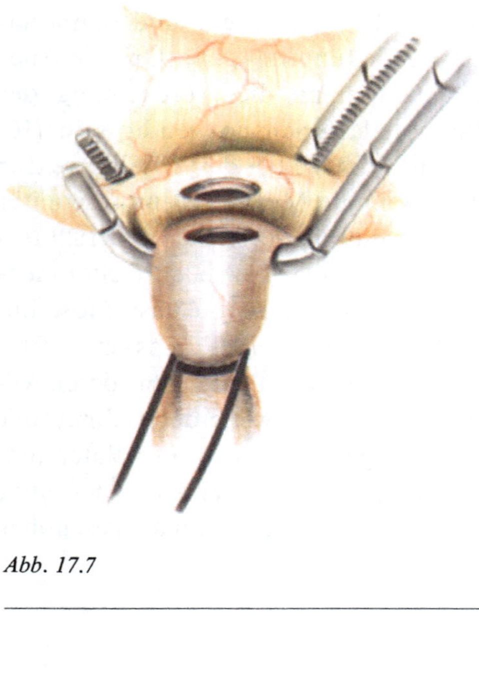

Abb. 17.7

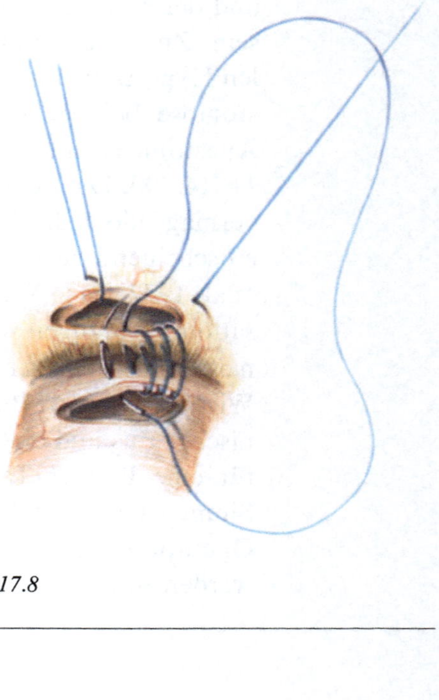

Abb. 17.8

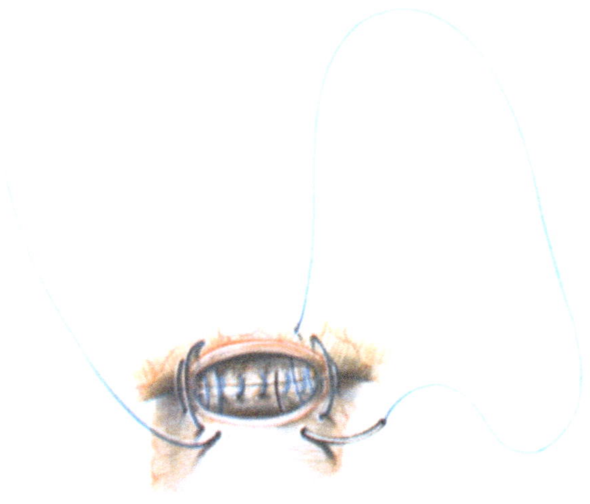

Abb. 17.9

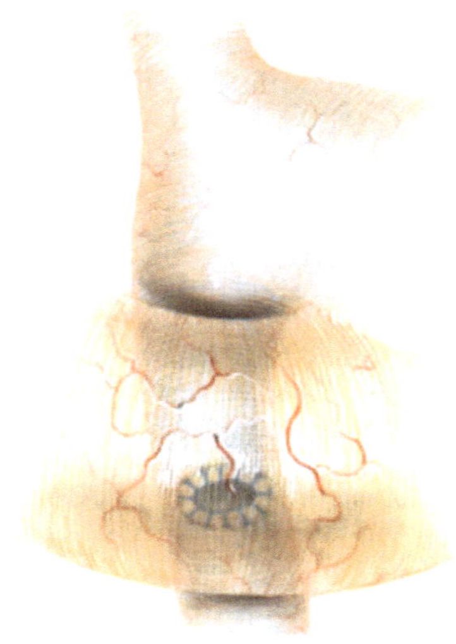

Abb. 17.10

Ergebnisse

Angaben über die Operationsletalität im Säuglingsalter reichen von 10–43% [12, 20, 33, 37]. Eine postoperative Herzinsuffizienz wurde bei annähernd 25% der Patienten beobachtet und eine sekundäre pulmonale Hypertonie bei 7–17% [17, 35]. Bis zu 64% der Patienten entwickeln Abknickungen oder Stenosen der Pulmonalarterien [28]. Trotz exakter Lage an der Hinterwand der Aorta kann sich mit dem Wachstum eine Verziehung der Anastomose ausbilden [31].
Wir haben mit der Waterston-Anastomose gute Erfahrungen gemacht und nur selten Früh- oder Spätkomplikationen erlebt. Eine Abknickung der Pulmonalarterie trat bisher selten auf, der einfache Shuntverschluß durch die Aorta ist bei uns die Regel.

Alternative Shunts

Die Anwendung von Polytetrafluoräthylenprothesen eröffnet eine Vielzahl von Möglichkeiten zur Herstellung einer aortopulmonalen Anastomose [15, 21, 26]. Mit diesen Prothesen können Shunts zwischen Aorta ascendens und Pulmonalstamm, Aorta und rechter Pulmonalarterie, A. subclavia und Pulmonalarterie und andere derartige Verbindungen hergestellt werden.
Wir haben bisher 4- und 5-mm-Prothesen mit annehmbaren Kurzzeitergebnissen eingesetzt. Über die Langlebigkeit dieser Polytetrafluoräthylenshunts existieren bisher keine Untersuchungen. Wir bedienen uns daher dieser

Prothesenshunts nur, wenn eine Blalock-Taussig- oder Waterston-Anastomose aus anatomischen Gründen nicht angelegt werden kann.

Literatur

1. Alfieri O, Locatelli G, Bianchi T, Vanini V, Parenzan L (1979) Repair of tetralogy of Fallot after Waterston anastomosis. J Thorac Cardiovasc Surg 77:826
2. Arciniegas E, Blackstone EH, Pacifico AD, Kirklin JW (1979) Classic shunting operations as part of two-stage repair of tetralogy of Fallot. Ann Thorac Surg 27:514
3. Bargeron LM, Karp RB, Barcia A, Kirklin JW, Hunt D, Deveral PB (1972) Late deterioration of patients after superior vena cava to right pulmonary artery anastomosis. Am J Cardiol 30:211
4. Bernhard WF, Jones JE, Friedberg DZ, Litwin SB (1971) Ascending aorta – right pulmonary artery shunt in infants and older patients with certain types of cyanotic congenital heart disease. Circulation 43:580
5. Blalock A, Taussig HB (1945) The surgical treatments of malformations of the heart in which there is pulmonary stenosis or pulmonary atresia. JAMA 128:189
6. Browdie DA, Norberg W, Agnew R, Altenburg B, Ignacio R, Hamilton C (1979) The use of prostaglandin E_1 and Blalock-Taussig shunts in neonates with cyanotic congenital heart disease. Ann Thorac Surg 27:508
7. Chopra PS, Levy JM, Dacumos GC Jr, Berkoff HA, Loring LL, Kahn DR (1976) The Blalock-Taussig operation: the procedure of choice in the hypoxic infant with tetralogy of Fallot. Ann Thorac Surg 22:235
8. Cooley DA, Hallman GL (1966) Intrapericardial aortic-right pulmonary arterial anastomosis. Surg Gynec Obstet 122:1084
9. Cooley DA, Norman JC (1975) Techniques in Cardiac Surgery. Medical Press, Houston Texas, p 36
10. Cooley DA, Smith JM (1979) Repair of pulmonary arterial stenosis after Waterston-Cooley anastomosis. J Thorac Cardiovasc Surg 77:474
11. Ebert PA, Gay WA Jr, Oldham HN (1972) Management of aorta-right pulmonary artery anastomosis during total correction of tetralogy of Fallot. Surgery 71:231
12. Edmunds LH Jr, Fishman NH, Heymann MA, Rudolph AM (1971) Anastomoses between aorta and right pulmonary artery (Waterston) in neonates. N Engl J Med 284:464
13. Gale AW, Arciniegas E, Green EW, Blackstone EH, Kirklin JW (1979) Growth of the pulmonary anulus and pulmonary arteries after the Blalock-Taussig shunt. J Thorac Cardiovasc Surg 77:459
14. Gay WA Jr, Ebert PA (1973) Aorta-to-right pulmonary artery anastomosis causing obstruction of the right pulmonary artery: management during correction of tetralogy of Fallot. Ann Thorac Surg 16:402
15. Gazzaniga AB, Lamberti JJ, Siewers RD, Sperling DR, Dietrick WR, Arcilla RA, Replogle RL (1976) Arterial prosthesis of microporous expanded polytetrafluoroethylene for construction of aorta-pulmonary shunt. J Thorac Cardiovasc Surg 72:357
16. Glenn WWL (1958) Circulatory bypass of the right side of the heart. IV. Shunt between superior vena cava and distal right pulmonary artery: report of clinical application. N Engl J Med 259:117
17. Greenwood RD, Nadas AS, Rosenthal A, Freed MD, Bernhard WF, Castaneda AR (1977) Ascending aorta-pulmonary artery anastomosis for cyanotic congenital heart disease. Am Heart J 94:14
18. Hallman GL, Cooley DA (1975) Surgical Treatment of Congenital Heart Disease. Lea & Febiger, Philadelphia, p 116
19. Heymann MA, Rudolph AM (1977) Ductus arteriosus dilatation by prostaglandin E_1 in infants with pulmonary atresia. Pediatrics 59:325
20. Idriss FS, Cavallo CA, Nikaidoh H, Paul MH, Koopot R, Muster AJ (1976) Ascending aorta-right pulmonary artery shunt. J Thorac Cardiovasc Surg 71:49

21. Jennings RB, Innes BJ, Brickman RD (1978) Use of microporous expanded polytetrafluoroethylene grafts for aorta-pulmonary shunts in infants with complex cyanotic heart disease. J Thorac Cardiovasc Surg 76:489
22. Kirklin JW, Devloo RA (1961) Hypothermic perfusion and circulatory arrest for surgical correction of tetralogy of Fallot with previously constructed Potts anastomosis. Dis Chest 39:87
23. Laks H, Castaneda AR (1975) Subclavian arterioplasty for the ipsilateral Blalock-Taussig shunt. Ann Thorac Surg 19:319
24. Laks H, Fagan L, Barner HB, Willman VL (1978) The Blalock-Taussig shunt in the neonate. Ann Thorac Surg 25:220
25. Marbarger JP, Sandza JG Jr, Hartmann AF, Weldon CS (1978) Blalock-Taussig anastomosis: the preferred shunt in infants and newborns. Circulation 58 (Suppl I): I–73,
26. Miyamoto K, Zavanella C, Lewin AN, Subramanian S (1979) Aorta-pulmonary artery shunts with expanded polytetrafluoroethylene (PTFE) tube. Ann Thorac Surg 27:414
27. Neutze JM, Starling MB, Elliott RB, Barratt-Boyes BG (1977) Palliation of cyanotic congenital heart disease in infancy with E-type prostaglandins. Circulation 55:238
28. Norberg WJ, Tadavarthy M, Knight L, Nicoloff DM, Moller JH (1978) Late hemodynamic and angiographic findings after ascending aorta-pulmonary artery anastomosis. J Thorac Cardiovasc Surg 76:345
29. Pacifico AD, Kirklin JW (1975) Take-down of cava-pulmonary artery anastomosis (Glenn) during repair of congenital cardiac malformations: report of 5 cases. J Thorac Cardiovasc Surg 70:272
30. Potts WJ, Smith S, Gibson S (1946) Anastomosis of the aorta to a pulmonary artery. JAMA 132:627
31. Rao PS, Ellison RG (1978) The cause of kinking of the right pulmonary artery in the Waterston anastomosis: a growth phenomenon. J Thorac Cardiovasc Surg 76:126
32. Sade RM, Sloss L, Treves S, Bernhard WF, Castaneda AR (1977) Repair of tetralogy of Fallot after aortopulmonary anastomosis. Ann Thorac Surg 23:32
33. Stewart S, Harris P, Manning J (1978) Current results with construction and interruption of the Waterston anastomosis. Ann Thorac Surg 25:431
34. Tyson KRT, Larrieu AJ, Kirchmer JT (1978) The Blalock-Taussig shunt in the first two years of life: a safe and effective procedure. Ann Thorac Surg 26:38
35. Vetter VL, Rashkind WJ, Waldhausen JA (1978) Ascending aorta-right pulmonary artery anastomosis. J Thorac Cardiovasc Surg 76:115
36. Waterston DJ (1962) Treatment of Fallot's tetralogy in children under one year of age. Rozhl Chir 41:181
37. Waterston DJ, Stark J, Ashcraft KW (1972) Ascending aorta-to-right pulmonary artery shunts: experience with 100 patients. Surgery 72:897
38. Yamamoto N, Reul GJ Jr, Kidd JN, Cooley DA, Hallman GL (1976) A new approach to repair of pulmonary branch stenosis following ascending aorta–right pulmonary artery anastomosis. Ann Thorac Surg 21:237

Kapitel 18

Pulmonalstenose

Dieses Kapitel behandelt die Obstruktion des rechten Ventrikels in Höhe der Pulmonalklappe bei intaktem Ventrikelseptum. Die Obstruktion kann durch eine valvuläre Pulmonalstenose oder eine Pulmonalatresie hervorgerufen werden und wird häufig von einer unterschiedlich stark entwickelten Infundibulumstenose begleitet. Im Neugeborenenalter kann die Pulmonalstenose oder -atresie erhebliche Schwierigkeiten bereiten. Dagegen läßt sich die mäßige bis hochgradige Pulmonalstenose im Kindes- oder Erwachsenenalter mit niedrigem Risiko operieren.

Valvotomie der Pulmonalklappe

Indikationen zur Operation und Wahl des Operationsverfahrens

Neugeborenenalter

Die Pulmonalstenose oder -atresie ist im frühen Säuglingsalter selten; ihr Auftreten führt jedoch ohne chirurgische Intervention immer zum Tode. Die Lungendurchblutung hängt allein vom Ductus arteriosus ab; verschließt sich der Ductus, treten schwere Zyanose und Azidose auf. In der Vielzahl der verschiedenen chirurgischen Verfahren spiegeln sich die Schwierigkeiten bei der Behandlung dieses Herzfehlers wider [1, 6, 9, 13, 19, 21]. Zunehmende Kenntnis der anatomischen Untergruppen der Pulmonalstenose oder -atresie und neuere therapeutische Möglichkeiten mit Prostaglandin E_1 haben die Behandlung dieses Herzfehlers überschaubarer und einfacher gemacht.
Anatomie und Größe des rechten Ventrikels sind entscheidend für die Wahl des chirurgischen Vorgehens. GREENWOLD unterteilte den rechten Ventrikel in 2 Typen [5, 11]. Bei Typ I besteht ein hypoplastisches rechtsventrikuläres Cavum; häufig sind gleichzeitig myokardiale Sinusoide nachzuweisen, welche in der rechtsseitigen Ventrikulographie über eine retrograde Füllung der Koronararterien die Aorta ascendens anfärben [14]. Typ II weist einen normalen rechten Ventrikel auf. DOBBELL und GRIGNON schlugen eine weitere Unterteilung des Typs I in Ia, bei dem ein fadenförmiger oder kein Abfluß durch den Conus besteht, und Ib vor, bei dem sich das Ventrikelcavum bis zur atretischen Klappe darstellt.

Bei einer Pulmonalstenose oder -atresie vom Ventrikeltyp Ib oder II nehmen wir eine Valvotomie ohne Anlegen eines Shunts vor, nach Möglichkeit unter direkter Sicht während extrakorporaler Zirkulation. Zum Offenhalten des Ductus geben wir perioperativ Prostaglandin E_1. Eine transanuläre Patchplastik wird möglichst vermieden. Nur in seltenen Fällen nehmen wir eine Valvektomie vor [7, 22]. Mit einer geschlossenen Valvotomie können ebenfalls hervorragende Ergebnisse erzielt werden [6]. Beim Typ Ia empfiehlt sich die Anlage eines systemisch-pulmonalen Shunts in Form einer Waterston-Anastomose oder einer Polytetrafluoräthylenprothese.
Es ist nicht immer möglich, und zudem auch nicht notwendig, den rechtsventrikulären Druck unter den systemischen Druck zu senken oder die Sauerstoffsättigung in normale Bereiche anzuheben. In allen Fällen ist eine Zunahme der Lungendurchblutung und ein Ansteigen der Sauerstoffsättigung auf Werte zu erzielen, die ein Überleben ermöglichen. Nach Valvotomie steigt die Sauerstoffsättigung gleichlaufend mit einer Zunahme der rechtsventrikulären Compliance, des rechtsventrikulären Volumens und einer Abnahme der rechtsventrikulären Füllungsdrücke weiter an; diese hämodynamischen Veränderungen führen zu einer Verminderung des Rechts-links-Shuntes auf Vorhofebene.
In der neonatalen Periode führt die Valvotomie nur selten zu einem permanenten Erfolg. Meist ist innerhalb der ersten 3 Lebensjahre eine erneute Valvotomie, häufig in Verbindung mit einer Erweiterungsplastik des Klappenringes – zu diesem Zeitpunkt eine Operation mit niedrigem Risiko – notwendig [9].

Kindes- und Erwachsenenalter

Die Pulmonalstenose kann zu leichter Ermüdbarkeit, Atemnot bei Belastung oder Zyanose in Ruhe und unter Belastung führen. Sie kann auch asymptomatisch bleiben [4]. Wir halten einen Druckgradienten von 80 mm Hg oder mehr oder einen rechtsventrikulären Druck von über 100 mm Hg für eine Indikation zur Operation. Druckgradienten zwischen 50 und 80 mm Hg müssen individuell beurteilt werden. Druckgradienten unter 50 mm Hg können über Jahre gut toleriert werden und stellen meist keine Indikation zur Operation dar [12].

Chirurgische Taktik

Myokardschutz

Die Operation erfolgt am perfundierten Herzen unter elektrisch induziertem Kammerflimmern.

Behandlung des Foramen ovale

Ein offenes Foramen ovale wird nur selten verschlossen. Ein Vorhofseptumdefekt sollte jedoch entweder präoperativ durch die Echokardiographie oder intraoperativ durch Palpation und Inspektion ausgeschlossen werden. Im Neugeborenenalter verschließen wir das Foramen ovale niemals, da ein Verschluß die Dekompression des kleinen Kreislaufes behindern würde.

Transanulärer Patch

Die gleiche Methode, mit der die Notwendigkeit eines transanulären Patches bei der Korrektur einer Fallot-Tetralogie beurteilt wird [16] (Kap. 23), kann auch bei der isolierten Pulmonalstenose angewandt werden. Die Indikation zur Vergrößerung des Klappenringes wird dabei aufgrund eines gewichtsbezogenen oder körperoberflächenbezogenen Mindestdurchmessers der Pulmonalklappe gestellt. Die Grundlagen dieser Methode beruhen auf ROWLATTS, RIMOLDIS und LEVS Untersuchungen über den normalen Klappenringdurchmesser [18].
Die Pulmonalklappe wird von oben her mit Hegar-Stiften ausgemessen. Führt die Valvotomie zu keinem normalen oder annähernd normalen Pulmonalisdurchmesser, wird die Inzision über den Klappenring hinaus verlängert und ein Flicken eingenäht. Die von PACIFICO et al. angegebene Tabelle dient auch zur Bestimmung der Flickengröße [16]. Bei Neugeborenen nehmen wir gewöhnlich keine transanuläre Plastik vor, da sie später meist nochmals operiert werden müssen.

Resektion einer Infundibulumstenose

Bei etwa 50% der Patienten mit Pulmonalstenose besteht eine zusätzliche hämodynamisch wirksame Infundibulumstenose. Nur in seltenen Fällen muß diese jedoch reseziert oder plastisch erweitert werden, da sie sich nach Beseitigung der valvulären Stenose zurückbildet.
Das Infundibulum sollte anhand des Ventrikulogramms während eines gesamten Herzzyklus sorgfältig beurteilt werden. Die Wirksamkeit einer Infundibulumstenose zeigt sich an der Relaxation und dem Grad der Erweiterung der infundibulären Region während der Diastole.
Intraoperativ wird das Infundibulum nach Valvotomie von der Klappe aus eingesehen. Die Inspektion allein erbringt meist keinen Hinweis auf eine infundibuläre Fibrose oder fixierte Einengung. Die Hegar-Stifte werden nicht nur durch die Klappe, sondern auch durch das Infundibulum bis in den rechten Ventrikel eingeführt. Dies sollte mit nur geringem Widerstand möglich sein. Findet sich ein fibrotischer Ring oder ein unüberwindlicher Widerstand, wird die Infundibulektomie transvalvulär oder besser über eine Ventrikulotomie, verbunden mit einer Erweiterungsplastik, vorgenommen. In unserem Krankengut war die Resektion einer Infundibulumstenose in weniger als 10% der Fälle notwendig.

Operationstechnik

Geschlossene Valvotomie

Das ursprüngliche Verfahren bei der valvulären Pulmonalstenose ist die geschlossene Valvotomie [2, 3, 20]. Die dafür notwendigen Instrumente zeigt Abb. 18.1. Dazu gehören vor allem ein scharfes Instrument, um die Klappe zu perforieren, und eine Klemme, um die Klappe aufzuspreizen.
Am Infundibulum wird eine Tabaksbeutelnaht mit Polypropylen gelegt. Mit dem scharfen Instrument wird die Pulmonalklappe, falls atretisch, perforiert. Dann wird das Spreizinstrument in die Klappe eingeführt. Die richtige Lage des Instrumentes kann palpatorisch von der Pulmonalarterie aus

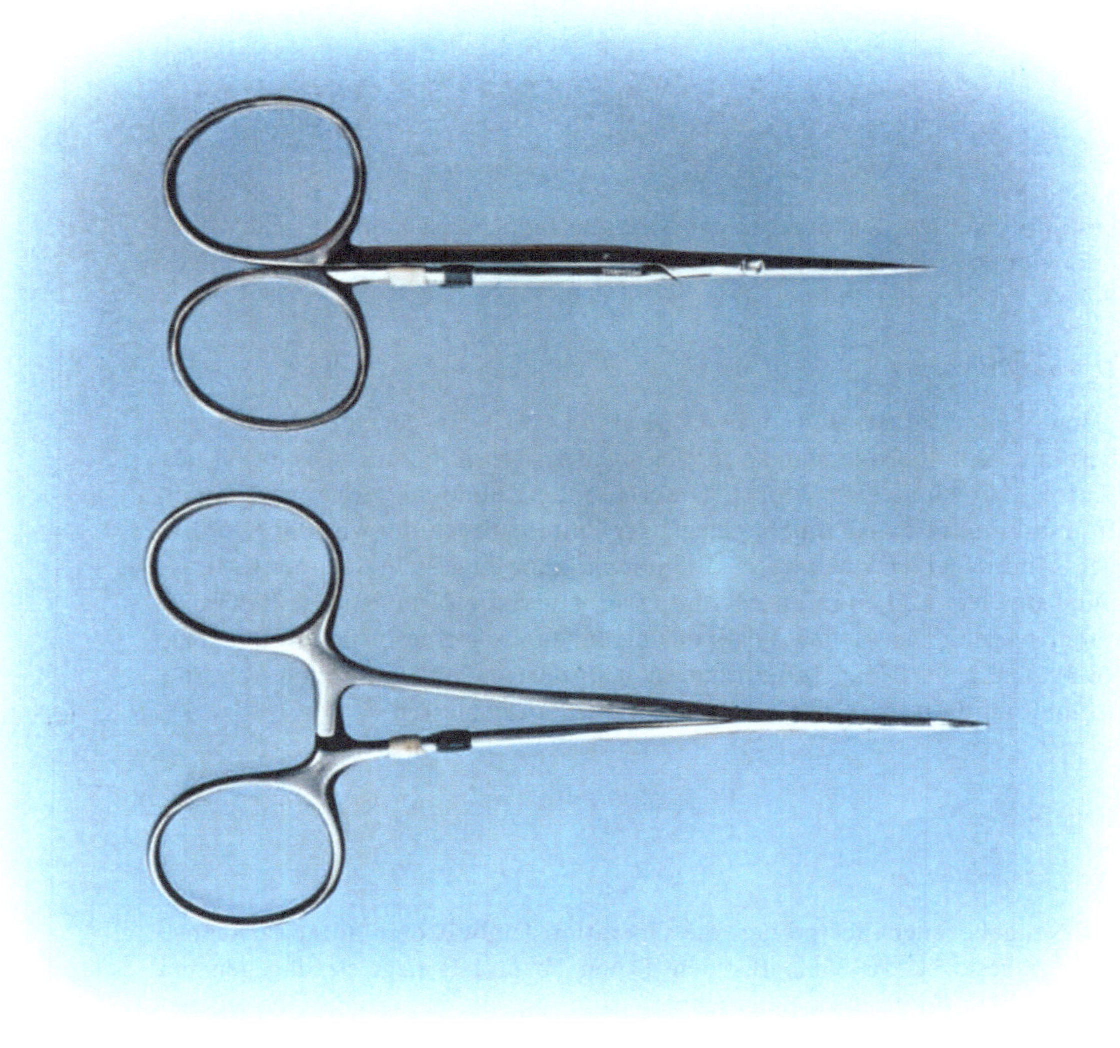

Abb. 18.1

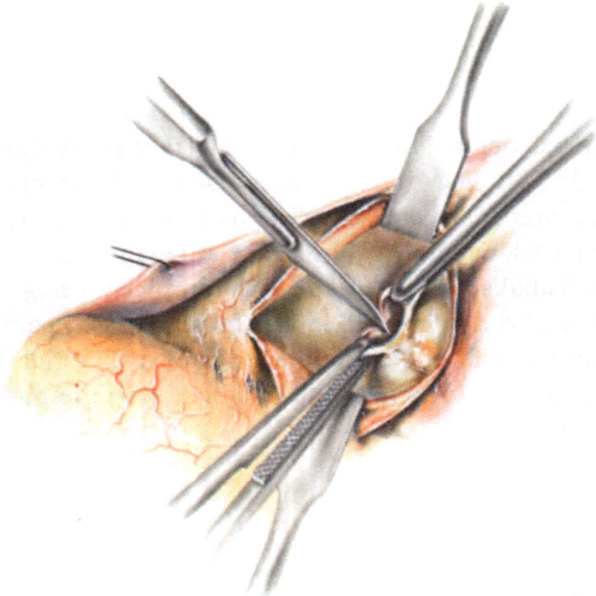

Abb. 18.2

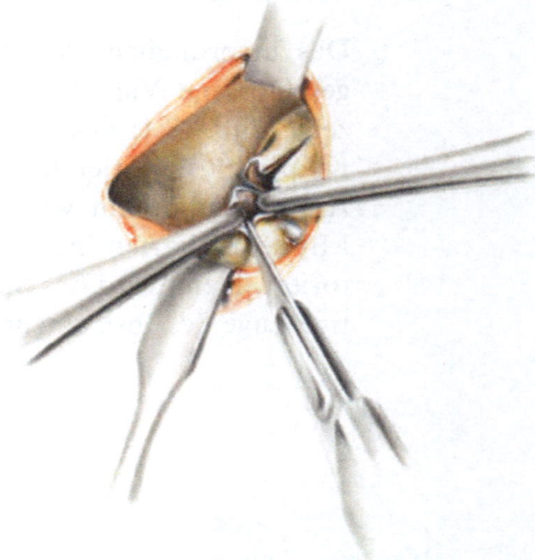

Abb. 18.3

bestimmt werden. Das Instrument wird geöffnet. Meist kann das Einreißen der Klappe gefühlt werden. Nach der Valvotomie sollte ein eindeutiges Schwirren über der Pulmonalklappe zu tasten sein.

Offene Valvotomie

Nach Beginn der extrakorporalen Zirkulation wird das Herz elektrisch fibrilliert und ein Koronarsauger in den rechten Vorhof zum Absaugen des Koronarsinusblutes eingeführt. Unterhalb der Pulmonalklappe wird in das Infundibulum eine Haltenaht gelegt; der Pulmonalisstamm wird längs eröffnet. Mit kleinen Haken wird die Pulmonalklappe eingestellt, die meist trikuspidal angelegt und an ihren 3 Kommissuren verschmolzen ist. Die Kommissuren werden bis in den Klappenring hinein scharf eröffnet (Abb. 18.2, 18.3). Dann wird das Infundibulum inspiziert; Klappendurchmesser und Infundibulum werden wie oben beschrieben ausgemessen.

Ergebnisse

Neugeborenenalter

Im Neugeborenenalter beträgt die Operationsletalität der Pulmonalstenose oder -atresie bis zu 75%. Bei den Typen Ib und II liegt sie dagegen bei etwa 9–14% [6, 9]. Die Spätergebnisse sind gut; die aktuariale Überlebensrate beträgt bei uns 77% nach einem und nach 7 Jahren. Der rechte Ventrikel kann dramatisch wachsen und sogar doppelte Größe annehmen [8, 15,

17]. Wie bereits erwähnt, kann eine zweite Operation innerhalb der ersten 3 Lebensjahre notwendig werden [9].

Kindes- und Erwachsenenalter

Das Operationsrisiko der offenen Valvotomie liegt bei azyanotischen Patienten unter 1%. Die funktionellen Ergebnisse und die Langzeitprognose sind hervorragend [4].

Literatur

1. Bowman FO, Malm JR, Hayes CJ, Gersony WM, Ellis K (1971) Pulmonary atresia with intact ventricular septum. J Thorac Cardiovasc Surg 61:85
2. Brock RC (1948) Pulmonary valvulotomy for the relief of congenital pulmonary stenosis: report of three cases. Br Med J 1:1121
3. Brock RC, Campbell M (1950) Valvulotomy for pulmonary valvular stenosis. Br Heart J 12:377
4. Danielson GK, Exarhos ND, Weidman WH, McGoon DC (1971) Pulmonic stenosis with intact ventricular septum. J Thorac Cardiovasc Surg 61:228
5. Davingnon AL, Greenwold WE, DuShane JW, Edwards JE (1961) Congenital pulmonary atresia with intact ventricular septum: clinicopathological correlation of two anatomic types. Am Heart J 62:591
6. Dobell ARC, Grignon A (1977) Early and late results in pulmonary atresia. Ann Thorac Surg 24:264
7. Edmunds LH Jr (1977) Pulmonary valvular dysplasia (editorial). Ann Thorac Surg 24:498
8. Freed MD, Rosenthal A, Bernhard WF, Litwin SB, Nadas AS (1973) Critical pulmonary stenosis with a diminutive right ventricle in neonates. Circulation 48:875
9. Gomez-Engler HE, Grunkemeier GL, Starr A (1979) Critical pulmonary valve stenosis with intact ventricular septum. Thorac Cardiovasc Surg 27:160
10. Gomez-Engler HE, Nichols GM, Sunderland C, Kirby W, Lees MH, Starr A (1979) The role of prostaglandin E_1 and valvotomy in the treatment of critical pulmonary valve obstruction with intact ventricular septum (abstr). Circulation 60 (Suppl II):II–169
11. Greenwold WE (1955) A clinico-pathological study of congenital tricuspid atresia and pulmonary stenosis or atresia with intact ventricular septum. Thesis, Graduate School, University of Minnesota
12. Johnson LW, Grossman W, Dalen JE, Dexter L (1972) Pulmonic stenosis in the adult: long-term follow-up results. N Engl J Med 287:1159
13. Luckstead EF, Mattioli L, Reed WA, Diehl AM (1972) Two-stage palliative surgical approach for pulmonary atresia with intact ventricular septum (type I). Am J Cardiol 29:490
14. Miller GAH, Restifo M, Shinebourne EA, Paneth M, Joseph MC, Lennox SC, Kerr IH (1973) Pulmonary atresia with intact ventricular septum and critical pulmonary stenosis presenting in first month of life. Br Heart J 35:9
15. Moller JH, Girod D, Amplatz K, Varco RL (1970) Pulmonary valvotomy in pulmonary atresia with hypoplastic right ventricle. Surgery 68:730
16. Pacifico AD, Kirklin JW, Blackstone EH (1977) Surgical management of pulmonary stenosis in tetralogy of Fallot. J Thorac Cardiovasc Surg 74:382
17. Rao PS, Liebman J, Borkat G (1976) Right ventricular growth in a case of pulmonic stenosis with intact ventricular septum and hypoplastic right ventricle. Circulation 53:389
18. Rowlatt UF, Rimoldi HJA, Lev M (1963) The quantitative anatomy of the normal child's heart. Pediatr Clin North Am 10:499

19. Rudolph AM, Heyman MA, Fishman N, Lakier JB (1975) Formalin infiltration of the ducts arteriosus: a method for palliation of infants with selected congenital cardiac lesions. N Engl J Med 292:1263
20. Sellors TH (1948) Surgery of pulmonary stenosis: a case in which the pulmonary valve was successfully divided. Lancet 1:988
21. Trusler GA, Fowler RS (1970) The surgical management of pulmonary atresia with intact ventricular septum and hypoplastic right ventricle. J Thorac Cardiovasc Surg 59:740
22. Watkins L, Donahoo JS, Harrington D, Haller JA, Neill CA (1977) Surgical management of congenital pulmonary valve dysplasia. Ann Thorac Surg 24:498
23. Willis WH (1977) Discussion of Dobell et al.: Early and late results in pulmonary atresia. Ann Thorac Surg 24:264

Kapitel 19

Vorhofseptumdefekt

Der Vorhofseptumdefekt (ASD) war der erste Herzfehler, der erfolgreich mit der Herz-Lungen-Maschine operiert wurde. Seit GIBBONS schrittmachender Publikation [11] hat sich das Operationsrisiko in den letzten 2 Jahrzehnten auf ein Minimum reduziert und liegt heute nahe 0%. Die Indikationen zur Operation und die Operationstechniken der drei hauptsächlichen Defekttypen – dem Septum-secundum-, Ostium-primum- und Sinus-venosus-Defekt – sind klar umrissen und allgemein akzeptiert.

Indikationen zur Operation

70% der ASD sind Septum-secundum-Defekte; der Ostium-primum-Defekt macht 20% und der Sinus-venosus-Defekt etwa 10% der Vorhofseptumdefekte aus [25]. Der Ostium-primum-Defekt wird meist bereits im Kindesalter symptomatisch [22]; alle anderen Defekte führen spätestens in der 4. Lebensdekade zu Symptomen [5, 19], die meist in einer hochgradigen Dilatation des rechten Ventrikels, im Rechtsherzversagen und chronischem Vorhofflimmern bestehen. Die Lebenserwartung ist in der Regel auf die 4. und 5. Lebensdekade begrenzt [3–5, 9, 23].

Das ausgesprochen niedrige Operationsrisiko und die hervorragenden Langzeitergebnisse rechtfertigen die operative Korrektur bei einem Links-rechts-Shunt von mindestens 1,5:1. Die Korrektur sollte im ersten Lebensjahrzehnt, möglichst im Vorschulalter, auch bei Fehlen irgendwelcher Symptome angestrebt werden. Nur in seltenen Fällen muß ein isolierter ASD im Kleinkindesalter operiert werden [18].

Im Erwachsenenalter gehört der ASD zu den häufigsten angeborenen Herzfehlern. Auch dann ist bei den meisten Patienten mit dem ASD-Verschluß ein gutes Ergebnis zu erzielen [12]. In dieser Altersgruppe kann sich jedoch bereits eine pulmonale Hypertonie mit einem systolischen Pulmonalisdruck von über 60 mm Hg entwickelt haben, die die Indikation zur Operation einschränkt. Eine Korrektur ist nur dann klar indiziert, wenn bei pulmonaler Hypertonie noch ein Links-rechts-Shunt von 1,5:1 besteht [1]. Liegt der Lungengefäßwiderstand über 8 Einheiten, sollte der Defekt nicht mehr verschlossen werden. Ein kontinuierlicher Rechts-links-Shunt bedeutet eine absolute Kontraindikation gegen die Operation.

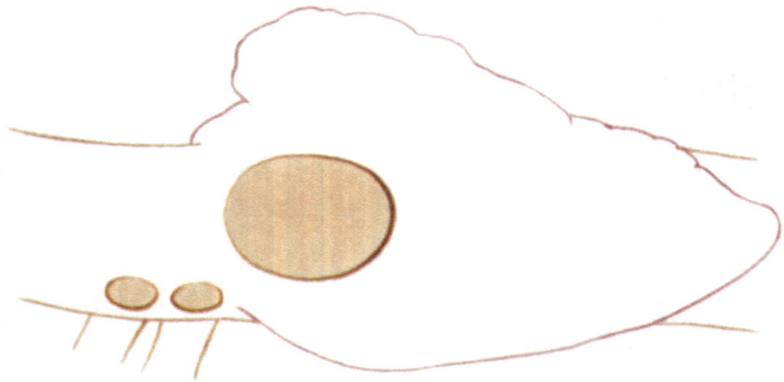

Abb. 19.1

Sinus-venosus-Defekt

Chirurgische Anatomie

Der Sinus-venosus-Defekt liegt im oberen Anteil des Vorhofseptums nahe der Einmündung der oberen Hohlvene [20] und separat von der Fossa ovalis [8] (Abb. 19.1). Beinahe immer sind die rechten oberen Lungenvenen nach rechts transponiert und münden in die obere Hohlvene.

Operationstechnik

Unsere Operationstechnik entspricht im wesentlichen der von Kirklin, Ellis und Wood [14]. Bei richtiger Operationstechnik lassen sich die Komplikationen einer Verletzung des Sinusknotens sowie die Obstruktion der Lungenvenen und der oberen Hohlvene vermeiden [24].
Vor Kanülierung wird die obere Hohlvene sorgfältig über die Perikardumschlagsfalte hinaus freigelegt und die Einmündung der fehlmündenden Lungenvenen sowie der Vena azygos exakt identifiziert. Die Vena azygos wird angeschlungen und ligiert. Die obere Hohlvene wird oberhalb der Vena azygos angeschlungen. Damit wird eine Verletzung des Sinusknotens vermieden und die ausreichende Darstellung des oberen Defektrandes sowie der Lungenvenenmündungen erleichtert. Die obere Hohlvene wird mit einer dünnen Kanüle kanüliert. Während des intrakardialen Eingriffes wird das Herz in Normothermie bei induziertem Kammerflimmern perfundiert.
Die Inzision im rechten Vorhof wird lateral bis an die obere Hohlvene verlängert. Die laterale Inzision ist notwendig, um eine Verletzung des Sinusknotens zu vermeiden (Abb. 19.2). Die Kanüle der oberen Hohlvene wird dabei nach vorn gehalten.
Zum Verschluß des Sinus-venosus-Defektes wird ein Dacronflicken entsprechender Größe zugeschnitten. Der Defektverschluß erfolgt in der Weise, daß die Lungenvenen durch den Sinus-venosus-Defekt in den linken Vorhof drainieren. Dazu muß der ASD manchmal vergrößert werden. Die fort-

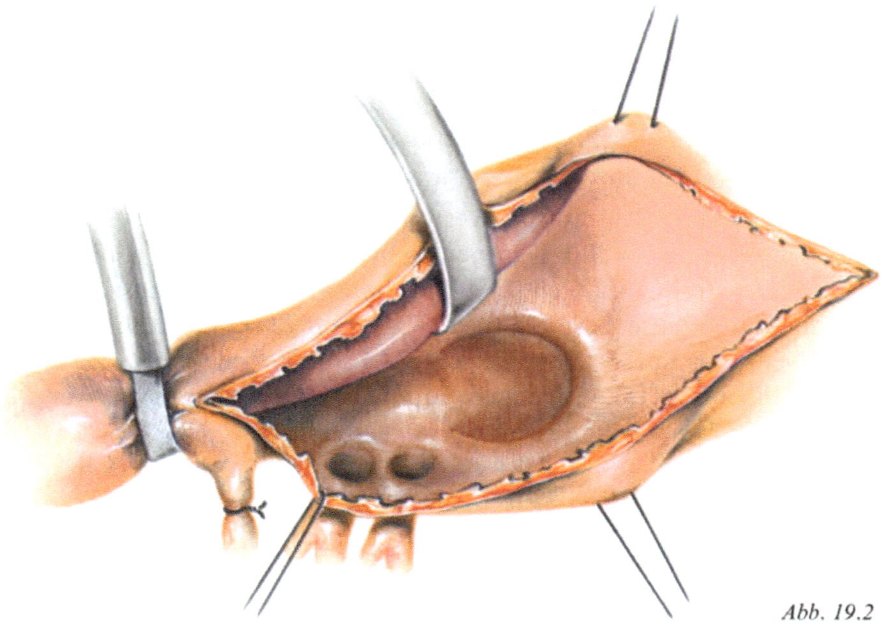

Abb. 19.2

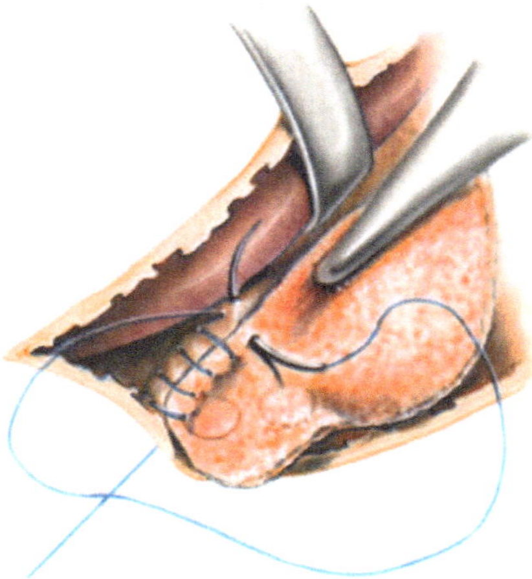

Abb. 19.3

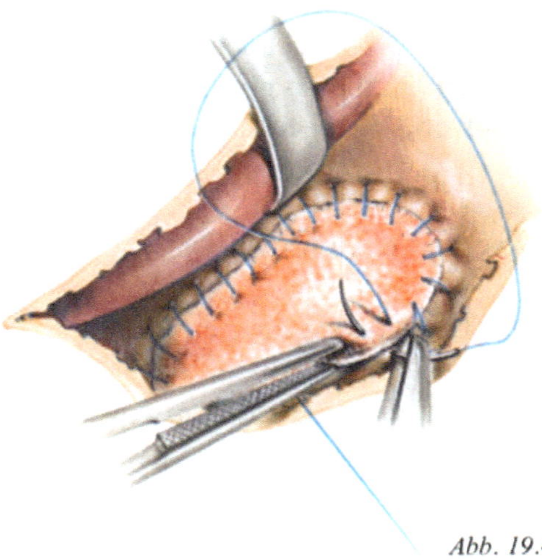

Abb. 19.4

laufende Naht mit 4-0- oder 5-0-Polypropylen beginnt medial, verläuft entlang dem Defektoberrand und zieht nach lateral vor die Lungenvenenmündungen (Abb. 19.3). Zu tiefe Stiche im medialen Bereich können den Sinusknoten oder die Sinusknotenarterie verletzen.
Anschließend wird die untere Nahtreihe fertiggestellt (Abb. 19.4). Besteht der geringste Anhalt für eine Hohlvenenobstruktion infolge des Flickens, wird die obere Hohlvene mit Perikard erweitert [21]; diese Maßnahme ist allerdings nur selten notwendig.

Ergebnisse

Die Angaben über die Ergebnisse differieren, wahrscheinlich dank unterschiedlicher Operationstechniken. CLARK et al. fanden in einer Patientengruppe von 28 Patienten, die einer Nachuntersuchung einschließlich Herzkatheter unterzogen wurden, eine Störung der Sinusknotenfunktion bei 70% der Patienten; 60% wiesen Restdefekte und 20% eine Obstruktion der oberen Hohlvene auf [6]. Dagegen beobachteten TRUSLER et al. nur geringfügige EKG-Veränderungen [27]. Die Sinusknotenerholungszeit war normal, kleine Restdefekte bestanden bei 22% und eine Obstruktion der oberen Hohlvene bei nur 6% der Patienten. KYGER et al. verweisen auf ähnlich gute Ergebnisse [15]. Günstigere Ergebnisse sind zu erzielen, wenn die Korrektur vor dem 15. Lebensjahr erfolgt.

Ostium-secundum-Defekt

Chirurgische Anatomie

Die Secundumdefekte liegen in der Mitte des Septums (Abb. 19.5). Es kann sich dabei um einen einfachen großen Foramen-ovale-Defekt handeln. Der Defekt kann aber auch nach unten zur unteren Hohlvene oder nach hinten reichen [2] und so groß sein, daß der Septumrand am Übergang zur unteren Hohlvene völlig fehlt.

Operationstechnik

Der Defekt wird über eine laterale Atriotomie eingestellt (Abb. 19.6). Während des intrakardialen Eingriffes wird die Aortenwurzel in Normothermie bei elektrisch induziertem Kammerflimmern perfundiert.

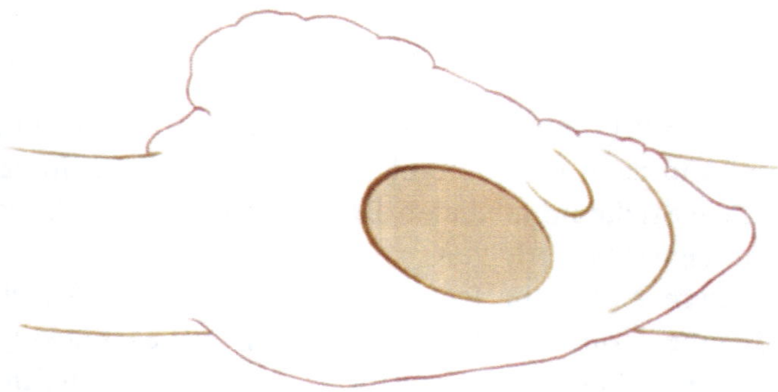

Abb. 19.5

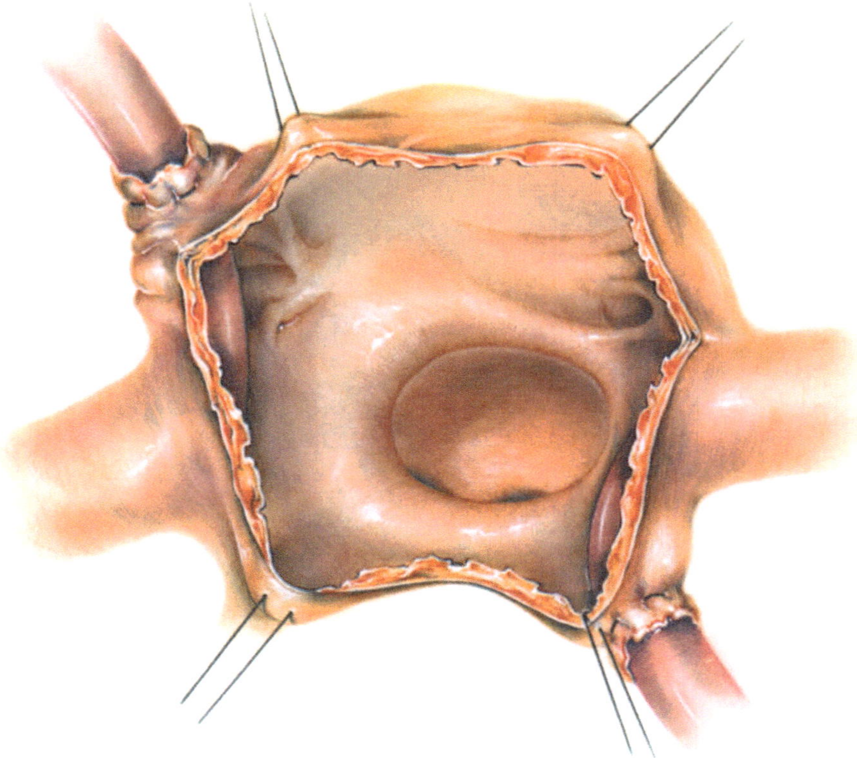

Abb. 19.6

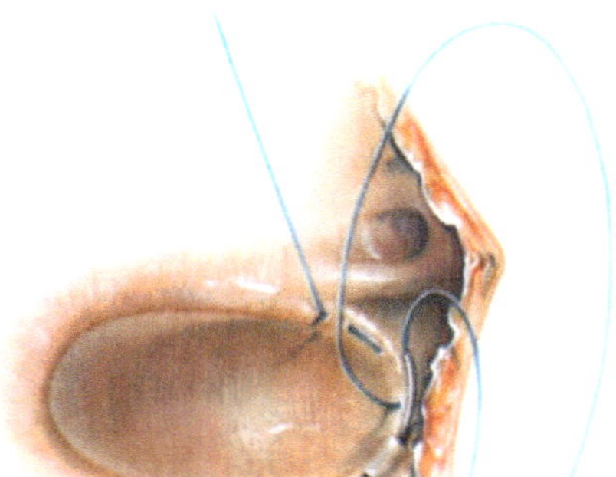

Abb. 19.7

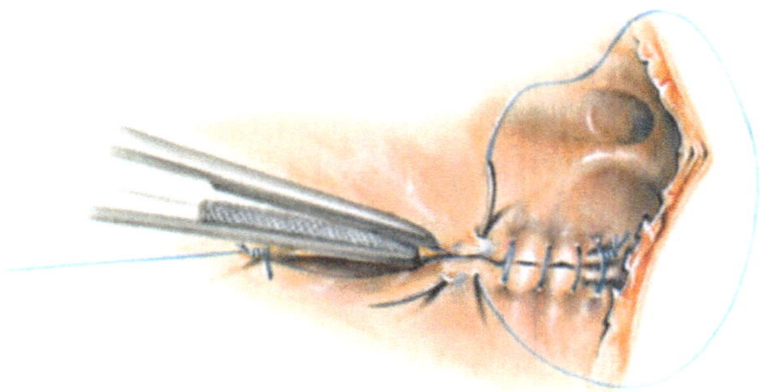

Abb. 19.8

Die meisten Secundum-Defekte können direkt verschlossen werden. Die Naht beginnt als partielle Tabakbeutelnaht nahe der Einmündung der unteren Hohlvene (Abb. 19.7). Damit wird der Unterrand des Defektes sicher verschlossen, ohne daß ein Kanal entsteht, durch den sich Blut von der unteren Hohlvene teilweise zum linken Vorhof entleeren könnte. Die Naht wird nach oben fertiggestellt (Abb. 19.8). Ein großer Defekt wird

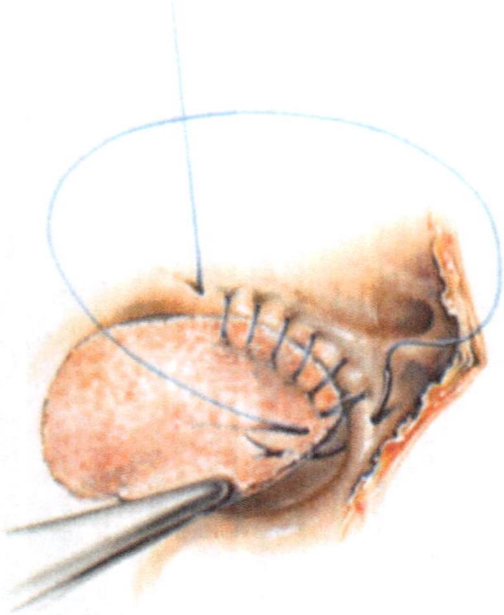

Abb. 19.9

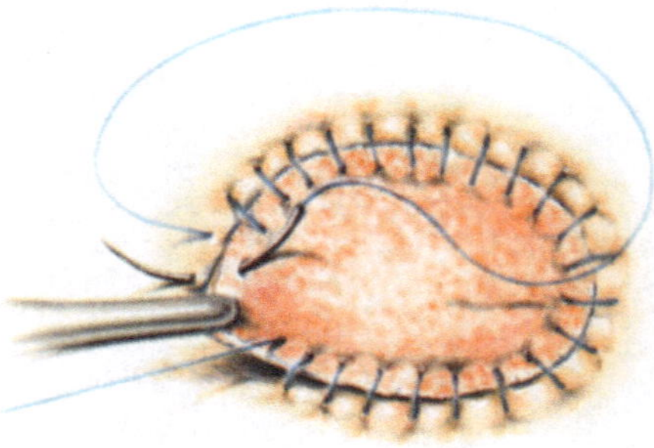

Abb. 19.10

mit einem Dacronflicken verschlossen (Abb. 19.9, 19.10). Anschließend wird Luft durch den oberen Septumbereich und aus der rechten oberen Lungenvene aspiriert.

Ergebnisse

Mit dem operativen Verschluß des Secundum-Defektes sind bei Kindern und Jugendlichen hervorragende Ergebnisse zu erzielen. Die Operationsletalität liegt nahe 0%; 90–100% der Patienten bleiben asymptomatisch [7, 26]. Auch im Erwachsenenalter lassen sich die Symptome leichter Ermüdbarkeit und Atemnot unter Belastung meist beseitigen [10, 12]. Beim älteren herzinsuffizienten Patienten ist eine Besserung, aber keine Rückkehr zum Normalen zu erwarten. Rhythmusstörungen lassen sich im Erwachsenenalter durch die Operation häufig nicht mehr beeinflussen.

Ostium-primum-Defekt

Chirurgische Anatomie

Der Ostium-primum-Defekt liegt im unteren Bereich des Vorhofseptums und gehört zu den Endokardkissendefekten (Abb. 19.11). Meist besteht zusätzlich ein Spalt im vorderen Mitralsegel.

Operationstechnik

In den meisten Fällen legen wir das Herz mit Hilfe der kalten Kaliuminfusionskardioplegie still, um ein völlig blutleeres Operationsfeld zu erhalten.

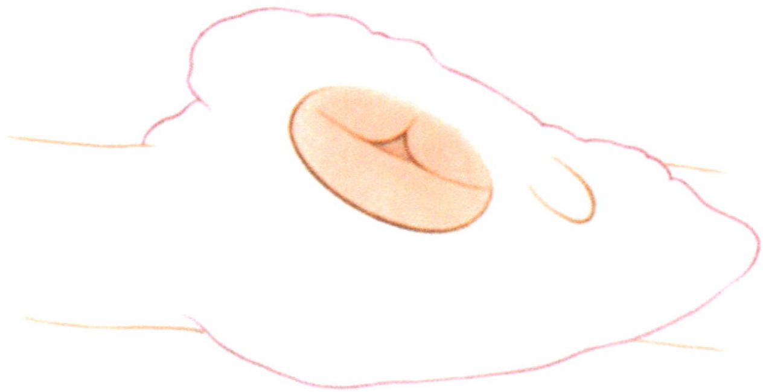

Abb. 19.11

Dadurch wird das präzise Legen der Nähte um den Koronarsinus und die Einstellung der Mitralklappe erleichtert.

Korrektur des Mitralklappenspaltes

In den freien Rand des vorderen Mitralsegels wird eine Haltenaht gelegt, um die Ränder des Spaltes aneinander anzulegen (Abb. 19.12). Mit einer feinen fortlaufenden Naht wird der Cleft verschlossen. Die Naht kann auch mit Einzelknopfnähten erfolgen. Auf Filzwiderlager wird verzichtet, da sie

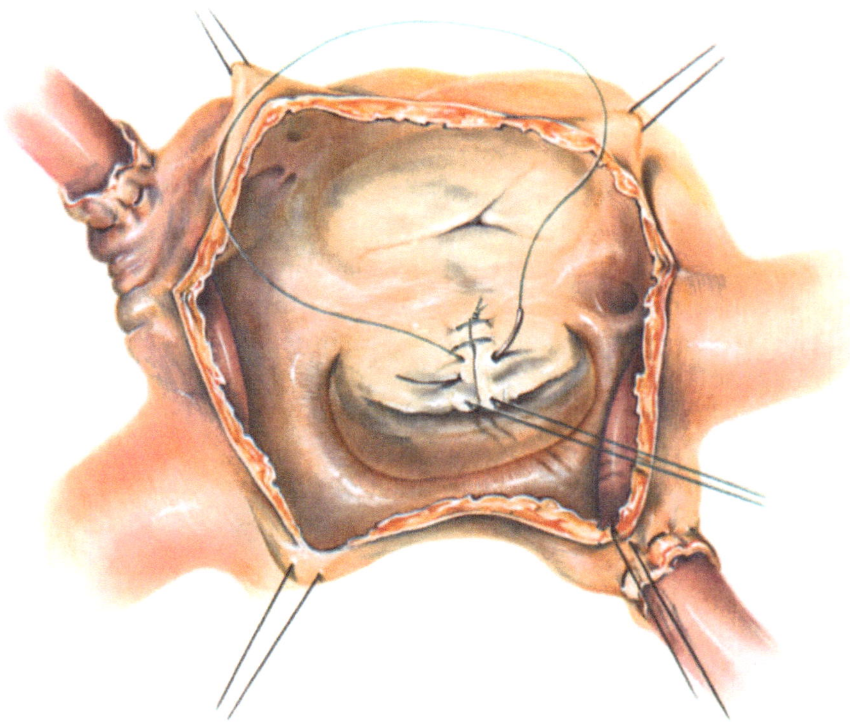

Abb. 19.12

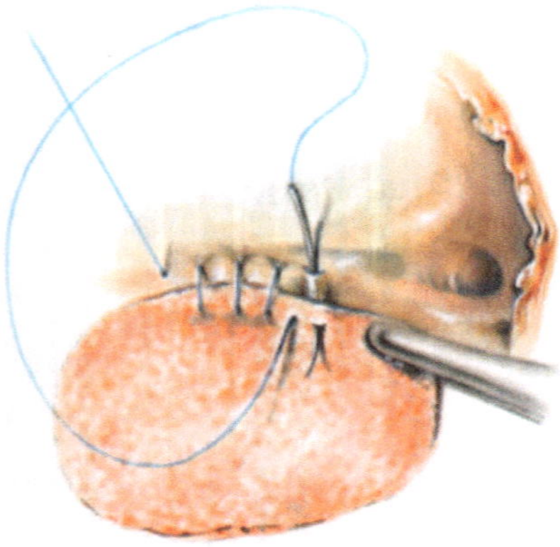

Abb. 19.13

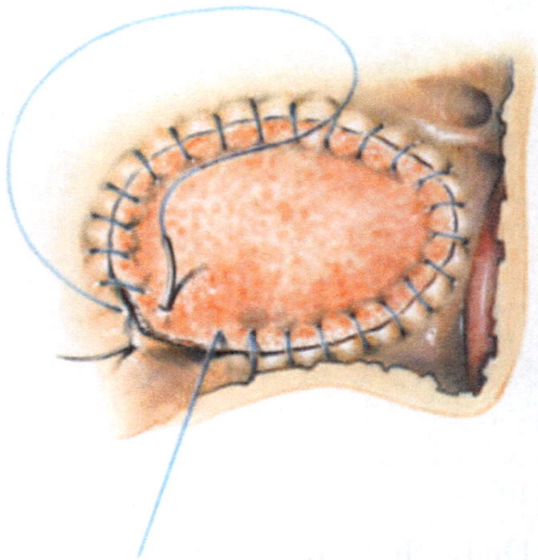

Abb. 19.14

das Segel versteifen können. Zur Überprüfung des Klappenschlusses wird mit einer Ballonspritze physiologische Kochsalzlösung in den linken Ventrikel injiziert.

Verschluß des Septum-Defektes

Zur Vermeidung einer kompletten AV-Dissoziation müssen die Nähte exakt an der Basis der Mitralklappe und um den Koronarsinus gelegt werden. Die unteren Nähte werden in das verdickte Gewebe der Basis des vorderen Mitralsegels gestochen [13] (Abb. 19.13). Die Nahtreihe zieht dann in Richtung Koronarsinus. Am Übergang vom Mitralsegel zum Septumkamm nahe dem Koronarsinus verläuft die Naht unmittelbar auf dem Grat oder dahinter. Sie sollte nicht auf der rechtsatrialen Seite des Grates oder in der Nähe des Koronarsinus liegen, da hier der AV-Knoten und das His-Bündel verletzt werden können.
Die Naht wird dann nach lateral und oben vervollständigt (Abb. 19.14).

Ergebnisse

Die Operationsletalität des Ostium-primum-Defektes kann nahe 0% liegen [16]. Etwa 80% der Patienten werden asymptomatisch. Die Fünfjahresüberlebensrate beträgt 95% [17].

Literatur

1. Beck W, Swan HJC, Burchell HB, Kirklin JW (1960) Pulmonary vascular resistance after repair of atrial septal defects in patients wich pulmonary hypertension. Circulation 22:938
2. Bedford DE, Sellors TH, Sommerville W, Belcher JR, Besterman EMM (1957) Atrial septal defect and its surgical treatment. Lancet 1:1255
3. Braudo JL, Nadas AS, Rudolph AM, Neuhauser EBD (1954) Atrial septal defects in children: a clinical study with special emphasis on indications for operative repair. Pediatrics 14:618
4. Burrett JB, White PD (1945) Large interauricular septal defect with particular reference to diagnosis and longevity. Am J Med Sci 209:355
5. Campbell M, Neill C, Suzman S (1957) Prognosis of atrial septal defect. Br Med J 1:1375
6. Clark EB, Roland JMA, Varghese PJ, Neill CA, Haller JA (1975) Should the sinus venosus type ASD be closed? A review of the atrial conduction defects and surgical results in twenty-eight children (abstr). Am J Cardiol 35:127
7. Cooley DA (1960) Results of surgical treatment of atrial septal defects. Am J Cardiol 6:605
8. Davia JE, Cheitlin MD, Bedynek JL (1973) Sinus venosus atrial septal defect: analysis of fifty cases. Am Heart J 85:177
9. Dexter L (1956) Atrial septal defect. Br Heart J 18:209
10. Forgang K, Simonsen S, Andersen A, Efskind L (1977) Atrial septal defect of secundum type in the middle-aged. Am Heart J 94:44
11. Gibbon JH Jr (1954) Application of a mechanical heart and lung apparatus to cardiac surgery. Minn Med 37:171
12. Hairston P, Parker EF, Arrants JE, Bradham RR, Lee WH (1974) The adult atrial septal defect. Ann Surg 179:799
13. Hallman GL, Cooley DA (1975) Surgical Treatment of Congenital Heart Disease, 2nd ed. Philadelphia, Lea & Febiger, p 85
14. Kirklin JW, Ellis FH, Wood EH (1956) Treatment of anomalous pulmonary venous connections in association with interatrial communications. Surgery 39:389
15. Kyger ER III, Frazier OH, Cooley DA, Gillette PC, Reul GJ Jr, Sandiford FM, Wukasch DC (1978) Sinus venosus atrial septal defect: early and late results following closure in 109 patients. Ann Thorac Surg 25:44
16. Losay J, Rosenthal A, Castaneda AR, Bernhard WH, Nadas AS (1978) Repair of atrial septal defect primum. J Thorac Cardiovasc Surg 75:248
17. McMullan MH, McGoon DC, Wallace RB, Danielson GK, Weidman WH (1973) Surgical treatment of partial atrioventricular canal. Arch Surg 107:705
18. Phillips SJ, Okies JE, Henken D, Sunderland CO, Starr A (1975) Complex of secundum atrial septal defect and congestive heart failure in infants. J Thorac Cardiovasc Surg 70:696
19. Rahimtoola SH, Kirklin JW, Burchell HB (1968) Atrial septal defect. Circulation 37 (Suppl V):V-2
20. Ross DN (1956) The sinus venosus type of atrial septal defect. Guys Hosp Rep 105:376
21. Schuster SR, Gross RE, Colodny AH (1962) Surgical management of anomalous right pulmonary venous drainage to the superior vena cava, associated with superior marginal defect of the atrial septum. Surgery 51:805
22. Somerville J (1965) Ostium primum defect: factors causing deterioration in the natural history. Br Heart J 27:413
23. Swan HJC, Zapata-Diaz J, Burchell HB, Wood EH (1954) Pulmonary hypertension in congenital heart disease. Am J Med 16:12
24. Trusler GA, Kazenelson G, Freedom RM, Williams WG, Rowe RD (1980) Late results following repair of partial anomalous pulmonary venous connection with sinus venosus atrial septal defect. J Thorac Cardiovasc Surg 79:776
25. Watson H (ed) (1968) Paediatric Cardiology, St Louis, CV Mosby Co
26. Young D (1973) Later results of closure of secundum atrial septal defect in children. Am J Cardiol 31:14

Kapitel 20

Kompletter atrioventrikulärer Kanal

RASTELLI und seine Mitarbeiter an der Mayo-Klinik setzten mit der anatomischen Klassifizierung des kompletten atrioventrikulären (AV) Kanals und der Erarbeitung eines reproduzierbaren Korrekturverfahrens einen Markstein in der operativen Behandlung dieses komplizierten Herzfehlers [23, 24]. Die weitere Verfeinerung ihres Operationsprinzipes hat dazu geführt, daß wir heute über eine nachvollziehbare und im Hinblick auf ihren Erfolg überschaubare Operationsmethode verfügen [9].

Indikationen zur Operation

Die konservative Behandlung des kompletten AV-Kanals weist während der ersten Lebensmonate eine hohe Letalität auf. Die globale Herzinsuffizienz infolge des großen Links-rechts-Shuntes und/oder einer Schlußunfähigkeit der AV-Klappen führt bei 46% der Patienten innerhalb 6 Monaten, bei 65% innerhalb von 12 Monaten und bei 85% vor Beendigung des 2. Lebensjahres zum Tode [2]. Charakteristisch ist die rapide Entwicklung einer pulmonalen obstruktiven Vaskulopathie. NEWFELD et al. wiesen anhand von Autopsien und Lungenbiopsien nach, daß bei $^2/_3$ der Patienten im Alter von 12 Monaten eine schwere pulmonale Vaskulopathie (HEATH-EDWARDS [11], Stadium III oder höher) bestand [21].

Wegen dieser schlechten Prognose und der schnellen Entwicklung einer pulmonalen Vaskulopathie wurde die Frühkorrektur dieses Herzfehlers gefordert [3, 6, 17]. Die Korrektur ist in den ersten 2 Lebensjahren mit einem Risiko von 25% möglich – einer Letalität, die wesentlich unter der der konservativen Behandlung liegt. Grundsätzlich korrigieren wir heute jeden AV-Kanal nach Möglichkeit im Alter von 6 Monaten [1]. Bei therapierefraktärer Herzinsuffizienz oder Gedeihstörung nehmen wir die Korrektur ungeachtet des Alters oder des Körpergewichtes vor.

Die Bandage der Pulmonalarterie wurde als Palliativmaßnahme bei Patienten mit großem Links-rechts-Shunt und nur geringer Mitralinsuffizienz empfohlen [8]. Wir stimmen diesem Vorgehen nicht zu, da die Bandage eine hohe Letaliät aufweist [3, 14]. In sehr ungewöhnlichen Fällen, etwa bei multiplen Ventrikelseptumdefekten oder einer Hypoplasie eines der Ventrikel, kann die Bandage allerdings indiziert sein.

Chirurgische Taktik

Patienten mit einem Körpergewicht von weniger als 8 kg werden in tiefer Hypothermie und temporärem Kreislaufstillstand operiert (Kap. 5). Bei größeren Kindern erfolgt die Operation während regulärer extrakorporaler Zirkulation in mäßiger Hypothermie. Zum Myokardschutz wenden wir die kalte Kaliuminfusionskardioplegie an (Kap. 67.

Chirurgische Anatomie

Atrioventrikulärer Defekt

Der Septumdefekt des kompletten AV-Kanals umfaßt einen Vorhofseptumdefekt vom Ostium-primum-Typ, ein gemeinsames atrioventrikuläres Orificium, einen Defekt im oberen Ventrikelseptum und einen freien Bezirk auf dem Kamm des Ventrikelseptums. Meist fehlen etwa 30–50% der zu erwartenden Septumfläche [7].

Atrioventrikuläre Klappen

Der atrioventrikuläre Kanal wird von einem gemeinsamen vorderen und hinteren AV-Segel überbrückt, die nicht in Verbindung miteinander stehen. Rastelli et al. haben die Anatomie des kompletten AV-Kanals nach der Konfiguration, der Fixation und der Beziehung des vorderen AV-Segels zu den Herzkammern klassifiziert [23]. Beim Typ A ist das vordere AV-Segel in zwei klar getrennte Abschnitte unterteilt, die über Sehnenfäden am Septumrand inserieren. Beim Typ B ist das vordere AV-Segel unterteilt; seine Sehnenfäden inserieren jedoch in einem abnormen Papillarmuskel, der aus dem Septum des rechten Ventrikels entspringt. Dieser Typ ist selten. Beim Typ C besitzt das vordere AV-Segel praktisch keine Fixation am Ventrikelseptum, so daß es frei flottiert. Das hintere AV-Segel weist die verschiedensten Formvarianten auf, ohne in direkter anatomischer Beziehung zum vorderen Segel zu stehen [7, 23].

Diese Klassifikation nach Rastelli ist zwar hilfreich, jedoch sehr vereinfacht; es gibt zahlreiche Varianten des vorderen und hinteren AV-Segels, die nicht in Rastellis Schema einzuordnen sind [3, 5, 22, 27].

Reizleitungssystem

Nur bei genauer Kenntnis der Anatomie des Reizleitungssystems ist ein AV-Block zu vermeiden. Unser Wissen darüber stützt sich auf die klassischen Untersuchungen von Lev [16].

Der AV-Knoten ist nach hinten verlagert und liegt häufig unmittelbar am Koronarsinus [10]. Das His-Bündel verläuft auf dem Grat des VSD und teilt sich in den linken und rechten Schenkel.

Ventrikelgröße und Dominanz der Ventrikel

Beim kompletten AV-Kanal besteht meist eine biventrikuläre Hypertrophie; beide Ventrikel weisen ein vergrößertes Volumen auf [12, 26]. Einer der Ventrikel kann jedoch hypoplastisch sein, so daß der andere Ventrikel dominiert [4]. Die Klappensegel sind dann mehr zum größeren Ventrikel hin verteilt. Ob diese Anatomie eine Korrektur erlaubt, ist zu bezweifeln. Zur Bestimmung der Ventrikelgröße kann die Echokardiographie von Nutzen sein [19].

Operationstechnik

Der Vorhof wird eröffnet, die Ränder mit Haltenähten fixiert. Die Anatomie des Vorhofes, der Kammern und der AV-Klappen wird sorgfältig untersucht. Zur Beurteilung der Klappenanatomie wird physiologische Kochsalzlösung in die Ventrikel injiziert, so daß sich die Klappensegel aufblähen. Damit kann auch die genaue Schnittführung in den AV-Klappen bestimmt werden. Abbildung 20.1 zeigt, wie in der Regel das vordere und hintere AV-Segel zu inzidieren sind.

Vorderes und hinteres AV-Segel werden, soweit notwendig, durchtrennt (Abb. 20.2). Dabei kommt es vor allem darauf an, ausreichend Klappengewebe für die linke Herzkammer zu erhalten. Besteht im vorderen AV-Segel ein Spalt oder würde mit Durchtrennung des Segels an dieser Stelle zu wenig Gewebe nach links belassen werden, kann der Spalt verschlossen und die Inzision mehr nach rechts vorgenommen werden [3].

Ein Flicken aus Doppelvelourdacron wird sorgfältig ausgemessen und zugeschnitten. Ein zu großer Flicken macht den Mitralklappenring zu groß und kann damit die AV-Klappe verziehen. Die fortlaufende Polypropylennaht beginnt im unteren Bereich des Ventrikelseptumdefektes und verläuft auf der rechtsventrikulären Seite nach oben; dabei ist der Grat des Ventrikelseptums zu meiden, um das Reizleitungssystem nicht zu verletzen (Abb. 20.3). Nahe dem Koronarsinus sollten die Nähte nur oberflächlich gestochen werden (Abb. 20.4), um den AV-Knoten nicht zu verletzen.

Jetzt werden die Anteile des Mitralsegels danach beurteilt, ob eine bikuspide Klappe hergestellt werden kann. Die Entscheidung darüber hängt von der Größe des muralen Segels ab. Falls die Herstellung einer bikuspiden Klappe zur Mitralstenose führen sollte, wird die Klappe trikuspid belassen.

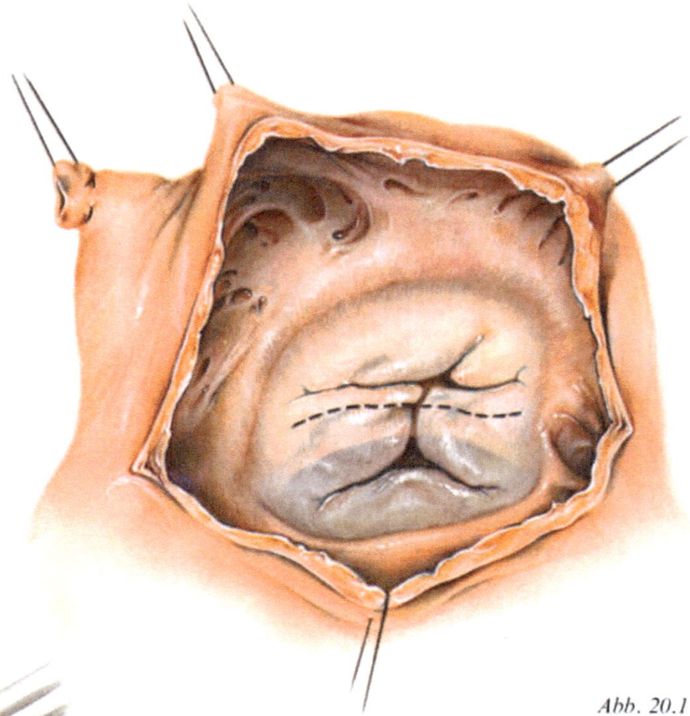

Abb. 20.1

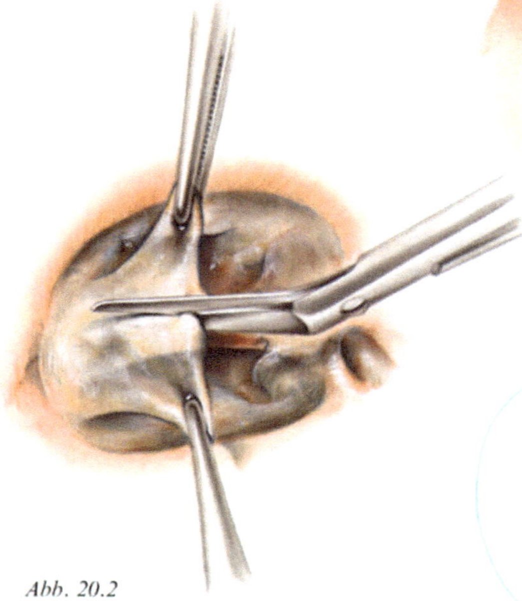

Abb. 20.2

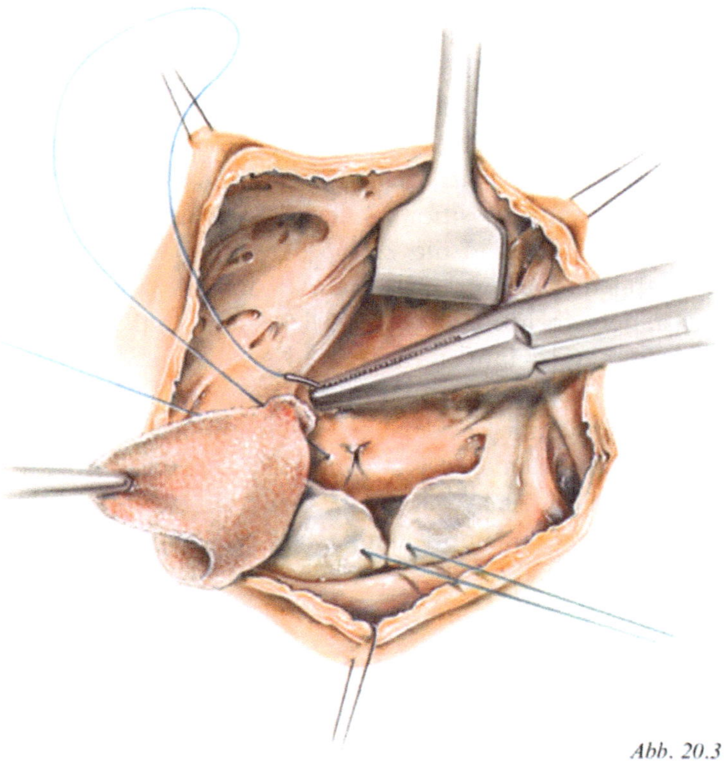

Abb. 20.3

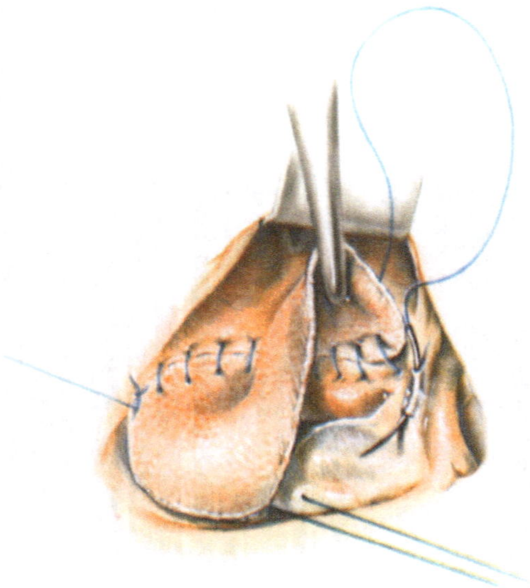

Abb. 20.4

Zur Herstellung einer bikuspiden Klappe werden die mitralen Anteile des vorderen und hinteren AV-Segels aneinander gelegt und miteinander vernäht (Abb. 20.5). Dann wird die Höhe bestimmt, in der die Klappe am Flicken fixiert werden soll. Um das Segel in die richtige Lage zu bringen, kann es notwendig werden, die kurzen im Ventrikelseptum inserierenden Sehnenfäden zu durchtrennen (Abb. 20.6). Die Berücksichtigung zweier Faktoren kann das Auffinden der richtigen Fixationshöhe der Mitralklappe erleichtern, nämlich die Position, in der die größeren Sehnenfäden am besten ausgerichtet sind, und die Ebene der lateralen Fixation der gemeinsamen AV-Klappen. Der mittlere Abschnitt der durchtrennten AV-Klappen wird meist in derselben Ebene in den Flicken eingenäht, in der auch die lateralen Anteile der AV-Klappen fixiert sind.

Die Klappensegel werden mit feiner Polyesternaht in fortlaufender Matratzennahttechnik am Flicken fixiert. Die Nähte werden dabei nicht unmittelbar am Schnittrand der Klappen gelegt; zuerst wird mit dem Mitralsegel begonnen (Abb. 20.7, 20.8, 20.9). Dann wird die Klappe auf ihre Schlußfähigkeit geprüft; falls notwendig, werden zusätzliche Nähte zur Verkürzung des freien Klappenrandes gelegt, um eine weitere Approximation der Klappensegel zu erzielen.

Dann wird der atriale Anteil des Septumdefektes verschlossen (Abb. 20.10, 20.11). Es gibt auch andere Operationsmethoden, bei denen das vordere gemeinsame AV-Segel nicht durchtrennt wird und zwei Flicken implantiert werden; auch damit sind zufriedenstellende Ergebnisse zu erzielen [15].

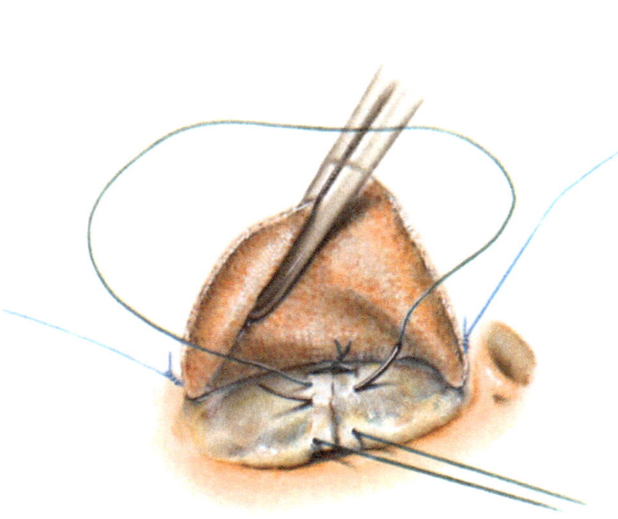

Abb. 20.5

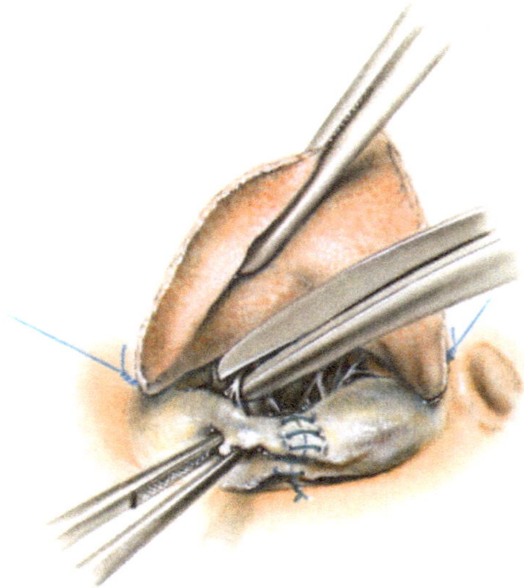

Abb. 20.6

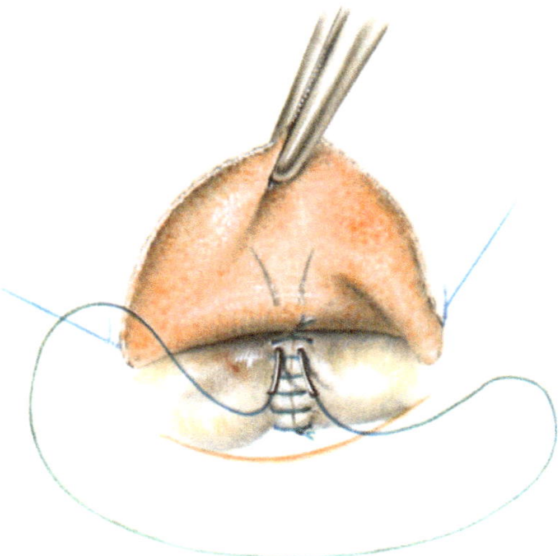

Abb. 20.7

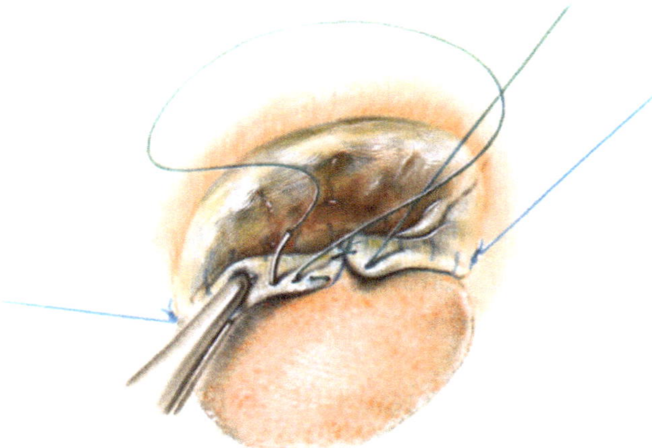

Abb. 20.8

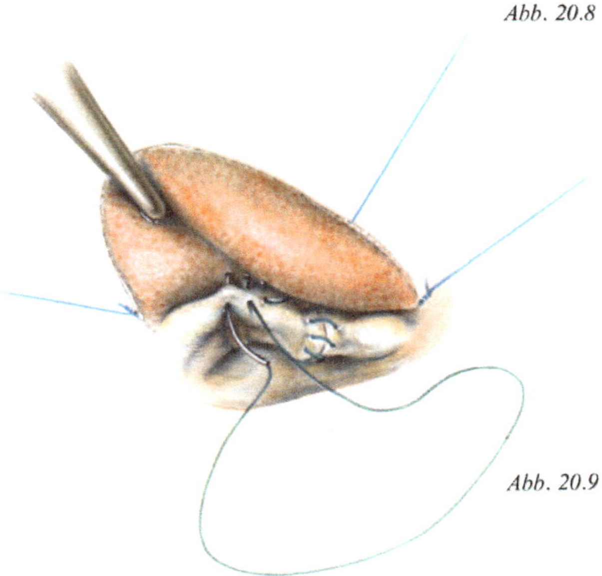

Abb. 20.9

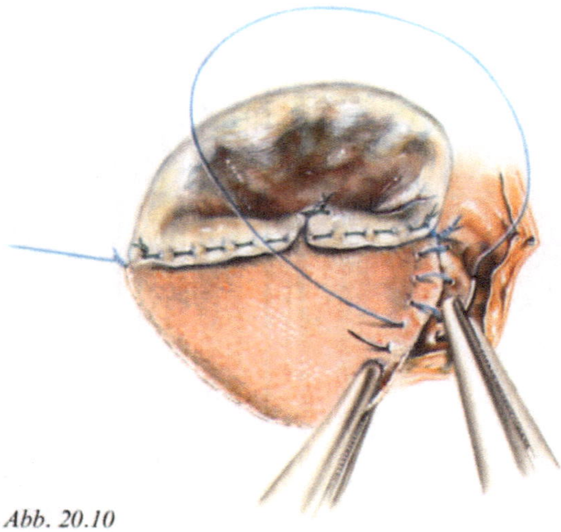

Abb. 20.10

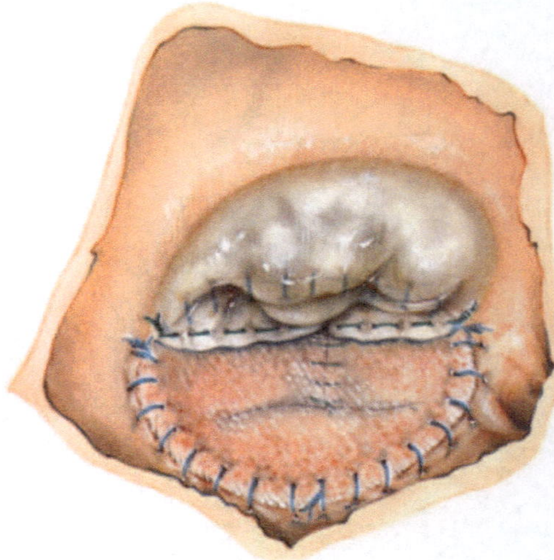

Abb. 20.11

Ergebnisse

Im Kleinkindesalter ist eine Operationsletalität von 20–25% erreichbar [1, 3, 6, 25, 27]. Zwei Publikationen weisen für die Korrektur im Kindesalter eine Letalität von 0% aus [13, 20]. Die funktionellen und hämodynamischen Ergebnisse sind gut. Eine hämodynamisch wirksame Mitralinsuffizienz ist selten [3, 6, 13]. Meist normalisiert sich der erhöhte Pulmonalgefäßwiderstand [13].

Die Prognose ist nach der Korrektur sehr günstig [18]. Berger et al. berichten über eine Fünfjahresüberlebensrate von 91% der Überlebenden [3]. Eine kürzlich an der Universität von Oregon durchgeführte Untersuchung an Patienten, die innerhalb der ersten 6 Lebensmonate operiert worden waren, erbrachte bei einer Nachbeobachtungszeit von 2–20 Monaten keinen Spättodesfall [1].

Literatur

1. Abbruzzese PA, Kirby WC, Sunderland CO, Starr A (Unpublished data) Primary repair of complete A-V canal during the first 6 months of life.
2. Berger TJ, Blackstone EH, Kirklin JW, Bargeron LM, Hazelrig JB, Turner ME (1979) Survival and probability of cure without and with operation in complete atrioventricular canal. Ann Thorac Surg 27:104
3. Berger TJ, Kirklin JW, Blackstone EH, Pacifico AD, Kouchoukos NT (1978) Primary repair of complete atrioventricular canal in patients less than 2 years old. Am J Cardiol 41:906

4. Bharati S, Lev M (1973) The spectrum of common atrioventricular orifice (canal). Am Heart J 86:553
5. Bharati S, Lev M, McAllister HA, Kirklin JW (1980) Surgical anatomy of the atrioventricular valve in the intermediate type of common atrioventricular orifice. J Thorac Cardiovasc Surg 79:884
6. Culpepper W, Kolff J, Chung-Yuan L, Vitullo D, Lamberti D, Lamberti J, Arcilla RA, Replogle R (1978) Complete common atrioventricular canal in infancy–surgical repair and postoperative hemodynamics. Circulation 58:550
7. Ebert P, Goor DA (1978) Complete atrioventricular canal malformation: further clarification of the anatomy of the common leaflet and its relationship to the VSD in surgical correction. Ann Thorac Surg 25:134
8. Epstein ML, Moller JH, Amplatz K, Nicoloff DM (1979) Pulmonary artery banding in infants with complete atrioventricular canal. J Thorac Cardiovasc Surg 78:28
9. Feldt RH (ed) (1976) Atrioventricular Canal Defects. WB Saunders Co, Philadelphia, London, Toronto
10. Feldt RH, DuShane JW, Titus JL (1970) The atrioventricular conduction system in persistent common atrioventricular canal defect: correlations with the electrocardiogram. Circulation 42:437
11. Heath D, Edwards JE (1958) Pathology of hypertensive vascular disease: a description of six grades of structural changes in the pulmonary arteries with special reference to congenital cardiac septal defects. Circulation 43:533
12. Jarmakani JM, George B, Wheeler J (1978) Ventricular volume characteristics in infants and children with endocardial cushion defects. Circulation 58:153
13. Kahn DR, Levy J, France NE, Chung KJ, Dacumos GD (1977) Recent results after repair of atrioventricular canal. J Thorac Cardiovasc Surg 73:413
14. Kirklin JW, Blackstone EH (1979) Management of the infant with complete atrioventricular canal. J Thorac Cardiovasc Surg 78:32
15. Kirklin JW, Chung G, Pacifico AD, Blackstone EH, Bargeron LM (1980) The repair of A-V canal defects in the first 3 months of life. Presented at Bergamo, Italy
16. Lev M (1958) The architecture of the conduction system in congenital heart disease. I. Common atrioventricular orifice. Arch Pathol 65:174
17. Mair DD, McGoon DC (1977) Surgical correction of atrioventricular canal during the first year of life. Am J Cardiol 40:66
18. McMullan MH, Wallace RB, Weidman WH, McGoon DC (1972) Surgical treatment of complete atrioventricular canal. Surgery 72:905
19. Mehta S, Hirschfield S, Riggs T, Liebman J (1979) Echocardiographic estimation of ventricular hypoplasia in complete atrioventricular canal. Circulation 59:888
20. Mills ML, Ochsner JL, King TD (1976) Correction of Type C complete atrioventricular canal: surgical considerations. J Thorac Cardiovasc Surg 71:20
21. Newfeld EA, Sher M, Paul MH, Nikaidoh H (1977) Pulmonary vascular disease in complete atrioventricular canal defect. Am J Cardiol 39:721
22. Piccoli GP, Wilkinson JL, Macartney FJ, Gerlis LM, Anderson RH (1979) Morphology and classification of complete atrioventricular defects. Br Heart J 42:633
23. Rastelli G, Kirklin JW, Titus JL (1966) Anatomic observations on complete form of persistent common atrioventricular canal with special reference to atrioventricular valves. Mayo Clin Proc 41:296
24. Rastelli GC, Ongley PA, Kirklin JW, McGoon DC (1968) Surgical repair of the complete form of persistent common atrioventricular canal. J Thorac Cardiovasc Surg 55:299
25. Stewart S, Harris P, Manning J (1979) Complete endocardial cushion defect: operative technique and results. J Thorac Cardiovasc Surg 78:914
26. Thanopoulos BD, Fisher EA, DuBrow IW, Hastreiter AR (1978) Right and left ventricular volume characteristics in common atrioventricular canal. Circulation 57:991
27. Ugarte M, de Salamanca FE, Quero M (1976) Endocardial cushion defects: an anatomical study of 54 specimens. Br Heart J 38:674

Kapitel 21

Ventrikelseptumdefekt

Ein isolierter Ventrikelseptumdefekt (VSD) besteht bei etwa 2 von 1000 Lebendgeborenen und stellt damit den häufigsten angeborenen Herzfehler dar [17]. 25% aller angeborenen Herzfehler machen einen isolierten VSD aus [21]. Da gerade dieser Herzfehler einen verschiedenartigen natürlichen Verlauf und eine weitgespannte Pathophysiologie aufweisen kann, bedürfen die Indikationen zur Operation und die Wahl des richtigen Operationszeitpunktes sorgfältiger Überlegungen. Auf chirurgischem Wege sind heute hervorragende Ergebnisse zu erzielen. Dazu ist jedoch ein präzises Verständnis der anatomischen Varianten des VSD und der entsprechenden Operationstechniken Voraussetzung.

Indikationen zur Operation

Die Indikationen zur Operation richten sich nach der großen Spannweite der natürlichen Verlaufsmöglichkeit. Manche VSD verschließen oder verkleinern sich frühzeitig. Etwa $^1/_3$ aller Ventrikelseptumdefekte geht spontan zu und ein weiteres Drittel nimmt während der ersten 2 Lebensjahre an Größe ab [16, 17, 21, 31]. Andere Defekte bleiben über viele Jahre harmlos. Ein Teil der VSD führt jedoch zu Herzinsuffizienz, Gedeihstörung, rezidivierenden Infekten des Respirationstraktes oder zur pulmonalen obstruktiven Vaskulopathie. Bei diesen Patienten kann nur mit rechtzeitiger chirurgischer Intervention eine irreversible pulmonale Hypertonie oder der letale Ausgang infolge Herzinsuffizienz verhindert werden.

Kleinkinder mit klinisch kleinem Defekt sollten beobachtet werden. Bei herzinsuffizienten Kleinkindern sollte eine konsequente konservative Behandlung begonnen und der Therapieerfolg abgewartet werden. Bleiben Herzinsuffizienz oder respiratorische Insuffizienz bestehen, sollten die invasiven Untersuchungen mit Herzkatheter und die Operation frühzeitig erfolgen [22]. Spricht die konservative Behandlung gut an, sollten die Patienten zumindest bis zum 6. Lebensmonat beobachtet werden, um feststellen zu können, ob sich der Defekt spontan verschließt oder wenigstens kleiner wird. Es ist jedoch zu bedenken, daß eine Abnahme des Links-rechts-Shuntes auch durch eine Ausbildung einer infundibulären Stenose oder eine Zunahme

des Lungengefäßwiderstandes bedingt sein kann. Die Kontrastechokardiographie kann zur Beobachtung dieser Patienten von Nutzen sein [39].
Wenn ein großes Shuntvolumen persistiert oder ein Ansteigen des Pulmonaldruckes anzunehmen ist, sollte ein Herzkatheter vorgenommen werden. Ist der Links-rechts-Shunt kleiner als 2:1 und beträgt der Pulmonalisdruck weniger als $^1/_3$ des systemischen Druckes, ist die konservative Behandlung zu empfehlen. Bei Patienten mit einem Links-rechts-Shunt größer als 2:1 sollte die Indikation zur Operation unter Berücksichtigung des klinischen Bildes und des Lungengefäßwiderstandes in Betracht gezogen werden.
BLACKSTONE, KIRKLIN et al. haben sorgfältige Untersuchungen über den optimalen elektiven Operationszeitpunkt des großen Ventrikelseptumdefektes in Korrelation zu den Spätergebnissen vorgelegt [5]. Sie fanden, daß das Alter zum Zeitpunkt der Operation, der präoperative pulmonale Gefäßwiderstand und die präoperativen Pulmonalisdrücke in direkter Beziehung zum mittleren Pulmonalisdruck 5 oder mehr Jahre postoperativ standen. Bei derartigen elektiven oder semielektiven Patienten empfahlen sie, bis zur Vollendung des 2. Lebensjahres zuzuwarten, wenn der pulmonale Gefäßwiderstand weniger als 4 Einheiten/m^2 beträgt. Ist der pulmonale Gefäßwiderstand mäßig erhöht (bis 8 Einheiten/m^2), sollte die Korrektur mit 6 Monaten vorgenommen werden, um eine fixierte pulmonale Hypertonie zu vermeiden. Bei deutlicher Erhöhung des pulmonalen Gefäßwiderstandes über 12 Einheiten/m^2, aber noch bestehendem Links-rechts-Shunt von 1,3 oder darüber, sollte die Operation sofort auch vor dem 6. Lebensmonat durchgeführt werden. Wir sind bei der elektiven Operation der gleichen Ansicht. Wie bereits oben ausgeführt, treten wir bei Patienten mit schwerer Gedeihstörung oder therapierefraktärer Herzinsuffizienz ohne Rücksicht auf das Alter für die dringliche Frühkorrektur ein.
Bei älteren Kindern oder Erwachsenen ist die Korrektur indiziert, wenn der VSD zu einem Shunt von über 2:1 führt [34]. Aber auch bei einem kleineren Shuntvolumen ist unter gewissen Umständen die Operationsindikation zu überlegen. Dies gilt vor allem für die rezidivierende bakterielle Endokarditis oder wenn eine Zunahme einer Aorteninsuffizienz bei suprakristalen Defekten zu befürchten ist, oder eine Diskrepanz zwischen den Symptomen und dem errechneten Shuntvolumen besteht.

Wahl des Operationsverfahrens

In den 50er und den frühen 60er Jahren wies die Frühkorrektur des Ventrikelseptumdefektes eine hohe Operationsletalität auf, so daß man auf die zweiphasige Behandlung, bestehend in der palliativen Bandage der Pulmonalarterie und späteren Entbändelung mit VSD-Verschluß, überging [14, 32, 40]. Dieses Vorgehen wurde in den letzten 10 Jahren wieder verlassen, da heute unabhängig von Alter und Gewicht mit der Frühkorrektur hervorragende Ergebnisse zu erzielen sind.

Die kumulative Letalität des zweiphasigen Vorgehens liegt meist bei 20–30% [9, 29] und überschreitet damit bei weitem die Letalität von höchstens 5%, wie sie heute bei der Frühkorrektur zu erzielen ist [1, 2, 46]. Die Bandage der Pulmonalarterie ist heute daher obsolet [13]. In ungewöhnlichen Situationen, z.B. bei multiplen VSD, wenden wir sie jedoch weiterhin an.

Chirurgische Taktik

Bei den meisten Kleinkindern unter 8 kg operieren wir in tiefer Hypothermie und temporärem Kreislaufstillstand. Sonst bedienen wir uns der üblichen extrakorporalen Zirkulation bei mäßiger Hypothermie (Kap. 5).

Myokardschutz

In allen Fällen wenden wir die kalte Kaliuminfusionskardioplegie an (Kap. 6).

Vorgehen bei Aorteninsuffizienz

Die Häufigkeit einer Aorteninsuffizienz in Verbindung mit einem Ventrikelseptumdefekt wird mit 2–4% angegeben und ist somit selten [35, 37]. In den meisten Fällen bedingt ein Prolaps der rechtskoronaren Tasche diese Aorteninsuffizienz [10, 42, 56]. Als Ursachen für diesen Prolaps werden ein Klappentrauma, bedingt durch den Blutstrom durch den VSD [48], und ein anatomischer Defekt in der Klappenaufhängung und dem Sinus Valsalva vermutet.

Zum Vorgehen bei Aorteninsuffizienz existieren eine Reihe von Empfehlungen, die vom therapeutischen Nihilismus bis zum Klappenersatz reichen. Eine geringgradige Aorteninsuffizienz läßt sich meist durch den alleinigen VSD-Verschluß beheben; eine Valvuloplastik oder ein Klappenersatz kann jedoch bei mittel- bis hochgradiger Aorteninsuffizienz notwendig werden.

Zahlreiche valvuloplastische Techniken wurden beschrieben. Sie bestehen meist in einer Fixation und/oder Verkürzung des freien prolabierenden Klappenrandes [18, 33, 41, 43, 44, 53]. Da die einzelnen Publikationen jeweils über nur kleine Kollektive berichten, läßt sich nicht sicher beurteilen, welche der angegebenen Techniken der Valvuloplastik die beste ist [43]. Bei schwerer und lang bestandener Aorteninsuffizienz ist der Langzeiterfolg der Valvuloplastik weniger wahrscheinlich. Im Erwachsenenalter wurde daher bei Bestehen einer Aorteninsuffizienz der VSD-Verschluß mit Aortenklappenersatz empfohlen [37].

Chirurgische Anatomie

Lage der Defekte (Abb. 21.1)

Die heute gebräuchlichste Einteilung der Ventrikelseptumdefekte basiert auf den klassischen Untersuchungen von Becu [3] und Kirklin [23]. Diese Klassifikation richtet sich nach den wichtigsten anatomischen Bezugspunkten im Inneren des rechten Ventrikels, unter denen die Crista supraventricularis der wichtigste ist. Andere Einteilungen [28] benützen die von Tandler [47] definierte Trabecula septomarginalis als Hauptbezugspunkt.

Becu und Kirklin unterteilen den rechten Ventrikel in einen Einfluß- und einen Ausflußtrakt. Der Ausflußtrakt wird oben von der Pulmonalklappe und unten von der Trikuspidalklappe begrenzt. Die 4 wesentlichen anatomischen Punkte des Ausflußtraktes des rechten Ventrikels sind der Trikuspidalring, der Papillarmuskel des Conus, die Crista supraventricularis und der Anulus fibrosus der Pulmonalklappe. Der überwiegende Anteil der rechtsventrikulären Ausflußbahn liegt zusammen mit der Pulmonalklappe vor und eher kranial vom linksventrikulären Ausflußtrakt und der Aortenklappe. Die Crista supraventricularis überlagert somit einen Teil der Aortenwurzel. Diese anatomischen Charakteristika erklären die häufig enge Beziehung der Ventrikelseptumdefekte im rechtsventrikulären Ausflußtrakt mit Anteilen der Aortenklappe.

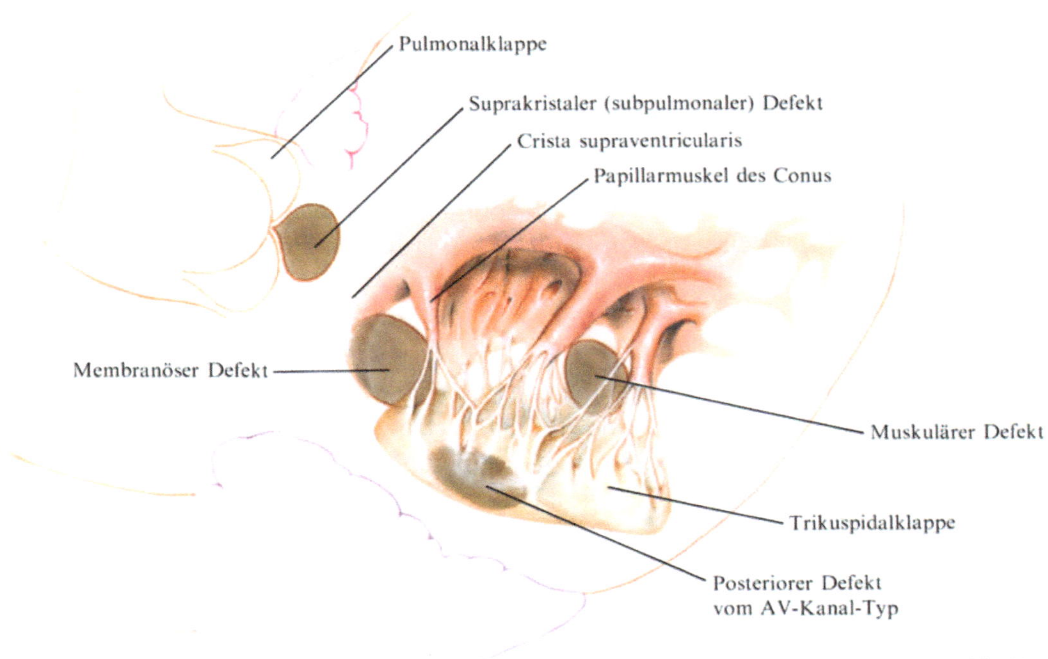

Abb. 21.1

Am häufigsten liegt der VSD direkt unterhalb der Crista supraventricularis im Bereich des Septum membranaceum und heißt dann „membranöser Defekt“ [14, 23, 28]. Bei diesen Defekten fehlen meist nicht nur Anteile des membranösen Septums, sondern auch des muskulären Septums. 75–85% der VSD sind membranöse Defekte. Man hat sie auch subaortale oder konoventrikuläre Defekte genannt [36]. Vom linken Ventrikel gesehen liegen sie unter der rechts- und nichtkoronaren Tasche.
Der Ventrikelseptumdefekt kann im rechtsventrikulären Ausflußtrakt auch oberhalb der Crista supraventricularis und direkt unterhalb der Pulmonalklappe liegen – man spricht dann vom „suprakristalen Typ“. Meist bildet der Anulus fibrosus der Pulmonalklappe die obere Begrenzung dieser Defekte. Von links gesehen liegt dieser Defekt unter der linkskoronaren Tasche der Aortenklappe.
Die Defeke der rechtsventrikulären Einflußbahn finden sich entweder hinten unter dem septalen Trikuspidalsegel oder im mittleren und apikalen Bereich des muskulären Septums. Die oben und hinten gelegenen Defekte hat man auch als Ventrikelseptumdefekt vom AV-Kanal-Typ bezeichnet; wir ziehen jedoch die Bezeichnung „posteriorer Defekt“ vor, da diese weniger verwirrend ist. Von links gesehen liegen die posterioren Defekte zwischen dem posteromedialen Papillarmuskel und der Mitralklappe.
Die muskulären Defekte liegen entweder im mittleren Septum oder nahe der Spitze [57]. Dabei kann es sich um multiple Defekte handeln.

Reizleitungssystem

Die genaue anatomische Kenntnis des Reizleitungssystems und seine Beziehung zu den verschiedenen Defekttypen ist unbedingte Voraussetzung zur Vermeidung chirurgisch bedingter Rhythmusstörungen [26].
Normalerweise liegt der Hauptanteil des AV-Knotens im unteren Anteil des rechten Vorhofes links vom Koronarsinus [38, 49, 52]. Das Endstück des AV-Knotens befindet sich im Vorhofseptum am Übergang zum fibrösen Zentralkörper. Unter dem fibrösen Zentralkörper versteht man den Bereich des Vorhofseptums, in welchem die AV-Segel, das Vorhofseptum, das Septum membranaceum und der Aortenklappenring in direktem Kontakt zueinander stehen.
Das His-Bündel setzt sich unmittelbar aus dem AV-Knoten fort. Es zieht rechts vom Trigonum fibrosum und durchdringt oder umläuft das Septum membranaceum hinten, um dann in den oberen Anteil des muskulären Ventrikelseptums einzutreten, wo es mehrere linke Äste abgibt. Das His-Bündel selbst setzt sich als rechter Schenkel auf der rechten Seite des Muskelseptums fort.
Die Lage des Ventrikelseptumdefektes bestimmt meist seine anatomische Beziehung zum His-Bündel und seinen Schenkeln [25, 30, 50, 51]. Beim häufigsten VSD-Typ, dem membranösen Defekt, liegt das Reizleitungssy-

stem meist auf der posterioren-inferioren Seite des Defektes; dabei kann es unmittelbar auf dem Grat oder rechts oder links vom Grat liegen. Bei den hinten gelegenen Defekten kann das Reizleitungssystem auf der Oberseite des Defektes verlaufen [30]. Bei suprakristalen oder muskulären Defekten besteht meist keine anatomische Beziehung zum Reizleitungssystem. Milo [30] und Lincoln [28] schlugen vor, die Spitze des Koch-Dreiecks als Wegweiser auf die Lage des Reizleitungssystems zu nutzen [24]. Die Basis dieses Dreieckes bildet der Koronarsinus. Die Spitze des Dreieckes ist dort zu suchen, wo das Todaro-Band (eine Gewebsfalte, die vom Koronarsinus zum septalen Trikuspidalsegel zieht) auf das septale Trikuspidalsegel stößt. Vom rechten Vorhof gesehen liegen die membranösen Defekte grundsätzlich links von der Spitze dieses Dreieckes; die posterioren Defekte liegen rechts davon. Aufgrund dieser Orientierung können die Nähte entsprechend gelegt werden.

Operationstechnik

Zum VSD-Verschluß existieren zahlreiche Techniken. Neben dem Zugang über den rechten Vorhof oder rechten Ventrikel wurden auch der transaortale oder transpulmonale Verschluß angegeben [12, 15, 19]. Suprakristale Defekte verschließen wir vom rechten Ventrikel aus; membranöse, posteriore oder muskuläre Defekte korrigieren wir transatrial; die apikalen Defekte gehen wir von einer linksseitigen Ventrikulotomie an.

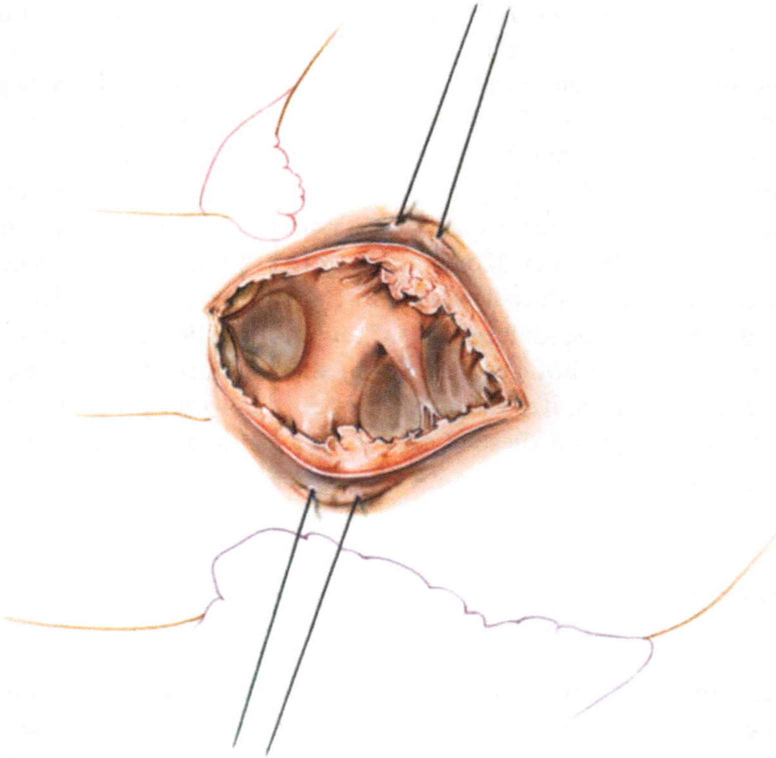

Abb. 21.2

Suprakristaler Typ

Zur Darstellung des Defektes erfolgt eine kurze vertikale Ventrikulotomie (Abb. 21.2). Ein Dacronpatch wird in entsprechender Größe zugeschnitten. Zuerst wird die Polypropylennaht am jenseitigen Rand begonnen und entlang den Unterrand des Defektes fortgesetzt (Abb. 21.3, 21.4). Anschließend wird der Dacronflicken in den Oberrand eingenäht. Die Nähte fassen dabei das Gewebe nahe dem Pulmonalklappenring oder den Klappenring selbst (Abb. 21.5). Dabei muß vor allem auf die Klappentaschen der Pulmonalklappe und der dahinter liegenden Aortenklappe geachtet werden. Nur in seltenen Fällen kann ein suprakristaler Defekt transatrial verschlossen werden. Trotzdem sollte die transatriale Exploration des Ventrikelcavums der Ventrikulotomie immer vorausgehen.

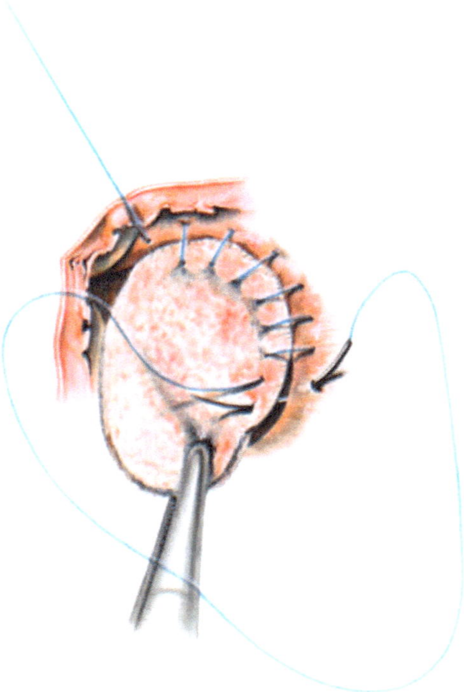

Abb. 21.3

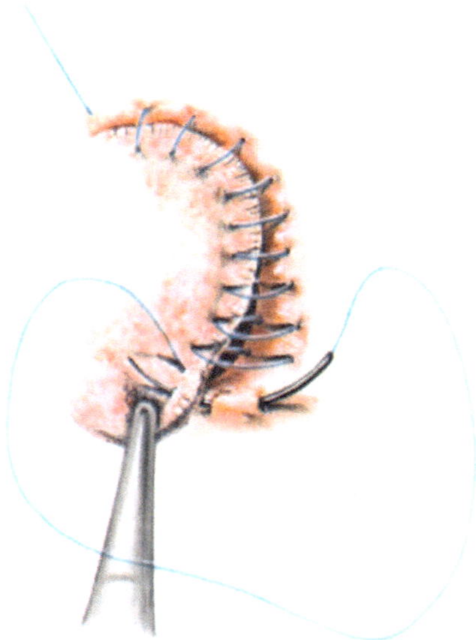

Abb. 21.4

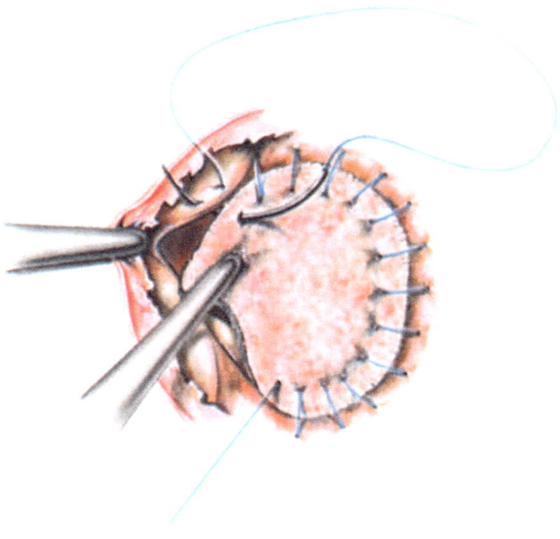

Abb. 21.5

Membranöser Typ

Der transatriale Verschluß dieses Defekttypes wurde bereits in den ersten Jahren der Septumdefektchirurgie empfohlen [8], insbesondere bei Patienten mit hohem Lungengefäßwiderstand [4, 7, 20, 27]; denn mit diesem Zugang lassen sich die nachteiligen Auswirkungen der rechten Ventrikulotomie auf die Hämodynamik vermeiden [45]. Aufgrund zunehmender Erfahrung und vor allem der besseren Darstellungsmöglichkeiten dank der Kardioplegie ist heute der transatriale Zugang die Methode der Wahl; die meisten Defekte können auf diese Weise verschlossen werden.

Der Vorhof wird vom Herzohr bis knapp zur unteren Hohlvene längs eröffnet. Um die Einstellung des Defektes zu erleichtern, kann eine Haltenaht in das anteriore Trikuspidalsegel gelegt werden (Abb. 21.6). Nur in seltenen Fällen müssen zur besseren Einstellung des Defektes ein oder zwei Sehnenfäden des septalen Segels durchtrennt werden. Kleine Defekte werden mit Einzelnähten direkt verschlossen; für die meisten Defekte benötigt man jedoch einen Dacronflicken.

Die Polypropylennaht beginnt auf der rechten Seite des Defektunterrandes und verläuft gegen den Uhrzeigersinn bis zum septalen Trikuspidalsegel. Dann wird die untere Nahtreihe im Uhrzeigersinn um den Defekt herumgeführt (Abb. 21.7, 21.8). Anschließend wird der obere Anteil des Patches

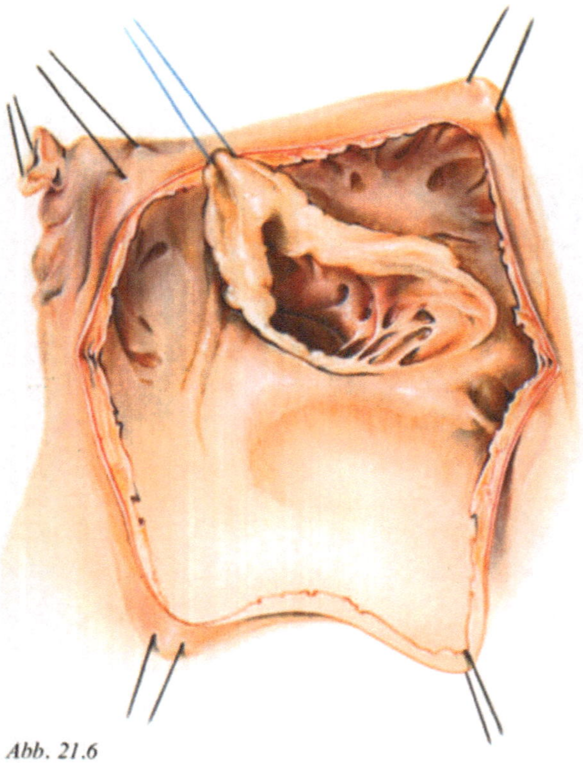

Abb. 21.6

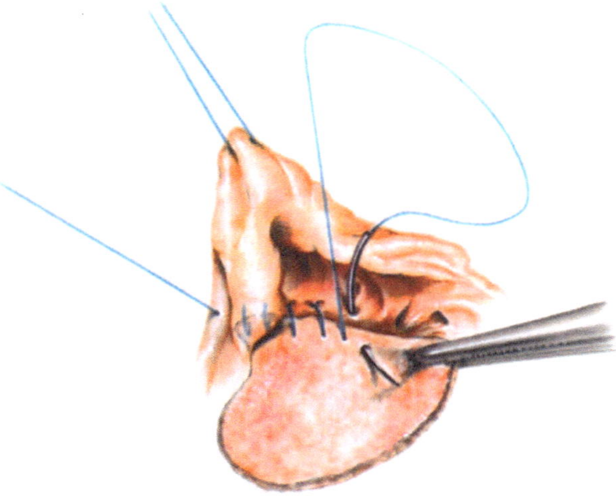

Abb. 21.7

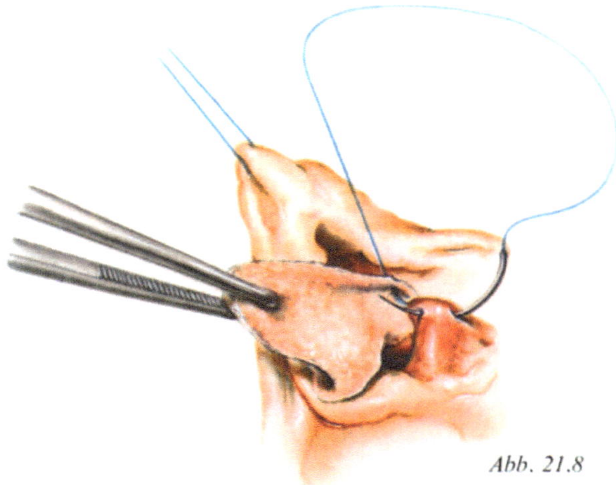

Abb. 21.8

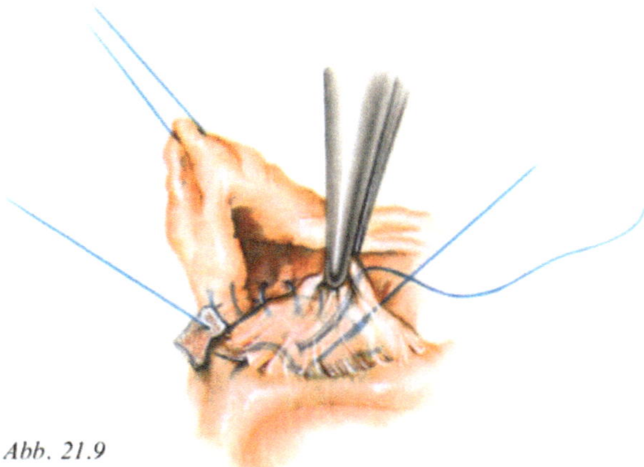

Abb. 21.9

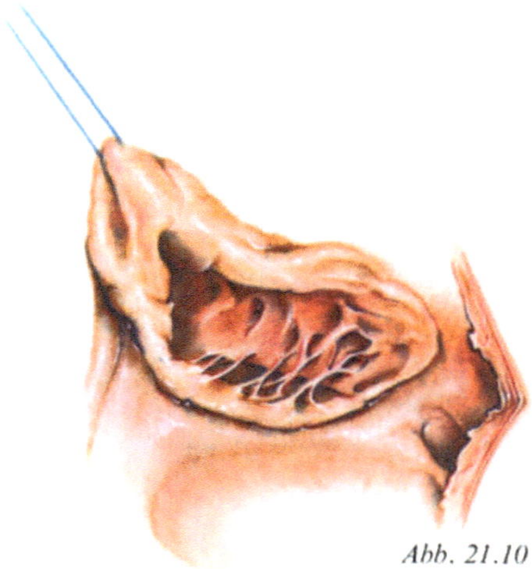

Abb. 21.10

an die Basis des septalen Trikuspidalsegels und *nicht* durch den Klappenring selbst genäht. Diese Nähte erhalten auf der atrialen Seite ein Widerlager in Form von einzelnen Filzstückchen oder eines Teflonstreifens (Abb. 21.9). Grundsätzlich verwenden wir hier U-Nähte, die erst geknüpft werden, wenn alle Nähte liegen.

Posteriore Defekte

Posteriore Defekte können von Papillarmuskeln oder Sehnenfäden überlagert sein (Abb. 21.10). Die meisten dieser Defekte können mit filzarmierten U-Nähten verschlossen werden. Die Nähte werden dazu durch die rechte

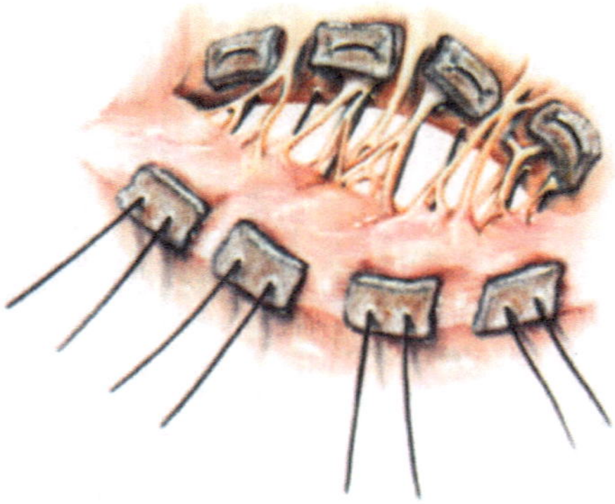

Abb. 21.11

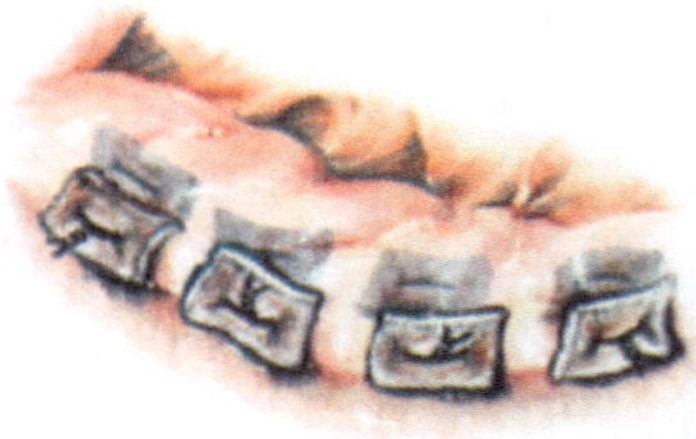

Abb. 21.12

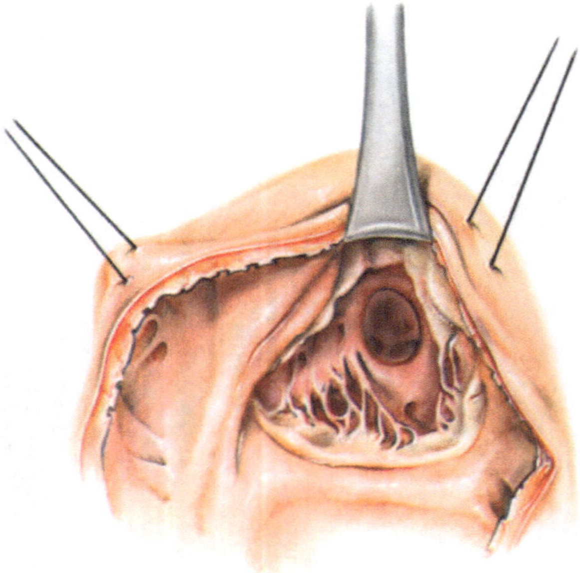

Abb. 21.13

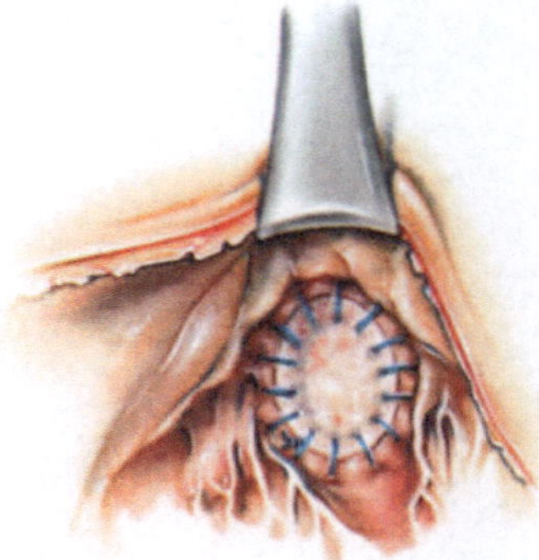

Ab. 21.14

Seite des Defektes und die Basis des septalen Trikuspidalsegels gestochen (Abb. 21.11, 21.12).

Muskuläre Defekte

Die meisten im mittleren Septumbereich gelegenen muskulären Defekte können durch die Trikuspidalklappe eingesehen (Abb. 21.13) und direkt oder mit einem Flicken verschlossen werden (Abb. 21.14). Liegt der Defekt nahe der Ventrikelspitze, läßt er sich von einer kleinen, linksseitigen Ventrikulotomie zwischen dem distalen Ramus interventricularis anterior und dem Ramus diagonalis darstellen und verschließen [41].

Bandage der Pulmonalarterie

Bei normaler Gefäßstellung erfolgt die linksseitige Thorakotomie im 4. Interkostalraum. Das Perikard wird vor dem N. phrenicus längs eröffnet und mit Haltenähten fixiert. Die Gewebsschicht zwischen der Pulmonalarterie und Aorta wird eröffnet; mit einer Rechtwinkelklemme wird ein silikonbezogenes Teflonband um die Pulmonalarterie gelegt.
Zur Bestimmung der optimalen Drosselung der Pulmonalarterie existieren zahlreiche Methoden, zu denen die intraoperative Druckmessung und die vorherige Bestimmung des notwendigen Bandumfanges gehören.
Die intraoperative Druckmessung hat sich jedoch zur Präzisierung der Pulmonalisbandage als nicht sehr zuverlässig erwiesen. Dies kann auf Schwankungen des Lungen- und systemischen Widerstandes während und nach der Pulmonalisbandage zurückzuführen sein [55]. Eine andere Möglichkeit zur Bestimmung des optimalen Drosselungsgrades besteht in der Verwendung eines markierten Bandes; die Länge des Bandes wird dabei in Abhängigkeit vom Körpergewicht bemessen [54]. Wir haben uns dieser Methode bei einer kleinen Anzahl von Fällen bedient und halten sie für zufriedenstellend. Jegliche Technik muß selbstverständlich die unmittelbaren Auswirkungen der Bandage berücksichtigen und der jeweiligen klinischen Situation angepaßt werden.

Ergebnisse

Im Kleinkindesalter ist der VSD-Verschluß mit einer Operationsletalität von 2–4% möglich [1, 2, 11, 46]. Die Prognose ist sehr gut; in der Regel gedeihen die Kinder normal [6, 36]. Ein Jahr postoperativ haben sich Pulmonalisdruck und pulmonaler Gefäßwiderstand meist normalisiert [36]. Im späteren Kindesalter liegt die Operationsletalität nahe 0%, die Prognose ist ebenfalls sehr gut [5].

Literatur

1. Agosti J, Chiarello L, Wagner H, Subramanian S (1976) Intracardiac repair of isolated ventricular septal defects below two years of age. J Cardiovasc Surg 17:147
2. Barratt-Boyes BG, Neutze JM, Clarkson PM, Shardey GC, Brandt PWT (1976) Repair of ventricular septal defect in the first two years of life using profound hypothermia-circulatory arrest techniques. Ann Surg 184:376
3. Becu LM, Fontana RS, DuShane JW, Kirklin JW, Burchell HB, Edwards JE (1956) Anatomic and pathologic studies in ventricular septal defect. Circulation 14:349
4. Bjork VO (1964) The transatrial approach to ventricular septal defect. J Thorac Cardiovasc Surg 47:178
5. Blackstone EH, Kirklin JW, Bradley EL, DuShane JW, Appelbaum A (1976) Optimal age and results in repair of large ventricular septal defects. J Thorac Cardiovasc Surg 72:661

6. Cartmill TB, DuShane JW, McGoon DC, Kirklin JW (1966) Results of repair of ventricular septal defect. J Thorac Cardiovasc Surg 52:486
7. Castaneda AR, Zamora R, Nicoloff DM, Moller JH, Hunt CE, Lucas RV (1971) High-pressure, high-resistance ventricular septal defect. Ann Thorac Surg 12:29
8. Cooley DA, Belmonte BA, DeBakey ME, Latson JR (1957) Temporary extracorporeal circulation in the surgical treatment of cardiac and aortic disease. Ann Surg 145:898
9. Dooley KJ, Parisi-Buckley L, Fyler DC, Nadas AS (1975) Results of Pulmonary arterial banding in infancy: survey of 5 years' experience in the New England Regional Infant Cardiac Program. Am J Cardiol 36:484
10. Ellis FH, Ongley PA, Kirklin JW (1963) Ventricular septal defect with aortic valvular incompetence. Surgical considerations. Circulation 27:789
11. Fisher RD, Faulkner SL, Sell CG, Graham TP Jr, Bender HW Jr (1978) Operative closure of isolated defects of the ventricular septum: planned delay. AnnThorac Surg 26:351
12. Galioto FM Jr, Cooley DA, El-Said G, Mullin CE, Sandiford FM (1973) Closure of ventricular septal defect through the aortic valve. Chest 64:683
13. Griepp E, French W, Shumway NE, Baum D (1974) Is pulmonary artery banding for ventricular septal defects obsolete? Circulation 49, 50 (Suppl II):II–14
14. Hallman GL, Cooley DA, Bloodwell RD (1966) Two-stage surgical treatment of ventricular septal defect: results of pulmonary artery banding in infants and subsequent open-heart repair. J Thorac Cardiovasc Surg 52:476
15. Harlan BJ, Cooley DA (1976) Transaortic repair of double-outlet right ventricle with situs inversus, 1-loop, 1-malposition (I,L,L), subaortic ventricular septal defect, and associated anomalies. J Thorac Cardiovasc Surg 72:547
16. Hoffman JIE (1968) Natural history of congenital heart disease. Circulation 37:97
17. Hoffman JIE, Rudolph AM (1965) Natural history of ventricular septal defect in infancy. Am J Cardiol 16:634
18. Kawashima Y, Danno M, Shimizu Y, Matsuda H, Miyamoto T, Fujita T, Kozuka T, Manabe H (1973) Ventricular septal defect associated with aortic insufficiency. Anatomic classification and method of operation. Circulation 47:1057
19. Kawashima Y, Fujita T, Mori T, Ihara K, Manabe H (1977) Transpulmonary arterial closure of ventricular septal defect. J Thorac Cardiovasc Surg 74:191
20. Kay JH, Anderson RM, Tolentino P, Dykstra P, Shapiro MJ, Meihaus JE, Magidson O (1960) The surgical repair of high pressure ventricular septal defect through the right atrium. Surgery 48:65
21. Keith JD, Rose V, Collins G, Kidd BSL (1971) Ventricular septal defect: incidence, morbidity, and mortality in various age groups. Br Heart J 33:81
22. Kirklin JW, DuShane JW (1961) Repair of ventricular septal defect in infancy. Pediatrics 27:961
23. Kirklin JW, Harshbarger HG, Donald DE, Edwards JE (1957) Surgical correction of ventricular septal defect: anatomic and technical considerations. J Thorac Surg 33:45
24. Koch W (1909) Weitere Mitteilungen über den Sinusknoten des Herzens. Verh Dtsch Ges Pathol 13:85
25. Lev M (1970) The architecture of the conduction system in congenital heart disease. III. Ventricular septal defect. Arch Pathol 70:529
26. Lev M, Fell EH, Arcilla R, Weinberg MH (1964) Surgical injury to the conduction system in ventricular septal defect. Am J Cardiol 14:464
27. Lillehei CW, Levy MJ, Adams P, Anderson RC (1964) High-pressure ventricular septal defects. JAMA 188:949
28. Lincoln C, Jamieson S, Joseph M, Shinebourne E, Anderson RH (1977) Transatrial repair of ventricular septal defects with reference to their anatomic classification. J Thorac Cardiovasc Surg 74:183
29. McNicholas KW, Bowman FO Jr, Hayes CJ, Edie RN, Malm JR (1978) Surgical management of ventricular septal defects in infants. J Thorac Cardiovasc Surg 75:346
30. Milo S, Yen Ho S, Wilkinson JL, Anderson RH (1980) Surgical anatomy and atrioventricular conduction tissues of hearts with isolated ventricular septal defects. J Thorac Cardiovasc Surg 79:244
31. Mitchell SC, Korones SB, Berendes HW (1971) Congenital heart disease in 56, 109 births. Incidence and natural history. Circulation 43:323

32. Muller WH Jr, Damman JF Jr (1952) The treatment of certain congenital malformations of the heart by creation of pulmonic stenosis to reduce pulmonary hypertension and pulmonary flow. Surg Gynecol Obstet 95:312
33. Murphy DA, Poirier N (1972) A technique of aortic valvuloplasty for aortic insufficiency associated with ventricular septal defect. J Thorac Cardiovasc Surg 64:800
34. Nadas AS, Blount SG Jr (1978) Management of ventricular septal defects in adults. Chest 74:3
35. Nadas AS, Thilenius OG, LaFarge CG, Hauck AJ (1964) Ventricular septal defect with aortic regurgitation. Medical and pathologic aspects. Circulation 29:862
36. Rein JG, Freed MD, Norwood WI, Castaneda AR (1977) Early and late results of closure of ventricular septal defect in infany. Ann Thorac Surg 24:19
37. Sanfelippo PM, DuShane JW, McGoon DC, Danielson GK (1974) Ventricular septal defect and aortic insufficiency. Ann Thorac Surg 17:213
38. Sealy WC, Hackel DB, Seaber AV (1977) A study of methods for interruption of the His bundle. J Thorac Cardiovasc Surg 73:424
39. Serwer GA, Armstrong BE, Anderson PAW, Sherman D, Benson DW Jr, Edwards SB (1978) Use of contrast echocardiography for evaluation of right ventricular hemodynamics in the presence of ventricular septal defects. Circulation 58:327
40. Seybold-Epting W, Reul GJ Jr, Hallman GL, Cooley DA (1976) Repair of ventricular septal defect after pulmonary artery banding. J Thorac Cardiovasc Surg 71:392
41. Singh AK, deLeval MR, Stark J (1977) Left ventriculotomy for closure of muscular ventricular septal defects: treatment of choice. Ann Surg 186:577
42. Somerville J, Brandao A, Ross DN (1970) Aortic regurgitation with ventricular septal defect. Surgical management and clinical features. Circulation 41:317
43. Spencer FC, Doyle EF, Danilowicz DA, Bahnson HT, Weldon CS (1973) Long-term evaluation of aortic valvuloplasty for aortic insufficiency and ventricular septal defect. J Thorac Cardiovasc Surg 65:15
44. Starr A, Menashe V, Dotter C (1960) Successful correction of aortic insufficiency associated with ventricular septal defect. Surg Gynecol Obstet 111:71
45. Stirling GR, Stanley PH, Lillehei CW (1957) The effects of cardiac bypass and ventriculotomy upon right ventricular function. Surg Forum 8:433
46. Suzuki Y, Ishizawa E, Tanaka S, Itoh T, Satoh K, Koizumi S, Tadokoro M, Horiuchi T, Satoh T, Kanoh I (1976) Surgical treatment of large ventricular septal defect with pulmonary hypertension in the first 24 months of life. Ann Thorac Surg 22:228
47. Tandler J (1913) Anatomie des Herzens, Jena, Gustav Fischer, p 64
48. Tatsuno K, Konno S, Ando M, Sakakibara S (1973) Pathogenetic mechanisms of prolapsing aortic valve and aortic regurgitation associated with ventricular septal defect. Anatomical, angiographic and surgical considerations. Circulation 48:1028
49. Titus JL (1973) Normal anatomy of the human cardiac conduction system. Mayo Clin Proc 48:24
50. Titus JL, Daugherty GW, Edwards JE (1963) Anatomy of the atrioventricular conduction system in ventricular septal defect. Circulation 28:72
51. Truex RC, Bishof JK (1958) Conduction system in human hearts with interventricular septal defects. J Thorac Surg 35:421
52. Truex RC, Smythe MQ (1964) Reconstruction of the human atrioventricular node. Anat Rec 158:11
53. Trusler GA, Moes CAF, Kidd BSL (1973) Repair of ventricular septal defect with aortic insufficiency. J Thorac Cardiovasc Surg 66:394
54. Trusler GA, Mustard WT (1972) A method of banding the pulmonary artery for large isolated ventricular septal defect with and without transposition of the great arteries. Ann Thorac Surg 13:351
55. Utley JR (1973) Hemodynamic observations during and after pulmonary artery banding. Ann Thorac Surg 15:493
56. Van Praagh R, McNamara JJ (1968) Anatomic types of ventricular septal defect with aortic insufficiency: diagnostic and surgical considerations. Am Heart J 75:604
57. Wenink ACG, Oppenheimer-Dekker A, Moulaert AJ (1979) Muscular ventricular septal defects: a reappraisal of the anatomy. Am J Cardiol 43:259

Kapitel 22

Totale Lungenvenenfehlmündung

Bei der totalen Lungenvenenfehlmündung (LVF) kann es sich um den suprakardialen, intrakardialen und den infrakardialen Typ oder eine Mischform handeln. Zahlreiche Operationsmethoden wurden angegeben. Standardisierte Verfahren wurden jedoch erst während der letzten 10 Jahre erarbeitet, so daß heute hervorragende Ergebnisse zu erzielen sind.

Indikationen zur Operation

Die totale Lungenvenenfehlmündung manifestiert sich meist bereits im frühen Säuglingsalter mit hochgradiger Zyanose und/oder Lungenödem [2, 5, 12]. Diese Symptome treten beim infrakardialen Typ bereits im 1. Lebensmonat auf, bei den übrigen Formen innerhalb der ersten 3 Lebensmonate. 80% der symptomatischen Säuglinge versterben im 1. Lebensjahr [2].
Diese ernste Prognose trotz intensiver konservativer Behandlung rechtfertigt bei nahezu allen Patienten das chirurgische Vorgehen. Zwar wurde ein Zuwarten mit der Operation nach Ballonseptostomie verschiedentlich empfohlen [22, 23]. Dies entspricht allerdings nicht unserem Vorgehen. Wir halten die Frühoperation bei allen symptomatischen Säuglingen ohne Rücksicht auf Alter und Größe für indiziert [16, 29, 31].

Chirurgische Taktik

Die Operation erfolgt in tiefer Hypothermie bei temporärem Kreislaufstillstand (Kap. 5). Zum Myokardschutz wenden wir die kalte Kaliuminfusionskardioplegie an (Kap. 6).

Suprakardialer Typ

Der suprakardiale Typ der LVF wird bei fast der Hälfte der Fälle beobachtet und stellt damit die häufigste Form dar [29, 33].

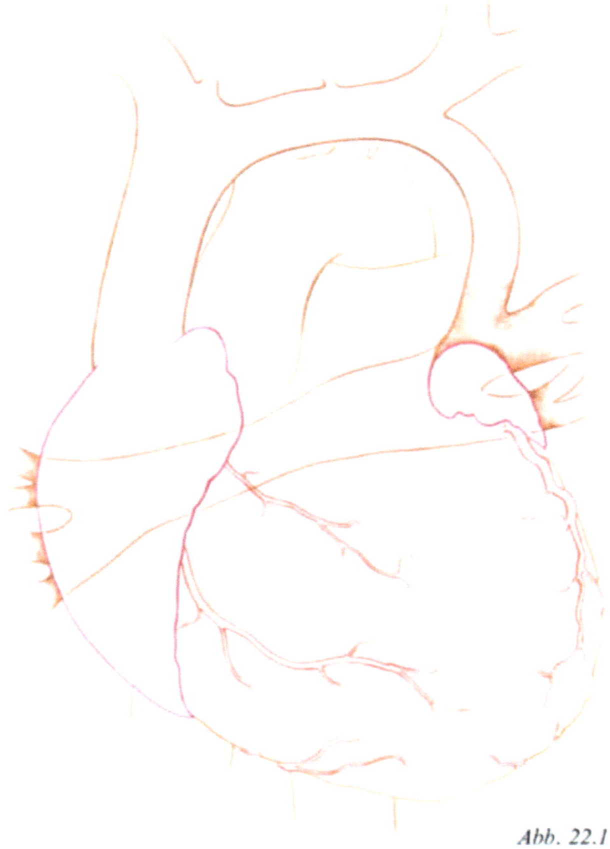

Abb. 22.1

Chirurgische Anatomie

Die Lungenvenen bilden einen gemeinsamen transversalen Venensinus, der über eine linke Vertikalvene in die V. anonyma drainiert (Abb. 22.1). In seltenen Fällen mündet der Sinus in die rechte obere Hohlvene. Das Foramen ovale ist offen.

Das linke Herzohr ist zwar meist normal entwickelt, der linke Vorhof selbst jedoch häufig klein [20]. Dies kann die Kammerfüllung und damit die Funktion der linken Herzkammer in der postoperativen Phase limitieren [24]. Auch die linke Herzkammer kann hypoplastisch sein [1, 3, 4].

Operationstechnik

1951 berichtete Muller über eine partielle Korrektur einer suprakardialen totalen LVF [21]. Er anastomosierte dabei ohne Zuhilfenahme der extrakorporalen Zirkulation den gemeinsamen Lungenvenensinus an den linken Vorhof. Die erste vollständige Korrektur am offenen Herzen gelang 1957 Coo-

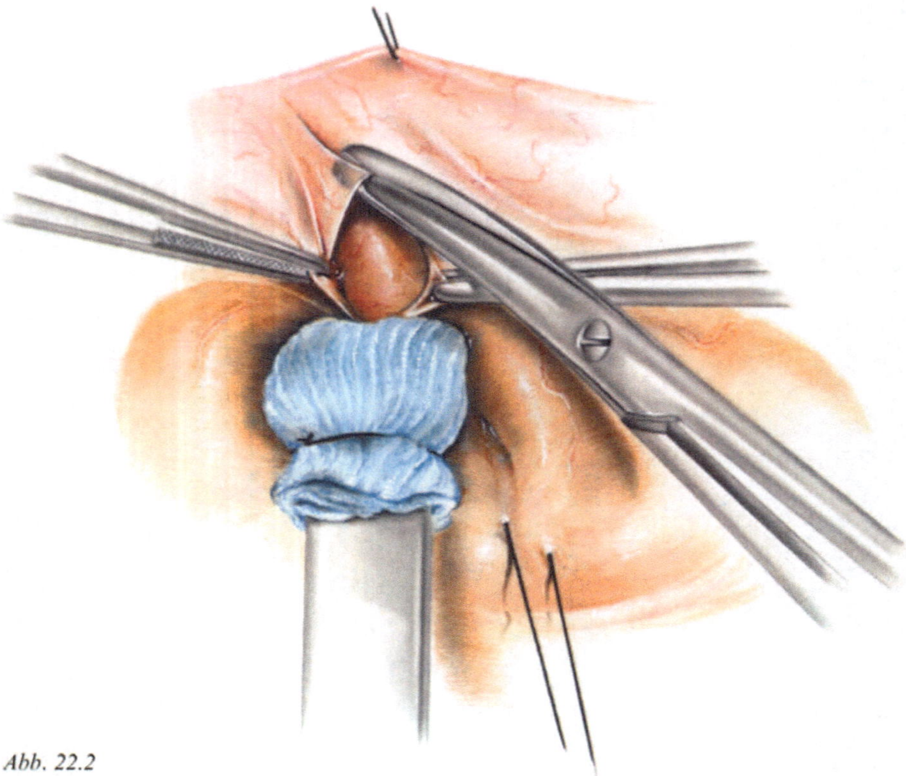

Abb. 22.2

LEY und OCHSNER [7]. Seither wurden zahlreiche Korrekturmethoden beschrieben:

1. Mediane Sternotomie und transatriale Korrektur [7].
2. Linke posterolaterale Thorakotomie [25, 26].
3. Mediane Sternotomie, quere Eröffnung des rechten Vorhofes bis in den linken Vorhof hinein und Verlängerung der Anastomose bis in die rechte Vorhofwand [27].
4. Mediane Sternotomie, Weghalten der Hohlvenen nach links und Herstellen der Anastomose von rechts [19].
5. Mediane Sternotomie, Luxation des Herzens zur rechten Schulter des Patienten und Herstellen der Anastomose hinter dem Herzen [6, 32].
6. Mediane Sternotomie und Herstellen der Anastomose durch den transversalen Sinus [28].

Wir bevorzugen die 5. Methode, da hierbei die Anastomose bei Bedarf in die linke obere Lungenvene verlängert werden kann.

Nach Einleitung des Kreislaufstillstandes und Infusionskardioplegie wird die Herzspitze angehoben, so daß das hintere Perikard und der Venensinus sichtbar werden. Das Perikard wird inzidiert (Abb. 22.2) und der Venensinus bis zur Einmündung in die linke Vertikalvene dargestellt. Die linke Vertikalvene wird angeschlungen und ligiert (Abb. 22.3). Dann werden der Venensinus und der linke Vorhof eröffnet (Abb. 22.4). Falls der linke Vorhof sehr klein ist, wird die Inzision in das linke Herzohr verlängert.

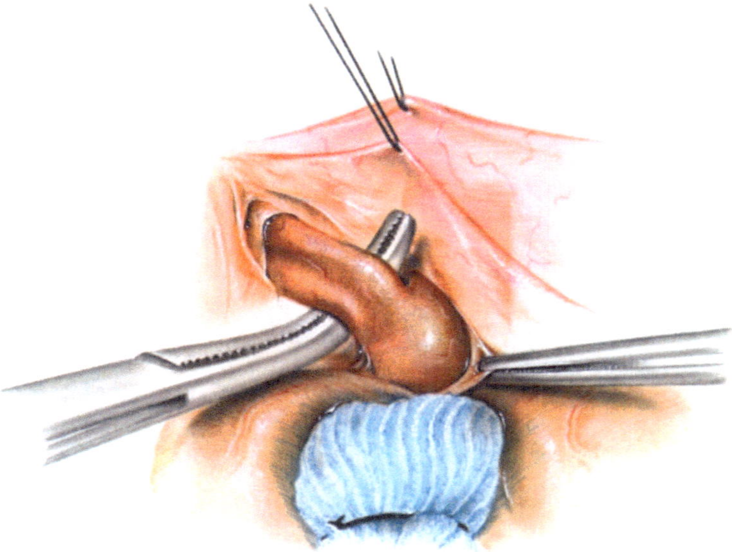

Abb. 22.3

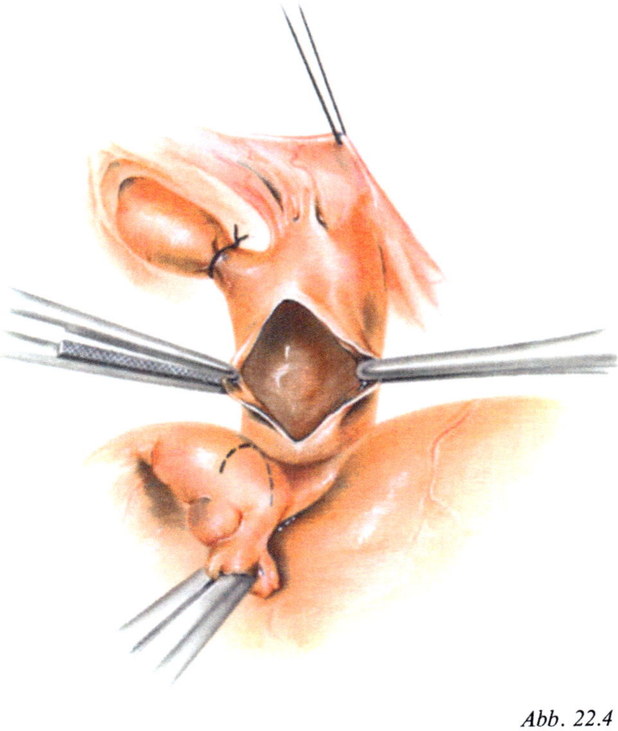

Abb. 22.4

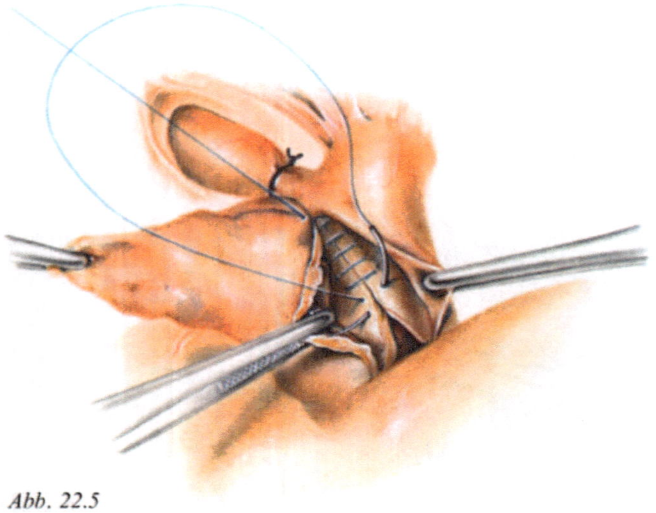

Abb. 22.5

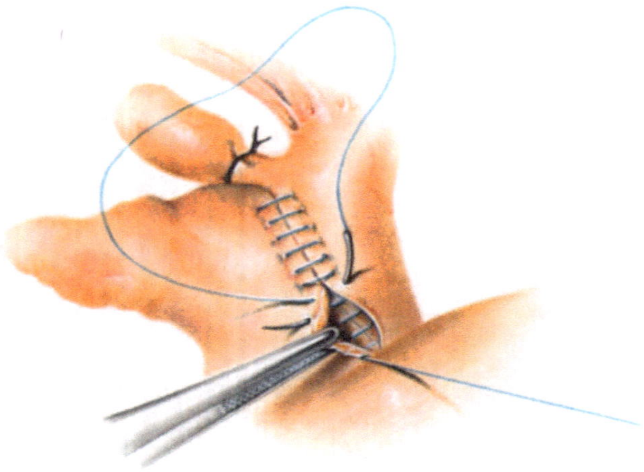

Abb. 22.6

Die hintere Nahtreihe der Anastomose wird von innen mit 6-0- oder 7-0-Polypropylen in fortlaufender Nahttechnik angelegt (Abb. 22.5). Anschließend wird die Vorderwand der Anastomose hergestellt (Abb. 22.6). Der Vorhofseptumdefekt wird vom rechten Vorhof aus verschlossen.

Intrakardialer Typ

Chirurgische Anatomie

Die Lungenvenen münden in den vergrößerten Koronarsinus (Abb. 22.7). Das Foramen ovale ist offen. Mischtypen haben meist eine intrakardiale Komponente [8].

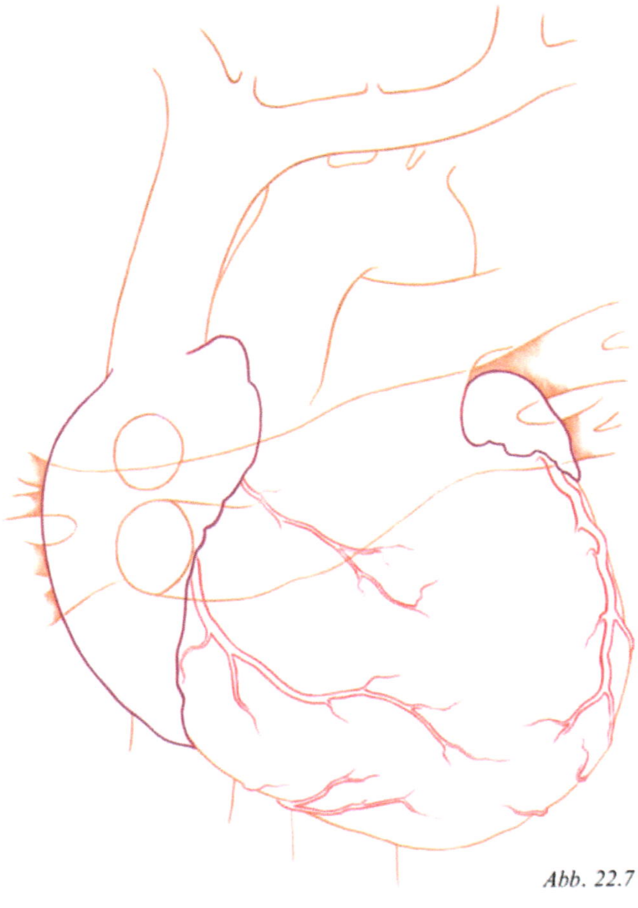

Abb. 22.7

Operationstechnik

Unsere Technik stellt eine Modifikation der von VAN PRAAGH et al. angegebenen Methode dar [30]. Die Wand zwischen Koronarsinus und linkem Vorhof wird mit einer Rechtwinkelklemme evertiert (Abb. 22.8) und durch das Foramen ovale exzidiert. Das Foramen ovale wird direkt vernäht. Der Koronarsinus wird mit einem Dacronflicken nach links abgedeckt (Abb. 22.9).

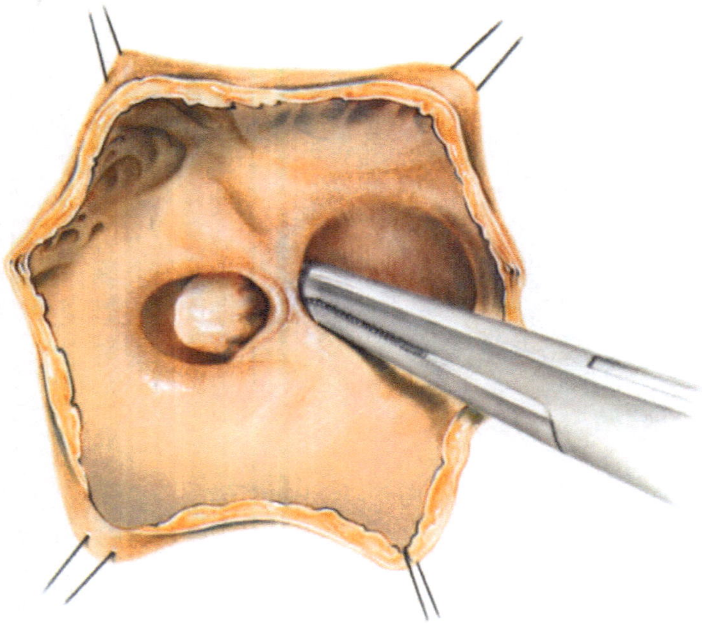

Abb. 22.8

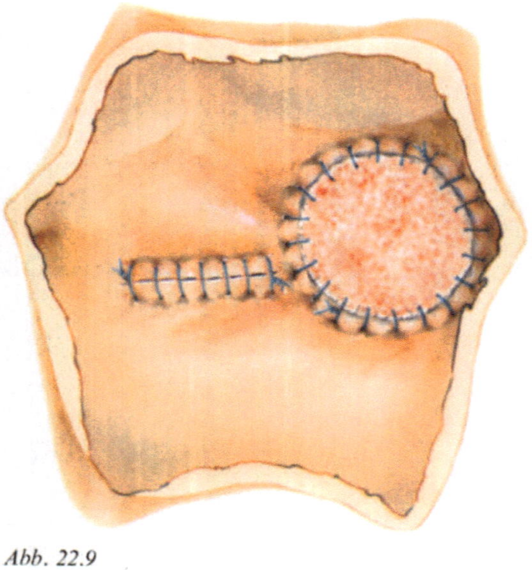

Abb. 22.9

Infrakardialer Typ

Chirurgische Anatomie

Beim infrakardialen Typ der LVF münden die Lungenvenen infradiaphragmal (Abb. 22.10). Bei annähernd 70% der Fälle drainiert der gemeinsame Venensinus in die Pfortader; in den übrigen Fällen münden sie in die untere Hohlvene, einen Ductus venosus oder die Lebervene [10]. In seltenen Fällen besteht lediglich über Kollateralen eine Verbindung zur V. azygos [18]. Der Lungenvenensinus kann in seltenen Fällen sehr klein sein [17]. Wenn zudem auch die Lungenvenen selbst hypoplastisch sind, ist dieser Herzfehler nicht korrigierbar.

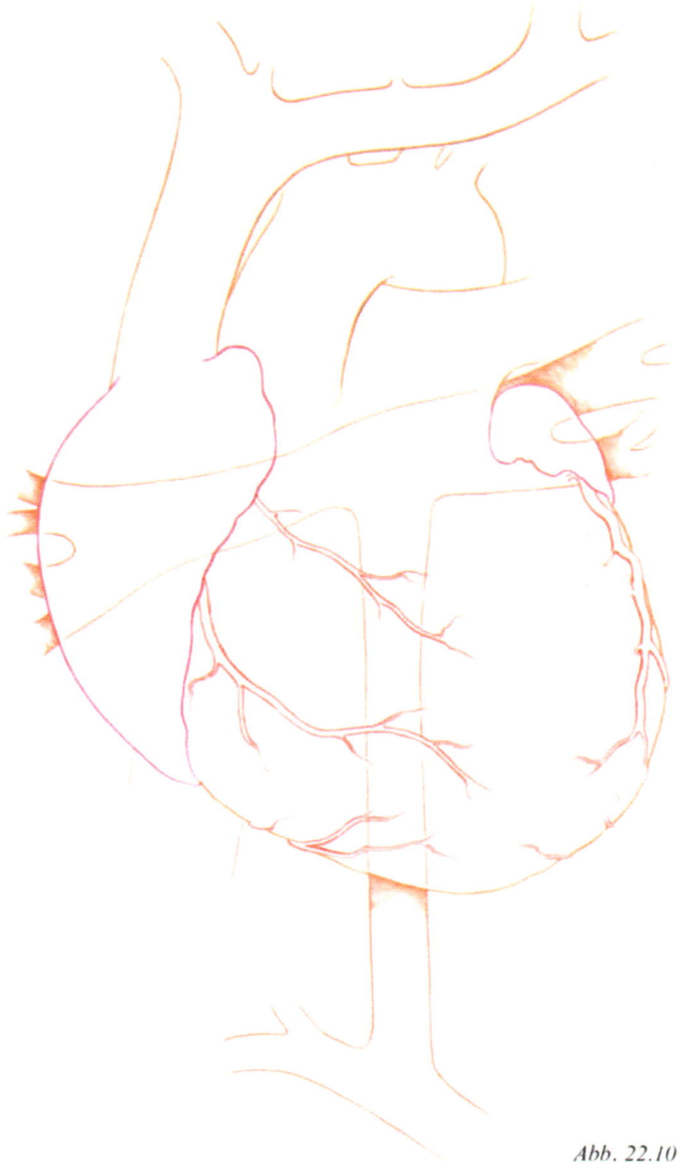

Abb. 22.10

Operationstechnik

Die Korrektur ähnelt der beim suprakardialen Typ. Die Inzision im gemeinsamen Venensinus verläuft mehr vertikal und kann in die nach unten ziehende Vertikalvene verlängert werden. Die Vertikalvene wird bis in das Diaphragma hinein mobilisiert, um eine ausreichend lange Anastomose zu erzielen. Falls notwendig, wird sie am Zwerchfell durchtrennt, um Spannungen an der Anastomose zu vermeiden. Der ASD wird verschlossen.

Ergebnisse

In den 60er und noch in den frühen 70er Jahren lag die Operationsletalität sehr hoch. Sie betrug 50–65% im ersten Lebensjahr [6, 33]; in den ersten 6 Lebensmonaten erreichte sie sogar 89% [23]. Inzwischen konnte eine dramatische Verbesserung der Ergebnisse mit Senkung der Operationsletalität auf bis zu 13% erzielt werden [16, 29, 31]. Der infrakardiale Typ weist allerdings noch immer eine höhere Letalität auf [9, 10, 15, 29]. Die Korrektur des Mischtypes hat in der neonatalen Periode ebenfalls eine hohe Letalität.
Die Prognose und die funktionellen Ergebnisse sind nach Korrektur im Kindesalter hervorragend [5, 14]. Auch nach der Frühkorrektur im Kleinkindesalter besteht meist eine normale Hämodynamik [20].
Spättodesfälle treten nach Frühkorrektur selten auf [13]. Eine häufige Ursache für den Spättod stellt eine intimale Fibroplasie der Lungenvenen fern von der Anastomose dar. Dieses Syndrom tritt vorwiegend beim intra- und infrakardialen Typ auf [11, 29, 31].

Literatur

1. Bharati S, Lev M (1973) Congenital anomalies of the pulmonary veins. Cardiovasc Clin 5:23
2. Bonham Carter RE, Capriles M, Noe Y (1969) Total anomalous pulmonary venous drainage: a clinical and anatomical study of 75 children. Br Heart J 31:45
3. Bove KE, Geiser EA, Meyer RA (1975) The left ventricle in anomalous pulmonary venous return. Arch Pathol Lab Med 99:522
4. Burroughs JT, Edwards JE (1960) Total anomalous pulmonary venous connection. Am Heart J 59:913
5. Clarke DR, Stark J, DeLeval M, Pincott JR, Taylor JFN (1977) Total anomalous pulmonary venous drainage in infancy. Br Heart J 39:436
6. Cooley DA, Hallman GL (1966) Surgical Treatment of Congenital Heart Disease. Philadelphia, Lea & Febiger, p 143
7. Cooley DA, Ochsner A Jr (1957) Correction of total anomalous pulmonary venous drainage: technical considerations. Surgery 42:1014
8. DeLeval M, Stark J, Waterston DJ (1973) Mixed type of total anomalous pulmonary venous drainage. Ann Thorac Surg 16:464
9. DiEusanio G, Sandrasagra FA, Donnelly RJ, Hamilton DI (1978) Total anomalous pulmonary venous connection. Thorax 33:275

10. Duff DF, Nihill MR, McNamara DG (1977) Infradiaphragmatic total anomalous pulmonary venous return: review of clinical and pathological findings and results of operation in 28 cases. Br Heart J 39:619
11. Fleming WH, Clark EB, Dooley KJ, Hofschire PJ, Ruckman RN, Hopeman AR, Sarafian L, Mooring PK (1979) Late complications following surgical repair of total anomalous pulmonary venous return below the diaphragm. Ann Thorac Surg 27:435
12. Gathman GE, Nadas AS (1970) Total anomalous pulmonary venous connection: clinical and physiologic observations of 75 pediatric patients. Circulation 42:143
13. Gersony WM, Bowman FO, Steeg CN, Hayes CJ, Jesse MJ, Malm JR (1971) Management of total anomalous pulmonary venous drainage in early infancy. Circulation 43 (Suppl I):I–19
14. Gomes MMR, Feldt RH, McGoon DC, Danielson GK (1971) Long-term results following correction of total anomalous pulmonary venous connection. J Thorac Cardiovasc Surg 61:253
15. Higashino SM, Shaw GG, May IA, Ecker RR (1974) Total anomalous pulmonary venous drainage below the diaphragm: clinical presentation, hemodynamic findings, and surgical results. J Thorac Cardiovasc Surg 68:711
16. Katz NM, Kirklin JW, Pacifico AD (1978) Concepts and practices in surgery for total anomalous pulmonary venous connection. Ann Thorac Surg 25:479
17. Kawashima Y, Matsuda H, Nakano S, Miyamoto K, Fujino M, Kozuka T, Manabe H (1977) Tree-shaped pulmonary veins in infracardiac total anomalous pulmonary venous drainage. Ann Thorac Surg 23:436
18. Khonsari S, Starr A (Unpublished data)
19. Kirklin JW (1973) Surgical treatment of total anomalous pulmonary venous connection in infancy. *In* Barrat-Boyes BG, Neutze JM, Harris EA (eds): Heart Disease in Infancy, Diagnosis and Surgical Treatment. Edinburgh and London, Churchill/Livingstone, p 89
20. Mathew R, Thilenius OG, Replogle RL, Arcilla RA (1977) Cardiac function in total anomalous pulmonary venous return before and after surgery. Circulation 55:361
21. Muller WH (1951) The surgical treatment of transposition of the pulmonary veins. Ann Surg 134:683
22. Mullins CE, El-Said G, Neches WH, Williams RL, Vargo TA, Nihill MR, McNamara DG (1973) Balloon atrial septostomy for total anomalous pulmonary venous return. Br Heart J 35:752
23. Mustard WT, Keon WJ, Trusler GA (1968) Transposition of the lesser veins (total anomalous pulmonary venous drainage). Prog Cardiovasc Dis 11:145
24. Parr GVS, Kirklin JW, Pacifico AD, Blackstone EH, Lauridsen P (1974) Cardiac performance in infants after repair of total anomalous pulmonary venous connection. Ann Thorac Surg 17:561
25. Roe BB (1970) Posterior approach to correction of total anomalous pulmonary venous return: further experience. J Thorac Cardiovasc Surg 59:748
26. Roe BB (1964) Total anomalous pulmonary venous drainage, technical and physiological considerations. Ann Surg 160:1
27. Shumacker HB Jr, King H (1961) A modified procedure for complete repair of total anomalous pulmonary venous drainage. Surg Gynecol Obstet 112:763
28. Tucker BL, Lindesmith GG, Stiles QR, Meyer BW (1976) The superior approach for correction of the supracardiac type of total anomalous pulmonary venous return. Ann Thorac Surg 22:374
29. Turley K, Tucker WY, Ullyot DJ, Ebert PA (1980) Total anomalous pulmonary venous connection in infancy: influence of age and type of lesion. Am J Cardiol 45:92
30. Van Praagh R, Harken AH, Delisle G, Ando M, Gross RE (1972) Total anomalous pulmonary venous drainage to the coronary sinus. J Thorac Cardiovasc Surg 64:132
31. Whight CM, Barratt-Boyes BG, Calder AL, Neutze JM, Brandt PWT (1978) Total anomalous pulmonary venous connection: long-term results following repair in infancy. J Thorac Cardiovasc Surg 75:52
32. Williams GR, Richardson WR, Campbell GS (1964) Repair of total anomalous pulmonary venous drainage in infancy. J Thorac Cardiovasc Surg 47:199
33. Wukasch DC, Deutsch M, Reul GJ, Hallman GL, Cooley DA (1975) Total anomalous pulmonary venous return: review of 125 patients treated surgically. Ann Thorac Surg 19:622

Kapitel 23

Fallot-Tetralogie

Über 25 Jahre ist es her, seit LILLEHEY die erste erfolgreiche Korrektur einer Fallot-Tetralogie gelang [41]. KIRKLIN zeigte wenige Jahre später, daß die Korrektur mit niedrigem Operationsrisiko vorgenommen werden kann [32]. Inzwischen wurden weitere entscheidende Fortschritte gemacht. Trotzdem besteht auch heute Uneinigkeit darüber, wann der operative Eingriff indiziert ist und welches Vorgehen gewählt werden sollte – das zweiphasige Vorgehen, bestehend in einer palliativen aortopulmonalen Anastomose zur Verbesserung der Lungendurchblutung und späterer Totalkorrektur, oder die primäre Korrektur. Welches Verfahren auch immer vorgezogen wird, das chirurgische Vorgehen spielt bei der Fallot-Tetralogie eine entscheidende Rolle. Denn ohne Operation hat dieser Herzfehler eine sehr schlechte Prognose: Ein Drittel der Patienten verstirbt im ersten Lebensjahr, die Hälfte bis zum dritten Lebensjahr und nur ein Viertel der Patienten überlebt 10 Jahre [6].

Indikationen

Palliativoperation oder Frühkorrektur

In der Diskussion zu LILLEHEYS Publikation von 1955 sagte ALFRED BLALOCK richtig voraus, daß „über Jahre die Operationsletalität der Anastomosenoperation bei der Fallot-Tetralogie niedriger sein wird als die der Korrektur am offenen Herzen" [9]. Dies traf über viele Jahre für zahlreiche herzchirurgische Kliniken zu. Bis 1972 schoben PUGA, DUSHANE und MCGOON an der Mayo-Klinik die Totalkorrektur bis ins 5.–10. Lebensjahr hinaus und operierten kleinere symptomatische Kinder grundsätzlich palliativ [52].

In den frühen 70er Jahren konnten jedoch immer mehr Herzchirurgen beweisen, daß die Frühkorrektur bei einem sorgfältig ausgesuchten Krankengut mit einer Letalität von unter 10% und hervorragenden Spätergebnissen durchführbar ist [1, 4, 14, 18, 49, 53, 58, 64]. Gleichzeitig wurde die Technik der Blalock-Taussig-Anastomose so verbessert (Kap. 17), daß sie heute mit niedrigem Risiko auch beim Kleinkind und Neugeborenen wirksam eingesetzt werden kann [3, 60]. Die Kontroverse über das geeignetere chirurgische Vorgehen setzt sich daher unverändert fort. Zudem besteht heute die nichtchirurgische Behandlungsmöglichkeit mit Propranolol [23, 27], wenngleich diese beim Kleinkind mit fixierter Pulmonalstenose die geringste Anwendungsmöglichkeit besitzt [16]. Propranolol wird daher bei uns zur Behandlung der Fallot-Tetralogie nicht eingesetzt.

Die Wahl des richtigen Operationszeitpunktes und des am besten geeigneten chirurgischen Vorgehens basiert auf der Kenntnis des anatomischen und physiologischen Spektrums der Fallot-Tetralogie [10]. Die Varianten der Fallot-Tetralogie sind in der Anatomie des rechtsventrikulären Ausflußtraktes und der Pulmonalarterie begründet: Besteht eine infundibuläre Stenose mit nur geringer oder fehlender Stenose am Klappenring, im Hauptstamm der Pulmonalarterie oder der Pulmonalisäste, treten die Symptome erst im Kindesalter auf. Liegt dagegen eine Stenose des Klappenringes in Verbindung mit einer Hypoplasie des Pulmonalstammes vor, sind bereits frühzeitig Symptome in Form einer schweren Hypoxämie im Kleinkindesalter zu beobachten [14]. Dann kann auch eine Hypoplasie der Pulmonalisäste bestehen. Die infundibuläre Stenose ist bei dieser Gruppe von Patienten dagegen meist nur geringgradig [58].

Untergewichtigkeit [31], Alter und Schweregrad der Hypoxämie können zwar mit einem erhöhten Risiko der Totalkorrektur korrelieren; der wesentlichste Faktor scheint jedoch der Grad der Hypoplasie der Pulmonalarterie einschließlich ihrer Äste und somit das Fassungsvermögen des Lungenkreislaufes zu sein. Denn ein unterentwickelter Lungenkreislauf kann kaum das gesamte Herzzeitvolumen nach Verschluß des Ventrikelseptumdefektes aufnehmen, so daß es zum Rechtsherzversagen und Tod im Low cardiac output kommt. Seit Jahren selektieren wir daher unsere Patienten nach diesem Gesichtspunkt und ziehen das palliative Vorgehen bei hypoplastischen Pulmonalgefäßen vor [58]. Bei ausreichend entwickeltem Pulmonalgefäßsystem sehen wir die Indikation zur Primärkorrektur beim Auftreten von Zyanose und hypoxämischen Anfällen für gegeben.

Die Hypoplasie der Pulmonalgefäße läßt sich nach verschiedenen Methoden objektivieren. Wir benützen wie andere Autoren den Quotienten aus dem Durchmesser des Pulmonalstammes und der Aorta ascendens. Liegt dieser unter 0,3, führen wir eine palliative Operation durch. Blackstone, Kirklin et al. empfehlen eine Formel, bei der das Verhältnis der rechten und linken Pulmonalarterie zur Aorta descendens verrechnet wird [7]. Tucker, Ebert et al. verwenden den Quotienten aus rechter Pulmonalarterie und Aorta ascendens und empfehlen eine Palliativoperation bei einem Quotienten von weniger als 0,3 [62].

Ist das Lungengefäßsystem normal entwickelt, sehen wir nur dann eine Kontraindikation gegen die Frühkorrektur der Fallot-Tetralogie, wenn der Ramus interventricularis anterior (RIVA) aus der rechten Kranzarterie entspringt. Andere Autoren sehen dies jedoch nicht als Kontraindikation an [63].

Unsere Indikationsstellung kann kurz folgendermaßen umrissen werden: Ein symptomatischer Patient mit Fallot-Tetralogie wird ohne Rücksicht auf das Alter einer Frühkorrektur unterzogen, wenn der Quotient aus Pulmonalstamm und Aorta ascendens über 0,3 liegt und der RIVA normal verläuft. Dies trifft bei der Mehrzahl der Patienten zu. Alle anderen Patienten werden palliativ operiert.

Reoperation

Eine Reoperation ist indiziert, wenn ein hämodynamisch wirksamer Ventrikelseptumdefekt besteht (QP/QS größer als 2:1) [54], im rechtsventrikulären Ausflußtrakt ein Druckgradient von über 60 mm Hg nachzuweisen ist oder ein Aneurysma des rechtsventrikulären Ausflußtraktes aufgetreten ist. Ein Aneurysma der Ausflußbahn ist meist mit einem Druckgradienten kombiniert. Derartige Reoperationen haben eine ähnlich niedrige Letalität und Morbidität wie die Korrekturoperation selbst, wenn es zwischenzeitlich nicht zu einer wesentlichen Verschlechterung der rechten Ventrikelfunktion gekommen ist [15]. Durch regelmäßige Nachuntersuchungen und frühzeitige Abklärung bei Verdacht auf einen hämodynamisch wirksamen Restdefekt können derartige verschleppte Fälle vermieden werden.

Chirurgische Taktik

Wahl der Palliativoperation

Unsere Indikationsstellung zum systemisch-pulmonalen Shunt wird in Kap. 17 beschrieben. In den letzten Jahren haben wir uns in zunehmendem Maße der Blalock-Taussig-Anastomose bedient, allerdings auch gelegentlich den Waterston-Shunt angelegt. Es mehren sich die Hinweise, daß eine technisch einwandfreie Blalock-Taussig- oder Waterston-Anastomose das Wachstum der Pulmonalarterie beschleunigt [2, 22] und die spätere Korrekturoperation mit niedrigem Risiko durchgeführt werden kann [18].
Das Einnähen eines Flickens über den Pulmonalklappenring hinaus stellt eine weitere Möglichkeit zur Verbesserung der Lungendurchblutung dar; der VSD wird dabei entweder offen gelassen [63] oder mit einem perforierten Patch partiell verschlossen [47]. Damit kann ein symmetrisches Wachstum der Pulmonalarterien erzielt werden [26, 63]. Es bleibt abzuwarten, wie diese Methode im Vergleich zu den klassischen Operationen abschneidet; wahrscheinlich wird sie jedoch die Shuntoperationen nicht ersetzen.

Verschluß des systemisch-pulmonalen Shunts

Die Durchgängigkeit einer Anastomose sollte durch Herzkatheter nachgewiesen werden. Denn ein systolisch-diastolisches Geräusch kann von bronchialen Kollateralen herrühren und weist nicht immer auf einen offenen Shunt hin. Die rechtseitige Blalock-Taussig-Anastomose läßt sich bei der Totalkorrektur meist einfach verschließen. Sie wird intraperikardial angegangen [37]. Die A. subclavia wird direkt oberhalb ihrer Einmündung in die rechte Pulmonalarterie aufgesucht; diese liegt meist medial von der oberen Hohlvene. Dazu wird die obere Hohlvene freigelegt, angeschlungen und zur Seite gezogen. Die Aorta wird nach medial gehalten. Dann wird das hintere Perikard über der zu tastenden A. subclavia inzidiert und die Arterie angeschlungen. Nach Beginn der extrakorporalen Zirkulation wird sie ligiert.

Die Freilegung und Anschlingung der linksseitigen Blalock-Taussig-Anastomose ist meist wesentlich schwieriger. Sie wird außerhalb des Perikards und oberhalb der linken Pulmonalarterie aufgesucht, wobei das Auffinden der Anastomose durch Palpation des Schwirrens erleichtert wird [34].

Der Verschluß einer einwandfrei angelegten Waterston-Anastomose kann meist transaortal durch die Aorta ascendens erfolgen. Wenn die rechte Pulmonalarterie abgeknickt oder eingeengt ist, sollte sie aus der Aorta ausgeschnitten und mit einem Perikardflicken plastisch erweitert werden [5].

Eine Potts-Anastomose verschließen wir meist in tiefer Hypothermie bei temporärem Kreislaufstillstand von der linken Pulmonalarterie aus [32]. Dazu wird die linke Pulmonalarterie unmittelbar gegenüber der Anastomose eröffnet.

Myokardschutz

Zum Myokardschutz wenden wir die hypotherme Infusionskardioplegie an (Kap. 6). Damit läßt sich ein völlig schlaffes Myokard erzielen, so daß die Einstellung des Ventrikelseptumdefektes wesentlich erleichtert wird.

Entschluß zum transanulären Patch

Eines der Hauptziele der Korrektur besteht in der Beseitigung des Abflußhindernisses in der rechtsventrikulären Ausflußbahn. Nach Möglichkeit sollte dies ohne Erzeugung einer Pulmonalinsuffizienz erreicht werden. Die Beseitigung der Obstruktion im rechtsventrikulären Ausflußtrakt hat jedoch gegenüber einer möglichen Pulmonalinsuffizienz absoluten Vorrang; man hat daher immer wieder nach Methoden gesucht, um die Notwendigkeit eines transanulären Patches objektivieren zu können. Dazu hat man sich

rein empirischer Schätzungen während der Operation und der Messung des Druckquotienten aus rechtem und linkem Ventrikel bei temporär abgestellter Herz-Lungen-Maschine bedient. Die Notwendigkeit eines transanulären Patches sollte jedoch mit einer wissenschaftlicheren und reproduzierbaren Methode erfolgen. Eine derartige Methode wurde von PACIFICO, KIRKLIN und BLACKSTONE beschrieben [8, 50]. Sie beruht auf einem gewichtsbezogenen oder körperoberflächenbezogenen „Mindestdurchmesser des Pulmonalklappenringes" und basiert auf den Untersuchungen von ROWLATT, RIMOLDI und LEV über den Umfang normaler Pulmonalklappenringe.
Intraoperativ messen wir den Pulmonalklappenring vom Ventrikel her mit kalibrierten Dilatatoren aus und vergleichen diesen mit der gewichtsbezogenen Tabelle von PACIFICO et al. [50]. Wann immer indiziert, nähen wir einen transanulären Patch ein. Die Tabelle hängt in unserem Operationsaal aus; sie erweist sich bei allen Formen von Pulmonalstenose und zur Abmessung der Flickengröße als sehr nützlich. In fraglichen Fällen neigen wir eher zum transanulären Patch, da sich dieser nur wenig, wenn überhaupt, auf die Früh- und Spätergebnisse auszuwirken scheint [30, 43].

Zusätzliche Anomalien

Offener Ductus arteriosus

Ein offener Ductus arteriosus wird bei der Totalkorrektur ligiert (Kap. 15).

Koronaranomalie

Der Ramus interventricularis anterior entspringt bei 5% der Patienten mit Fallot-Tetralogie von der rechten Kranzarterie [17] und kreuzt den rechtsventrikulären Ausflußtrakt dort, wo er durch die vertikale Ventrikulotomie verletzt werden kann. Die Durchtrennung des RIVA kann zum Herzinfarkt und Tod führen. Wie bereits erwähnt, betrachten wir eine Anomalie des RIVA als Kontraindikation zur Frühkorrektur.
Die Verletzung des abnorm verlaufenden RIVA kann vermieden werden, wenn die Korrektur vom rechten Vorhof aus vorgenommen [19] oder der rechte Ventrikel unterhalb des Kranzgefäßes quer eröffnet wird [51]. Kann der Ausflußtrakt durch diese Ventrikulotomie nicht ausreichend erweitert werden, empfiehlt sich die Implantation eines Konduits vom rechten Ventrikel über das Koronargefäß zur Pulmonalarterie [44].

Vorhofseptumdefekt oder offenes Foramen ovale

Nach einem Vorhofseptumdefekt sollte immer gesucht werden. Er kann entweder von der Ventrikulotomie aus durch die Trikuspidalklappe oder über eine Atriotomie eingesehen und dann verschlossen werden.

Singuläre Pulmonalarterie

Eine singuläre Pulmonalarterie kann angeboren sein, sie kann jedoch auch durch einen systemisch-pulmonalen Shunt verursacht werden. Eine Korrektur ist möglich. Manche Autoren empfehlen in diesen Fällen immer ein klappentragendes Konduit [46].

Fehlende Pulmonalklappe

Das Fehlen der Pulmonalklappe ist häufig mit einer Dilatation der Pulmonalgefäße und einer tracheobronchialen Obstruktion kombiniert. Die pulmonalen Probleme sind hierbei meist ernsterer Natur als das Vitium selbst [37, 45]. Zur Korrektur wurde die Implantation einer Gefäßprothese zwischen dem Pulmonalisstamm und der distalen Pulmonalarterie empfohlen [42]; häufig besteht dafür jedoch keine Notwendigkeit [57]. Wir verfahren bei einer Tetralogie mit fehlender Pulmonalklappe ebenso wie bei den geläufigen Formen der Fallot-Tetralogie.

Kompletter atrioventrikulärer Kanal

Besteht die Kombination eines kompletten atrioventrikulären Kanals mit einer Fallot-Tetralogie, kann die Korrektur kombiniert durch Vorhof und Ventrikel erfolgen [67].

Chirurgische Anatomie

Fallot beschrieb die Tetralogie 1888 folgendermaßen [20, 21]: Ventrikelseptumdefekt, infundibuläre Pulmonalstenose, Dextroposition der Aorta, Hypertrophie des rechten Ventrikels. Die Fallot-Tetralogie kann jedoch zahlreichen anatomischen Abwandlungen unterliegen; daraus erklärt sich die Uneinigkeit darüber, wie einige anatomische Untergruppen richtig zu klassifizieren sind. In den meisten Fällen bereitet jedoch die richtige Zuordnung keine Schwierigkeiten.
Die von Fallot beschriebenen anatomischen Defekte führen immer zur Druckgleichheit in beiden Ventrikeln. Meist besteht ein konstanter oder zumindest intermittierender Rechts-links-Shunt auf Ventrikelebene.

Ventrikelseptumdefekt

Der Ventrikelseptumdefekt ist groß und weist meist den Durchmesser der Aorta ascendens oder darüber auf. Er liegt subaortal im vorderen Anteil des Muskelseptums und vor der Pars membranacea (Abb. 23.1). Er steht zum hinteren Anteil der rechtskoronaren Tasche und zum vorderen Anteil der nichtkoronaren Klappentasche in Beziehung [40].

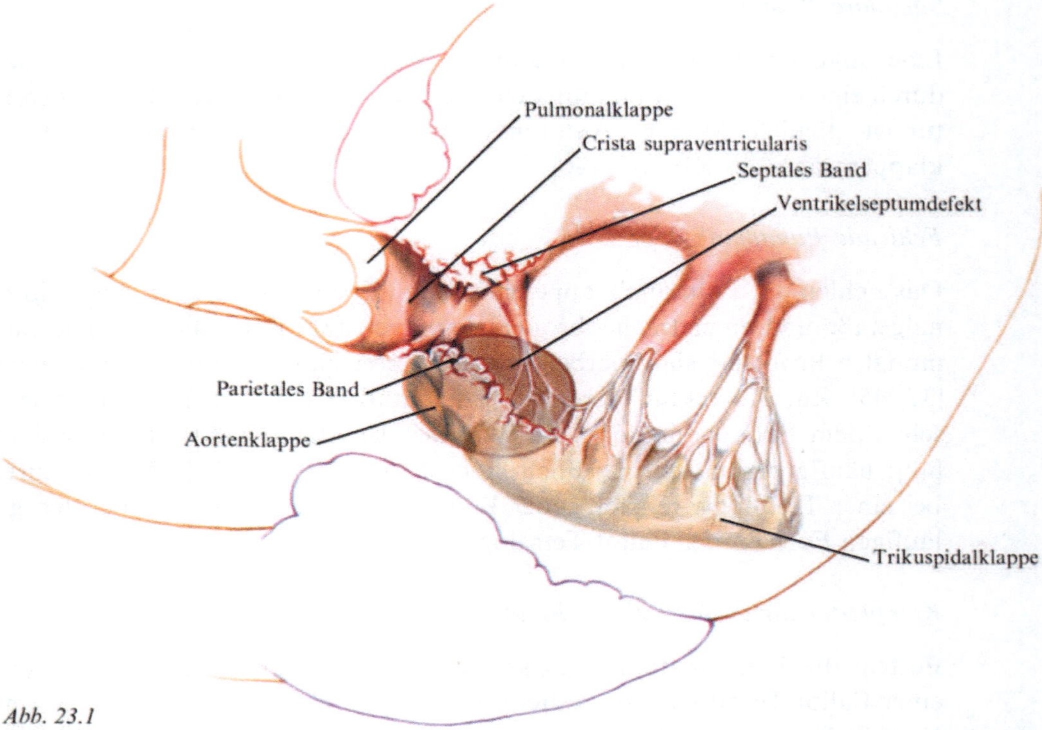

Abb. 23.1

Vom Infundibulum her gesehen wird der Ventrikelseptumdefekt vorn, unten und oben von septalem Muskelgewebe begrenzt. Den Hinterrand bildet häufig ein Gewebestreifen an der Basis des septalen Trikuspidalsegels; hier können auch Anteile der Pars membranacea oder des Aortenklappenringes angrenzen. Die Crista supraventricularis, auch als Conusseptum bezeichnet, bildet die obere Begrenzung des Ventrikelseptumdefektes.

Reizleitungssystem

Levs sorgfältigen Untersuchungen verdanken wir unsere Kenntnisse über den Verlauf des Reizleitungssystems bei den kongenitalen Vitien, insbesondere der Fallot-Tetralogie [38, 39]. Er wies nach, daß bei der Fallot-Tetralogie das AV-Bündel den fibrösen Zentralkörper dort durchbricht, wo die Conusmuskulatur am Zentralkörper inseriert. Reicht der fibröse Zentralkörper weiter nach oben (Par membranacea), dann kann das Bündel an der Basis dieses Septumbereiches liegen. Sobald das Bündel die Ebene des Ventrikelseptumdefektes erreicht hat, zieht es zur linken Seite des Septums. Hier breitet sich das Bündel aus und verläuft unter dem Defekt auf der linken Septumseite.
Die linksseitige Lage des Bündels ermöglicht das Anlegen der Nähte auf dem Grat des Unterrandes des Ventrikelseptumdefektes, ohne einen Block zu riskieren.

Obstruktion des rechtsventrikulären Ausflußtraktes

In Höhe des Infundibulums besteht immer eine mehr oder weniger stark ausgeprägte Obstruktion. Etwa ein Drittel aller Fälle weist nur eine Infundibulumstenose auf [29]. Die zweithäufigste Obstruktion ist die valvuläre oder anuläre Pulmonalstenose. Häufig ist die Pulmonalklappe bikuspid. Auch supravalvuläre Stenosen im Pulmonalstamm oder den Hauptästen sind zu beobachten.

Operationstechnik

Das Infundibulum wird vertikal inzidiert (Abb. 23.2). Die vertikale Inzision ziehen wir vor, da sie die Infundibulumstenose und den VSD gleichermaßen gut darstellt und, im Gegensatz zur queren Inzision, bei Bedarf einfach in den Pulmonalklappenring verlängert werden kann.

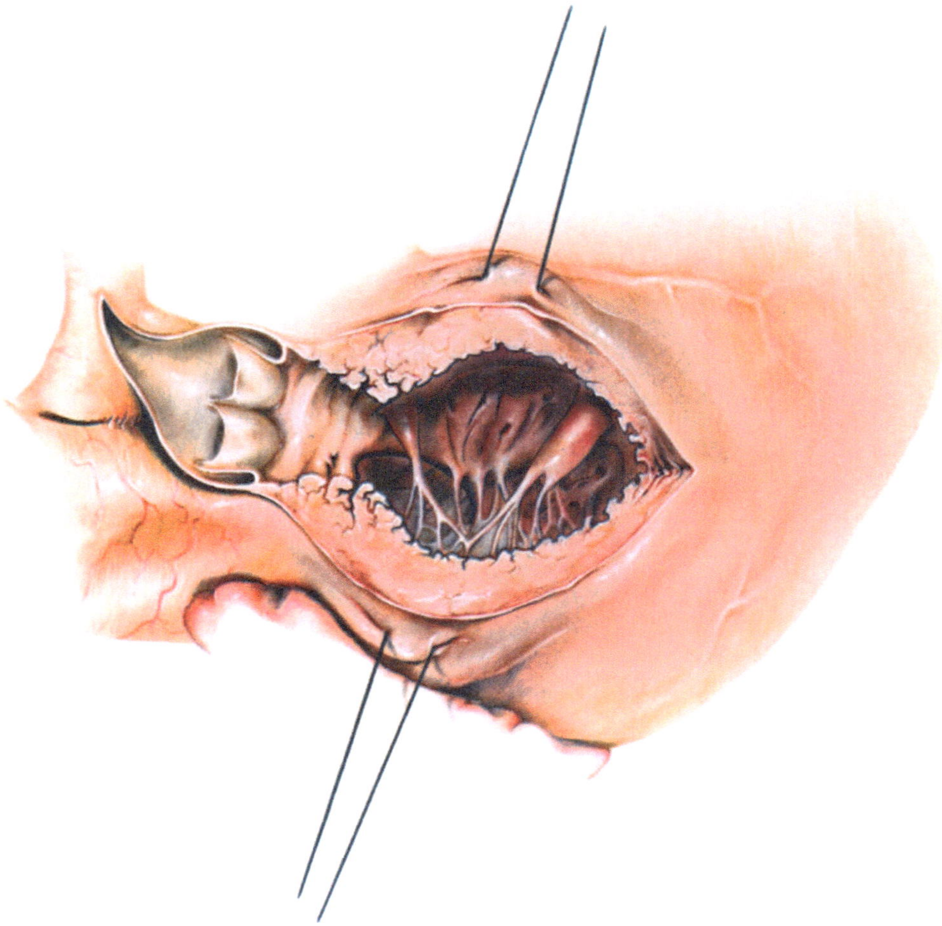

Abb. 23.2

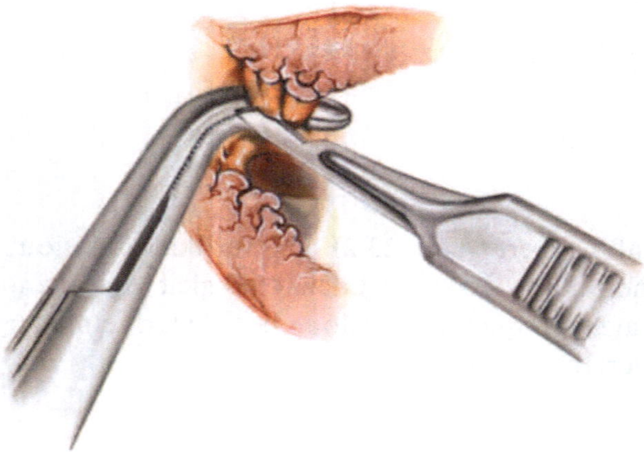

Abb. 23.3

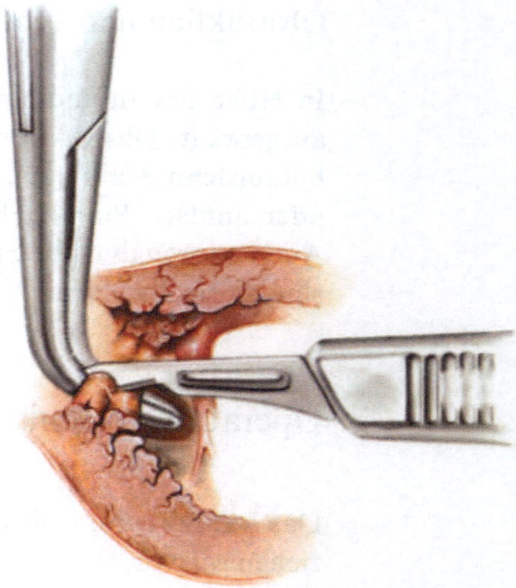

Abb. 23.4

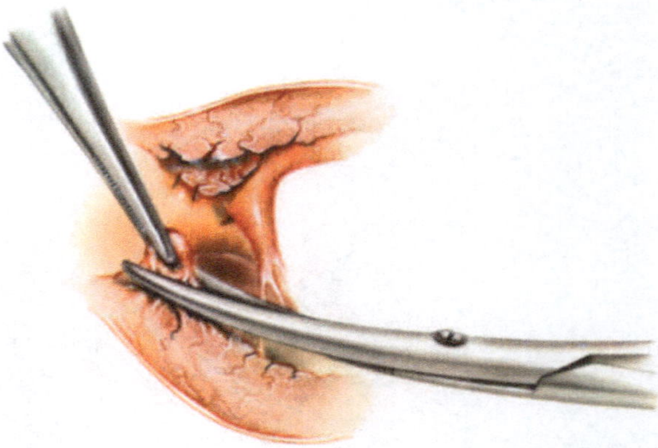

Abb. 23.5

Die einengenden septalen (Abb. 23.3) und parietalen Bänder (Abb. 23.4) werden inzidiert und ausgeschnitten (Abb. 23.5). Die Bänder sind häufig dicht gepackt; über einer Rechtwinkelklemme lassen sie sich jedoch einfach exzidieren.

Aus der Crista supraventricularis (Conusseptum) wird nichts ausgeschnitten, da sonst die darunter liegende Aortenklappe verletzt und eine sichere Verankerung der Nähte am Defektoberrand unmöglich werden können.

Pulmonalklappe und Klappenring werden vom Infundibulum her inspiziert. Wie bereits oben beschrieben, werden Klappe und Ringdurchmesser mit Hegar-Stiften ausgemessen [50]. Sind der Klappenring und die Pulmonalar-

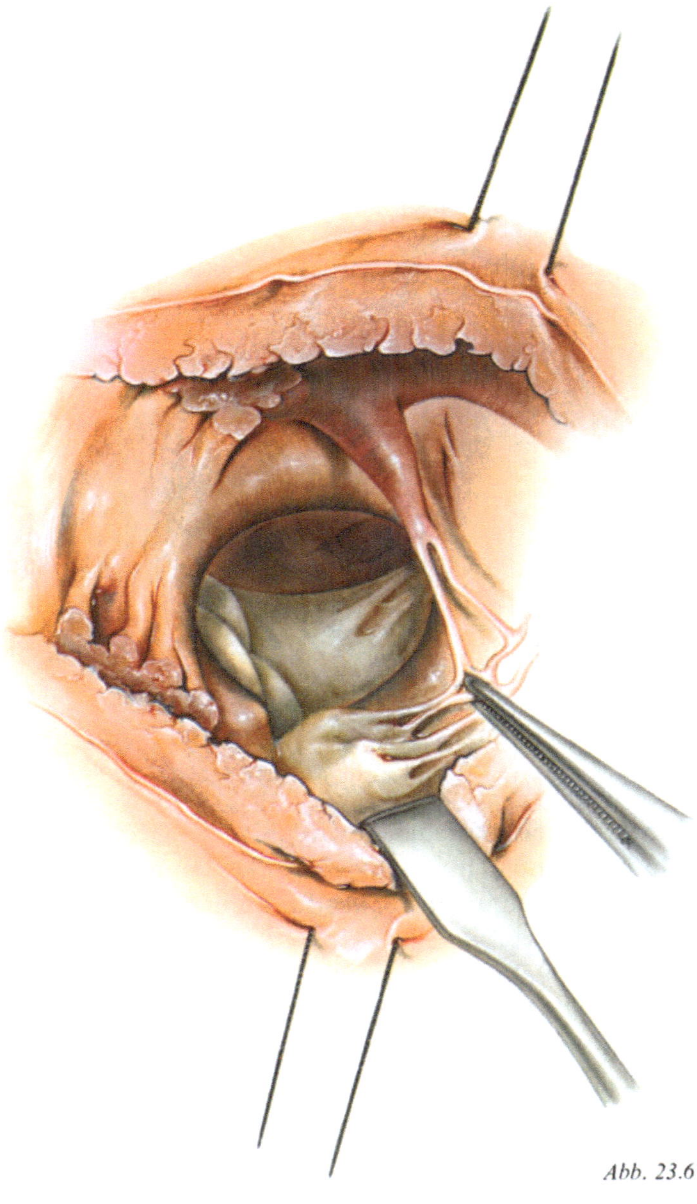

Abb. 23.6

terie bei bestehender Klappenstenose gut kalibriert, wird die Kommissurotomie der Klappe von einer zweiten Inzision im Pulmonalisstamm vorgenommen. Bei einer Hypoplasie der Pulmonalarterie und des Klappenringes wird die Ventrikulotomie über den Ring hinaus in den Pulmonalstamm soweit wie möglich verlängert, häufig bis in den linken Hauptast hinein.

Die Exzision der septalen und parietalen Bänder erleichtert die Einstellung des Ventrikelseptumdefektes wesentlich (Abb. 23.6). Der Defekt kann noch besser eingesehen werden, wenn ein kleiner Sauger durch den Defekt eingeführt und nach links gehalten wird.

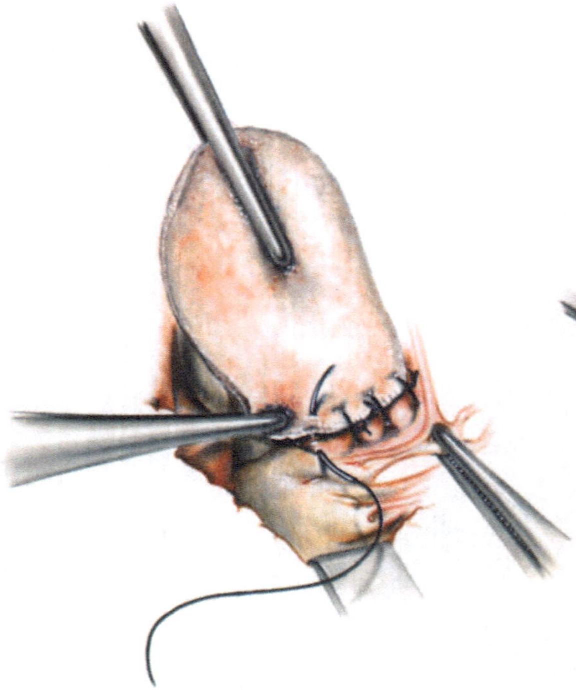

Abb. 23.7

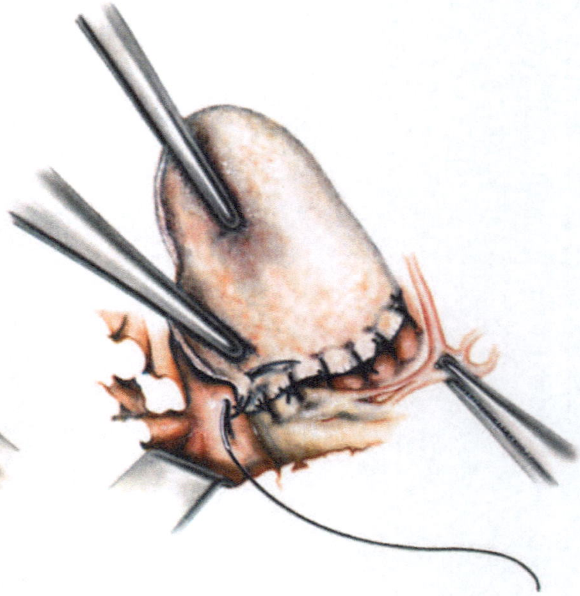

Abb. 23.8

Der Ventrikelseptumdefekt wird mit einem Teflon- oder gestrickten Doppelvelourdacronpatch verschlossen; die Einnaht des Flickens erfolgt mit Einzelknopfnähten unter Verwendung von 4-0-Seide an kleiner halbrunder Nadel.

Die erste Naht liegt im mittleren Abschnitt des unteren Defektrandes (Abb. 23.7). Der Defektrand darf nie mit der Pinzette gefaßt werden. Der Flicken sollte etwas größer sein als die Aortenwurzel und wird in den Defekt geknüpft.

Die nächsten Nähte werden im Uhrzeigersinn in den Trikuspidalring (Abb. 23.8) und den Aortenring gelegt, wenn eine erhebliche Dextroposition besteht. Dabei ist es nicht notwendig, vom Defektrand fern zu bleiben. Schließlich folgen einige Nähte im parietalen Schenkel der Crista supraventricularis (Abb. 23.9).

Die nächsten Nähte werden dann, beginnend an der zuerst gelegten Naht, gegen den Uhrzeigersinn in Richtung Crista supraventricularis tief durch den Muskelrand gelegt (Abb. 23.10). Der Defektverschluß wird mit den letzten Nähten an der Crista supraventricularis beendet (Abb. 23.11).

Ist der Pulmonalklappenring ausreichend weit, wird nur der infundibuläre Abschnitt des Ausflußtraktes abgeschätzt. Können die Ventrikelränder über einem Hegar-Stift vom Durchmesser der Pulmonalklappe nicht direkt approximiert werden, wird ein Patch, bei Kleinkindern meistens aus Perikard, in das Infundibulum eingenäht. Ist eine transanuläre Plastik notwendig,

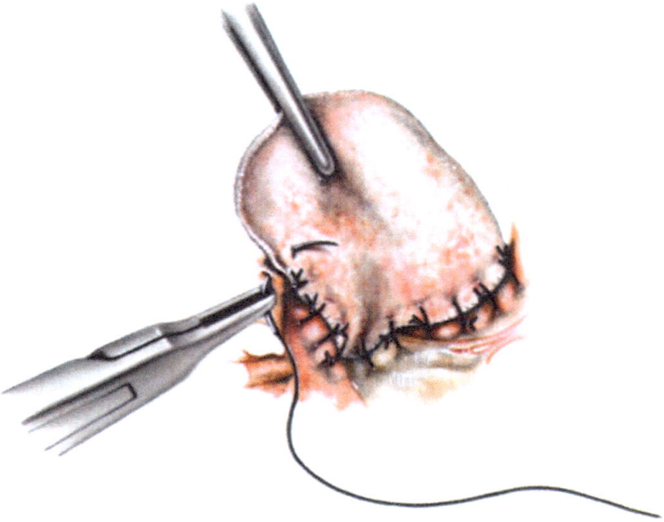

Abb. 23.9

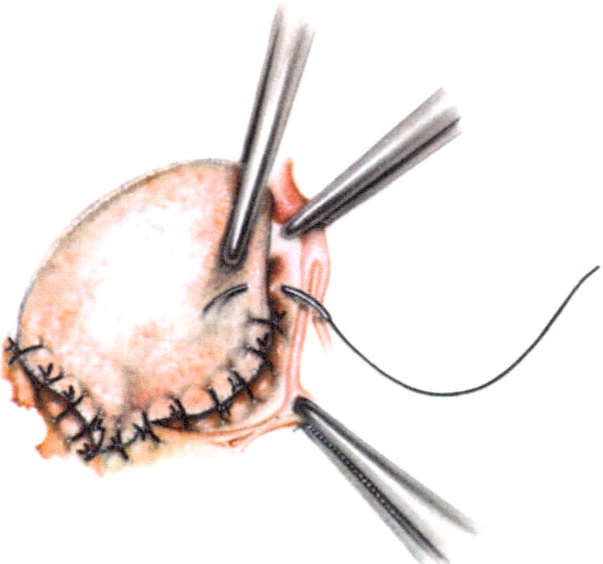

Abb. 23.10

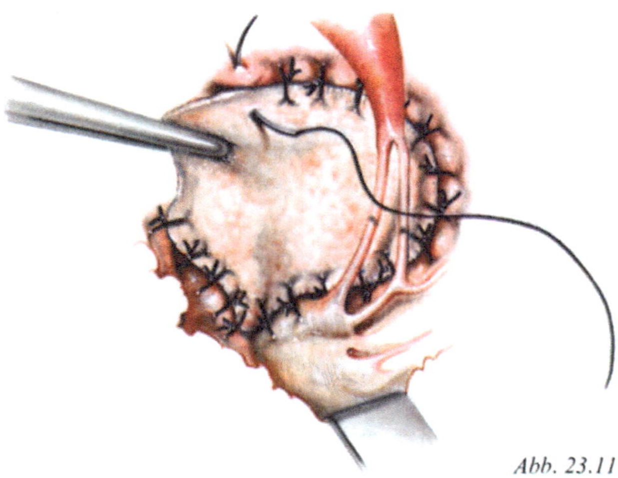

Abb. 23.11

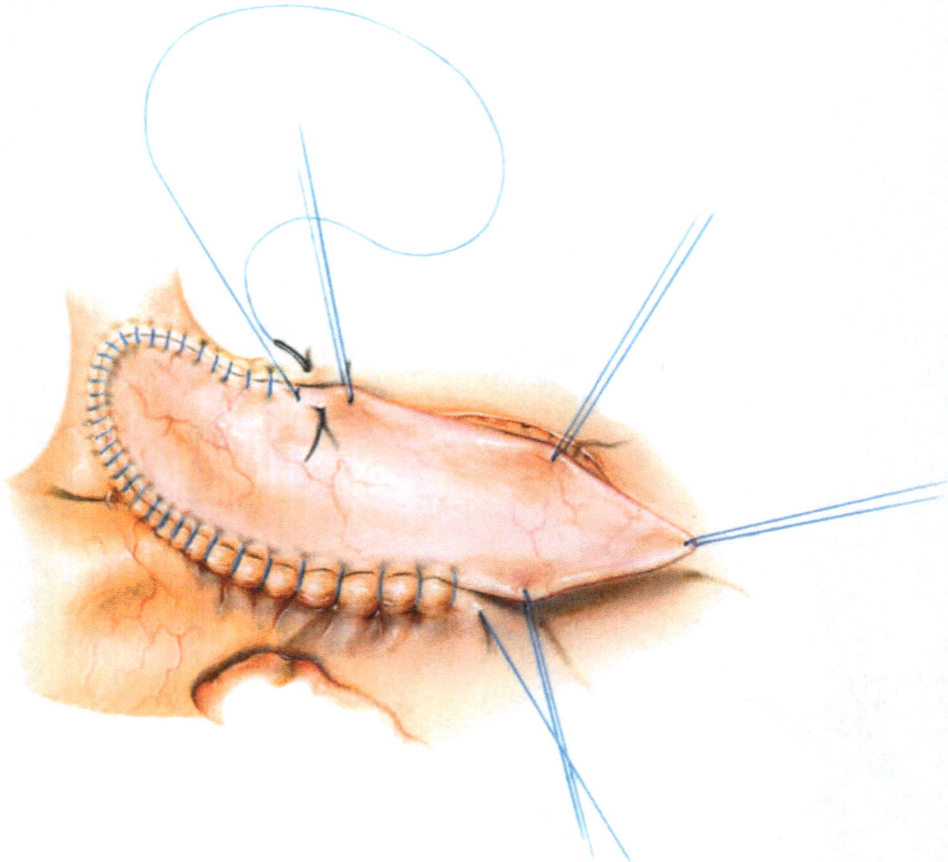

Abb. 23.12

beginnt diese entweder im linken Pulmonalast oder in der Bifurkation und reicht über den Klappenring in den Ventrikel (Abb. 23.12).
Vor der Dekanülierung werden die Drücke im rechten Ventrikel gemessen. Ein Druckverhältnis zwischen rechtem Ventrikel und Aorta von weniger als 0,75 ist akzeptabel.

Spätergebnisse

Klinischer Status

Die Überlebensrate 5–10 Jahre nach Korrektur einer Fallot-Tetralogie beträgt 95% [13, 35, 51]. Die meisten Patienten werden asymptomatisch. SUNDERLAND et al. fanden, daß von 27 Überlebenden, die im Kleinkindesalter korrigiert worden waren, alle asymptomatisch waren [61]. Auch andere Autoren haben ähnlich gute Ergebnisse publiziert [35, 51]. GARSON et al. konnten nachweisen, daß über 80% der Patienten, die im Kindesalter korrigiert worden waren, ein normales Leben ohne Beeinträchtigung der intellektuellen Entwicklung, Belastbarkeit oder Fortpflanzungsfähigkeit führen können.

Hämodynamischer Status

Die meisten Patienten weisen nach der Korrektur geringgradige hämodynamische Störungen auf. Dennoch kann ihr Kreislauf normal oder fast normal auf maximale Belastung reagieren, wie anhand von Messungen des Herzzeitsvolumens, des maximalen Sauerstoffverbrauchs und der linksventrikulären Auswurffraktion nachzuweisen ist [55]. Die häufigsten hämodynamischen Abweichungen sind eine milde rechtsventrikuläre Drucksteigerung (30–45 mm Hg), ein geringer Druckgradient zwischen dem rechten Ventrikel und der Pulmonalarterie (10–20 mm Hg) und eine Pulmonalinsuffizienz [11, 12, 61]. Bristow et al. wiesen bei ihren Patienten bis zu 10 Jahren nach Korrektur stabile Kreislaufverhältnisse nach.

Elektrophysiologische Veränderungen

Geringfügige elektrophysiologische Veränderungen sind nach der Korrektur einer Fallot-Tetralogie die Regel. Ernstere Störungen sind wesentlich seltener. Im Hinblick auf ihre Bedeutung und ihre optimale Behandlung besteht jedoch Uneinigkeit.

Ein postoperativer Rechtsschenkelblock (RSB) besteht bei 85–95% der Patienten [28, 59]. Per se ist der Rechtsschenkelblock absolut gutartig.

Ein Rechtsschenkelblock tritt in Verbindung mit einem links-anterioren Hemiblock (LAH) wesentlich seltener, nämlich bei 8–18 der Patienten auf [28, 59, 66]. Über die Prognose dieser Kombination gibt es widersprüchliche Angaben. Wolff et al. beobachteten einen plötzlichen Herztod bei 12,5% der Patienten mit RSB und LAH, dagegen nur bei 2% der Patienten ohne diese Kombination [65]. Gillette und Steeg verzeichneten dagegen unabhängig voneinander bei ihren Patienten mit RSB und LAH keinen Spättodesfall [28, 59]. Die unterschiedliche Prognose könnte auf eine unterschiedliche Lokalisation der Verletzung im Reizleitungssystem zurückzuführen sein [36].

Gillette et al. sehen allerdings einen Zusammenhang zwischen ventrikulären Extrasystolen und plötzlichem Herztod [28]. Zudem bestanden bei all ihren verstorbenen Patienten Zeichen einer deutlichen Herzinsuffizienz. Beim Auftreten postoperativer ventrikulärer Extrasystolen empfehlen sie die Behandlung mit Chinidin oder Propranolol.

Bislang ist unser Wissen zu begrenzt, um eine gesicherte Empfehlung darüber geben zu können, ob diese Patienten, abgesehen von jenen mit kompletter AV-Dissoziation, prophylaktisch einen Schrittmacher erhalten sollten.

Literatur

1. Adams P, Radley-Smith R, Yacoub M (1974) Primary total correction of Fallot's tetralogy below the age of 2 years. Br Heart J 36:1036
2. Alfieri O, Locatelli G, Bianchi T, Vanini V, Parenzan L (1979) Repair of tetralogy of Fallot after Waterston anastomosis. J Thorac Cardiovasc Surg 77:826
3. Arciniegas E, Farooki ZQ, Hakimi M, Green EW (1980) Results of two-stage surgical treatment of tetralogy of Fallot. J Thorac Cardiovasc Surg 79:876
4. Barrat-Boyes BG, Neutze JM (1973) Primary repair of tetralogy of Fallot in infancy using profound hypothermia with circulatory arrest and limited cardiopulmonary bypass: a comparison with conventional two stage management. Ann Surg 178:406
5. Berry BE, McGoon DC (1973) Total correction for tetralogy of Fallot with anomalous coronary artery. Surgery 74:894
6. Bertranou EG, Blackstone EH, Hazelrig JB, Turner ME Jr, Kirklin JW (1978) Life expectancy without surgery in tetralogy of Fallot. Am J Cardiol 4:458
7. Blackstone EH, Kirklin W, Bertranou EG, Labrosse CJ, Soto B, Bargeron LM (1979) Preoperative prediction from cineangiograms of post-repair right ventricular pressure in tetralogy of Fallot. J Thorac Cardiovasc Surg 78:542
8. Blackstone EH, Krklin JW, Pacifico AD (1979) Decision-making in repair of tetralogy of Fallot based on intraoperative measurements of pulmonary arterial outflow tract. J Thorac Cardiovasc Surg 77:526
9. Blalock A (1955) Discussion of Lillehei et al (1955) Direct vision intracardiac surgical correction of the tetralogy of Fallot, pentalogy of Fallot and pulmonary atresia defects. Ann Surg 142:418
10. Bonchek LI, Starr A, Sunderland CO, Menashe VD (1973) Natural history of tetralogy of Fallot in infancy: clinical classification and therapeutic implications. Circulation 48:392
11. Bristow JD, Kloster FE, Lees MH, Menashe VD, Griswold HE, Starr A (1970) Serial cardiac catheterizations and exercise hemodynamics after correction of tetralogy of Fallot. Average follow-up 13 months and 7 years after operation. Circulation 41:1057
12. Burnell RH, Woodson RD, Lees MH, Bristow JD, Starr A (1969) Results of correction of tetralogy of Fallot in children under four years of age. J Thorac Cardiovasc Surg 57:153
13. Calder AL, Barratt-Boyes BG, Brandt PWT, Neutze JM (1979) Postoperative evaluation of patients with tetralogy of Fallot repaired in infancy. Including criteria for use of outflow patching and radiologic assessment of pulmonary regurgitation. J Thorac Cardiovasc Surg 77:704
14. Castaneda AR, Freed MD, Williams RG, Norwood WI (1977) Repair of tetralogy of Fallot in infancy. J Thorac Cardiovasc Surg 74:372
15. Castaneda AR, Sade RM, Lamberti J, Nicoloff DM (1974) Reoperation for residual defects after repair of tetralogy of Fallot. Surgery 76:1010
16. Cumming GR (1970) Propanolol in tetralogy of Fallot. Editorial. Circulation 41:13
17. Dabizzi RP, Caprioli G, Aiazzi L, Castelli C, Baldrighi G, Parenzan L, Baldrighi V (1980) Distribution and anomalies of coronary arteries in tetralogy of Fallot. Circulation 61:95
18. Daily PO, Stinson EB, Griepp RB, Shumway NE (1978) Tetralogy of Fallot: choice of surgical procedure. J Thorac Cardiovasc Surg 75:338
19. Edmunds LH Jr, Saxena NC, Friedman S, Rashkind JW, Dodd PF (1976) Transatrial repair of tetralogy of Fallot. Surgery 80:681
20. Fallot A (1888) Contribution of l'anatomie pathologique de la maladie bleue (cyanose cardiaque). Marseille Med 25:77, 138, 207, 270, 341, 403
21. Fallot A (1941) Contribution to the pathologic anatomy of morbus caeruleus (translated summary). *In* Willins, Keys (eds): Cariac Classics. St Louis, CV Mosby Co, pp 689, 690
22. Gale AW, Arciniegas E, Green EW, Blackstone EH, Kirklin JW (1979) Growth of the pulmonary anulus and pulmonary arteries after the Blalock-Taussig shunt. J Thorac Cardiovasc Surg 77:459

23. Garson A Jr, Gorry GA, McNamara DG, Cooley DA (1980) The surgical decision in tetralogy of Fallot: weighing risks and benefits with decision analysis. Am J Cardiol 45:108
24. Garson A, Nihill MR, McNamara DG, Cooley DA (1979) Status of the adult and adolescent after repair of tetralogy of Fallot. Circulation 59:1232
25. Gay WA Jr, Ebert PA (1973) Aorta-to-right pulmonary artery anastomosis causing obstruction of the right pulmonary artery: management during correction of tetralogy of Fallot. Ann Thorac Surg 1:402
26. Gill GC, Boodie DS, McGoon DC (1977) Staged surgical management of pulmonary atresia with diminutive pulmonary arteries. J Thorac Cardiovasc Surg 73:436
27. Gillette PC, Garson A, Eterovic E, Nehces W, Mullins CE, McNamara DG (1978) Results of oral propranolol in infants and children. J Pediatr 86:170
28. Gillette PC, Yeoman MA, Mullins CE, McNamara DG (1977) Sudden death after repair of tetralogy of Fallot: electrocardiographic and electrophysiologic abnormalities. Circulation 56:566
29. Howe A, Rastelli GC, Ritter DG, DuShane JW, McGoon DC (1970) Management of the right ventricular outflow tract in severe tetralogy of Fallot. J Thorac Cardiovasc Surg 60:131
30. Jones EL, Conti CR, Neill CA, Gott VL, Brawley RK, Haller JA (1973) Long-term evaluation of tetralogy patients with pulmonary valvular insufficiency resulting from outflow-patch correction across the pulmonic annulus. Circulation 48 (Suppl III):III–11
31. Kirklin JW, Blackstone EH, Pacifico AD, Brown RN, Bargeron LM (1979) Routine primary repair vs two-stage repair of tetralogy of Fallot. Circulation 60:373
32. Kirklin JW Devloo RA (1961) Hypothermic perfusion and circulatory arrest for surgical correction of tetralogy of Fallot with previously constructed Potts' anastomosis. Dis Chest 39:87
33. Kirklin JW, Ellis FH, McGoon DC, DuShane JW, Swan JC (1959) Surgical treatment for the tetralogy of Fallot by open intracardiac repair. J Thorac Cardiovasc Surg 37:22
34. Kirklin JW, Payne WS (1960) Surgical treatment for tetralogy of Fallot after previous anastomosis of systemic to pulmonary artery. Surg Gynecol Obstet 110:707
35. Kirklin JW, Wallace RB, McGoon DC, DuShane JW (1965) Early and late results after intracardiac repair of tetralogy of Fallot. Ann Surg 162:578
36. Krongard E (1978) Prognosis for patients with congenital heart disease and postoperative intraventricular conduction defects. Circulation 57:867
37. Lakier JB, Stanger P, Heymann MA, Hoffman JIE, Rudolph AM (1974) Tetralogy of Fallot with absent pulmonary valve. Natural history and hemodynamic considerations. Circulation 50:167
38. Lev M (1959) The architecture of the conduction system in congenital heart disease. II. Tetralogy of Fallot. Arch Pathol Lab Med 67:572
39. Lev M (1968) Conduction system in congenital heart disease. Am J Cardiol 21:619
40. Lev M, Eckner RAO (1964) The pathologic anatomy of tetralogy of Fallot and its variations. Dis Chest 45:251
41. Lillehei CW, Cohen M, Warden HE, Reed RC, Aust JB, Dewall RA, Varco RL (1955) Direct vision intracardiac surgical correction of the tetralogy of Fallot, pentalogy of Fallot and pulmonary atresia defects. Ann Surg 142:418
42. Litwin SB, Rosenthal A, Fellows K (1973) Surgical management of young infants with tetralogy of Fallot, absence of the pulmonary valve, and respiratory distress. J Thorac Cardiovasc Surg 65:552
43. McGoon DC (1977) Discussion of Pacifico et al. (1977) Surgical management of pulmonary stenosis in tetralogy of Fallot. J Thorac Cardiovasc Surg 74:382
44. Meyer J, Chiarello L, Hallman GL, Cooley DA (1975) Coronary artery anomalies in patients with tetralogy of Fallot. J Thorac Cardiovasc Surg 69:373
45. Miller RA, Lev M, Paul MH (196) Congenital absence of the pulmonary valve: the clinical syndrome of tetralogy of Fallot with pulmonary regurgitation. Circulation 26:266
46. Mistrot JJ, Bernhard WF, Rosenthal A, Castaneda AR (1977) Tetralogy of Fallot with a single pulmonary artery: operative repair. Ann Thorac Surg 23:249
47. Norwood WI, Rosenthal A, Castaneda AR (1976) Tetralogy of Fallot with acquired pulmonary atresia and hypoplasia of pulmonary arteries. J Thorac Cardiovasc Surg 72:454

48. Oku H, Shirotani H, Yokoyama T, Tokota Y, Kawai J, Mori A, Kanzaki Y, Makino S, Ando F, Setsuie N (1978) Postoperative size of the right ventricular outflow tract and optimal age in complete repair of tetralogy of Fallot. Ann Thorac Surg 25:322
49. Pacifico AD, Bargeron LM, Kirklin JW (1973) Primary total correction of tetralogy of Fallot in children less than four years of age. Circulation 48:1085
50. Pacifico AD, Kirklin JW, Blackstone EH (1977) Surgical management of pulmonary stenosis in tetralogy of Fallot. J Thorac Cardiovasc Surg 74:382
51. Poirer RA, McGoon DC, Danielson GK, Wallace RB, Ritter DG, Moodie DS, Wiltse CG (1977) Late results after repair of tetralogy of Fallot. J Thorac Cardiovasc Surg 73:900
52. Puga FJ, DuShane JW, McGoon DC (1972) Treatment of tetralogy of Fallot in children less than 4 years of age. J Thorac Cardiovasc Surg 64:247
53. Rees GM, Starr A (1973) Total correction of Fallot's tetralogy in patients aged less than 1 year. Br Heart J 35:898
54. Rocchini AP, Rosenthal A, Freed M, Castaneda AR, Nadas AS (1977) Chronic congestive heart failure after repair of tetralogy of Fallot. Circulation 56:305
55. Rosing DR, Borer JS, Kent KM, Maron BJ, Seides SF, Morrow AG, Epstein SE (1978) Long-term hemodynamic and electrocardiographic assessment following operative repair of tetralogy of Fallot. Circulation 58 (Suppl III):III–209
56. Rowlatt UF, Rimoldi HJA, Lev M (1963) The quantitative anatomy of the normal child's heart. Pediatr Clin North Am 10:499
57. Stafford EG, Mair DD, McGoon DC, Danielson GK (1973) Tetralogy of Fallot with absent pulmonary valve. Circulation 48 (Suppl III):III–24
58. Starr A, Bonchek LI, Sunderland CO (1973) Total correction of tetralogy of Fallot in infancy. J Thorac Cardiovasc Surg 65:45
59. Steeg CN, Krongrad E, Davachi F, Bowman FO Jr, Malm JR, Gersony WM (1975) Postoperative left anterior hemiblock and right bundle branch block following repair of tetralogy of Fallot. Circulation 51:1026
60. Stephenson LW, Friedman S, Edmunds LH (1978) Staged surgical management of tetralogy of Fallot in infants. Circulation 58:837
61. Sunderland CO, Matarazzo RG, Lees MH Menashe VD, Bonchek LI, Rosenberg JA, Starr A (1973) Total correction of tetralogy of Fallot: postoperative hemodynamic evaluation. Circulation 48:398
62. Tucker WY, Turley K, Ullyot DJ, Ebert PA (1979) Management of symptomatic tetralogy of Fallot in the first year of life. J Thorac Cardiovasc Surg 78:494
63. Turley K, Tucker WY, Ebert PA (1980) The changing role of palliative procedures in the treatment of infants with congenital heart disease. J Thorac Cardiovasc Surg 79:194
64. Venugopal P, Subramanian S (1974) Intracardiac repair of tetralogy of Fallot in patients under five years of age. Ann Thorac Surg 18:228
65. Wolff GS, Rowland TW, Ellison RC (1972) Surgically induced right bundle-branch block with left anterior hemiblock: an ominous sign in postoperative tetralogy of Fallot. Circulation 46:587
66. Yabek SM, Jarmakani JM, Roberts NK (1977) Diagnosis of trifascicular damage following tetralogy of Fallot and ventricular septal defect repair. Circulation 55:23
67. Zavanella C, Matsuda H, Subramanian S (1977) Successful correction of a complete form of atrioventricular canal associated with tetralogy of Fallot. J Thorac Cardiovasc Surg 74:195

Kapitel 24

Transposition der großen Gefäße

Unter Mitarbeit von Lucio Parenzan und Magdi Yacoub

Albert versuchte 1954 erstmalig eine physiologische Korrektur der Transposition der großen Gefäße (TGA), indem er im Tierexperiment den venösen Zufluß transponierte [3]. 1959 berichtete Senning über eine erfolgreiche intraatriale Korrektur unter Verwendung des Vorhofseptums und der Vorhofwand [64]. Schumacker beschrieb 1961 ein Operationsverfahren mit einem zweischenkligen Vorhoflappen. 1964 führte Mustard die intraatriale Umleitungsoperation mit Perikard in die Klinik ein [47]. In den folgenden Jahren sollte dieses Verfahren breite klinische Anwendung finden. In den späten 70er Jahren wandte man sich jedoch wieder vermehrt der Senningschen Operation zu in der Hoffnung, einige der Spätkomplikationen der Mustard-Operation reduzieren oder ganz vermeiden zu können [10, 20, 50, 53].
Bereits in den 50er Jahren versuchte man, allerdings erfolglos, die anatomische Korrektur der TGA, indem man die großen Gefäße einschließlich der Koronararterien transponierte [7, 32, 36, 48, 64]. Die erfolgreiche anatomische Korrektur durch Jatene im Jahre 1976 [35] und Yacoub im Jahre 1977 [87] entfachte erneut das Interesse an diesem Operationsverfahren, das theoretisch den Vorteil hat, den anatomisch linken Ventrikel wieder zum systemischen Ventrikel werden zu lassen.
Wahrscheinlich werden wir in den 80er Jahren einige Antworten auf die vielen Fragen erhalten, die im Hinblick auf das geeignetste Operationsverfahren der TGA noch offen sind. Mit präzisen und wissenschaftlich begründeten Vergleichsuntersuchungen über die beiden geläufigsten intraatrialen Operationsverfahren – die Operationen nach Mustard und Senning – ist zu rechnen. Immer mehr Patienten erreichen heute nach derartigen Umleitungsoperationen auf Vorhofebene ihr zweites postoperatives Lebensjahrzehnt, so daß weitere Kenntnisse darüber zu erwarten sind, inwieweit auf lange Sicht der rechte Ventrikel und die Trikuspidalklappe als systemischer Ventrikel und systemische AV-Klappe fungieren können.
In diesem Kapitel beschreiben wir die drei geläufigsten Operationen der TGA. Die Operation nach Mustard war immer unser bevorzugtes Operationsverfahren; wir werden unsere Technik darstellen. Die Operation nach Senning wird von Lucio Parenzan, Bergamo, Italien beschrieben. Magdi Yacoub, London, England behandelt die anatomische Korrektur der TGA.

Indikationen zur Operation

Ohne therapeutische Maßnahmen zur Verbesserung der arteriovenösen Mischung versterben 80–90% der Patienten im ersten Lebensjahr [51, 65]. Diese hohe Letalität hat die Suche nach geeigneten Operationsverfahren außerordentlich stimuliert. BLALOCK und HANLON stellten 1959 mit der atrialen Septektomie ein palliatives Verfahren vor [13]. Damit konnte zwar bei einem großen Teil der Patienten eine entscheidende Verbesserung der systemischen O_2-Sättigung erzielt werden, die Operationsletalität lag jedoch bei mindestens 20–30% [19, 73]. RASHKIND verdanken wir die 1966 beschriebene Ballonseptostomie [54]. Dabei wird mit Hilfe eines aufgeblasenen Ballonkatheters das Vorhofseptum eingerissen. Dieses Verfahren kann relativ einfach im Katheterlabor vorgenommen werden, führt bei fast allen Patienten prompt zur Verbesserung und weist eine beträchtlich niedrigere Letalität von etwa 10% als die Blalock-Hanlon-Operation auf [79]. Mit der Septostomie nach RASHKIND kann bei der Mehrzahl der Patienten eine zum Überleben ausreichende Sauerstoffsättigung von etwa 60% und eine kurzfristige Palliation für 6–12 Monate erzielt werden. Wir nehmen diese Ballonseptostomie während der ersten Herzkatheteruntersuchung vor. Der Ballon wird dazu auf 4 ml aufgeblasen und mindestens 8mal durch das Septum durchgezogen. Falls eine Azidose besteht, wird vor dem Herzkatheter eine Prostaglandin-E_1-Infusion begonnen [11].

Nach einer Septostomie sollten zwei wichtige Fragen bedacht werden:

1. Falls die Septostomie erfolglos oder nur für kurze Zeit wirksam ist, worin sollte dann der nächste Schritt bestehen – in einer erneuten Septostomie, in einer Septektomie oder in der Korrektur?
2. Was bestimmt den Zeitpunkt der elektiven Korrektur?

Das Rashkind-Manöver kann versagen, wenn die Verbindung auf Vorhofebene nicht groß genug ist oder wenn die Kreislaufverhältnisse eine intraatriale Durchmischung nicht zulassen. Anatomisch bedingte Gründe für das Versagen der Septostomie können vorliegen [37]; häufig bleibt jedoch die arteriovenöse Mischung trotz erfolgreicher Septostomie und ausreichend großer Septumöffnung unzulänglich. Die Ursache dafür besteht wahrscheinlich in einem ungünstigen Verhältnis der links- und rechtsventrikulären Füllungsdrucke zueinander [42, 58]. Die verminderte Compliance oder Dehnbarkeit des rechten Ventrikels bedingt einen zu hohen rechtsventrikulären Füllungsdruck, um einen ausreichenden Shunt vom linken zum rechten Vorhof zu erlauben.

Diese hämodynamische Ursache der schlechten arteriovenösen Durchmischung nach Ballonseptostomie erklärt, warum häufig auch die erneute Septostomie oder Vorhofseptektomie erfolglos bleibt [88]. Daher nehmen wir nur selten die Septektomie nach erfolgloser Septostomie vor, sondern entschließen uns zur Korrektur.

Die Wahl des Zeitpunktes einer elektiven Korrekturoperation richtet sich nach dem Ziel, den Eingriff einerseits in einem Alter und bei einer Körpergröße, die ein niedriges Operationsrisiko garantieren, und andererseits vor dem Auftreten von schwerwiegenden Komplikationen vorzunehmen. Die gravierendsten Komplikationen der Transposition sind

1. die schwere Hypoxämie und Azidose,
2. zerebrovaskuläre Insulte,
3. die Entwicklung einer pulmonalen Vaskulopathie.

Eine Untersuchung von GUTGESELL et al. über die Häufigkeit dieser Komplikationen zeigte, daß 14% der Patienten während des Intervalls zwischen Septostomie und intraatrialer Korrektur entweder verstarben oder einen zerebrovaskulären Insult erlitten [30].

Zerebrovaskuläre Insulte und die pulmonale obstruktive Vaskulopathie treten in Abhängigkeit von der Zeit auf. Beide Komplikationen sind während der ersten 6 Lebensmonate selten [18, 79]. Die Entwicklung einer obstruktiven pulmonalen Vaskulopathie ist wahrscheinlich durch den hohen Hämatokrit und den daraus resultierenden Strömungswiderstand im Lungenbett [2], durch den häufig erhöhten pulmonalen Durchfluß [46] und die Bildung von Mikrothromben bedingt [49]. In seltenen Fällen wird die Lungengefäßerkrankung erst nach der Korrektur aufgedeckt, auch wenn präoperativ kein Hinweis auf eine pulmonale Hypertonie oder einen erhöhten Lungengefäßwiderstand bestand [12, 38, 49].

Der geeignetste Zeitpunkt für die Korrektur der Transposition mit intaktem Ventrikelseptum scheint zwischen dem 6. und 12. Lebensmonat zu liegen. Nach TURLEY, EBERT et al. ist die Korrektur noch früher indiziert [77]; sie berichteten über 34 Säuglinge, die während der ersten Lebensmonate ohne Operationsletalität und mit nur geringer Spätkomplikationsrate operiert wurden.

Wahl des Operationsverfahrens

Die Wahl des Operationsverfahrens wird von folgenden Überlegungen bestimmt: Sollte eine Umkehr auf Vorhofebene oder eine Umkehr auf Gefäßebene (anatomische Korrektur) vorgenommen werden? Falls eine intraatriale Umkehroperation geplant ist, welches Verfahren – nach MUSTARD oder SENNING – ist vorzuziehen?

Die Operationen nach MUSTARD und SENNING stellen heute die am weitesten verbreiteten Operationsverfahren dar. Auch die Operationen nach BAFFES [6], SHUMACKER [4, 68, 81] und anderen [5] haben die Umkehr des venösen Zuflusses zum Ziel, konnten sich jedoch nicht allgemein durchsetzen.

Das erneute Interesse an der Senningschen Operation spiegelt die Tatsache wider, daß die Mustard-Technik trotz zahlreicher technischer Modifikationen an zwei Hauptproblemen laboriert: Den supraventrikulären Rhythmusstörungen und der venösen Obstruktion. Wenngleich keines dieser Probleme unbedingt ernster Natur sein muß, haben sie doch viele Arbeitsgruppen veranlaßt, die Operation nach MUSTARD erst zu modifizieren und dann zugunsten der Senningschen Operation ganz zu verlassen [10, 20, 50, 53]. Zur gleichen Zeit wurden jedoch neue große Serien von Mustard-Operationen mit hervorragenden Ergebnissen vorgelegt [77, 78], so daß augenblicklich keine wissenschaftlich stichhaltige Antwort auf die Frage, welches dieser Verfahren besser sei, gegeben werden kann.

Umkehroperationen auf Vorhofebene stellen weltweit die geläufigsten Verfahren zur physiologischen Korrektur der TGA dar. Sie sind leicht zu verstehen und weisen in der Hand zahlreicher Chirurgen eine Operationsletalität von unter 10% auf. Allerdings ist über die Langzeitfunktion des rechten Ventrikels und der Trikuspidalklappe als systemische AV-Klappe nichts bekannt. Der rechte Ventrikel erscheint strukturell auf Dauer nicht geeignet, gegen einen hohen Widerstand anzupumpen; bekanntlich kann er in zahlreichen Situationen, in denen ein hoher rechtsventrikulärer Druck besteht, versagen.

Diese Bedenken über die möglichen Langzeitprobleme mit der Umkehroperation auf Vorhofebene haben die Entwicklung von Korrekturoperationen auf Gefäßebene angeregt, die den linken Ventrikel zum systemischen Ventrikel machen [70, 84]. Derartige Operationen wurden erstmals bei Patienten vorgenommen, bei denen dank eines großen Ventrikelseptumdefektes bereits präoperativ systemische Drucke im linken Ventrikel bestanden. Diese Operationstechnik kann aber auch bei Patienten mit intaktem Ventrikelseptum angewandt werden, wenn der linke Ventrikel über einen gewissen Zeitraum durch eine Bandage der Pulmonalarterie auf die Korrektur „vorbereitet" wird [87].

Die anatomische Korrektur dürfte jedoch auch ihre Spätkomplikationen haben. Es könnte sein, daß die Anastomosen der Koronararterien ebenso wie die aortale Anastomose Wachstumsstörungen unterliegen. Die Rezidivrate nach Resektion einer Isthmusstenose mit End-zu-End-Anastomose im Kleinkindesalter erweckt den Verdacht, daß auch bei der anatomischen Korrektur Schwierigkeiten mit der Anastomose in der Aorta ascendens und den Koronaranastomosen auftreten könnten [25].

Die Distanz zwischen dem proximalen Stumpf der durchtrennten Aorta und der distalen Pulmonalarterie muß beinahe immer durch prothetisches Material überbrückt werden. Wenngleich man sich erhofft, ein für das gesamte Leben ausreichendes Konduit im Kleinkindesalter einsetzen zu können, kann doch ein späterer Austausch mit einer größeren Prothese notwendig werden.

Infolge progredienter Dilatation des Klappenringes könnte eine Schlußinsuffizienz der Aortenklappe auftreten. Zwischen der Aorta ascendens und der Pulmonaliswurzel besteht immer eine gewisse Diskrepanz. Dieser Größenunterschied verbunden mit der Dünnwandigkeit der Pulmonalarterie kann im späteren Leben zur progredienten Dilatation des Klappenringes führen.

Zudem ist nicht bekannt, inwieweit der linke Ventrikel auf lange Sicht nach anatomischer Korrektur eine normale Funktion aufrecht erhalten kann.
Nur anhand sorgfältiger Nachuntersuchungen von Patientengruppen, die verschiedenen Operationsverfahren unterzogen wurden, wird man letztlich die Frage nach der Wahl des besten Operationsverfahrens beantworten können.

Chirurgische Taktik

Extrakorporale Zirkulation

Bei Kleinkindern mit einem Körpergewicht unter 10 kg wird die Operation in tiefer Hypothermie und temporärem Kreislaufstillstand durchgeführt (Kap. 5). Bei der Umkehroperation auf Vorhofebene wird die venöse Linie während der Aufwärmphase in das rechte Herzohr (den neuen linken Vorhof) eingesetzt. Zum Myokardschutz wird die kalte Kaliumkardioplegie angewandt (Kap. 6).

Vorgehen bei zusätzlichen Defekten

Ventrikelseptumdefekt

Ein Ventrikelseptumdefekt besteht bei annähernd 20% der Patienten mit TGA [60]. Bei 30% der Patienten mit VSD liegt zusätzlich eine Pulmonalstenose vor [33].
Die TGA mit großem VSD ohne Pulmonalstenose hat eine hohe Spontanletalität; die meisten Patienten versterben innerhalb der ersten 6 Lebensmonate. Wird das erste Jahr überlebt, ist die pulmonale obstruktive Vaskulopathie sehr häufig. Ist die Herzinsuffizienz konservativ nicht zu beherrschen, bändeln wir in diesen Fällen immer die Pulmonalarterie. Die spätere Korrektur besteht dann in der Mustard-Operation, Verschluß des VSD (meist transatrial durch die Trikuspidalklappe) und Entbändelung der Pulmonalarterie [72, 80].
Zur Korrektur der TGA mit VSD bestehen auch folgende Alternativen. Bei der Operation nach Rastelli [44, 55] wird ein intraventrikulärer Tunnel geschaffen, der das Blut vom linken Ventrikel durch den VSD zur Aorta leitet. Die Pulmonalarterie wird durchtrennt und der proximale Stumpf übernäht. Zwischen rechtem Ventrikel und distaler Pulmonalarterie wird ein klappentragendes Konduit implantiert. Eine weitere Möglichkeit stellt die anatomische Korrektur mit VSD-Verschluß dar. Eine TGA mit VSD und pulmonaler obstruktiver Vaskulopathie kann mit einer „palliativen Mustard-Operation" behandelt werden, bei der der VSD offen gelassen wird [41, 43].

Pulmonalstenose

Eine erhebliche Pulmonalstenose tritt bei nur 5% der Patienten mit TGA und intaktem Ventrikelseptum auf und ist somit selten [66, 67]. Dagegen ist eine gewisse Einengung der linksventrikulären Ausflußbahn mit hämodynamisch geringgradiger Stenose häufig und wird bei 33% der Patienten beobachtet [60]. Die Stenose kann auf Klappenebene, subvalvulär oder in beiden Ebenen lokalisiert sein [8]. Kleinkinder mit hochgradiger Pulmonalstenose sollten nach Ballonseptostomie einer systemisch-pulmonalen Shuntoperation unterzogen und im Alter von 2–3 Jahren definitiv korrigiert werden.

Über das operative Vorgehen bei hochgradiger Pulmonalstenose besteht Uneinigkeit. Lokalisation und Beschaffenheit der Obstruktion im linken Ventrikel machen häufig eine erfolgreiche direkte Korrektur unmöglich [55]. Für diese Fälle wurde die Implantation eines Konduits vom linken Ventrikel zur Pulmonalarterie empfohlen [21]. Andere ziehen wiederum das direkte Vorgehen vor [9], bei dem die häufig vorhandene muskuläre Obstruktion exzidiert wird. Eine milde subvalvuläre Stenose kann belassen werden und beeinträchtigt den postoperativen Verlauf nach einer Operation nach SENNING oder MUSTARD kaum.

Offener Ductus arteriosus

Ein großer persistierender Ductus arteriosus mit großem Links-rechts-Shunt weist in der neonatalen Periode eine hohe Letalität auf. Das günstigste Vorgehen bei diesen Patienten dürfte in der Frühkorrektur oder Ligatur des Ductus bestehen.

Reoperation

Eine Reoperation nach Korrektur kann aus verschiedenen Gründen notwendig werden. Die meisten Publikationen darüber beschäftigen sich mit Komplikationen, die nach der Mustard-Operation auftreten: venöse Obstruktion (systemische oder pulmonalvenöse), Rezidiv-VSD und Flickenlecks oder -ausrisse [71, 75].

Umschriebene Stenosen im intraatrialen Tunnel können mit einem Dacronflicken erweitert werden. Bei völliger Schrumpfung des Flickens oder Ausriß kann der vollständige Ersatz notwendig werden. Umschriebene Ausrisse lassen sich übernähen. Ein residualer VSD kann häufig transatrial durch die Trikuspidalklappe verschlossen werden. Die Obstruktion der Lungenvenen kann durch eine Patchplastik des systemischen Vorhofes behoben werden [56].

Operation nach Mustard

Operationstechnik

Die Mustard-Operation weist unter den drei hier beschriebenen Operationsverfahren die meisten Abwandlungsmöglichkeiten auf. Zu diesen Variablen gehören: 1. das Ausmaß der Septumexzision [40, 78], 2. Größe und Form des intraatrialen Flickens [1, 52], 3. das zum intraatrialen Tunnel verwendete Material [14, 69, 78], 4. die Führung der Nahtlinien um die Lungenvenen- und Hohlvenenmündungen [78], 5. die Tiefe der Nahtstiche [22], 6. die Inzision des Koronarsinus [22], 7. die Lage des Flickens zum Koronarsinus [22], 8. die Erweiterungsplastik des neuen linken Vorhofes (pulmonalvenösen Vorhofes) [22, 78]. Aufgrund dieser vielen Abwandlungsmöglichkeiten kann sich die Operation nach Mustard von Chirurg zu Chirurg erheblich unterscheiden.

Unsere Operationstechnik ähnelt weitgehend der ursprünglich von Mustard beschriebenen Methode [47]: 1. Das verbliebene Vorhofseptum wird ausgeschnitten. 2. Der intraatriale Flicken ist rechteckig und 3. besteht aus autologem Perikard. 4. Die Nahtlinien verlaufen nahe den Einmündungen der Lungenvenen und liegen etwas weg von den Einmündungen der Hohlvenen. 5. Die Nähte werden nur oberflächlich gestochen, insbesondere nahe der Trikuspidalklappe. 6. Der Koronarsinus wird intakt gelassen. 7. Der Patch wird so eingenäht, daß der Koronarsinus zum systemischen venösen Rückfluß drainiert. 8. In den neuen linken Vorhof wird ein Patch eingenäht. Insofern unterscheidet sich unser Verfahren von Mustards ursprünglicher Technik.

Das Perikard wird von N. phrenicus zu N. phrenicus entfernt (Abb. 24.1). Aus dem Perikard wird ein rechteckiges Stück ausgeschnitten und an jeder Ecke mit Haltenähten versehen. Dieser Flicken wird für den intraatrialen Tunnel verwendet. Das verbleibende Stück wird dreieckig zugeschnitten und als Flicken in den neuen linken (pulmonalvenösen) Vorhof eingenäht.

Der rechte Vorhof wird unmittelbar vor dem kavoatrialen Übergang längs eröffnet. Die Ränder des rechten Vorhofes werden mit Haltenähten fixiert. Das verbliebene Vorhofseptum wird exzidiert (Abb. 24.2). Der hintere Rand vor den rechten Lungenvenenmündungen, der untere Rand nahe dem Koronarsinus, der Rand zwischen der Trikuspidal- und Mitralklappe und der obere Septumanteil werden ausgeschnitten, ohne benachbarte Strukturen zu verletzen. Das Endothel wird mit 6-0-Polyestereinzelknopfnähten reapproximiert.

Ein Haken wird über dem Grat zwischen Mitral- und Trikuspidalklappe eingesetzt, so daß der linke Vorhof eingesehen werden kann. Die Ostien der linken Lungenvenen sowie die Basis des linken Herzohres werden identifiziert.

Die erste Naht faßt den Perikardflicken und wird unmittelbar links von der Carina zwischen linker oberer und unterer Lungenvenenmündung gesto-

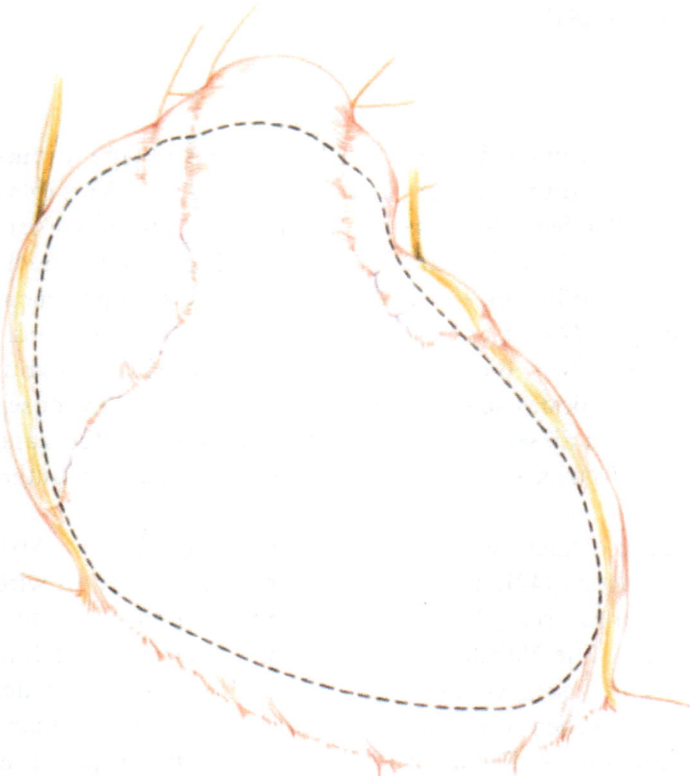

Abb. 24.1

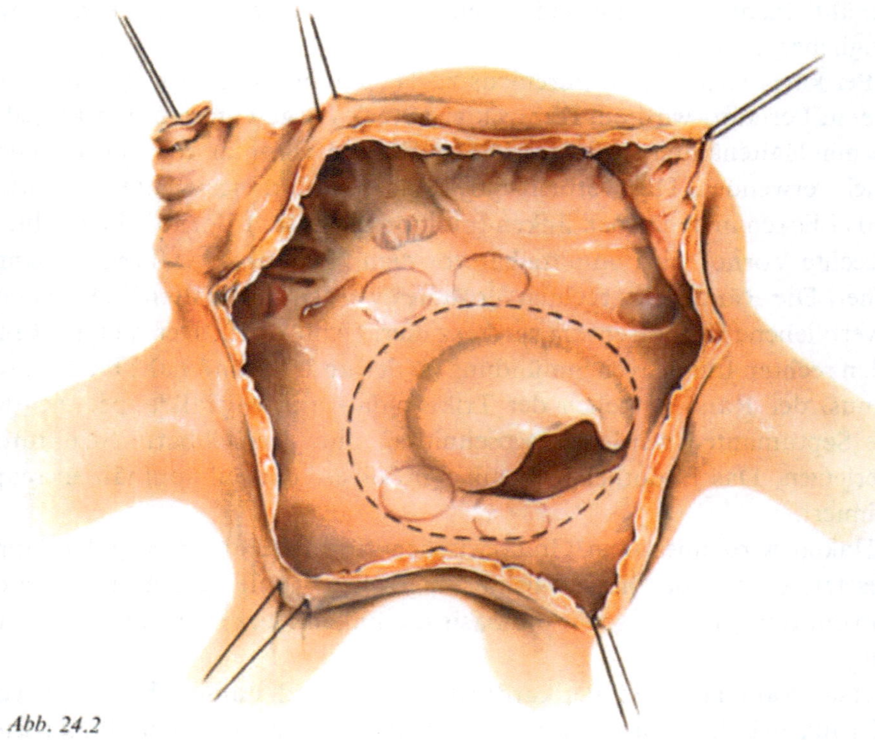

Abb. 24.2

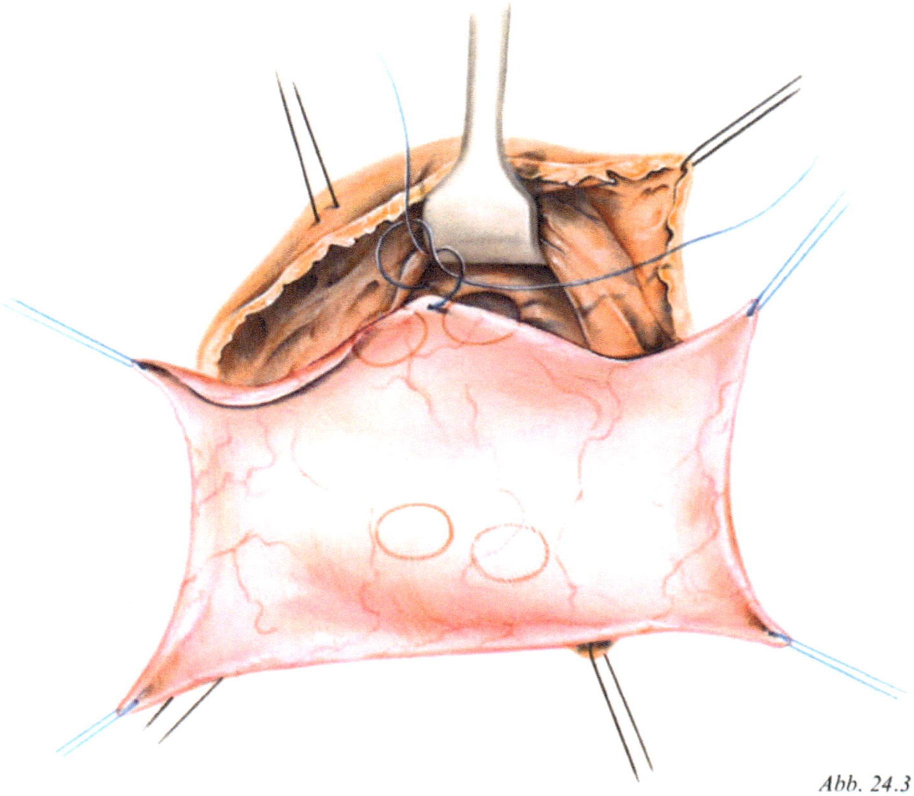

Abb. 24.3

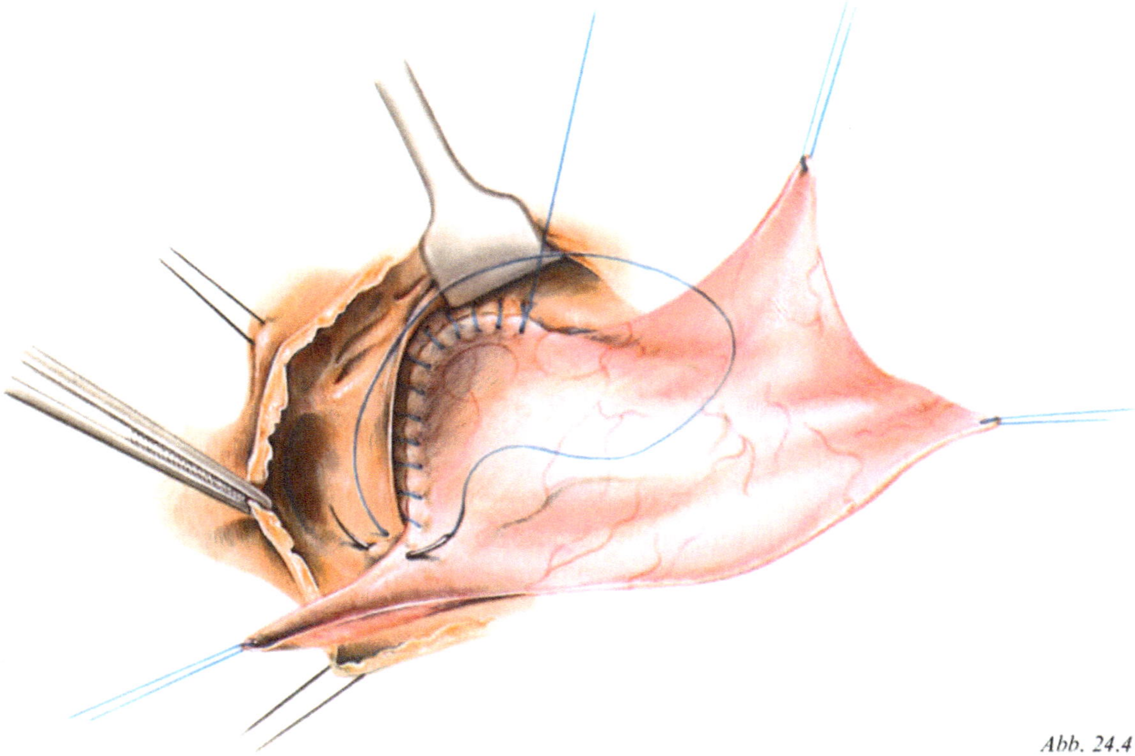

Abb. 24.4

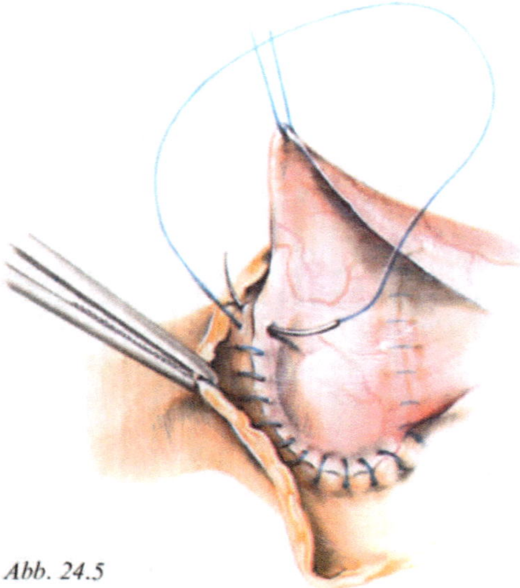

Abb. 24.5

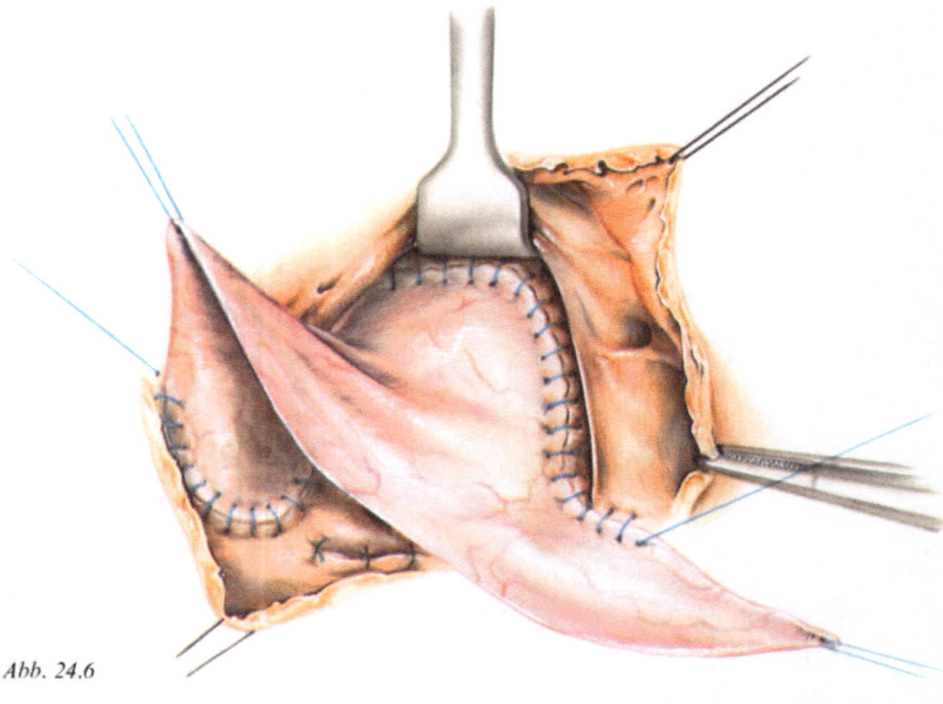

Abb. 24.6

chen. Diese Naht wird geknüpft (Abb. 24.3). Die obere Nahtlinie verläuft nach lateral vor den oberen Lungenvenen und unterhalb des Ostiums der oberen Hohlvene. Sie wird etwa 1–2 cm von der Hohlvene entfernt nach lateral und vorn um die Einmündung der oberen Hohlvene herumgeführt und angeklemmt (Abb. 24.4, 24.5).

Mit dem anderen Fadenende wird die untere Nahtreihe unmittelbar hinter den unteren Lungenvenen fertiggestellt (Abb. 24.6) und dann hinter der Einmündung der unteren Hohlvene nach vorn fortgeführt. Diese Nahtlinie

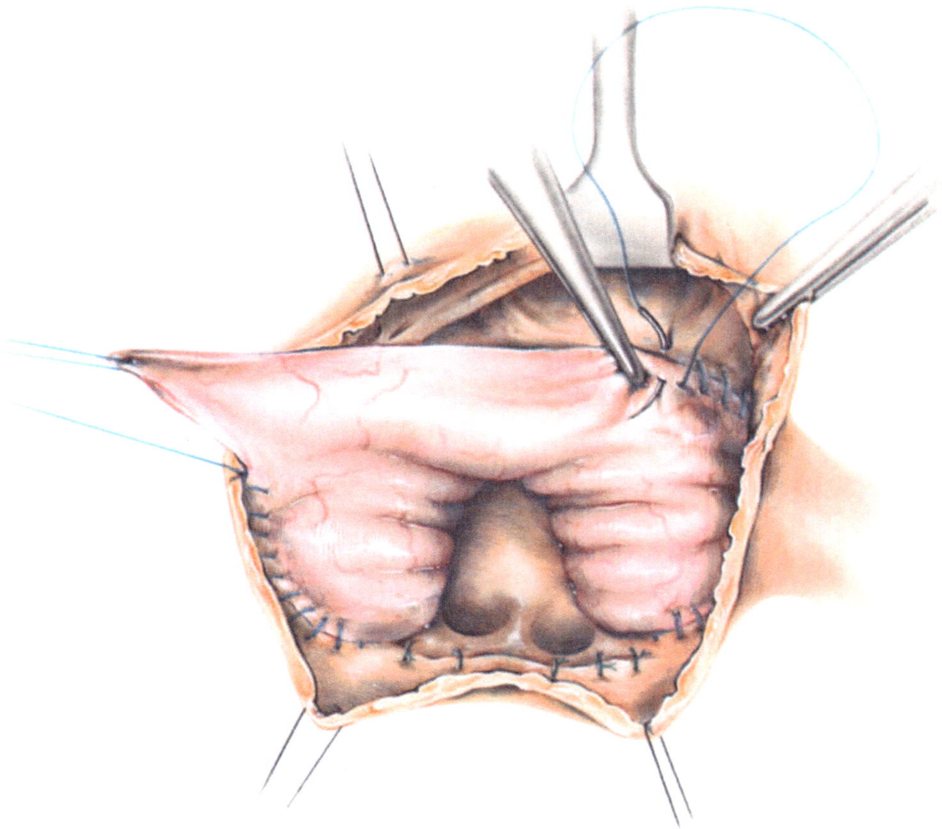

Abb. 24.7

sollte bis zum Erreichen der lateralen Vorhofwand parallel zu der oberen Nahtlinie verlaufen.

Wenn diese Nahtlinie die vordere Zirkumferenz der unteren Hohlvenenmündung erreicht, wird der Haken entfernt und durch die Trikuspidalklappe in den rechten Ventrikel eingesetzt. Durch Zug nach vorn kommen der Koronarsinus und der vordere Anteil des Vorhofseptums zur Darstellung. Der Flicken wird nach vorn geklappt und seine Größe korrigiert. Die Nahtreihe verläuft weiter zwischen Koronarsinus und Trikuspidalklappe zum Grat zwischen Mitral- und Trikuspidalklappe (Abb. 24.7); schließlich kreuzt

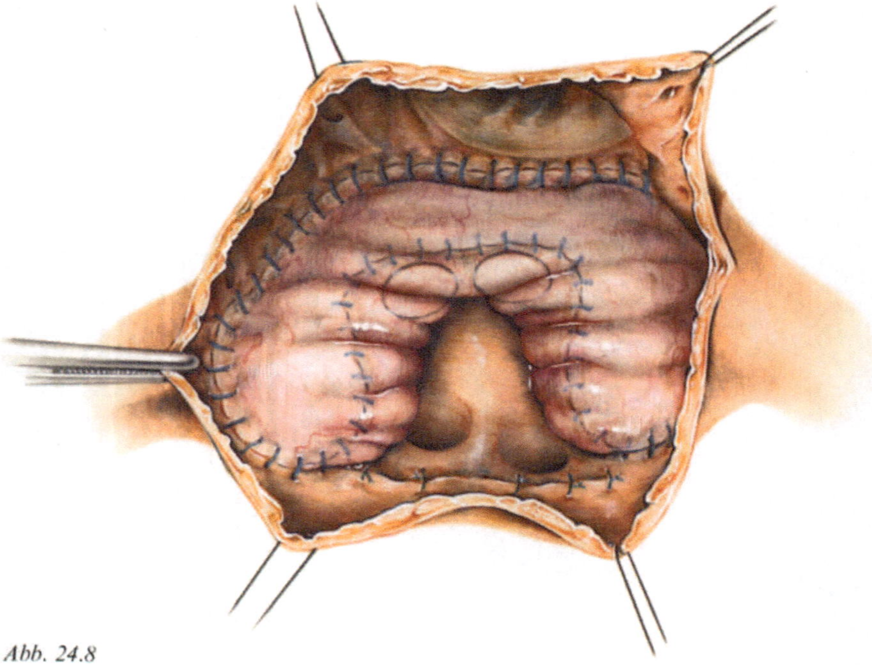

Abb. 24.8

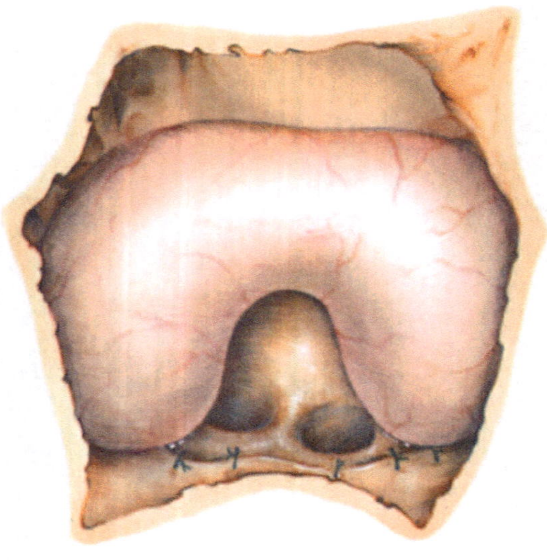

Abb. 24.9

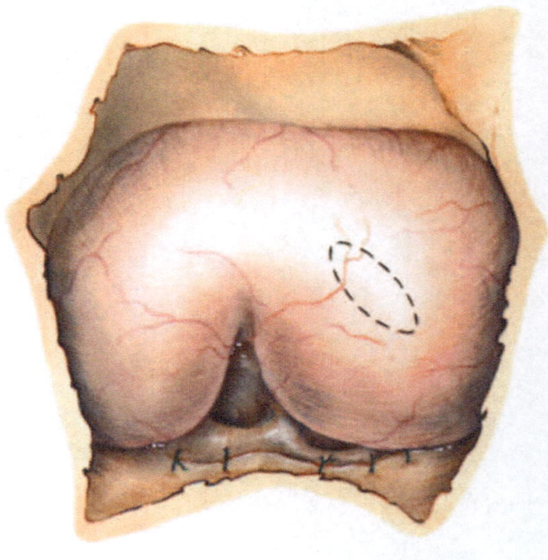

Abb. 24.10

sie das verbliebene Vorhofseptum, um dann mit der oberen Naht zusammenzutreffen (Abb. 24.8).
Dann wird kardioplegische Lösung in die Aortenwurzel injiziert, um den Perikardtunnel aufzublähen und damit seine Form beurteilen zu können (Abb. 24.9). Zu großzügig bemessene Anteile des Perikardtunnels können exzidiert und korrigiert werden (Abb. 24.10).

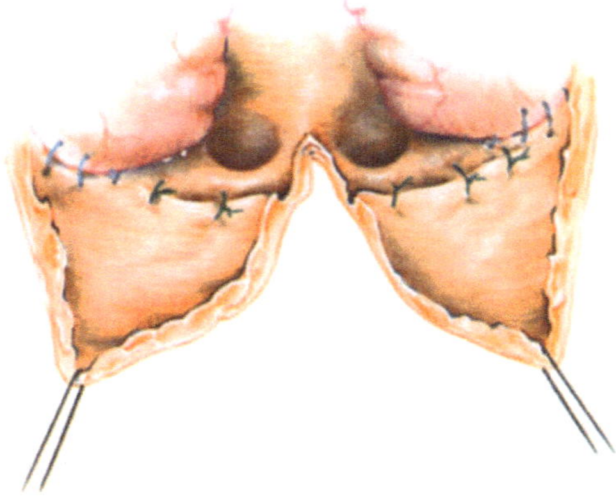

Abb. 24.11

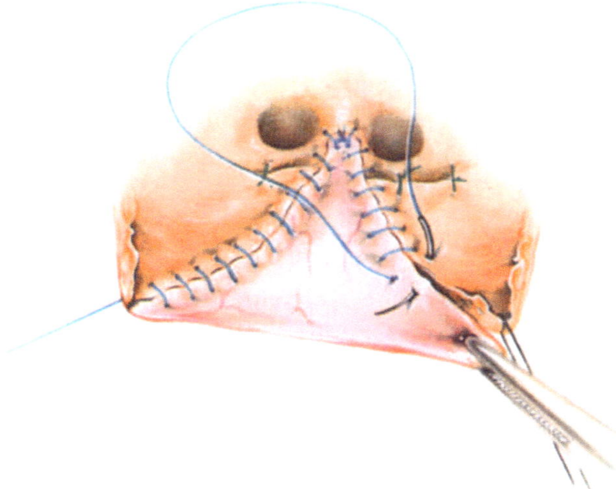

Abb. 24.12

Zur Vergrößerung des neuen linken Vorhofes wird die Lateralwand des rechten Vorhofes über den Grat des ehemaligen Vorhofseptums hinaus bis zwischen die obere und untere Lungenvene hinein inzidiert (Abb. 24.11). Der dreieckige Flicken wird von innen eingenäht (Abb. 24.12). Beim Verschluß der Atriotomie wird die dritte Seite des Patches mit eingenäht.

Ergebnisse

Funktioneller Status

Nach einer Mustard-Korrektur ist bei den meisten Patienten ein normales Wachstum sowie eine normale körperliche Entwicklung zu erwarten [15, 31, 39, 74]. Von CHAMPSAURS et al. Patienten führten 91% ein normales Leben [15]. MUSTARDS erstem Patienten ging es 9 Jahre später gut. Symptome oder Gedeihstörung bedeuten beinahe immer eine hämodynamische Störung [40].

EKG-Veränderungen

Folgende Rhythmusformen können nach einer Operation nach MUSTARD auftreten [16, 23, 24, 26, 29, 31, 34, 59, 61, 83]: 1. Sinusrhythmus, 2. regelmäßiger Vorhofrhythmus, dessen Fokus nicht vom Sinusknoten ausgeht, 3. atriale Tachyarrhythmien und Bradyarrhythmien, 4. Knotenersatzrhythmus, 5. atrioventrikulärer Block.

Nicht selten besteht eine Kombination dieser Rhythmen [59]; die Häufigkeit dieser in der Literatur angegebenen Rhythmusstörungen hängt einmal von der Definition einer Arrhythmie und zum anderen davon ab, ob wahllose EKGs oder eine 24stündige kontinuierliche Überwachung vorgenommen werden. Schließt man harmlose Rhythmusstörungen wie den AV-Block I. Grades ein, kann ihre Inzidenz auf annähernd 100% ansteigen [59, 74]. Mit der Holter-Überwachung über 24 h werden ebenfalls häufiger Rhythmusstörungen aufgedeckt [59, 78].

Die Angaben über Rhythmusstörungen schwanken in der Literatur erheblich: Sinusrhythmus oder regelmäßiger Vorhofrhythmus bei 63–97% der Fälle [15, 59, 76, 78]; Knotenersatzrhythmus bei bis zu 35% der Fälle [15, 31, 59]; Vorhofflattern bei annähernd 6% [15, 59]; komplette AV-Dissoziation bei 0–3% [15, 59].

Das unterschiedliche Auftreten derartiger Rhythmusstörungen scheint auf Variationen in der Operationstechnik zurückzuführen zu sein. Drei mögliche Ursachen für die Rhythmusstörungen kommen nach einer Mustard-Operation in Frage: 1. Verletzung des Sinusknotens und der Sinusknotenarterie, 2. Unterbrechung der intraatrialen Erregungsbahnen, 3. Verletzung des AV-Knotens; über die Bedeutung dieser Faktoren besteht keine geschlossene Meinung.

Daß eine Verletzung des Sinusknotens oder seiner Gefäßversorgung zu Arrhythmien führen kann, steht außer Zweifel [16, 23, 24, 26, 27, 61]. EL-SAID et al. haben histologisch Verletzungen des Sinusknotens nachgewiesen, die in Einblutungen kurz nach der Operation, Obliteration der Sinusknotenarterie und Verödung des Sinusknotens lange nach der Operation bestanden [23]. Sie wiesen nachdrücklich darauf hin, wie wichtig es ist, das Gebiet des Sinusknotens bei der Kanülierung zu meiden. Der Sinusknoten kann aber auch dann verletzt werden, wenn die Nahtlinie zu nahe an der Einmündung der oberen Hohlvene verläuft [40, 78].

Die Bedeutung der internodalen Erregungsbahnen ist heftig umstritten. ISAACSON et al. kamen zu dem Schluß, daß die Zerstörung der septalen Erregungsbahnen zwischen Sinusknoten und AV-Knoten häufig zu ernsten Dysrhythmien führt [34]. Diese Ansicht wird von WALDO [82] und WITTIG [83] geteilt.

Die Bedeutung der internodalen Leitungswege wird jedoch aufgrund von zwei Tatsachen in Frage gestellt: 1. Es existieren elektrophysiologische Untersuchungen, die postoperativ eine normale Erregungsausbreitung im Vorhof belegen [26]. 2. Ein Sinusrhythmus bleibt häufig auch dann bestehen,

wenn der Erhaltung der internodalen Erregungsbahnen keine besondere Beachtung geschenkt wird [16, 78]. GILLETTE et al. fanden postoperativ keinen intraatrialen Block zwischen dem oberen und unteren intraatrialen EKG, auch wenn keine speziellen technischen Vorkehrungen zur Erhaltung der internodalen Erregungsbahnen getroffen worden waren [26]. ULLAL, LINCOLN et al. verzeichneten bei ihrer Operationstechnik nach MUSTARD, bei der mit großer Sicherheit alle drei internodalen Erregungsbahnen unterbrochen werden, beinahe immer einen Sinusrhythmus [78].
Das Verwirrende daran ist, daß ein Sinusrhythmus nicht unbedingt eine Störung des Sinusknotens und auch nicht die Möglichkeit des plötzlichen Herztodes ausschließt. Untersuchungen über die Sinusknotenerholungszeit haben gezeigt, daß trotz eines regulären Sinusrhythmus die Sinusknotenfunktion gestört sein kann [59]. Etwa ein Drittel der Patienten, die nach einer Mustard-Korrektur eines plötzlichen Herztodes starben, wiesen überwiegend einen Sinusrhythmus auf [62].

Hämodynamik

Die physiologischen Ergebnisse der Operation nach MUSTARD hängen von den intraoperativen anatomischen Varianten, den Abwandlungen in der chirurgischen Technik und der Gründlichkeit der postoperativen Untersuchungen ab. Daraus ergibt sich ein weiter Bereich, in dem sich die postoperativen hämodynamischen Ergebnisse bewegen können.
In Tabelle 24.1 sind mehrere Publikationen zusammengestellt, die anhand von insgesamt 142 Patienten über postoperative Herzkatheterbefunde berichten. Die hämodynamischen Ergebnisse unterliegen einer weiten Streuung: Eine Obstruktion der oberen Hohlvene besteht bei 0–54,5%, der unteren Hohlvene bei 0–21,2%; eine Obstruktion der Lungenvenen findet sich bei 0–33,3%, und Leckagen im Perikardtunnel bei 0–63,6%. Über den postoperativen Beobachtungszeitraum von 10 Monaten bis 5,5 Jahre war die Funktion der Trikuspidalklappe und des rechten Ventrikels in der Regel gut. Bei über 90% der Patienten besteht eine normale rechtsventrikuläre Funktion. Die Häufigkeit einer Trikuspidalinsuffizienz wird von zwei Autoren mit über 40% angegeben; im Durchschnitt tritt sie jedoch bei weniger als 10% auf; wenn vorhanden, ist sie nur von geringer oder überhaupt keiner hämodynamischen Bedeutung.

Tabelle 24.1. Hämodynamische Spätergebnisse nach Mustard-Korrektur

Autoren	Zahl der Patienten	Publikationsjahr	Durchschnittsalter bei der Operation	Mittleres Intervall zwischen Operation und Rekatheter	Bafflematerial	Obstruktion der oberen Hohlvene (über 5 mm Hg Druckgradient) in %	Obstruktion der unteren Hohlvene über 5 mm Hg Druckgradient) in %	Lungenvenenobstruktion in %	Baffleleck in %	Trikuspidalinsuffizienz in %	Normale Funktion des rechten Ventrikels in %
Clarkson et al. [17]	42	1976	Nicht angegeben; von 11 Tage bis 58 Monate	28 Monate	Perikard	7,9	0	5,5	0	9	100 (bei Patienten mit intaktem Ventrikelseptum)
Godman et al. [28]	14	1976	Nicht angegeben; von 1,5 bis 4,5 Jahre	5,5 Jahre	Perikard	0	0	7,1	35,7	14	93
Hagler et al. [31]	33, alle asymptomatisch	1979	4,5 Jahre	4,7 Jahre	Dacron 73% Perikard 27%	27,3	21,3	12,1	27,3	42,4	97
Hagler et al. [31]	15, alle symptomatisch	1979	3,1 Jahre	1,7 Jahre	Dacron 53%, Perikard 47%	Gesamt 53,3		33,3	40	40	93
Morgan et al. [45]	16	1972	Nicht angegeben; von 5 Monate bis 11 Jahre	10 Monate	Perikard	6,3	0	Nicht untersucht	50	11,1	93
Rodriguez Fernandez et al. [57]	11	1972	Nicht angegeben; von 2 bis 7 Jahre	2,4 Jahre	Dacron 55% Perikard 45%	9,1	9,1	0	63,6	Nicht untersucht	Nicht untersucht
Sunderland et al. [74]	11, alle asymptomatisch	1975	Nicht angegeben; von 2,5 bis 66 Monate	26 Monate	Dacron 36% Perikard 64%	54,5	0	0	36,5	0	100

Operation nach SENNING

Diese Operation entspricht heute weitgehend der ursprünglich im Jahre 1959 von SENNING angegebenen Methode [64].
SENNING selbst hat seither Abwandlungen seiner Operationstechnik angegeben [63]. Theoretisch hat die Senningsche Operation folgende Vorteile: 1. Da die Plastik aus Anteilen der Vorhofwand und des Septums besteht, kann ein Mitwachsen erwartet werden. 2. Die Vorhofkontraktionen bleiben erhalten. 3. Die Inzidenz supraventrikulärer Rhythmusstörungen ist möglicherweise niedriger. 4. Die Operation ist durchschaubarer und einfacher zu erlernen, da die Maße des intraatrialen Tunnels von der Größe des Vorhofes und dem Vorhofseptum bestimmt werden und daher geringeren Abweichungen unterliegen als bei der Verwendung von Perikard.

Operationstechnik

Das Vorgehen entspricht im wesentlichen der von SENNING angegebenen und von QAEGEBEUR, BROM et al. [53] modifizierten Technik. Fremdmaterial wird lediglich zur Vergrößerung des septalen Läppchens benötigt. Die Operation wird im temporären Kreislaufstillstand bei tiefer Hypothermie durchgeführt. Zum Myokardschutz verwenden wir die kalte Kaliuminfusionskardioplegie.
Der rechte Vorhof wird wenige Millimeter vor der Linea terminalis längs eröffnet (Abb. 24.13). Findet sich eine große Eustachi-Klappe, wird die

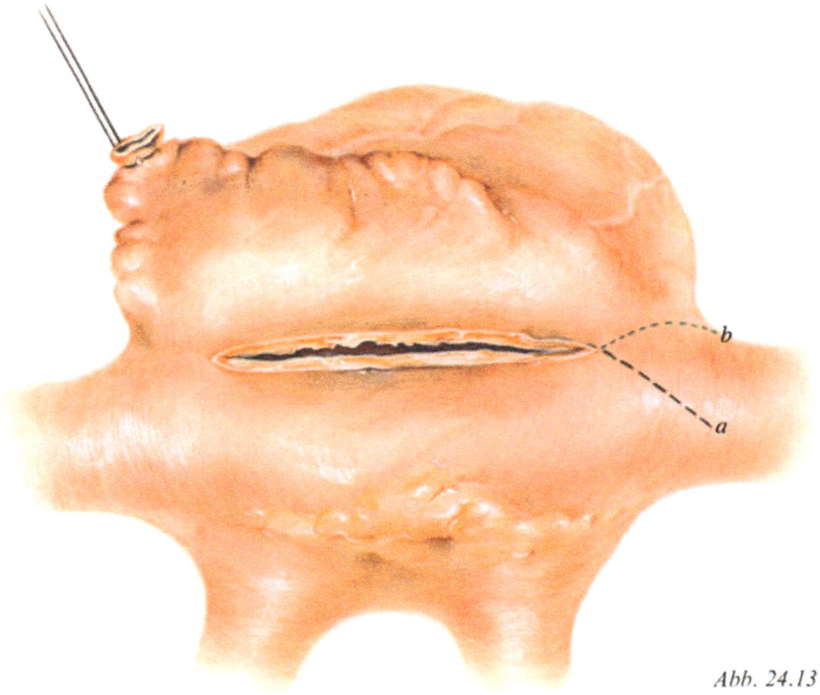

Abb. 24.13

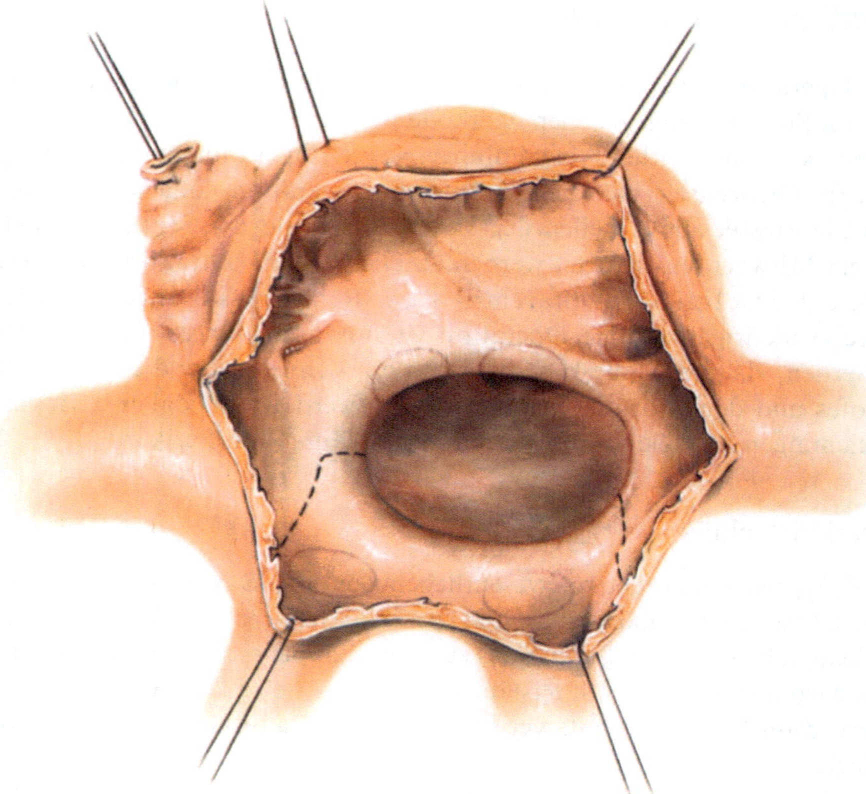

Abb. 24.14

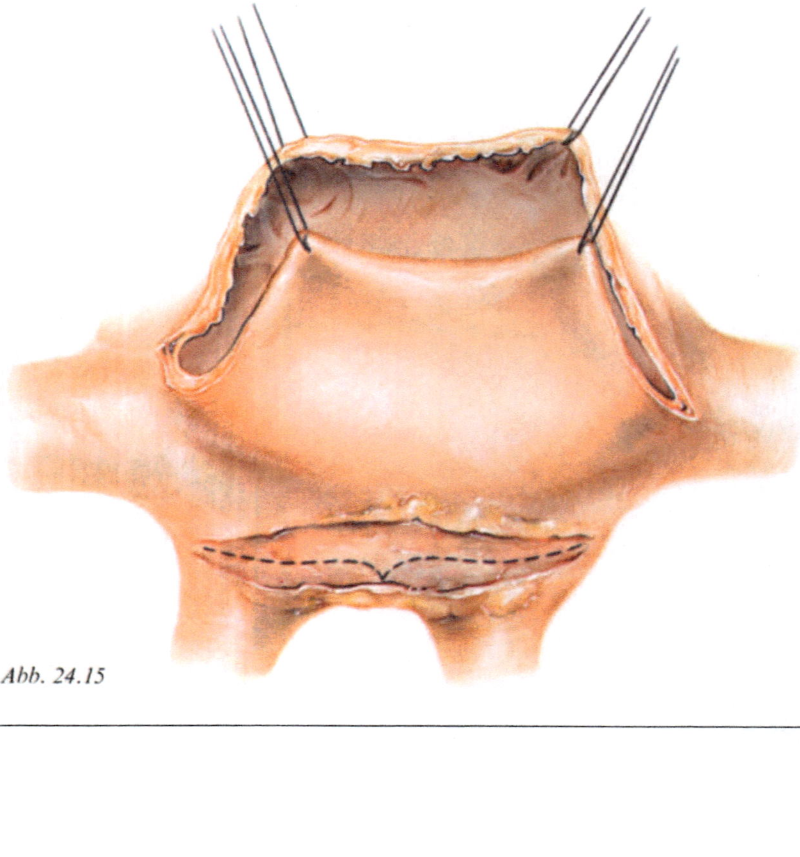

Abb. 24.15

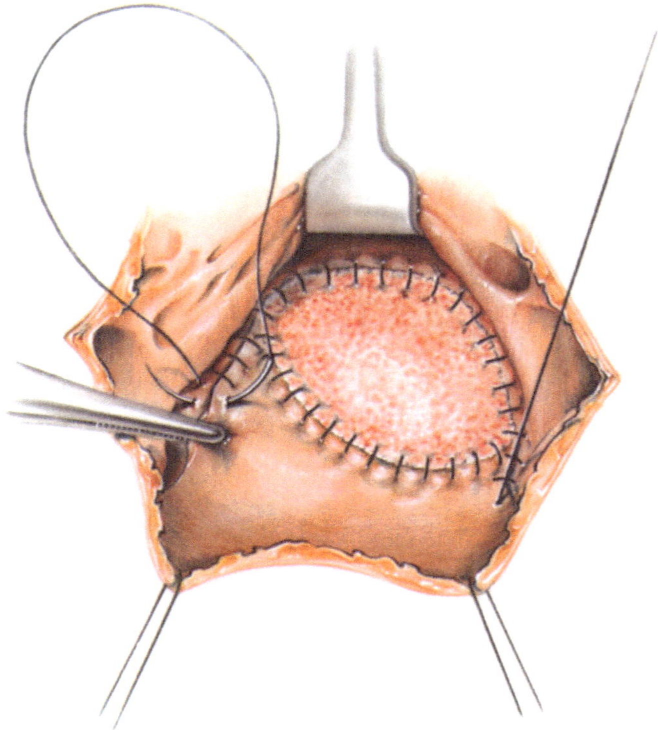

Abb. 24.16

Inzision nach lateral zur Basis dieser Klappe verlängert (a). Ist die Eustachi-Klappe klein angelegt, verläuft die Inzision mehr nach vorn (b).
Das Vorhofseptum wird so inzidiert, daß ein trapezförmiges Läppchen mit seiner Basis am Sulcus interatrialis entsteht (Abb. 24.14). Dieser Lappen sollte klein bemessen sein, damit die rechte Vorhofwand zum gewissen Grade rotiert wird, wenn der Lappen über die Lungenvenen genäht wird. Der Sulcus interatrialis wird präpariert und der linke Vorhof längs eröffnet (Abb. 24.15). Diese Inzision sollte nicht bis unter die Hohlvenen reichen. Zur Vergrößerung der Atriotomie wird die linke Vorhofwand zwischen den rechten Lungenvenen quer eingeschnitten.
Falls notwendig, wird der Vorhoflappen am Foramen ovale mit einem Dacronflicken vergrößert und mit 5-0-Seide ventral von den Lungenvenen eingenäht (Abb. 24.16). Die Nahtlinie beginnt zwischen den Ostien der linken oberen und unteren Lungenvene. Die obere Nahtreihe verläuft oberhalb der linken oberen Lungenvene nach lateral und endet etwa 1–2 cm unterhalb der Einmündung der oberen Hohlvene an der Basis des Septumläppchens. Die untere Nahtlinie zieht ebenfalls um die Einmündung der linken unteren Lungenvene nach kaudal und erreicht unterhalb der unteren Hohlvenenmündung die Basis des Lappens.

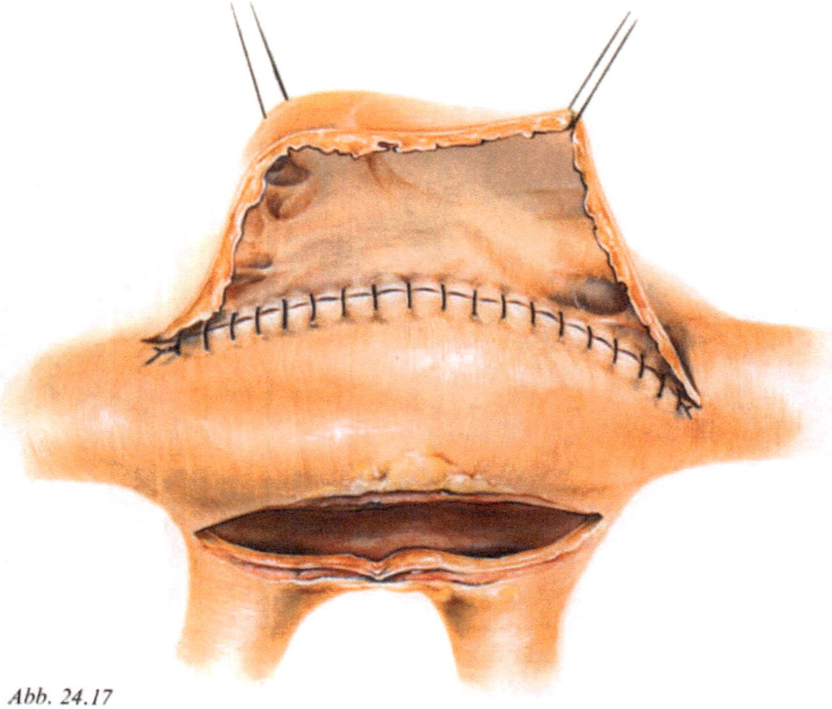

Abb. 24.17

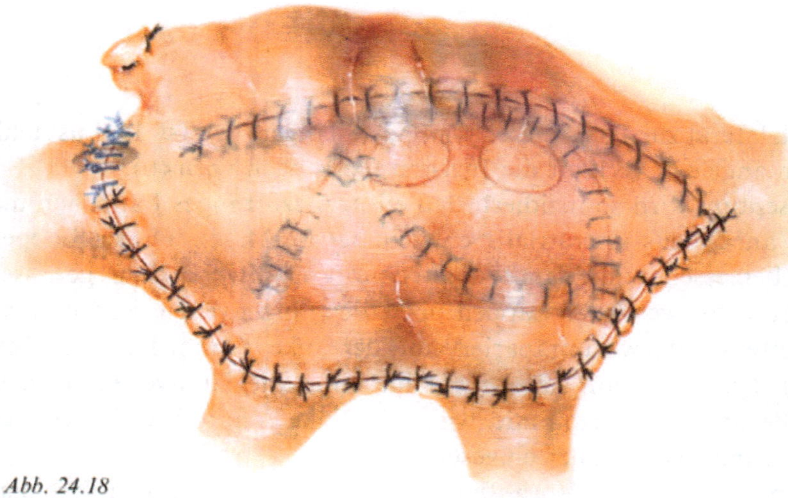

Abb. 24.18

Der dorsale Rand des rechten Vorhofes wird dann nach vorn geklappt und über die Einmündung der Hohlvenen sowie mit dem Septumrand zwischen Mitral- und Trikuspidalklappe vernäht. Die Nähte werden nicht zu tief gestochen (Abb. 24.17). Besteht eine große Eustachi-Klappe, wird ihr Rand mitgefaßt. Der Koronarsinus entleert sich in den pulmonalvenösen Vorhof. Dann wird eine mehrfach durchbrochene Kanüle über das linke

Herzohr in die untere Hohlvene eingeführt, um den Tunnel zu füllen und während der Aufwärmphase das Blut aus der unteren Hohlvene abzuleiten.
Der ventrale Rand des rechten Vorhofes wird über die beiden Hohlvenen nach hinten geklappt und mit dem lateralen Rand der linken Atriotomie vernäht (Abb. 24.18). Um eine Verletzung des Sinusknotens zu vermeiden, werden die 6-0-Polypropyleneinzelknopfnähte im Bereich der oberen Hohlvene ganz oberflächlich gestochen.

Ergebnisse

Funktioneller Status

Parenzan et al. berichteten über 24 Patienten, die alle postoperativ asymptomatisch waren [50].

EKG-Veränderungen

Wahllose EKG-Untersuchungen zeigen nach der Senningschen Operation einen Sinusrhythmus bei 83–100%, Knotenersatz bei 0–17% und AV-Dissoziation bei 0–4,7% [20, 50, 53, 64]. Eine kontinuierliche 24stündige Überwachung von 12 Patienten zeigte einen Sinusrhythmus bei 10 (83%), 2 Patienten wiesen kurzfristige Phasen eines Knotenersatzrhythmus mit Frequenzen über 80/min auf [50].

Hämodynamik

Senning beobachtete unter 44 Patienten nur einen Fall einer oberen Hohlvenenobstruktion und einen Fall einer pulmonalvenösen Obstruktion [63]. In 4 Publikationen wurden bisher 40 Patienten einer postoperativen Herzkatheteruntersuchung unterzogen [10, 20, 50, 53]. Bei keinem dieser Patienten fand sich eine Hohlvenenobstruktion. Eine Obstruktion der Lungenvenen trat insgesamt bei 5% der Patienten auf, wurde jedoch nur von einer Arbeitsgruppe beobachtet [20].

Anatomische Korrektur

Theoretisch stellt die anatomische Korrektur die attraktivste und einzige Operation dar, von der aus den oben genannten Gründen eine vollständige Korrektur zu erwarten ist. Wegen ihrer technischen Schwierigkeiten hat sie sich jedoch noch nicht allgemein durchgesetzt. Vor allem bei kleinen Kindern macht die Transposition der Koronararterien besondere technische Schwierigkeiten. Zudem bedarf die Mehrzahl der Patienten – jene mit intaktem Ventrikelseptum – der vorherigen Pulmonalisbandage, um einen linken

Ventrikel zu schaffen, der gegen den systemischen Widerstand anzupumpen vermag. Bei entsprechender Kenntnis und Erfahrung sind diese Schwierigkeiten zu meistern, so daß die Operation mit annehmbar niedrigem Risiko vorgenommen werden kann.

Vorbereitung des linken Ventrikels

Die anatomische Korrektur kann primär nur bei solchen Patienten geplant werden, bei denen zusätzliche Defekte zu einem systemischen oder beinahe systemischen Druck (mindestens zwei Drittel) im linken Ventrikel geführt haben. Zu diesen zusätzlichen Herzfehlern gehören der VSD, die subpulmonale Stenose bei normaler Pulmonalklappe (jegliche Pulmonalklappenmißbildung gilt als Kontraindikation gegen die anatomische Korrektur) oder ein offener Ductus Botalli. Jenseits der ersten 2 Lebenswochen benötigen alle Patienten eine Pulmonalisbandage, manchmal kombiniert mit einem systemisch-pulmonalen Shunt distal der Bandage, um eine ausreichende Lungendurchblutung zu gewährleisten.

Die Pulmonalisbandage wird meist von einer rechtsseitigen anterolateralen Thorakotomie vorgenommen, da der Hauptstamm der Pulmonalarterie von hier am einfachsten zu erreichen ist. Vom gleichen Zugang ist die Septektomie nach Blalock-Hanlon, falls notwendig, möglich.

Um ein Wandern des Bandes zu vermeiden, werden Aorta und Pulmonalarterie etwa 2 mm unterhalb der Pulmonalisbifurkation voneinander getrennt. Das Band wird um die Pulmonalarterie gelegt (Abb. 24.19) und so angezogen (Abb. 24.20), daß proximal ein fast systemischer Druck und distal ein pulsatiler Druck von systolisch 15–20 mm Hg besteht. Die Ventilation wird während der Druckmessung in der distalen Pulmonalarterie temporär unterbrochen.

Die Mehrzahl der Patienten toleriert die alleinige Pulmonalisbandage; einige wenige Patienten mit relativ geringer Lungendurchblutung benötigen einen systemisch-pulmonalen Shunt. Eine verminderte Lungendurchblutung ist bereits präoperativ zu vermuten, wenn der Herz-Thorax-Quotient unter 0,55 liegt und im Röntgenbild eine verminderte Lungengefäßzeichnung besteht. Intraoperativ sollte eine im Vergleich zur Aorta kleine Pulmonalarterie den Verdacht auf eine verminderte Lungendurchblutung erwecken. Ein Shunt erübrigt sich meist, wenn der Durchmesser der Pulmonalarterie das 1,5fache der Aorta beträgt.

Fällt während der Pulmonalisbandage der PO_2 um mehr als 10 mm Hg, sollte das Bändchen entfernt und ein systemisch-pulmonaler Shunt distal von der geplanten Einengung angelegt werden. Dann wird die Pulmonalarterie erneut bandagiert. Wir bevorzugen den Blalock-Taussig-Shunt, da dieser die Aorta und den Pulmonalisstamm nicht tangiert. Es kann jedoch auch ein Polytetrafluoräthylenkonduit von der Aorta zum Pulmonalisstamm implantiert werden.

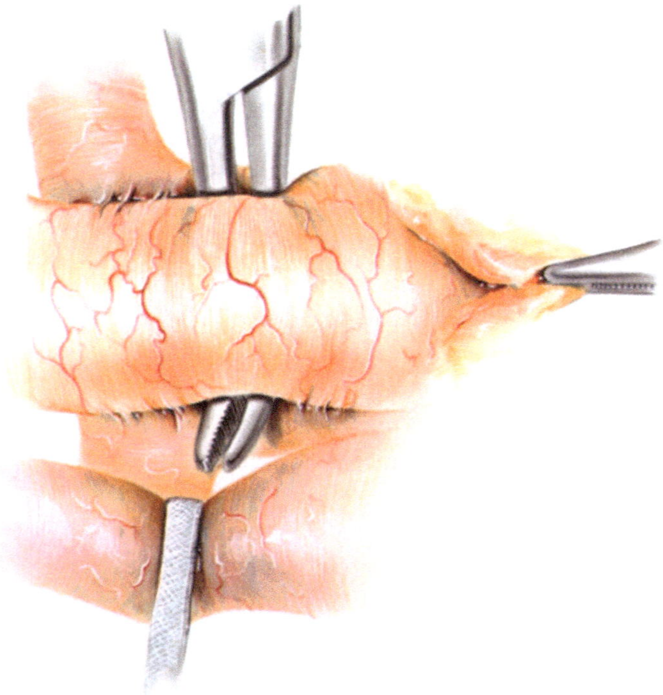

Abb. 24.19

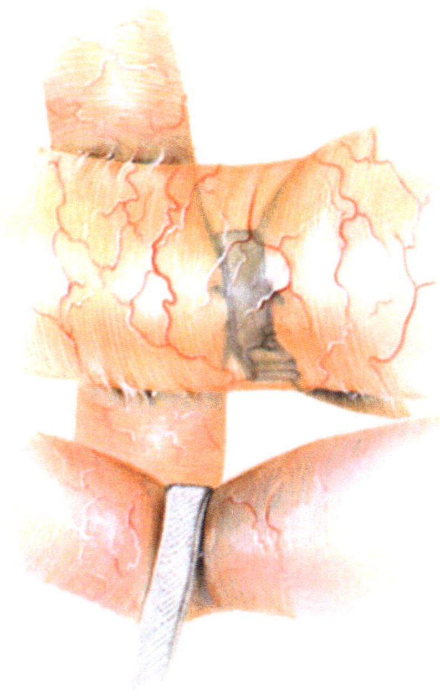

Abb. 24.20

Chirurgische Anatomie

Eine wesentliche Voraussetzung zur erfolgreichen anatomischen Korrektur besteht in der knickungs-, torsions- und spannungsfreien Transposition der Koronararterien. Dies setzt die genaue Kenntnis der anatomischen Koronararterienvarianten und die Fähigkeit voraus, das operative Vorgehen diesen Varianten anzupassen.

Am häufigsten entspringen die Koronararterien vom rechten und linken posterioren Sinus der Aorta (Typ A, Abb. 24.21) [86]. Beim zweithäufigsten Typ D entspringt der Ramus circumflexus aus der rechten Kranzarterie und zieht hinter der Pulmonalarterie zum Sulcus interatrialis (Abb. 24.22). Rechte und linke Kranzarterie können aus einem gemeinsamen Stamm entspringen (Typ B) (Abb. 24.23) oder aus zwei unmittelbar benachbarten Ostien (Typ C, Abb. 24.24).

Beim fünften Typ E (Abb. 24.25) ist die Aorta am weitesten nach rechts rotiert und die beiden Kranzgefäße liegen beinahe Seite an Seite. Dabei entspringt die rechte Kranzarterie aus dem linkskoronaren Sinus und verläuft vor dem rechtsventrikulären Ausflußtrakt. Zuvor gibt sie den Ramus interventricularis anterior ab. Der Ramus circumflexus kommt separat aus dem hinteren Sinus und zieht hinter der Pulmonalarterie zum Sulcus atrioventricularis.

Bei den Typen A, D und E wird entsprechend den Abbildungen verfahren. Bei den Typen B und C wird die gemeinsame Manschette beider Koronarostien mit dem benachbarten Rand der Pulmonalarterie vernäht. Der distale Stumpf der durchtrennten Aorta wird dann so zugeschnitten, daß er auf die verbleibende Zirkumferenz der Koronarmanschette paßt.

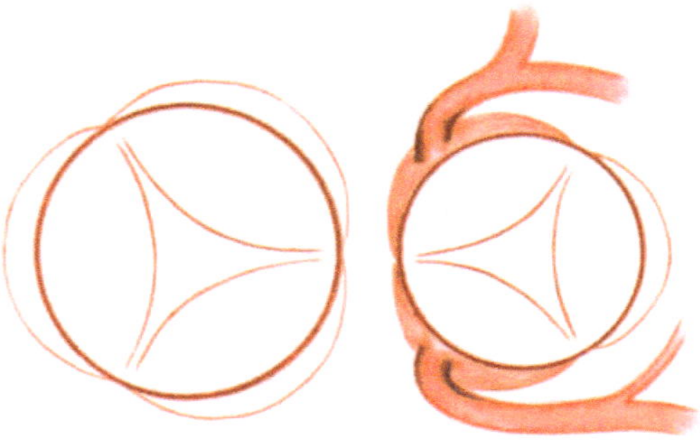

Abb. 24.21. Typ A

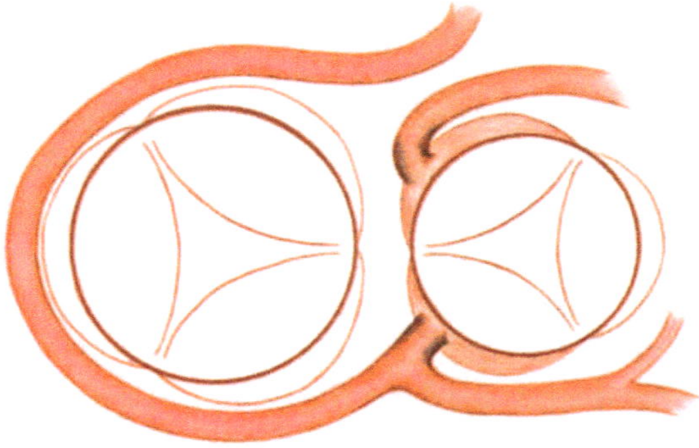

Abb. 24.22. Typ D

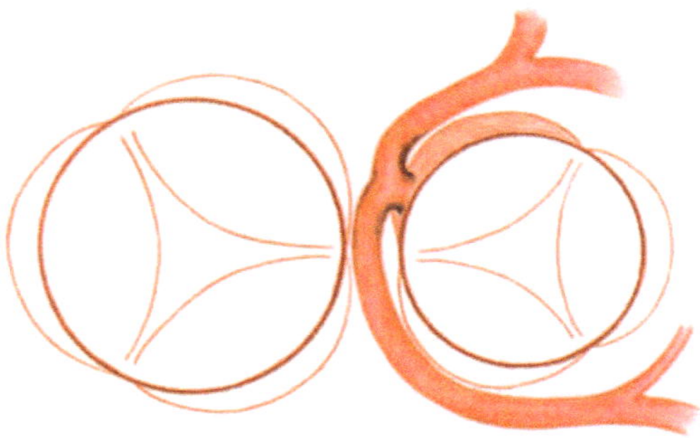

Abb. 24.23. Typ B

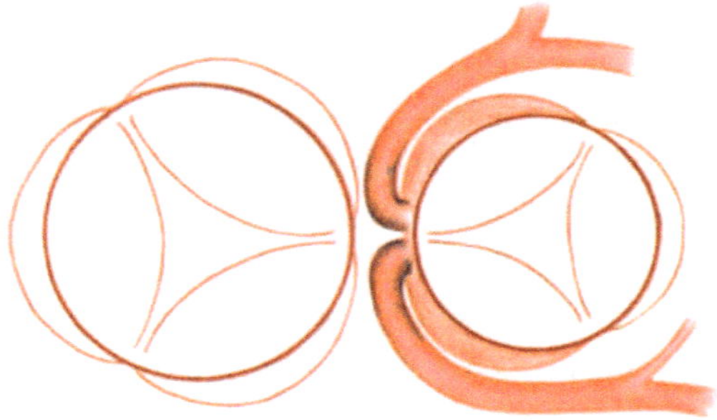

Abb. 24.24. Typ C

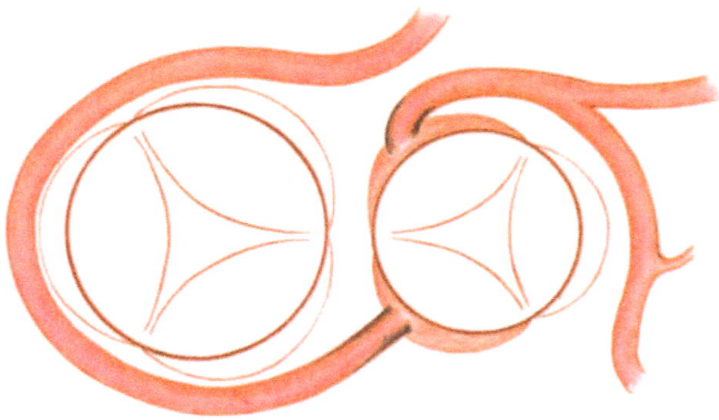

Abb. 24.25. Typ E

Operationstechnik

Die Aorta ascendens wird so hoch wie möglich kanüliert. Die Pulmonalarterie wird unterhalb der Bandage eröffnet und die Pulmonalklappe sowie der linksventrikuläre Ausflußtrakt inspiziert. Wie bereits erwähnt, ist eine normale Pulmonalklappe Voraussetzung für die anatomische Korrektur. Der linksventrikuläre Ausflußtrakt muß entweder normal sein oder eine einfach zu beseitigende Obstruktion aufweisen. Wenn diese Bedingungen erfüllt sind, wird die Pulmonalarterie unterhalb und oberhalb des Bändchens nahe der Bifurkation quer durchtrennt.

Die Koronararterienanatomie wird identifiziert. Zur Markierung der zukünftigen Lage der Koronarostien werden Nähte in die Pulmonalarterie gelegt. Die Aorta ascendens wird 1 mm oberhalb der Kommissuren quer durchtrennt (Abb. 24.26).

Die Koronarostien werden mitsamt einem breiten Anteil der Sinuswand ausgeschnitten (Abb. 24.26). Beim Typ D wird der proximale Anteil des Ramus circumflexus mobilisiert, um die Gefahr einer Knickung zu vermeiden. Die Pulmonalarterie wird an den markierten Stellen ovalär exzidiert.

Die Koronarmanschetten werden mit 6-0-Polypropylen in die Pulmonalarterie eingenäht (Abb. 24.27). Die distale Aorta wird dann mit einem dreieckigen Flicken plastisch erweitert, um eine exakte Anastomosierung an die Pulmonaliswurzel zu ermöglichen (Abb. 24.28). Der dazu notwendige Flikken wird aus dem resezierten Anteil der Pulmonalarterie entnommen.

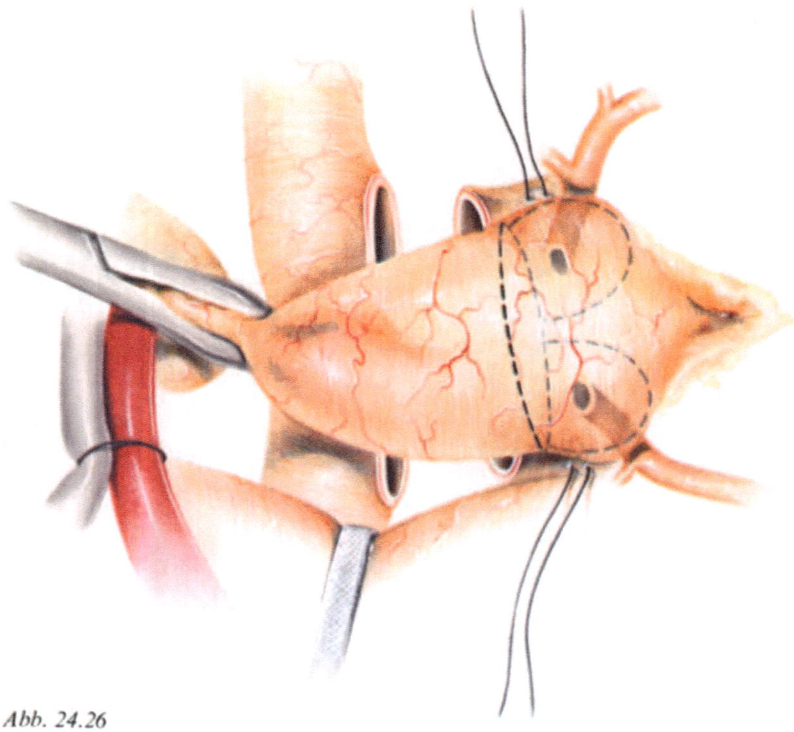

Abb. 24.26

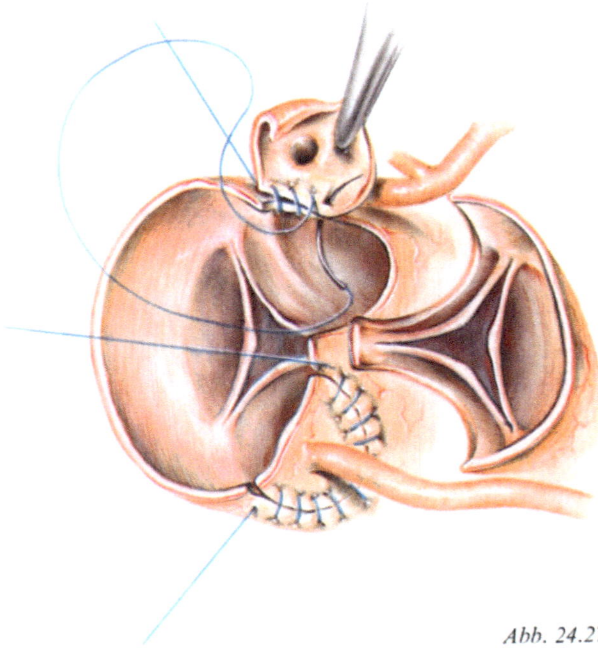

Abb. 24.27

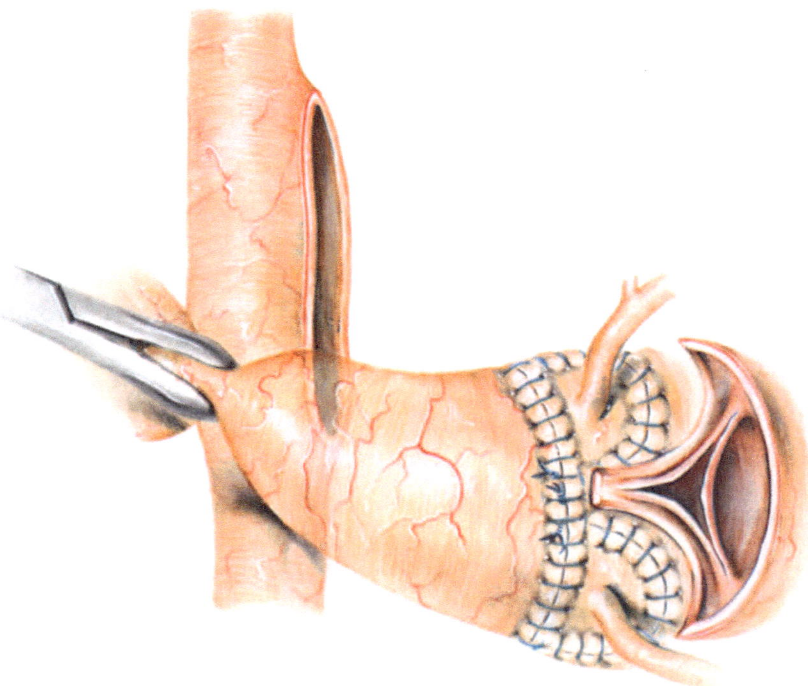

Abb. 24.28

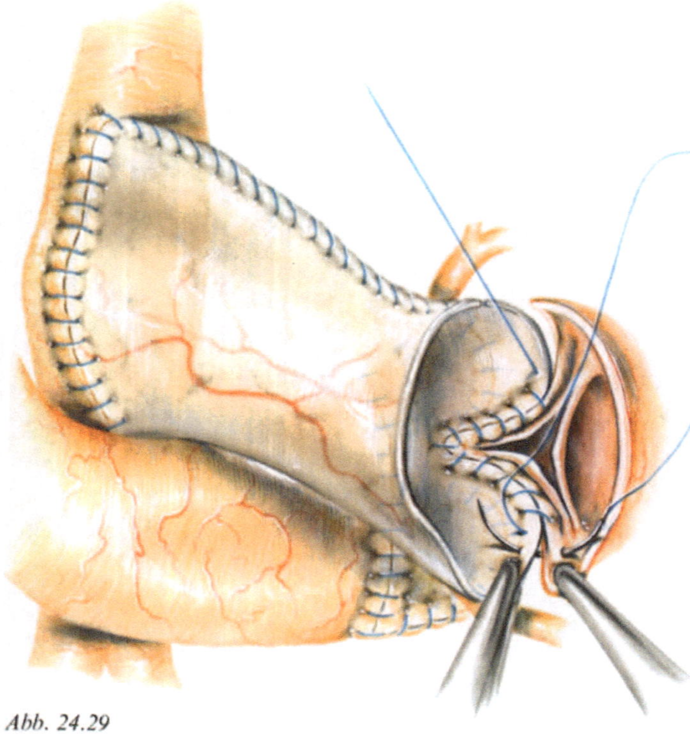

Abb. 24.29

Aus homologer Dura mater wird ein Pulmonaliskonduit genäht. Die mit antibiotischer Lösung für 24 h vorbehandelte und in 95%iger Glycerinlösung gelagerte Dura mater wird zuvor 15 min lang in physiologischer Kochsalzlösung gespült.
Das Pulmonaliskonduit weist meist einen Durchmesser von 25 mm und eine Länge von 45 mm auf. Es wird mit 5-0-Polypropylen eingenäht. Der proximale Stumpf des Konduits wird bogenförmig zugeschnitten, um die Defekte in den Sinus ausfüllen zu können (Abb. 24.29). Die Pulmonalisbifurkation wird soweit wie nötig erweitert; dazu kann die Inzision in die rechte und linke Pulmonalarterie verlängert werden. Das Konduit kommt meist auf die linke Seite der Aorta zu liegen.
Der Vorhofseptumdefekt wird vom rechten Vorhof aus in üblicher Weise verschlossen.

Ergebnisse

Zwischen 1976 und 1980 wurden 19 Patienten mit einer isolierten Transposition der großen Gefäße im Alter von einem Monat bis 2,5 Jahre einer zweiphasigen anatomischen Korrektur nach vorhergegangener Pulmonalisbandage unterzogen. Das Intervall betrug 5 Wochen bis 9 Monate (im Mittel 3,9 Monate). Die Operationsletalität betrug 21% bei keinem Spättodesfall.

Nach anfänglicher Herzinsuffizienz wurden alle Patienten asymptomatisch und entwickelten sich normal. 9 Patienten wurden erneut katheterisiert. Die linksventrikuläre Auswurffraktion war bei allen Patienten normal; bei 2 Patienten fand sich eine leichte Mitralinsuffizienz, eine leichte Aorteninsuffizienz bei 5 und eine mäßige supraventrikuläre Pulmonalstenose bei einem Patienten. Die aortalen und koronaren Anastomosen schienen normal zu wachsen.

Literatur

1. Aberdeen E, Waterston DJ, Carr I, Graham G, Bonham-Carter RE, Subramanian S (1965) Successful correction of transposed great arteries by Mustard's operation. Lancet 1:1233
2. Agarwal JB, Paltoo R, Palmer WH (1970) Relative viscosity of blood at varying hematocrits in pulmonary circulation. J Appl Physiol 29:866
3. Albert HM (1954) Surgical correction of transposition of the great arteries. Surg Forum 5:74
4. Alvarado A (1977) Modified Shumacker operation for correction of transposition of the great arteries. J Thorac Cardiovasc Surg 74:614
5. Angelini P, Sandiford FM (1973) Functional correction of transposition of the great arteries: a new approach to avoid postoperative arrhythmias. J Thorac Cardiovasc Surg 66:86
6. Baffes TG, Riker WL, DeBoer A, Potts WJ (1957) Surgical correction of transposition of the aorta and pulmonary artery. J Thorac Cardiovasc Surg 34:469
7. Bailey CP, Cookson BA, Downing DF, Neptune WB (1954) Cardiac surgery under hypothermia. J Thorac Cardiovasc Surg 27:73
8. Barcia A, Kincaid OW, Davis GD, Kirklin JW, Ongley PA (1967) Transposition of the great arteries: an angiocardiographic study. Am J Roentgenol 100:249
9. Barratt-Boyes BG (1979) Discussion of Crupi et al. J Thorac Cardiovasc Surg 78:738
10. Bender HW, Graham TP, Boucek RJ, Walker WE, Boerth RC (1980) Comparative operative results of the Senning and Mustard procedures for transposition of the great arteries. Circulation 62 (Suppl I):I–197
11. Benson LN, Olley PM, Patel RG, Coceani F, Rowe RD (1979) Role of prostaglandin E_1 infusion in the management of transposition of the great arteries. Am J Cardiol 44:691
12. Berman W Jr, Whitman V, Pierce WS, Waldhausen JA (1978) The development of pulmonary vascular obstructive disease after successful Mustard operation in early infancy. Circulation 58:181
13. Blalock A, Hanlon CR (1950) The surgical treatment of complete transposition of the aorta and the pulmonary artery. Surg Gynecol Obstet 90:1
14. Breckenridge IM, Stark J, Bonham-Carter RE, Oelert H, Graham GR, Waterston DJ (1972) Mustard's operation for transposition of the great arteries: review of 200 cases. Lancet 1:1140
15. Champsaur GL, Sokol DM, Trusler GA, Mustard WT (1973) Repair of transposition of the great arteries in 123 pediatric patients. Early and long-term results. Circulation 47:1032
16. Clarkson PM, Barratt-Boyes BG, Neutze JM (1976) Late dysrhythmias and disturbances of conduction following Mustard operation for complete transposition of the great arteries. Circulation 52:519
17. Clarkson PM, Neutze JM, Barratt-Boyes BG, Brandt PWT (1976) Late postoperative hemodynamic results and cineangiographic findings after Mustard atrial baffle repair for transposition of the great arteries. Circulation 53:525
18. Clarkson PM, Neutze JM, Wardill JC, Barratt-Boyes BG (1976) The pulmonary vascular bed in patients with complete transposition of the great arteries. Circulation 53:539

19. Cooley DA, Hallman GL, Bloodwell RD, Leachman RD (1966) Two-stage surgical treatment of complete transposition of the great vessels. Arch Surg 93:704
20. Coto EO, Norwood WI, Lang PL, Castaneda AR (1979) Modified Senning operation for treatment of transposition of the great arteries. J Thorac Cardiovasc Surg 78: 721
21. Crupi G, Anderson RH, Ho SY, Lincoln C (1979) Complete transposition of the great arteries with intact ventricular septum and left ventricular outflow tract obstruction. J Thorac Cardiovasc Surg 78:730
22. Ebert PA, Gay WA Jr, Engle MA (1974) Correction of transposition of the great arteries: relationship of the coronary sinus and postoperative arrhythmias. Ann Surg 180:433
23. El-Said GM, Gillette PC, Cooley DA, Mullins CE, Williams RL, McNamara DG (1976) Protection of the sinus node in Mustard's operation. Circulation 53:788
24. El-Said G, Rosenberg HS, Mullins CE, Hallman GL, Cooley DA, McNamara DG (1972) Dysrhythmias after Mustard's operation for transposition of the great arteries. Am J Cardiol 30:526
25. Fleming WH (1979) Why switch? J Thorac Cardiovasc Surg 78:1
26. Gillette PC, El-Said GM, Sivarajan N, Mullins CE, Williams RL, McNamara DG (1974) Electrophysiological abnormalities after Mustard's operation for transposition of the great arteries. Br Heart J 36:186
27. Gillette PC, Kugler JD, Garson A Jr, Gutgesell HP, Duff DF, McNamara DG (1980) Mechanisms of cardiac arrhythmias after the Mustard operation for transposition of the great arteries. Am J Cardiol 45:1225
28. Godman MJ, Friedli B, Pasternac A, Kidd BSL, Trusler GA, Mustard WT (1976) Hemodynamic studies in children four to ten years after the Mustard operation for transposition of the great arteries. Circulation 53:532
29. Greenwood RD, Rosenthal A, Sloss LJ, LaCorte M, Nadas AS (1975) Sick sinus syndrome after surgery for congenital heart disease. Circulation 52:208
30. Gutgesell HP, Garson A, McNamara DG (1979) Prognosis for the newborn with transposition of the great arteries. Am J Cardiol 44:96
31. Hagler DJ, Ritter DG, Mair DD, Tajik AJ, Seward JB, Fulton RE, Ritman EL (1979) Right and left ventricular function after the Mustard procedure in transposition of the great arteries. Am J Cardiol 44:276
32. Idriss FS, Goldstein IR, Grana L, French D, Potts WJ (1961) A new technic for complete correction of transposition of the great vessels. Circulation 24:5
33. Imamura ES, Morikawa T, Tatsumo K, Konno S, Arai T, Sakakibara S (1971) Surgical considerations of ventricular septal defect associated with complete transposition of the great arteries and pulmonary stenosis: with special reference to the Rastelli operation. Circulation 45:914
34. Isaacson R, Titus JL, Merideth J, Feldt RH, McGoon DC (1972) Apparent interruption of atrial conduction pathways after surgical repair of transposition of great arteries. Am J Cardiol 30:533
35. Jatene AD, Fontes VF, Paulista PP, Souza LCB, Neger F, Galantier M, Sousa JEMR (1976) Anatomic correction of transposition of the great vessels. J Thorac Cardiovasc Surg 72:364
36. Kay EB, Cross FS (1955) Surgical treatment of transposition of the great vessels. Surgery 38:712
37. Korns ME, Garabedian HA, Lauer RM (1972) Anatomic limitations of balloon atrial septostomy. Hum Pathol 3:345
38. Lakier JB, Stanger P, Heymann MA, Hoffman JIE, Rudolph AM (1975) Early onset of pulmonary vascular obstruction in patients with aortopulmonary transposition and intact septum. Circulation 51:875
39. Levy RJ, Rosenthal A, Castaneda AR, Nadas AS (1978) Growth after surgical repair of simple d-transposition of the great arteries. Ann Thorac Surg 25:225
40. Lewis AB, Lindesmith GG, Takahashi M, Stanton RE, Tucker BL, Stiles QR, Meyer BW (1977) Cardiac rhythm following the Mustard procedure for transposition of the great vessels. J Thorac Cardiovasc Surg 73:919
41. Lindesmith GC, Stiles QR, Tucker BL, Gallaher ME, Stanton RE, Meyer BW (1972) The Mustard operation as a palliative procedure. J Thorac Cardiovasc Surg 63:75

42. Mair DD, Ritter DG (1972) Factors influencing intracirculatory mixing in patients with complete transposition of the great arteries. Am J Cardiol 30:653
43. Mair DD, Ritter DG, Danielson GK, Wallace RB, McGoon DC (1976) The palliative Mustard operation. Rationale and results. Am J Cardiol 37:762
44. McGoon DC, Wallace RB, Danielson GK (1973) The Rastelli operation. J Thorac Cardiovasc Surg 65:65
45. Morgan JR, Miller BL, Daicoff GR, Andrews EJ (1972) Hemodynamic and angiocardiographic evaluation after Mustard procedure for transposition of the great arteries. J Thorac Cardiovasc Surg 64:878
46. Murray JF, Karp RB, Nadel JA (1969) Viscosity effects on pressure-flow relations and vascular resistance in dogs' lungs. J Appl Physiol 27:336
47. Mustard WT (1964) Successful two-stage correction of transposition of the great vessels. Surgery 55:469
48. Mustard WT, Chute AL, Keith JD, Sirek A, Rowe RD, Vlad P (1954) A surgical approach to transposition of great vessels with extracorporeal circuit. Surgery 36:39
49. Newfeld EA, Paul MH, Muster AJ, Idriss FS (1974) Pulmonary vascular disease in complete transposition of the great arteries: a study of 200 patients. Am J Cardiol 34:75
50. Parenzan L, Locatelli G, Alfieri O, Villani M, Invernizzi G (1978) The Senning operation for transposition of the great arteries. J Thorac Cardiovasc Surg 76:305
51. Paul MH (1978) D-transposition of the great arteries. *In* Moss A, Adams F, Emmanouilides G (eds): Heart Diseases in Infants, Children, and Adolescents. Baltimore, Williams & Wilkins, p 301
52. Quaegebeur JM, Brom AG (1978) The trousers-shaped baffle for use in the Mustard operation. Ann Thorac Surg 25:240
53. Quaegebeur J, Rohmer J, Brom AG (1977) Revival of the Senning operation in the treatment of transposition of the great arteries. Thorax 32:517
54. Rashkind WJ, Miller WW (1966) Creation of an atrial septal defect without thoracotomy. JAMA 196:991
55. Rastelli GC, Wallace RB, Ongley PA (1969) Complete repair of transposition of the great arteries with pulmonary stenosis: a review and report of a case corrected by using a new surgical technique. Circulation 39:83
56. Reul GJ, Cooley DA, Sandiford FM, Hallman GL (1974) Complications following the contoured Dacron baffle in correction of transposition of the great arteries. Surgery 76:946
57. Rodriguez-Fernandez HL, Kelly DT, Collado A, Haller A, Krovetz LJ, Rowe RD (1972) Hemodynamic data and angiographic findings after Mustard repair for complete transposition of the great arteries. Circulation 47:799
58. Rudolph AM (1974) Congenital Diseases of the Heart. Chicago, Year Book Medical Publishers, p 245
59. Saalouke MG, Rios J, Perry LW, Shapiro SR, Scott LP (1978) Electrophysiologic studies after Mustard's operation for d-transposition of the great vessels. Am J Cardiol 41:1104
60. Sansa M, Tonkin IL, Bargeron LM Jr, Elliott LP (1979) Left ventricular outflow tract obstruction in transposition of the great arteries: an angiographic study of 74 cases. Am J Cardiol 44:88
61. Schraut W, Lin CY, de la Fuente D, Arcilla R, Replogle RL (1974) Avoiding postoperative dysrhythmias and venous obstruction following Mustard's operation. Ann Thorac Surg 18:142
62. Scott LP, Saalouke MG, Shapiro SR, Rios JC, Perry LW (1976) Sudden unexpected death following Mustard's procedure for d-transposition of the great vessels (abstr). Circulation 54 (Suppl II):II–89
63. Senning A (1975) Correction of the transposition of the great arteries. Ann Surg 182:287
64. Senning A (1959) Surgical correction of transposition of the great vessels. Surgery 45:966
65. Shaher RM (1973) Complete Transposition of the Great Arteries. New York, Academic Press, p 409
66. Shaher RM, Moes CAF, Khoury G (1967) Radiologic and angiocardiographic findings in complete transposition of the great vessels with left ventricular outflow tract obstruction. Radiology 88:1092
67. Shaher RM, Puddu GC, Khoury G, Moes CAF, Mustard WT (1967) Complete transposi-

tion of the great vessels with anatomic obstruction of the outflow tract of the left ventricle. Surgical implications of anatomic findings. Am J Cardiol 19:658
68. Shumacker HB Jr (1961) A new operation for transposition of the great vessels. Surgery 50:773
69. Stafford EG, McGoon DC (1973) The Mustard operation. Mayo Clin Proc 48:119
70. Stansel HC Jr (1975) A new operation for d-loop transposition of the great vessels. Ann Thorac Surg 19:565
71. Stark J, Tynan MJ, Ashcraft KW, Aberdeen E, Waterston DJ (1972) Obstruction of pulmonary veins and superior vena cava after the Mustard operation for transposition of the great arteries. Circulation 45, 46 (Suppl I):I–116
72. Stark J, Tynan M, Tatooles CJ, Aberdeen E, Waterston JD (1970) Banding of the pulmonary artery for transposition of the great arteries and ventricular septal defect. Circulation 41, 42 (Suppl II):II–116
73. Starr A, Campbell TJ, Wood J, McCord C, Herr R, Menashe V (1964) Transposition of the great vessels: recent experience with the Blalock-Hanlon procedure. Am J Surg 108:198
74. Sunderland CO, Henken DP, Nichols GM, Dhindsa DS, Bonchek LI, Menashe VD, Rahimtoola SH, Starr A (1975) Postoperative hemodynamic and electrophysiologic evaluation of the interatrial baffle procedure. Am J Cardiol 35:660
75. Szarnicki RJ, Stark J, de Leval M (1978) Reoperation for complications after inflow correction of transposition of the great arteries: technical considerations. Ann Thorac Surg 25:150
76. Turley K, Ebert PA (1978) Total correction of transposition of the great arteries: conduction disturbances in infants younger than three months of age. J Thorac Cardiovasc Surg 76:312
77. Turley K, Vinocur B, Heymann M, Rudolph A, Ebert PA (1980) Intraatrial repair of transposition of the great arteries in infancy, early and late results (abstr). Am J Cardiol 45:448
78. Ullal RR, Anderson RH, Lincoln C (1979) Mustard's operation modified to avoid dysrhythmias and systemic venous obstruction. J Thorac Cardiovasc Surg 78:431
79. Vlad P, Lambert EC (1973) Late results of Rashkind's balloon atrial septostomy in transposition. *In* Kirklin JW (ed): Advances in Cardiovascular Surgery. New York, Grune & Stratton, pp 29–36
80. Waldhausen JA, Boruchow I, Miller WW, Rashkind WJ (1969) Transposition of the great arteries with ventricular septal defect: palliation by atrial septostomy and pulmonary artery banding. Circulation 39, 40 (Suppl I):I–215
81. Waldhausen JA, Pierce WS, Berman W Jr, Whitman V (1979) Modified Shumacker repair of transposition of the great arteries. Circulation 60 (Suppl I):I–110
82. Waldo AL, Krongrad E, Bowman FO, Kaiser GA, Husson GS, Malm JR (1972) Electrophysiological considerations during total repair of transposition of the great vessels. Circulation 46 (Suppl II):II–34
83. Wittig JH, de Leval MR, Stark J (1977) Intraoperative mapping of atrial activation before, during, and after the Mustard operation. J Thorac Cardiovasc Surg 73:1
84. Yacoub MH (1979) The case for anatomic correction of transposition of the great arteries. J Thorac Cardiovasc Surg 78:3
85. Yacoub M, Bernhard A, Lange P, Radley-Smith R, Keck E, Stephan E, Heintzen P (1980) Clinical and hemodynamic results of the two-stage anatomic correction of simple transposition of the great arteries. Circulation 62 (Suppl I):I–190
86. Yacoub MH, Radley-Smith R (1978) Anatomy of the coronary arteries in transposition of the great arteries and methods for their transfer in anatomical correction. Thorax 33:418
87. Yacoub MH, Radley-Smith R, Maclaurin R (1977) Two-stage operation for anatomical correction of transposition of the great arteries with intact interventricular septum. Lancet 1:1275
88. Zavanella C, Subramanian S (1978) Review: surgery for transposition of the great arteries in the first year of life. Ann Surg 187:143

Sachverzeichnis

Abbottarterie 262
Abknickung der Pulmonalarterie nach Waterston-Shunt 279
Abszeß im Aortenklappenring 212
A. carotis communis
  und Blalock-Taussig-Anastomose 275
  Isthmusstenose 256
  und Koronarchirurgie 127
Adenosintriphosphat-Gehalt, myokardialer 56
Anästhesie zur offenen Herzchirurgie 7ff.
Anaesthetika 11
Aneurysma des linken Ventrikels 158ff.
  Angina pectoris 160
  Arrhythmie 160, 166
  echtes und falsches 158
  Embolie, periphere 160
  Herzinsuffizienz 159
  Koronarchirurgie 161
  Mitralinsuffizienz 161
  Plikatur 158
  Resektion 158
    Anatomie 161
    Ergebnisse 165
    Indikationen 159
    Kontraindikationen 159
    Letalität 165
    Prognose 166
    Technik 162
  Ventrikelseptumdefekt 161
Anastomose
  aorto-pulmonal 271
    Alternativen 279
    Blalock-Taussig 332
    bei Fallot-Tetralogie 330
    bei Pulmonalatresie 338
    bei TGA 368
    Waterston-Shunt 277
  distal
    Ramus interventricularis anterior 130
    Marginalis 142
    Ramus posterior descendens 138
    der rechten Kranzarterie 138
  proximal linksseitiger Bypass 135
    rechtsseitiger Bypass 141
Aneurysma der rechtsventrikulären Ausflußbahn 332
Aneurysmektomie 159ff.
Anfälle, hypoxämische bei Fallot-Tetralogie 331
Angina pectoris 110
  und Aortenstenose 205
  Beseitigung und Lebensqualität 149
  chronische stabile 116, 149
  erneute nach Koronarrevaskularisation 121
  Herzinfarkt 117
  instabile 4, 116, 117
  konservative versus chirurgische Therapie 115, 151
  Koronarangiographie und linksventrikuläres Aneurysma 110, 160
  Propranolol und Überlebensrate 117, 118
Angiographie s. Koronarangiographie
Angiotensin 207
Anordnungen
  bei stationärer Aufnahme 2
  postoperative 79
Antibiotika
  Endokarditis 94
  postoperative 95
  prophylaktische Gabe 3
Antikoagulation 5, 198
  nach Klappenersatz 188, 209
  Kontraindikationen 209
Anuloplastik
  der Mitralklappe 182
  laterale, der Trikuspidalklappe 233
  semizirkuläre der Trikuspidalklappe 233
  der Trikuspidalklappe 232
    Ergebnisse 238
    Indikationen 232
    Techniken 234
      De Vega 234
      Carpentier 236
    Wahl der Technik 233
Aorta
  Entfernung der Luft 43
  und intraaortale Ballongegenpulsation 102
  Kanülierung der 35
  Quotient aus Pulmonalarterie und Aorta 331
  Waterston-Shunt 277–279
Aortenbogen
  und Ductus arteriosus persistens 245
  Hypoplasie 255
  Mobilisation 263
Aortendruck
  diastolischer 70, 111
  distaler bei Aortenisthmusstenose 254
Aortenisthmusatresie 256
Aortenisthmusstenose
  Abschätzung des Kollateralkreislaufes 254
  Anatomie 255
  Arteriitis mesenterica 267
  Blutversorgung des Rückenmarks 254
  Indikationen zur Operation 252, 253
    im Kindesalter 253
    im Neugeborenenalter 256
  Operationstechnik
    End-zu-End-Anastomose 252, 262
    Flickenplastik 265

Aortenisthmusstenose
Operationstechnik
Protheseninterposition 265
Resektion 252
Subklaviagefäßplastik 258–261
Paraplegie, postoperative 254
postduktale 255, 256
postoperative paradoxe Hypertonie 267
präduktale 255, 256
rezidivierende 257
Varianten 255
und Ventrikelseptumdefekt 253
Wahl des Operationsverfahrens 253
Aortenklappe 202 ff.
Anatomie 202
Endokarditis 208
Ersatz
Abszeß 212
Anatomie 213
enger Klappenring 211
Ergebnisse 223–225
Erosion, anuläre 212
Indikationen 204
Koronarrevaskularisation 208
Letalität 223, 224
Linksherzdrainage 210
Mitralklappenersatz 210
Myokardschutz 210
Nahttechnik 211, 219–221
Prognose 224
Prothesen 209
Ventrikelfunktion 222
Vergrößerung des Klappenringes 211, 222
Insuffizienz 206, 223
nach anatomischer Korrektur der TGA 375
und VSD 307, 308
Klappenöffnungsflächenindex 205
Kommissurotomie 202
Messung des Ringes 217
Stenose
IHSS 226
membranöse subvalvuläre 226
supravalvuläre 226
valvuläre 52, 204, 223
Valvotomie 202
Verkalkung 216, 217
Aortenklappenersatz 53, 204
Kardioplegie 210
Koronarrevaskularisation und 208, 210
Linksherzdrainage 210
Mitralklappenersatz 210
Nahttechnik 219–221
Wahl der Prothese 209
Aortenruptur bei Aortenisthmusstenose 253
Aortoventrikuloplastik 212
Aortotomie bei Aortenklappenersatz 214
Arrhythmie
akuter Herzinfarkt 120
Anästhesie 4, 9
Angina 116
Aortenstenose 205
Exzision, endokardiale 160
Fallot-Tetralogie 343
Linksventrikel-Aneurysma 158
Mustard-Operation 349, 360
Senning-Operation 363
Septum-secundum-Defekt 293
VSD 310
Arteriitis, mesenteriale 267
Arteriosklerose, Progression der 149
Aspirin 5, 86, 93
Atelektase 87
Atemfrequenz 86
Atemvolumen 86
Atriotomie
und Mitralklappenchirurgie 178
und Mustard-Operation 353
und Senning-Operation 363
und Ventrikelseptumdefektverschluß 311
und Vorhofseptumdefektverschluß 290
Atriotomie, linke 178, 179
Ausflußtrakt
linksventrikulärer bei TGA 372
rechtsventrikulärer bei Fallot-Tetralogie 331
Auswurffraktion 111
und Aneurysmektomie 159
und Aorteninsuffizienz 206
und Aortenstenose 204
linksventrikuläre nach anatomischer Korrektur der TGA 375
und Mitralinsuffizienz 187
Autotransfusion 44
AV-Block
nach Fallot-Korrektur 336, 343
kompletter 208
und Ostium primum-Defekt 295
AV-Bündel bei Fallot-Tetralogie 336
AV-Dissoziation
nach Mustard-Operation 360
nach Senning-Operation 367
AV-Kanal, kompletter 298 ff.
atrioventrikulärer Defekt 299
AV-Klappen 299, 302
chirurgische Anatomie 299
chirurgische Technik 300
Dominanz der Ventrikel 300
Ergebnisse 304
und Fallot-Tetralogie 335
Indikationen zur Operation 298
Reizleitungssystem 299
Schlußunfähigkeit der AV-Klappen 298, 300
Ventrikelgröße 300
Vorhofseptumdefekt 299
AV-Knoten
bei komplettem AV-Kanal 300
bei Ostium primum-Defekt 295
bei Ventrikelseptumdefekt 310
Verletzung bei Mustard-Operation 360
Azidose 13, 56, 89
intrazelluläre 65
bei TGA 349

Bakteriurie 3
Ballonpumpe
intraaortale 101, 118
bei Ventrikelseptumruptur 170
Ballonseptostomie 348
bei totaler Lungenvenenfehlmündung 320
bei TGA und Pulmonalstenose 352
Bandage der Pulmonalarterie 253, 317
bei komplettem AV-Kanal 298
TGA 350, 368
VSD 307
Bandumfang zur Bandage der Pulmonalarterie 317
Beatmung 86
intermittierend, kontrollierte 87
kontrollierte 87

Behandlung, postoperative 79ff.
Belastbarkeit
nach Fallot-Korrektur 343
nach Koronarrevaskularisation 149
Beleuchtung des Operationssitus 26
Betablocker 10, 115
Beweglichkeit, paradoxe der linken Herzkammerwand 158
Bioprothese 209, 239
Björk-Shiley-Klappe 198, 224
Blalock-Hanlon-Septektomie 348
Blalock-Taussig-Anastomose 271, 272, 330, 332, 333
Ergebnisse 277
bei Fallot-Tetralogie 273, 277, 330
bei Hypoplasie der Pulmonalarterie 272, 277
Indikationen 272
bei Pulmonalatresie 277
Technik 273
Thrombose 271
bei Transposition der großen Gefäße 368
bei Trikuspidalatresie 273, 277
Verschluß der linksseitigen 333
der rechtsseitigen 333
Blut
-bilanz 41
Einsparung von 44
-ersatz 85
kaltes oxygeniertes 50, 66
Konservierung 44
Blutdruck 8, 40, 44
Blutgasanalyse 40, 46, 79
Blutung
postoperative 90
bei Resternotomie 29
Bradyarrhythmien nach Mustard-Operation 360
Bradykardie 13
Bretylium-Tosylat 89
Bubbleoxygenator 38, 51
Bypass
aortokoronarer s. Koronarrevaskularisation
extrakorporaler 11
Frühverschluß 149
partieller 43
sequentieller 125
Spätverschluß 149
Bypassverschluß 121, 150

Carpentier-Ring 184, 236
Carpentier-Ringplastik s. Anuloplastik
Cephalosporine 3, 85
Chinidin 343
Chlorpromazin 12
Chordae tendineae Klassifikation 177
Compliance
arterielle 98
linksventrikuläre 98, 205
myokardiale 98
rechtsventrikuläre bei Pulmonalatresie 283
rechtsventrikuläre bei TGA 348
Conusseptum bei Fallot-Tetralogie 336, 338
Cooley-Klemme bei Waterston-Anastomose 278
Crista supraventricularis
bei Fallot-Tetralogie 336, 338, 340
bei Ventrikelseptumdefekt 309–311
Crux cordis 107, 138

Debridement
der Sternumränder 93
der verkalkten Aortenklappe 215–217
Defibrillation 43, 46
Defibrillator
EKG-synchroner 89
ventrikulärer 160
Dekompression des linken Ventrikels 124
Desinfektion der Haut 27
De Vega-Plastik 234
Dexamethason 88
Dextroposition der Aorta bei Fallot-Tetralogie 335, 340
Diazepam 9, 11, 14
Digitalis 3, 4
Digitoxin 4
Digoxin 4, 44, 89
Dilatation
der Aorta bei Aortenisthmusstenose 256
des Aortenklappenringes bei TGA 350
der Pulmonalgefäße 335
des rechten Ventrikels bei Vorhofseptumdefekt 289
Dissektion
der Aorta ascendens 206
der Koronarostien 51

Dominanz der Ventrikel bei komplettem AV-Kanal 300
Dopamin 100
Dopplersonde 8
Drainage des Mediastinums 93
Drosselungsgrad, optimaler bei Bandage der Pulmonalarterie 317
Druck
enddiastolischer, linksventrikulärer 98
linksatrialer 79
positiv endexspiratorischer 92
Druck-Frequenz-Produkt 10
Druckgradient
der Klappenprothesen 224
der Pulmonalstenose 283
im rechtsventrikulären Ausflußtrakt 332, 343
Druckmessung
intraoperative bei Bandage der Pulmonalarterie 317
intraventrikuläre 98
Druckzeitindex
diastolischer 101
systolischer 101
Ductus arteriosus persistens
Anatomie 245
Durchtrennung 243
Fallot-Tetralogie 334
Indikationen zur Operation 242, 243
Indometacin zum Verschluß 242
Ligatur 249
intraperikardiale 250
Präparation des 247
rezidivierender 244
schwieriger 244
Technik des Verschlusses 246
und TGA 352
Ductus venosus und totale Lungenvenenfehlmündung 327
Duktusrezidiv 244
Duktusverschluß
spontaner 242
medikamentöser 242
Dura mater, homologe bei TGA 374
Durchfluß, pulmonaler, erhöhter bei TGA 349

Echokardiographie
bei linksventrikulärem Aneurysma 158
bei Mitralstenose 176

Eigenschaften, hämodynamische der Klappenprothesen 197
Einflußtrakt des rechten Ventrikels 309
EKG-Überwachung 7, 10, 115
EKG-Veränderungen
  nach Korrektur der Fallot-Tetralogie 343
  nach Mustard-Operation 360
  nach Senning-Operation 367
Elektrolyte 79, 85
Embolie
  bei linksventrikulärem Aneurysma 158, 160
  periphere, rezidivierende 186
  septische 208
Endarteriektomie
  der rechten Kranzarterie 126
  des Ramus interventricularis anterior 126
Endocardial viability ratio 101
Endokarditis
  bei Aortenisthmusstenose 212
  bei Aortenklappenersatz 208
  bakterielle 3, 206, 208
  bei Ductus arteriosus persistens 243
  der Klappenprothese 93
  bei VSD 307
Erosion, anuläre, des Aortenklappenringes 212
Eustachi-Klappe und Senning-Operation 363
extrakorporale Zirkulation
  Ablauf 41
  Anaesthesie 7ff.
  Beendigung 43
  Blutgasanalyse 40, 46
  Blutkonservierung 44
  Defibrillation 43, 46
  Exposition des Herzens 29
  Hämatokrit 43
  Heparin 39, 40
  Hypothermie 11, 40, 45, 64
  Kalium 43, 62
  Kanülierung
    Aorta ascendens 35
    arterielle 35
    A. femoralis 37
    venöse 32
  Komplikationen 47
  Oxygenatorfüllung 38, 39
  Parameter einer ausreichenden Perfusion 40
  Perfusionsvolumen 40, 42, 44, 46
  Protamin 39, 40, 44
  Säurebasenstatus 40, 46, 90
  Sternotomie 28
    Resternotomie 29
  Urinausscheidung 43
  Vorbereitung 27
Extrasystolen
  monotope 89
  und plötzlicher Herztod 343
  polytope 89
  salvenartige 89
  ventrikuläre 343
Extubation
  akzidentelle 86
  Richtlinien 87
Exzision
  der Aortanklappe 215
  endokardiale 160
  viereckige aus dem muralen Mitralsegel 184

Fallot-Tetralogie
  Anatomie 335
  Anomalien 334
  Blalock-Taussig-Anastomose 273, 333
  Elektrophysiologie 343
  Ergebnisse nach Korrektur 342
  hämodynamischer Status nach Korrektur 343
  Indikationen zur Operation 330
  kompletter AV-Kanal 335
  Palliativoperation 330, 332
  Prognose der 330
  Propranolol 331
  Reizleitungssystem 336
  Reoparation nach Korrektur 332
  Shuntverschluß 333
  Technik der Korrektur 337
  transanulärer Patch 333
  Vorhofseptumdefekt 334
Fibroplasie, intimale der Lungenvene 328
Fieber, postoperatives 88, 93, 94
Fistel, tracheo-oesophageale 92
Flächenreduktion, basale, fraktionäre 159
Formvarianten, hinteres AV-Segel bei komplettem AV-Kanal 299
Frischplasma, gefrorenes 1, 5
Frühkorrektur bei Fallot-Tetralogie 330
Frühverschluß des aorto-koronaren Bypass 149
Füllungsdruck
  linksventrikulärer 44, 98
  rechtsventrikulärer bei TGA 348

Gas-Blutflußverhältnis 40
Gefäßprothesen
  bei Aortenisthmusstenose 265
  und Blalock-Taussig-Anastomose 279
  und intraaortale Ballonpumpe 102
  bei langstreckiger Aortenisthmusstenose 254
  Polytetrafluoräthylen 123, 272, 279, 368
  bei Rezidiv-Aortenisthmusstenose 254
  systemisch-pulmonale 279
  bei Waterston-Anastomose 277
Gesamtwiderstand
  peripherer 98–100
  pulmonaler 100, 307
Glenn-Anastomose 271
Glucose und Kardioplegie 66
Glykolyse, anaerobe 56

Hämatokrit 43, 79
  hoher bei TGA 349
Hämodialyse 94
Hämodilution, exzessive 69
Hämodynamik
  nach Fallot-Korrektur 343
  Klappenprothesen 224
  nach Mustard-Operation 361
  nach Senning-Operation 367
Halothan 10, 11, 14
Hauptstamm, linker 107
  kurzer 50, 52
Hauptstammstenose, linke 9, 115, 120
Hegarstift zur Messung des Pulmonalklappenringes 284
Hemiblock, linksanteriorer
  nach Fallot-Korrektur 343
  in Kombination mit Rechtsschenkelblock 343
Heparin 39
  -spiegel 40
Herzbinnenraumszintigraphie 158, 207
Herzfrequenz 12, 97
Herzinfarkt
  akuter 110, 119, 120
  Angina 120

Koronarangiographie 110, 119
linksventrikuläres Aneurysma 160
perioperativer 52, 53, 150
rezidivierender 110
Ventrikelseptumdefekt 169–173
Herzinsuffizienz
Aneurysma des linken Ventrikels 158, 159
aortale Valvotomie 202
Aortenisthmusstenose 252
Aortenklappenersatz 204–208
Ductus arteriosus persistens 242
kompletter AV-Kanal 298
Mitralklappenersatz 187
Ventrikelseptumdefekt 306
nach Waterston-Cooley-Anastomose 279
Herzstillstand
ischämischer, normothermer 49, 54
hypothermer, kardioplegischer 54
kaliuminduzierter 64
procaininduzierter 64
Herzstillstand, kardioplegischer s. Kardioplegie
Herztamponade 12, 90, 91, 98
Herz-Thoraxquotient bei TGA 368
Herztod, akuter 110
nach Fallot-Korrektur 343
nach Mustard-Operation 361
Herzzeitvolumen 8, 12, 13, 79, 90
Determinanten 97
erniedrigtes 99
Hypovolämie 98
inotrope Substanzen 99, 100
intraaortale Ballongegenpulsation 101
Kontraktilität des Myokards 3, 4, 9, 97, 99, 100
Steuerung der Nachlast 99
Steuerung der Vorlast 97, 98, 116
His-Bündel
bei Fallot-Tetralogie 336
bei komplettem AV-Kanal 300
bei Ostium primum-Defekt 295
bei Ventrikelseptumdefekt 310
Hohlvene, obere, Obstruktion nach Mustard-Operation 361, 362
Hohlvene, untere, und totale Lungenvenenfehlmündung 327
Holter-Überwachung nach Mustard-Operation 360
Horner-Syndrom bei Blalock-Taussig-Anastomose 272
Hyperkaliämie 47, 63
Hypertonie
und Aortenisthmusstenose 253
paradoxe, postoperative bei Aortenisthmusstenose 267
postoperative 91, 267
pulmonale
und Ductus arteriosus persistens 243
und Mitralstenose 186
und Ventrikelseptumdefekt 306
und Vorhofseptumdefekt 289
nach Resektion der Aortenisthmusstenose 268
Hypertrophie
biventrikuläre bei komplettem AV-Kanal 300
konzentrische des linken Ventrikels 204
des linken Ventrikels 52, 98, 100
des rechten Ventrikels bei Fallot-Tetralogie 335
Hypokaliämie, postoperative 89
Hypoplasie
der linken Herzkammer bei totaler Lungenvenenfehlmündung 321
des linken Vorhofes bei totaler Lungenvenenfehlmündung 321
der Pulmonalarterie 331, 339
eines Ventrikels bei komplettem AV-Kanal 298, 300
Hypotension 10, 40, 89
Hypothermie 11, 40, 64
Anaesthesie 13
Aortenabklemmzeit 59, 60
Kontraktilität 60
lokale 59, 61
Perfusion 62, 64
Stoffwechsel 60
tiefe und Kreislaufstillstand 13, 32, 45
Zeitgrenzen 60, 61
Hypoventilation, postoperative 86
Hypovolämie 98
Hypoxämie 13
bei Fallot-Tetralogie 331
bei TGA 349
Hypoxie 89

IHSS (idiopathische hypertrophe Subaortenstenose) 4, 226
IMV 87
Indomethacin und Verschluß des Ductus arteriosus persistens 242
Induktionsphase der Anaesthesie 10
Infektion
der Klappenprothese 93
Prophylaxe 1
des Sternums 92
Infundibulumstenose
bei Fallot-Tetralogie 337
Resektion der 284
Infusion, kardioplegische 62, 64
Infusionskardioplegie 49, 62, 66
Innenschichtinfarkt 119
inotrope Substanzen 99, 100
Insuffizienz, myokardiale, akute 98, 102
s. auch Herzinsuffizienz, respiratorische 91
bei VSD 306
Insult, cerebrovaskulärer bei TGA 349
Interkostalarterien bei Aortenisthmusstenose 256, 262
intimale Fibroplasie der Lungenvenen 328
intraaortale Ballongegenpulsation s. Ballongegenpulsation
IPPB 87
Ischämie
des Armes nach Blalock-Taussig-Anastomose 273
myokardiale
Indikationen zur Operation 115–122
irreversible 58, 59
konservative Behandlung 115–116
Kontraktur 59
normotherme 54
plötzlicher Herztod 120
reversible 58, 59
Stoffwechselveränderungen 56
subzelluläre, morphologische Veränderungen 57

Ischämie, myokardiale
zeitliche Grenzen 57
des Rückenmarkes 254, 257
Ischämietoleranz, myokardiale 57
Isoprenalin 13, 100

Kalium 43, 62
Kalzium, intrazelluläres 4, 13, 39, 44, 63
Kalzium-Paradoxon 65
Kanülierung
Aorta ascendens 35
arterielle 35
A. femoralis 35, 37
venöse 32
kardiogener Schock, infarktbedingter 119
Kardioplegie
Blut 66
Ergebnisse, klinische 71
Geschichte 72
Glucose 66
Grenzen 72
Infusionstechnik 66
Kalium 62
Kalzium 63
Lösungen 63
Osmolalität 65, 66
pH 56
Reinfusion 70
Reperfusion 70
Temperaturen 64, 67, 69
Zusammensetzung 63
Kardiotomiereservoir 39
Kardioversion 43
Karotisdruckrezeptoren und postoperative paradoxe Hypertonie 267
Karotisstenose und Koronarchirurgie 127
Katecholamine
und Herzzeitvolumen 99, 100
und postoperative paradoxe Hypertonie 267
Katheter, Swan-Ganz 8, 79
Ketamin 11
Kippscheibenklappe
Thromboembolierate 198, 225
Trikuspidalklappe 239
Vergleich 198, 225
Kirsch-Lösung 65
Klappenthrombose 94, 198, 225
Klassifikation
der Chordae tendineae 177
des kompletten AV-Kanals 298
des Ventrikelseptumdefektes 309
Knotenersatzrhythmus
nach Mustard-Operation 360
nach Senning-Operation 367
Koarktation s. Aortenisthmusstenose
Koch-Dreieck und Reizleitungssystem 311
Kollateralfluß
fehlender bei Rezidivisthmusstenose 254
nichtkoronarer 70
Kommissurotomie
der Mitralklappe 175
Anatomie 176
Ergebnisse 182
Indikationen 175
Technik 178
der Pulmonalklappe 339
der Trikuspidalklappe 232, 238
Komplikationen
neurologische 94
prothesenbezogene 198, 224
Konduit
klappentragendes bei TGA und VSD 335, 351
vom linken Ventrikel zur Pulmonalarterie bei TGA 352
der A. pulmonalis bei Korrektur der TGA 350, 374
Kontraktur, ischämische, des Herzens 55, 57
Kontrastechokardiographie bei VSD 307
Koronarangiographie
bei erneuter Angina pectoris 121
Indikationen 110
der linken Kranzarterie 112
der rechten Kranzarterie 111
Ventrikulographie 111
Koronararterie
Anatomie 106
Varianten 106
Angina 116
Chirurgie
Aortenanastomosen 135, 141
Beseitigung der Angina 149
Dekompression des linken Ventrikels 124
distale Anastomosen 124, 138, 142
Endarteriektomie 126
Ergebnisse 149
Indikationen 115
Karotisstenose 127
Klappenersatz 121
Mammaria interna-Bypass 122
multiple Bypasses 126
Myokardschutz 123
linker Hauptstamm 107
Angiographie 112
Nuklearkardiologie 115
Papillarmuskeldysfunktion 127
Prognose nach 150
Ramus circumflexus 108
Ramus interventricularis anterior 107
distale Anastomose 130
Ramus marginalis
Angiographie 114
distale Anastomose 142
Ramus posterior descendens 111
Anastomose 138
rechte Kranzarterie 106
Angiographie 111
distale Anastomose 138
Seit-zu-Seit-Anastomose 147
Variante bei TGA 370
Venenentnahme 123
Ventrikelfunktion nach 150
Verschlußrate 149
Versorgungstyp
balancierter 107
linker 107
rechter 107
Vorgehen bei Infarktnarben 126
Wahl des Transplantates 122
Koronarperfusion
anatomische Varianten und Faktoren 51–53
Gegenpulsation s. Ballongegenpulsation
Hypertrophie des Myokards 52
Kammerflimmern 52
Kanülen 51
klinische Ergebnisse 53
mechanische 49, 50
Koronarsinus
bei Mustard-Operation 353, 357
bei Ostium primum-Defekt 295
und Reizleitungssystem 310
bei totaler Lungenvenenfehlmündung 325

Kreislaufunterstützung
  inotrope 54
  mechanische 101
Kugelprothese 188, 209, 224, 239
  Thromboembolierate 225
  Trikuspidalklappe 239
  Vergleich 225

Laktat
  -extraktion, myokardiale 101
  -gehalt, myokardialer 56
  Ischämie 56
  Kardioplegie 63
Langzeitfunktion
  des rechten Ventrikels bei TGA 350
  der Trikuspidalklappe bei TGA 350
Langzeitnitrate 117
Laplace-Gesetz 159
Lebensqualität nach Koronarrevaskularisation 149
Lebervene und totale Lungenvenenfehlmündung 327
Lidocain 89
Ligatur des Ductus arteriosus persistens 250
Linkshändigkeit 26
Links-rechts-Shunt
  bei Ductus arteriosus persistens 242, 243
  bei komplettem AV-Kanal 298
  bei Ventrikelseptumdefekt 306, 307
  bei Vorhofseptumdefekt 289
Low cardiac output-Syndrom 50, 91, 97
  Behandlung 97
  Pathophysiologie 97
  bei Ventrikelseptumruptur 170
Luftembolie 94
Lungenvenen
  -fehlmündung, totale 320–328
    Anatomie 321, 325, 327
    Ergebnisse der Korrektur 328
    Indikationen zur Operation 320
    infrakardialer Typ 327
    intrakardialer Typ 325
    Operationstechnik 321, 326, 328
    suprakardialer Typ 320
  intimale Fibroplasie 328
  Mustard-Operation 353–356, 359
  Senning-Operation 365
  Sinus venosus-Defekt 290, 291
Lungenvenenobstruktion nach Mustard-Operation 362
Lupenbrille 26

Magnesium 39, 62, 65
Mannit 39
Mapping, intraoperatives 160
Mediastinalspülung 93
Mediastinitis 92
Membran
  intraluminale der Aortenisthmusstenose 261, 265
  Resektion 261
  subvalvuläre bei Aortenstenose 226
Mindestdurchmesser der Pulmonalklappe 284
Mitochondrien 56
Mitralinsuffizienz
  nach anatomischer Korrektur TGA 375
  bei komplettem AV-Kanal 298
  nach Korrektur des kompletten AV-Kanals 304
  bei linksventrikulärem Aneurysma 161, 163
  bei Papillarmuskelabriß 120
  bei Papillarmuskeldysfunktion 127
Mitralklappe
  AV-Kanal 298, 300, 302
  Chirurgie 175–240
    Anaesthesie 7
    Aortenklappenersatz 189
    Kardioplegie 189
    Klappenersatz
      Anatomie 189
      Aneurysmektomie 161
      Aortenklappenersatz 189
      Ergebnisse 197–199
      Indikationen 186
      Komplikationen (prothesenbezogene) 198
      Mitralinsuffizienz 186
      Mitralstenose 186
      Nahttechnik 189, 192–197
      Operationstechnik 190
      Thromboembolie nach 198
      Wahl der Prothese 187
    Kommissurotomie
      Anatomie 176–178
      Ergebnisse 182
      Indikationen 175, 176
      Operationstechnik 178–180
    Koronarrevaskularisation und 189
    Valvuloplastik/Anuloplastik 182–185
    Anatomie 182
    Ergebnisse 185
    Indikationen 182
    Operationstechnik 182
    viereckige Exzision des Mitralsegels 184
  Ostium primum-Defekt und 295
Mitralklappenprothesen, Vergleich der 198
Morbidität, antikoagulationsbezogene 198, 225
Morbus Ebstein 239
Morphin 9, 11, 14, 86
Mustard-Operation 350, 353–362
  Elektrophysiologie 360
  Ergebnisse 359
  Hämodynamik 361, 362
  Operationstechnik 353–359
  palliative 351
  Reoperation 352
Myektomie
  septale 227
  transaortale 227
Myofibrillen
  bei Aorteninsuffizienz 207
  hyperkontrahierte 55
  -verkürzung 99
Myokard
  akinetisches 158
  Degeneration bei Aorteninsuffizienz 206
  -ischämie 89
  -nekrose 9, 53, 55, 117
  -schutz 49–73
  Sinusoide des 282
  -temperatur 64
Myokardelektroden, epikardiale, beim Trikuspidalklappenersatz 240

Nachlast
  Erhöhung mit Angiotensin 207
  des linken Ventrikels 97, 98, 116
  Steuerung 99
  Verminderung 99, 101

Nahttechnik
- Anastomose zum Ramus interventricularis anterior 130–134
  - Marginalis 142–146
  - rechte Kranzarterie 138–141
- Aneurysmektomie 163–165
- aortale Anastomose 135–137, 141
- Aortenisthmusstenose 258–261, 263–264
- Aortenkanülierung 35–37
- Aortenklappenersatz 217–222
- AV-Kanal 300
- Blalock-Taussig-Anastomose 273–275
- Carpentier-Ringplastik 232, 233
- De Vega-Plastik 234
- Duktusverschluß 249–250
- Fallot-Tetralogie 341–342
- Mitralklappenchirurgie 192–197
- Mustard-Operation 351–359
- Ostium-primum-Defekt 294, 295
- Ostium-secundum-Defekt 292–293
- Rückhandstich 23–25
- Seit-zu-Seit-Anastomose des Ramus diagnonalis 147
- Senning-Operation 363–367
- Sinus venosus-Defekt 290–291
- totale Lungenvenenfehlmündung 321, 326, 328
- Vena saphena magna 128, 129
- venöse Kanülierung 32–35
- Vorhandstich 17–22
- VSD 311–316
- Waterston-Shunt 278, 279

Narkose 7–14
Natriumbikarbonat 13, 39, 65
Nervus phrenicus
- und Bandage der Pulmonalarterie 317
- und Blalock-Taussig-Anastomose 273
- und Mustard-Operation 353

Nervus recurrens
- und Blalock-Taussig-Anastomose 273
- Ductus arteriosus persistens 245

Nierenversagen, postoperatives 38, 94
Nifedipin 65
Nitroglyzerin 10, 111, 116, 150
Nitroprussidnatrium 10, 12, 90, 91, 99, 180
- bei postoperativer paradoxer Hypertonie 267

Norepinephrin 100
Nuklearkardiologie 115

Okklusion der Rollerpumpe 39
Orificium, atrioventrikuläres
- bei komplettem AV-Kanal 299

Osmolalität und Kardioplegie 65, 66
Ostium-primum-Defekt
- Anatomie 294
- AV-Kanal-Defekt 299
- Ergebnisse 295
- Operationstechnik 294–295

Ostium-secundum-Defekt
- Anatomie 292
- Ergebnisse 293
- Operationstechnik 292

Oxygenator
- Blutgasanalyse 40, 46
- -füllung 38, 39, 42, 45
- Hypothermie 40
- Koronarperfusion 51

Palliativoperation bei Fallot-Tetralogie 330
Pancuronium 12–14
Papillarmuskel
- -abriß 120
- Aneurysmektomie 163
- AV-Kanal 299
- Dysfunktion 127
- Mitralkommissurotomie 177, 178
- Mitralklappenersatz 191
- subzelluläre Veränderungen 57, 58
- Trikuspidalklappe 234
- Ventrikelseptumdefekt 315

Paraplegie nach Resektion einer Aortenisthmusstenose 254
Patch, transanulärer
- bei Fallot-Tetralogie 333, 340
- bei Pulmonalatresie 283
- bei Pulmonalstenose 284

PEEP 92
Perfusion
- extrakorporale Zirkulation 38–47
- Hypothermie 45
- Komplikationen 46
- Koronar- 50
- Protokoll 40, 41
- subendokardiale 101
- Technik 45, 46
- Volumen 40, 42, 44, 45

Perikarderguß 91
Perikardtunnel
- bei Mustard-Operation 353
- Leckagen nach Mustard-Operation 361

Pfortader bei totaler Lungenvenenfehlmündung 327
Phosphorylierung, oxydative 56
Pilzendokarditis 208
Polytetrafluoräthylenprothesen
- bei aorto-pulmonaler Anastomose 272
- für alternative Shunts 279
- bei TGA 368

Postkardiotomie-Syndrom 93
postoperative Überwachung 79–94
- Anordnungen 80–83
- Arrhytmien 88, 89
- Blutersatz 85
- Elektrolyte 79, 85
- Fieber 88
- Flüssigkeitsersatz 85
- Herztamponade 91
- Hypertonie 91
- Komplikationen 88
- Mediastinitis 92
- Medikation 85
- Monitoring 79
- Nachblutung 90
- neurologische Komplikationen 94
- Nierenversagen 94
- Postkardiotomie-Syndrom 93
- Prothesenendokarditis 93
- respiratorische Insuffizienz 91
- respiratorische Nachbehandlung 86
- Routine-Therapie 79–83
- Überwachungsbogen 84

Potts-Anastomose 271
- Verschluß der 333

Prämedikation 9
Procain 62, 63, 64, 89
Progression der Koronarsklerose 121
Projektion, linksanteriore bei Koronarangiographie 112
- rechtsanteriore 111

Prolaps der Aortenklappe bei VSD 308
Propranolol
- bei Angina 117, 151

bei Fallot-Tetralogie 331
präoperativ 4
postoperativ 89, 268
bei ventrikulären Extrasystolen 343
Prostaglandin-Antagonisten 242
Prostaglandin E_1 272, 282, 348
Prostaglandinsynthetase 5
Protamin 39, 40, 44
Prothese
Björk-Shiley 198, 224, 225
Hämodynamik 224
Hancock 198, 225
Kippscheibenklappe 209, 224, 239
Komplikationen 198, 224
Kugel- 188, 209, 224, 239
Schweineklappen 188, 198, 209, 224
Starr-Edwards 198, 209, 221, 225
Strukturmängel 198
Thromboembolie 5, 188, 198, 224, 225
Trikuspidalklappe 239
Vergleich 198, 225
Pseudoaneurysma des linken Ventrikels 158
Pulmonalarterie
aortaler Shunt 271–283
Abknickung nach Waterston-Anastomose 279
Bandage
bei komplettem AV-Kanal 298
TGA 350, 367
VSD 307, 317
Drucküberwachung 8, 79
Ductus arteriosus persistens 245, 246
singuläre, bei Fallot-Tetralogie 335
systemische Shunts mit
Blalock-Taussig-Anastomose 273
Polytetrafluoräthylen 279
Waterston-Anastomose 272
Vena cava-Anastomose 271
Pulmonalklappe
fehlende 335
Kommissurotomie 282, 339
Mindestdurchmesser 334
Stenose
Beurteilung 334, 338, 340
Fallot-Tetralogie 335, 337
TGA 368
Valvotomie
geschlossen 285
offen 286
transanulärer Patch 284, 332
VSD 312
Pyrophosphat, radioaktives 115

Radialiskatheter 79
Rashkind-Manöver 348
Rastelli-Klassifikation des kompletten AV-Kanals 299
Rastelli-Operation 351
Rechtsschenkelblock nach Fallot-Korrektur 343
Regurgitation
funktionelle, der Trikuspidalklappe 232
organische, der Trikuspidalklappe 233
Regurgitationsfraktion bei Aorteninsuffizienz 207
Reinfusion, kardioplegische 70
Reizleitungssystem
bei Fallot-Tetralogie 336
bei komplettem AV-Kanal 299, 300
bei Ventrikelseptumdefekt 310
Verletzung 343
Relaxantien 12
Renin-Angiotensin-System und postoperative paradoxe Hypertonie 267
Reoperation
Aortenisthmusstenose-Rezidiv 257
Aortenklappenersatz 210
erneute Angina 122
Mitralklappenersatz 188
nach Korrektur
einer Fallot-Tetralogie 332
einer TGA 352
Prothesenendokarditis 94
Sternotomie 29
Revaskularisation, koronare
inkomplette 150
komplette 151
Ringanuloplastik der Trikuspidalklappe 233
Ringer-Laktat 39, 45
Ringvergrößerung bei engem Aortenklappenring 222
Rollerpumpe 51
Okklusion 39
Ruptur
gedeckte, des linken Ventrikels 158
der Ventrikelhinterwand 190, 193
Säurebasenstatus und extrakorporale Zirkulation 40, 46, 90
Sauerstoff
Anaesthesie 9, 10
-bedarf, myokardialer 4, 7, 9–11, 52, 100, 101, 115
Druck-Frequenz-Produkt 10
Gegenpulsation, intraaortale 101
Hypothermie und 60
inotrope Substanzen und 100
Propranolol 4, 117
Schlagvolumen 97, 98
Schlauchsystem der Herz-Lungenmaschine 38
Schrittmacherimplantation, prophylaktische nach Fallot-Korrektur 343
Schweineklappe 198, 224
Scopolamin 9
Senning-Operation 363–367
Ergebnisse 367
EKG-Veränderungen 367
Hämodynamik 367
Operationstechnik 350
Status, funktioneller 367
Septektomie, atriale 348
Septostomie, atriale 348
Shunts
alternative 279
Blalock-Taussig 272–277
Fallot-Tetralogie 330–332
Links-rechts-Shunt
bei ASD 289
bei AV-Kanal 298
bei Duktus 242, 243
bei VSD 306, 307
Rechts-links-Shunt
bei Fallot-Tetralogie 331
bei Pulmonalstenose 282
Waterston 277–279
Sinusknoten
Mustard-Operation 360
Sinus venosus-Defekt 290, 292
Sinus venosus-Defekt
Anatomie 290
Ergebnisse 292
Operationstechnik 290
Sinusoide, myokardiale, bei Pulmonalatresie 282
Spätverschluß des aorto-koronaren Bypass 149
Spontanverschluß des Ventrikelseptumdefektes 306
Starr-Edwards-Klappe 198, 209, 221, 225

Starr-Edwards-Klappe
  Thromboembolie, Rate der 198, 225
  Vergleich der 198, 225
Sternotomie 28–32
  Exposition des Herzens 29
  Hautinzision 28
  mediane, bei Aortenisthmusstenose 254
  Resternotomie 29–32
  Spaltung des Sternums 28, 29
  Verwachsungen 29
Sternumdehiszenz 93
Sternuminfektion 92
Stoffwechsel
  aerober 51
  anaerober 56, 65
  Hypothermie 60
  Ischämie 56
Stone Heart 55, 59
Subaortenstenose, idiopathische, hypertrophe s. IHSS
Subklaviagefäßplastik 253, 258
Swan-Ganz-Katheter 8, 79
Szintigraphie 115

Tachykardie
  Anästhesie 4, 9
  endokardiale Exzision 160
  ventrikuläre, postoperative 89
Technik
  chirurgische 15–26
  Nahttechnik 17–25
    Rückhandstich 23–25
    Vorhandstich 17–22
  Präparation 15, 16
Temperatur
  myokardiale 67
  nasopharyngeale 9
Tetrodotoxin 65
Thalliumperfusionszintigram 115
THAM 65
Thermodilution 8, 79
Thermistornadel 67
Thiopentalnatrium 14
Thorakotomie
  Aortenisthmusstenose 256, 258
  Bandage der Pulmonalarterie 317
  Blalock-Taussig-Anastomose 273
  Duktusverschluß 246
  bei totaler Lungenvenenfehlmündung 322
Waterston-Cooley-Anastomose 278
Thromboembolie 5
  nach Aortenklappenersatz 188, 225
  nach Mitralklappenersatz 188, 198, 224
Thrombose des systemisch-pulmonalen Shunts 271, 277
Thrombus
  muraler, bei Linksventrikel-Aneurysma 158
  Trikuspidalprothese 239
Todaro-Band und Koch-Dreieck 311
Trabecula septomarginalis 309
Tracheotomie 92
Tranquilizer 9, 10
Transfusion, postoperative 90
Transposition der großen Gefäße 347–375
  anatomische Korrektur 367
    Anatomie 370
    Ergebnisse 374
    Operationstechnik 372–374
    Vorbereitung des linken Ventrikels 368
  Ballonseptostomie 348
  Ductus arteriosus persistens 352
  Indikationen zur Operation 348, 349
  Mustard-Operation 350, 353–362
    s. Mustard-Operation
  Pulmonalstenose 352
  Rastelli-Operation 351
  Reoperation 352
  Senning-Operation 363–367
    s. Senning-Operation
  Septektomie 348
  VSD 351
  Wahl des Operationsverfahrens 349, 350
  zerebrovaskulärer Insult 349
Transposition der Koronararterien bei TGA 370
Trigonum fibrosum 2, 134, 310
Trikuspidalatresie und Blalock-Taussig-Anastomose 273, 277
Trikuspidalklappe
  Anuloplastik 232–238
    Anatomie 234
    Carpentier-Ring 236, 237
    De Vega 234, 236
    Ergebnisse 238
    Indikationen 232, 233
    Operationstechnik 234–237
    Wahl der Technik 233
  Fallot-Tetralogie 336
  Kommissurotomie 238
    Indikationen 238
    Operationstechniken 239
  Insuffizienz 232
    nach Mustard-Korrektur 361, 362
  -klappenersatz 239
    Ergebnisse 240
    Indikation 239
    Operationstechnik 240
  -stenose 238
  TGA und 347, 350, 351, 353, 357
  VSD und 309, 310, 314, 316

Urinausscheidung
  extrakorporale Zirkulation und 40
  postoperative 94, 100

Valvotomie
  aortale 202
  mitrale 175–182
  pulmonale 282, 283
Valvuloplastik
  aortale 308
  mitrale 182
    Anatomie 182
    Ergebnisse 185
    Indikationen 182
    Operationstechnik 182
      viereckige Exzision aus dem Mitralsegel 184, 185
Vaskulopathie, obstruktive pulmonale
  kompletter AV-Kanal 298
  TGA 356
  VSD 307
Vasodilatatoren 10, 12, 40, 91, 99
Vena cava
  inferior
    Mustard-Operation 356–358, 361
    Ostium-secundum-Defekt 292, 293
    Senning-Operation 350, 365, 366
    totale Lungenvenenfehlmündung 327
  superior
    Glenn-Anastomose 271
    Mustard-Operation 356–358, 361

Senning-Operation 350, 365, 366
Sinus venosus-Defekt 292, 293
systemisch-pulmonaler Shunt 271, 278
Ventrikelseptumdefekt 306–317
Anatomie 309, 310
Aorteninsuffizienz 308
AV-Kanal 299
Bandage der Pulmonalarterie 317
Ergebnisse der Korrektur 317
Indikationen zur Operation 306
Lage der Defekte 309, 310
membranöser Typ 314
muskulärer Typ 316
nach Herzinfarkt
Anatomie 170
anteroapikaler Defekt 171
Ballongegenpulsation 170
Ergebnisse 172–173
Indikationen 169
koronare Herzerkrankung 170
Mitralinsuffizienz 170
Operationstechnik 171, 172
Operationstechnik 311–316
posteriorer Typ 315
Reizleitungssystem 310
Spontanverschluß 306
supracristaler Typ 312
TGA 351, 368
Verapamil 65
Verschlußrate
des aorto-koronaren Bypass 149
der A. mammaria interna 122
Vertikalvene, totale Lungenvenenfehlmündung 321, 322, 328
Verwachsungen und mediane Sternotomie 29
Vitamin K 5
Vorbereitung, präoperative
Anordnungen 1, 2
Infektkontrolle 1
Medikation 3
Respirationstrakt 3
Routine- 1
Vorhofflattern 89
Vorhofflimmern 89
und Antikoagulation 188
chronisches bei Vorhofseptumdefekt 289
postoperativ 89
Vorhofmitteldruck 8
Vorlast
des linken Ventrikels 97, 116
Steuerung der 98

Warfarin 5
Waterston-Anastomose
Durchmesser 278
Ergebnisse 279
Indikationen 277
Operationstechnik 278
bei Pulmonalatresie 283
Verschluß 333
Wedge-pressure 8

Zentralkörper, fibröser
und AV-Knoten 310
bei Fallot-Tetralogie 336
Zyanose
bei Fallot-Tetralogie 331
bei totaler Lungenvenenfehlmündung 320

GPSR Compliance

The European Union's (EU) General Product Safety Regulation (GPSR) is a set of rules that requires consumer products to be safe and our obligations to ensure this.

If you have any concerns about our products, you can contact us on ProductSafety@springernature.com

In case Publisher is established outside the EU, the EU authorized representative is:

Springer Nature Customer Service Center GmbH
Europaplatz 3
69115 Heidelberg, Germany

Batch number: 10684806

Printed by Printforce, the Netherlands